# 精编中医内科学

王会录 米烈汉 牛永亮 ◎主编

上海浦江教育出版社

**图书在版编目（CIP）数据**

精编中医内科学/王会录，米烈汉，牛永亮主编．
上海：上海浦江教育出版社有限公司，2024.12.
ISBN 978-7-81121-939-5
Ⅰ．R25
中国国家版本馆 CIP 数据核字第 2024T0D952 号

JINGBIAN ZHONGYI NEIKEXUE

精编中医内科学

上海浦江教育出版社出版发行

社址：上海海港大道 1550 号　邮政编码：201306

上海华业装璜印刷厂有限公司印装

幅面尺寸：185 mm×260 mm　印张：24.25　字数：589 千字

2024 年 12 月第 1 版　2025 年 2 月第 1 次印刷

责任编辑：黄　健　　封面设计：李丹阳

定价：149.00 元

# 《精编中医内科学》编委会

主　编：　王会录　神木市中医医院

　　　　　米烈汉　陕西省中医医院

　　　　　牛永亮　神木市中医医院


副主编：　杭共存　榆林市中医医院


编　委：　王孝郎　神木市中医医院

　　　　　白惠开　神木市中医医院

　　　　　田　浩　神木市中医医院

　　　　　蒋　山　神木市中医医院

# 王会录

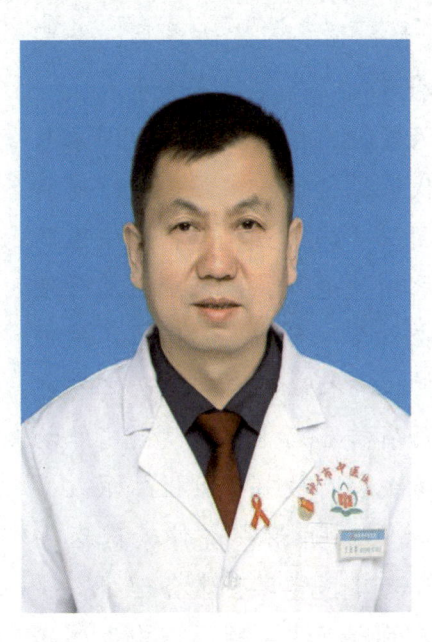

【王会录】中医内科副主任医师、中医全科主治医师、中药执业药师，中共党员。毕业于陕西中医药大学中医专业本科，之后又先后在第四军医大学进修学习临床全科医学、陕西省中医医院进修、陕西省中医医院学科带头人进修学习。现任神木市中医医院内二科（中医科）主任，为榆林市重点专科学科带头人，陕西省中医医院内分泌科米氏流派全国名中医米烈汉弟子、肺病科全国名中医刘华为弟子、肝病科全国名中医张瑞霞弟子、榆林市中医医院杭氏脾胃病传承人陕西名中医杭共存弟子。兼任中国中医药研究促进会中医药传承发展工作委员会常务委员，陕西省中医药学会脾胃病专业委员会委员，陕西省医学会肿瘤专业委员会委员，西安市针灸学会委员，榆林市中医药学会理事、支部书记，榆林市中医妇科学会理事，榆林市针灸学会委员。擅治心悸、胸痹、中风等心系病证，哮病、喘证和肺胀、肺结节等肺系病证，以及肝胆脾胃病证、骨伤科痹证、阳痿早泄等男科病证、痛经闭经等妇科病证、各种肿瘤等疑难杂证。先后发表《脾胃病的诊疗经验》《益肾生精汤治疗男性不育症 36 例》《黄芩汤加味辅助美沙拉嗪治疗溃疡性结肠炎 39 例》《疏肝养胃汤联合西药治疗慢性萎缩性胃炎 42 例》等多篇学术论文。

## 主编简介

# 米烈汉

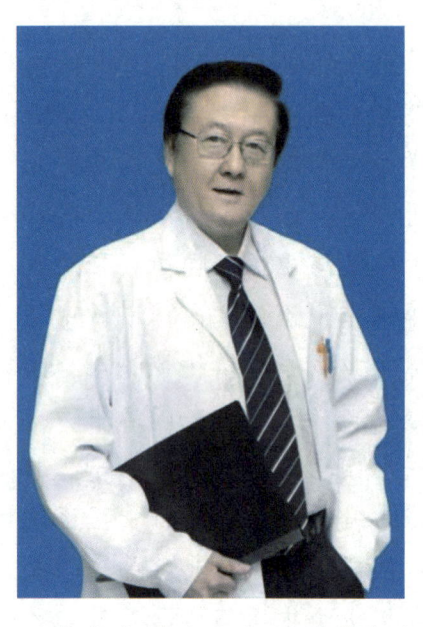

【米烈汉】第十一届全国政协委员，全国名中医，中医泰斗米伯让先生学术继承人，一级主任医师，二级教授，博士生导师，国家长安米氏内科流派代表性传承人，国务院政府特殊津贴专家，全国三、四、五、六批老中医药专家学术经验继承指导老师，国家中医药管理局重点专科内分泌科学术带头人，国家区域中医(内分泌)诊疗中心学术带头人，陕西省有突出贡献专家，陕西省首届名中医，陕西省非物质文化遗产米氏传统诊疗技艺代表性传承人，北京同仁堂中医大师，仲景书院仲景国医导师，中国老年学和老年医学学会常务理事，陕西省老年学和老年医学学会会长，陕西省对外友好协会理事，陕西省中医药研究院、陕西省中医医院米伯让研究所所长，北京中医药大学孙思邈研究院名誉院长，英国牛津中医药研究中心特聘专家，法国承信中医与气功学院特约专家，陕西省十三届政协特聘专家。

创立"宗气为本、调中致和"学术思想，在中医内科、妇科、疑难杂症及中医养生方面有独到见解，获科技成果奖10项。为传承流派精神，促进学科发展，创建长安米氏内科流派二级工作站15个，培养了大批中医人才。

先后荣获中国百名杰出青年中医奖、全国卫生系统先进工作者、劳动模范、全国老有所为楷模、中国老年学和老年医学学会杰出贡献奖、人民好医生特别奖、白求恩精神奖、陕西最美科技工作者、陕西省中医药突出贡献奖、陕西省第七届道德模范等荣誉。2011年，受到中共中央总书记、国家主席、中央军委主席胡锦涛的接见。

# 牛永亮

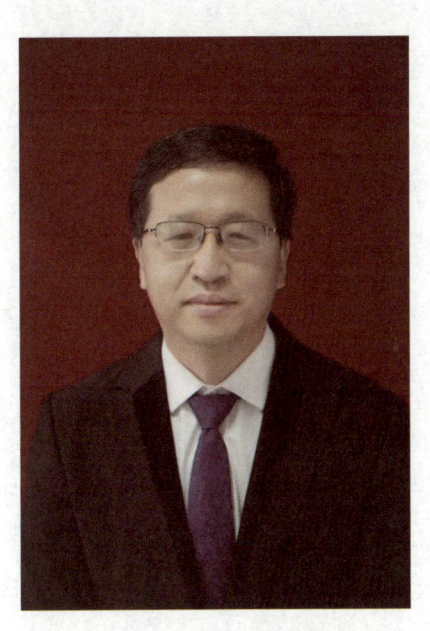

【牛永亮】硕士研究生学历，主任医师，为陕西省中青年紧缺骨干人才、榆林市突出贡献专家。现任神木市中医医院院长、神木市科协副主席；兼任中国中医药研究促进会中医药传承发展工作委员会副主任委员、中国健康促进与教育协会县域呼吸专委会常委、中华医学会变态反应分会过敏原特异性诊断学组员。获陕西省科学技术奖2项、第二届中国"宋庆龄最美基层呼吸医生"称号。先后于北京协和医院、唐都医院研修，第四军医大学攻读硕士（脱产），解放军总医院参访，曾赴日本参加JICA项目研修。长期从事内科临床教学科研工作，发表论文30余篇（含SCI 5篇）。擅长内科疑难病诊治。主要研究方向为哮喘、慢性气道疾病病因及防治。

# 序

《精编中医内科学》一书是陕北著名中医王会录医师结合其多年临证经验编著而成的学术专著。

该书第一个学术特征是，传承了中医对于内科疾病的临床辨治传统思维路径。所谓中医疾病临床辨治的传统思维路径，就是要应用中医理论中的精气、阴阳、五行等观念，作为该书全部内容的基本学术立场和核心要义，并以此为思维起点，分析每一病种的病因病机，指导每一病证治疗的立法和处方用药。这一特征，体现在该书上篇中对常见内科疾病的病因病机，中医内科疾病常用的诊察方法，中医内科疾病常用的八纲辨证、脏腑辨证、精气血津液病证等辨识方法等相关内容，乃至下篇所讲述的多种中医常见病种的具体辨证施治，以及其所附典型案例的字里行间。例如书中对"风寒感冒"进行辨证分析时指出，本证为风寒外束，卫阳被郁，腠理闭塞，肺气不利。风邪夹寒，外袭皮毛，寒邪郁遏卫阳，肌表失于温煦，故恶寒重、发热轻、寒性收引、玄府闭合则无汗；寒性凝滞，营卫流行不畅，则头身肢体关节皆痛；风性轻扬，易伤上部，故出现鼻痒、鼻塞、流涕、喷嚏等头面部症状；肺与皮毛相表里，风寒束表，肺气失宣，则咳嗽、舌白、苔薄而润、脉浮或浮紧，皆提示风寒袭表，脏腑未伤。对于中医药学而言，如果没有传统知识的传承，必定会失去基础、失去本源，必然没有灵魂。编者深知传承中医传统思维的重要意义，所以在其书稿中给予全面应用，使该特征的内涵浸润于书稿每一章节的具体内容之中。

该书的第二个学术特征是，处处体现作者创新性思维特征。这要从书下篇所述多种常见病证的辨证用药思路中寻觅。我仔细地品味书中病证之末所附典型医案的处方用药，每一首处方都体现了作者临床辨证施方、随证用药的创新思维，并没有拘泥于"经方""名方"之范式，而是依据作者自己的临证经验，结合工作的地域特征、时令气候特征、患者体质的差异化特征，灵活运用"三因制宜"的临床治病法则，进行临床辨证选方用药。例如王会录医师在书中介绍一例长达 6 年的失眠病患者的治疗，所用的方药为：柴胡 15 g，姜半夏 10 g，党参 15 g，炙甘草 10 g，黄芩 10 g,生姜 15 g,桂枝 10 g,大枣 4 枚,白芍 15 g,龙骨(先煎)30 g,牡蛎(先煎) 30 g,酒大黄 6 g,合欢皮 15g,合欢花 15 g。经治不久,即能显效。乍看该案例的处方并无特别之处,这是仲景柴胡加龙骨牡蛎汤(《伤寒论》107 条)化裁而成,原方用于治疗"伤寒八九日,下之胸满,烦惊,小便不利,谵语,一身尽重不可转侧"之证。作者在治疗该例患者时,去掉原方中的铅丹、茯苓,用党参替代人参,又添加了白芍、合欢皮、合欢花,强化了经方疏肝解郁的功效,加之龙骨、牡蛎的镇静安神作用,所以能够收到良好的临床治疗效果。作者对经典方剂增减化裁,就是一种创新。对于中医药学而言,如果没有创新,那就必然失去发展、失去活力、失去生机,也就没有了未来。编者深知此理,所以在书中处处体现着中医的创新性思维及其创新实例。

该书第三个特征,就是临床实践性。中医药学是一门实践性很强的学科,其发端于临床实践,以临床实践的基本资料和素材作为理论体系建构的核心知识单元,因而中医药知识体系自其诞生之时起,就将实用、实践作为其终极目的和必然旨归。

希望读者能像我一样喜欢本书,也希望本书能为读者的临床工作带来益处。

陕西中医药大学教授 张登本<br>
2024 年 10 月

# 前　言

中医中药学是以中国传统的社会历史文化为背景的医学体系，是我国的传统医学。数千年来，以其独特的理论、科学的体系、宝贵的经验和确切的疗效，为中华民族的繁衍昌盛发挥着重要的作用，也为世界各民族人民的健康作出了重要贡献。

随着经济和社会的迅速发展和生活水平的普遍提高，人们对中医药的需求也不断增长；中医学在世界范围内迅速传播，应用中医药防治疾病已经被越来越多的人群所接受。

为了适应中医药事业的蓬勃发展，以及业内外人士学习中医药知识，尤其是中医内科临床诊治理论和实践的需要，本书编委会组织了一批具有丰富临床经验的中医内科专家，以深入的研究和丰富的临床经验为基础，在参阅国内外权威书籍等文献的基础上，编撰了《精编中医内科学》。

本书上篇主要介绍中医内科疾病的发病学、症状学、治疗学等，并对中医内科学的发展简史作了简要的讲述；下篇重点对外感病证、肺系病证、心脑系病证、脾胃系病证、肝胆系病证、肾系病证、气血津液病证及经络肢体病证进行详细的阐述，系统地介绍各系病证的病因病机、临床证候、诊断及治疗方法，力求为读者提供一本实用的案头参考书。

本书内容丰富、重点突出，强调实用性和科学性，希望能给相关医务工作者提供一些借鉴和帮助。

由于《精编中医内科学》为集体执笔，编者较多，加之学识有限及时间仓促，难免存在不足之处，敬请广大读者及同道批评指正。

编　者

# 目 录

## 上篇

**第一章　中医内科学导论** ……………………………………………………（ 3 ）
　第一节　中医内科学的定义、性质及范围 …………………………………（ 3 ）
　第二节　中医内科学发展简史 ………………………………………………（ 3 ）
　第三节　中医内科疾病发病学要点 …………………………………………（ 5 ）
　第四节　中医内科疾病症状学要点 …………………………………………（ 8 ）
　第五节　中医内科疾病治疗学要点 …………………………………………（ 16 ）

## 下篇

**第二章　外感病证** ………………………………………………………………（ 27 ）
　第一节　感冒 …………………………………………………………………（ 27 ）
　第二节　外感发热 ……………………………………………………………（ 34 ）
　第三节　湿阻 …………………………………………………………………（ 40 ）
　第四节　痢疾 …………………………………………………………………（ 45 ）
　第五节　疟疾 …………………………………………………………………（ 52 ）

**第三章　肺系病证** ………………………………………………………………（ 60 ）
　第一节　咳嗽 …………………………………………………………………（ 62 ）
　第二节　哮病 …………………………………………………………………（ 71 ）
　第三节　喘病 …………………………………………………………………（ 79 ）
　第四节　肺胀 …………………………………………………………………（ 86 ）
　第五节　肺痈 …………………………………………………………………（ 94 ）

**第四章　心脑系病证** ……………………………………………………………（101）
　第一节　心悸 …………………………………………………………………（104）
　第二节　胸痹心痛 ……………………………………………………………（112）
　第三节　眩晕 …………………………………………………………………（121）
　第四节　中风病 ………………………………………………………………（128）

第五节　失眠 ································································· （138）
　　第六节　痴呆 ································································· （145）
第五章　脾胃系病证 ······························································· （153）
　　第一节　胃痛 ································································· （156）
　　第二节　痞满 ································································· （165）
　　第三节　腹痛 ································································· （172）
　　第四节　呕吐 ································································· （180）
　　第五节　呃逆 ································································· （186）
　　第六节　便秘 ································································· （192）
第六章　肝胆系病证 ······························································· （200）
　　第一节　黄疸 ································································· （202）
　　第二节　胁痛 ································································· （211）
　　第三节　胆胀 ································································· （216）
　　第四节　鼓胀 ································································· （222）
第七章　肾系病证 ································································· （231）
　　第一节　水肿 ································································· （234）
　　第二节　淋证 ································································· （242）
　　第三节　癃闭 ································································· （249）
　　第四节　关格 ································································· （256）
　　第五节　遗精 ································································· （260）
　　第六节　阳痿 ································································· （266）
第八章　气血津液病证 ···························································· （272）
　　第一节　郁证 ································································· （275）
　　第二节　血证 ································································· （282）
　　第三节　汗证 ································································· （298）
　　第四节　消渴 ································································· （304）
　　第五节　内伤发热 ··························································· （311）
第九章　经络肢体病证 ···························································· （319）
　　第一节　头痛 ································································· （321）
　　第二节　痹病 ································································· （329）
　　第三节　痉病 ································································· （336）
　　第四节　痿病 ································································· （342）
　　第五节　颤证 ································································· （349）
　　第六节　腰痛 ································································· （355）
中医内科常用方剂 ································································· （362）
参考书目 ············································································· （372）

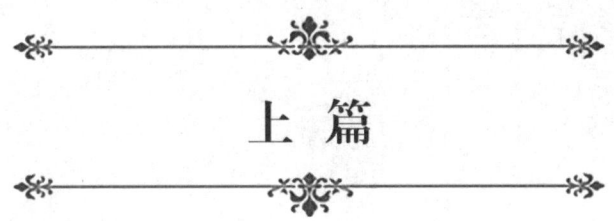

上 篇

# 第一章

# 中医内科学导论

## 第一节 中医内科学的定义、性质及范围

中医内科学是以中医理论,阐述内科疾病病因病机、证候特征、辨证论治及预防、康复、调摄规律的一门临床学科。

中医内科学既是一门临床学科,又是学习和研究中医其他临床学科的基础,为中医学的一门主干学科,具有非常重要的学科地位。

中医内科古称"疾医""杂医""大方脉",说明中医内科学研究的范围很广,传统将其研究的疾病分为外感病和内伤病两大类。一般说来,外感病主要指《伤寒论》及温病学所说的伤寒、温病等热性病,它们主要由外感风寒暑湿燥火六淫及疫疠之气所致,其辨证论治是以六经、卫气营血和三焦的生理、病理理论为指导。内伤病主要指《金匮要略》及后世内科专著所述的脏腑经络病、气血津液病等杂病,它们主要由七情、饮食、劳倦等内伤因素所致,其辨证论治是以脏腑、经络、气血津液的生理、病理理论为指导。随着时代的前进、学术的发展、学科的分化,原来属于中医内科学范畴的外感病,如伤寒、温病等热性病已另设专科。内科的部分急症则被划入中医急诊学的范畴。本书所讨论的内容主要是内伤杂病和部分外感病,即以脏腑、经络、气血津液疾病为主要研究和阐明的对象,按其体系分为肺系病证、心脑系病证、脾胃系病证、肝胆系病证、肾系病证、气血津液病证、经络肢体病证等,时行杂感列为外感病证。研究和阐明的内容,在概论每一体系疾病共同的主要证候及其特征、病因病机、治疗要点的基础上,分论每一病证的基本概念、认识沿革、本病证与西医疾病的关系、病证的证候特征、病因病机、诊断及鉴别诊断、辨证论治的规律及方法、病证的转归预后、预防与调摄原则和方法等。

(王会录)

## 第二节 中医内科学发展简史

在漫长历史长河中,我国人民在同疾病的斗争中不断实践、探索,由经验上升为理论,并不断发展提高,创建了灿烂的中医药学,同时也创建和发展了中医内科学。中医内科学的发展史,大体经历了萌芽阶段、奠基阶段、充实阶段和成形阶段。

## 一、中医内科学的萌芽阶段(殷周时期)

早在原始社会,人们在生产实践的同时便开始了原始的医药活动,"当此之时,一日而遇七十毒"(《淮南子·修务训》)。随着医药活动的增加,进入奴隶社会,中医内科学开始萌芽,在殷代的甲骨文里已有"疾首""疾身""疾足""风疾""疟疾""蛊"等一些内科疾病的记载,殷商时期已发明了用汤液药酒治疗疾病。周朝对医学进行分科,有了疾医、疡医、食医、兽医等不同分工的医师,其中的疾医可能是现存文献中最早的内科医师。

## 二、中医内科学的奠基阶段(春秋战国至秦汉时期)

春秋战国时期,出现了《脉法》《上下经》《扁鹊内经》及现名为《五十二病方》《治百病方》等的医学著作,医学体系逐步形成。始于战国而成书于西汉的《黄帝内经》是这一时期的代表作,其全面阐述了中医关于解剖、生理、病因、病理、诊法、治疗、摄生,以及阴阳五行、人与自然等一系列重要观点,不仅为中医内科学奠定了理论基础,还论述了200多种内科病证的病因、病机、转归、传变及预后等。汉代张仲景总结前人经验,并结合自己的临床实践,著《伤寒杂病论》,书中伤寒部分(后人将其整理成《伤寒论》)以六经分证概括、认述外感热病;书中杂病部分(后人将其整理成《金匮要略》)按脏腑经络体系概括、认述内伤杂病。《伤感杂病论》创造性地建立了包括理、法、方、药在内的六经辨证论治理论体系和脏腑辨证论治理论体系,为中医内科学的形成奠定了基础。

## 三、中医内科学的充实阶段(魏晋至金元时期)

1.病因学、症状学、治疗学的充实和发展

魏晋以还,内科疾病的病因学有较大发展,许多疾病的病因得到充实。例如隋代巢元方的《诸病源候论》对不少疾病的病因观察与认识已经比较深入,其对许多疾病病因的认识,已经被后人所证实。例如认为:"寸白虫候"(绦虫病)的感染途径是饮食不当,食生猪、牛肉片;瘿病(甲状腺肿大)的发生与水土和情志有关;消渴者"必数食甘美而多肥"等。葛洪著《肘后备急方》对尸注(结核病)、癞(麻风病)、沙虱(恙虫病)等传染病的发病也有较深刻的认识。南宋陈无择的《三因极一病证方论》在病因上首分内因、外因、不内外因三类。金元时期对中风的病因认识,已从既往的"内虚邪中"发展为以"内风"立论。

在症状学方面,《诸病源候论》论及的病候已达784条,对许多疾病的症状学特征描述详细、准确,如《诸病源候论·淋病诸候》指出,"石淋者,淋而出石也","膏淋者,淋而有肥,状似膏",这种描述与现在的观察基本一致。唐代孙思邈的《千金要方》对消渴易发疮痈有所认识。王焘的《外台秘要·消中消渴肾消》还认识到消渴"每发即小便至甜"的证候特征。这一时期的医家,对伤寒、疟疾、肺痨等传染病都在症状学上有详细的论述,对中风、痹病、心痛、虚劳、脚气、水肿等内科疾病的辨证水平均有较大的提高。

在治疗学方面,有些病证的治疗已很先进,如晋代《肘后方》用青蒿治疗疟疾,用海藻、昆布治疗瘿病。唐代《千金要方》和《外台秘要》使内科的治疗更加丰富多采,如《千金要方》肯定了

《神农本草经》用常山、蜀漆治疗疟疾，肯定了《金匮要略》用白头翁治疗痢疾，并提出了用苦参治疗痢疾、用槟榔治疗寸白虫病、用谷皮煎汤煮粥治疗脚气病等方法，极大地提高了这些疾病的临床治疗效果。宋代《太平圣惠方》《圣济总录》收集整理了大量治疗内科疾病的方药，反映了当时的研究水平和成就。这一时期还出现了一些内科病的专著，如《脚气治法总要》《十药神书》等，极大地提高了相关专病的辨证论治水平。

2. 学术理论的创新

金元时期，涌现出不同学术流派，如刘完素倡"六气皆从火化"的火热病机学说，治疗主用寒凉；张从正认为疾病皆"邪气加诸身"，倡用汗、吐、下三法攻邪治病；李东垣倡"内伤脾胃，百病由生"学说，治疗多用补脾升阳法；朱丹溪力倡"阳常有余，阴常不足"学说，治病主用滋阴降火。学术的争鸣，促进了内科学术理论的创新和发展。

### 四、中医内科学的成形阶段（明清时期）

明代，薛己的《内科摘要》是现存文献中首先用"内科"命名的著作，王纶在《明医杂著》中指出：外感法仲景，内伤法东垣，热病用完素，杂病用丹溪。反映当时内科的学术理论已成体系。明清时期，内科的重要著作有《医学纲目》《杂病证治准绳》《症因脉治》《医宗必读》《张氏医通》《杂病源流犀烛》《古今图书集成医部全录·诸疾》《医宗金鉴·杂病心法》《临证指南医案》等，这些著作或篇章显示出中医内科学已初具规模，它们在体例上将疾病分门别类，在内容上多数含有疾病的概念、病因病机、辨证论治、治疗方药和医案等。

明清时期，杂病和外感病的理论有很大的发展。杂病方面，《景岳全书·杂证谟》主张"人体虚多实少"，慎用寒凉攻伐；赵献可强调命门之火；叶天士有"久患者络"之论。这一时期的专著明显增多，如《慎柔五书》《理虚元鉴》《疟论疏》《血证论》《中风论》等，对中医内科学的形成均起到了很大的促进作用。尤其温病学家的成就，如叶天士的《外感温热篇》首创卫气营血辨证，成为后世诊治温病的准绳；薛生白的《湿热病篇》对湿热病证的发挥，充实了温病学说的内容；吴鞠通的《温病条辨》提出三焦辨证，完善了内科热病学术体系。

这一时期，理论上已不限于一家之言，而是博采历代众家之长，结合自己的经验加以发挥，创造性地建立并完善了热病和杂病的证治体系，使中医内科学术理论更加成熟与完备。

综上所述，中医内科学是随着历史的进程和医学实践的发展而逐步形成和完善的，它也必将在新的历史时期得到更大的发展。

（王会录）

## 第三节　中医内科疾病发病学要点

发病学是研究疾病发生的原因、条件及其发病规律的一门学科。

中医理论认为，机体与外部环境之间，机体各组织结构之间，机体内部各种功能活动之间，都处于和谐、协调、"阴阳匀平"的平衡状态，如果由于各种内外因素的作用，这种平衡状态受到破坏，机体不能发挥正常的生理功能，则会发生疾病。内科疾病发生与否及发生的形式等，取决于正气与邪气盛衰,以及邪正相互作用的结果。即正能胜邪,病邪难以侵入,机体的阴阳平衡得以保持,则不发病,若病一般也很轻浅,易于康复,此即《素问·遗篇·刺法论》所谓"正气存内,邪不可干";正不胜邪,邪气乘虚而入,机体的阴阳平衡遭到破坏,疾病发生,此即《素问·评热病论》所说"邪之所凑,其气必虚",若邪气较盛,正气较弱,则发病较重。疾病的发生形式、轻重缓急、病证属性、演变转归等,往往也受到下列因素的影响或制约。

## 一、体质因素

**1. 体质特殊性**

个体脏腑组织有坚脆刚柔的不同,由于体质的特殊性,往往导致对某种致病因素或疾病的易感性。例如《灵枢·五变》说:"肉不坚,腠理疏,则善病风……五脏皆柔软者,善病消瘅。""小骨弱肉者,善病寒热。"临床上常可见到肥人多痰湿,易病胸痹、中风;瘦人多火热,易患痨嗽、便秘;年迈肾衰之人,易患腰痛、耳鸣、咳嗽;阳气素虚者,易患寒病;阴气素衰者,易患热病等,这些都是体质的特殊性导致对某种致病因素或疾病的易感性。

**2. 体质差异**

邪气总是作用于人体后才能发病,由于体质的差异性,邪正之间的相互作用也就有差异,决定了其发病及疾病的发展变化有不同的趋势。清代医家章虚谷指出,"六气之邪……随人身之阴阳强弱变化而为病"。《医宗金鉴》亦说:"人感邪气虽一,因其形脏不同,或从寒化,或从热化,或从虚化,或从实化,故多端不齐也。"临床常见同一种致病因素作用于不同的体质,其发病也不同。例如正气较强之人感受寒邪,可出现发热、头痛、恶寒等御邪于肌表的太阳证;而阳气素虚之人感受寒邪,则出现不发热但恶寒、四肢逆冷、下利清谷的邪陷三阴证。

## 二、病邪因素

**1. 影响病证属性**

除少数由于先天因素和因虚致病外,邪气是绝大多数内科疾病发生的重要条件,有时甚至是发病的决定因素,而且邪气还影响所发病证的病理属性。一般来说,阳邪易导致实热证,阴邪易致虚寒证。邪气影响病证的属性具有一般性的原则,如:湿热致病,常以热证为多,寒证较少;寒邪致病,常以寒证为多。至于化热则大多数需要经历一定的过程。

**2. 影响发病形式**

一般来说,感受风燥暑热、酷疠之邪,或食物中毒,或强烈的精神情志刺激,往往可使气血顿生逆乱,故发病较急;而饮食失调、情志抑郁、劳倦过度等,大多是逐渐引起脏腑气血失和,所以一般发病较缓慢;外感寒湿之邪,因其性质属阴而沉滞,故发病也多缓慢。可见病邪对于发病的形式有重要影响。

**3. 影响发病部位**

六淫致病,病多从皮毛而入,其发病多在肌表;情志致病、饮食所伤,发病多从气血和脏腑开始。《灵枢·百病始生》云:"清湿袭虚,则病起于下;风雨袭虚,则病起于上。""忧思伤心,重寒伤肺,忿怒伤肝,醉以入房,汗出当风,伤脾;用力过度,若入房汗出浴,则伤肾。"说明邪气对发病的部位有重要影响,即不同的病邪致病,其首发病位各不相同。

## 三、情志因素

情志是机体对外界刺激的客观反应,当喜则喜,当怒则怒,正常的情志反应不仅不为病,反而有益于身心健康。因情志是以脏腑的功能活动为基础,过于激烈的、持久的情志活动,则往往引起脏腑功能紊乱而发病。暴发性的情志障碍如暴怒、暴喜、暴忧、暴恐,气血突然逆乱,常可引起眩晕、心痛、中风、癫狂等疾病发生;长期忧思不解、情怀抑郁,常致气结不行,气血"一有怫郁,诸病生焉"(《丹溪心法》),如出现噎膈、呕吐、郁证、心悸、失眠、胸痹等病证。

## 四、行为因素

良好的行为习惯,是健康的重要保证。《素问·上古天真论》云:"食饮有节,起居有常,不妄作劳,故能形与神俱,而尽终其天年。""逆于生乐",不良的行为习惯,即不良的生活方式是内科疾病发病的重要因素。例如:嗜食肥甘厚味,加上贪逸少动,容易发生胸痹心痛病;不吃早餐,或长时间紧张工作,就容易发生胆胀、胃脘痛病;性生活不节或不洁,可导致阳痿、早泄;长期过量吸烟与肺癌发病有关,等等。行为因素对发病的影响,越来越被人们所认识,国际上已将行为因素引发的内科疾病,归属于由不良生活方式影响的疾病,以提示人们对不良生活方式可引发疾病加以重视。

## 五、时间因素

内科疾病的发生及其演变,与年、季、月、日、时的阴阳盛衰消长变化和五行生克规律有着一定的内在联系。按运气学说观点,每年运气的太过或不及影响着发病,如《素问·气交变大论》云:"岁木太过,风气流行,脾土受邪,民病飧泄食减,体重烦冤,肠鸣腹支满。"四季气候主令不同,每季的常见病也不一样。春季多风、气温转暖,多发风病、热病;夏季炎热多雨,多病湿热、泻痢;秋季多燥、天气转凉,多发燥病、咳喘;冬冷寒冷,多病肾虚、痹病。又如月相的周期变化也影响着人体的生理和发病:月满时血气充实,皮肤腠理致密,一般不易发病;月亏时人体气血较虚,体表卫气较疏薄,则邪气较易侵害肌体而发病。近年来,随着中医时间医学研究的深入,发现许多内科疾病的发病、转归、病死的时间分布有着明显的规律性。例如:肺胀发病或病情变化的高峰时间在冬季;就一日而言,大多疾病一般有旦慧、昼安、夕加、夜甚的变化规律;有些疾病则有特殊的变化规律,如哮喘发作的时间多在寅时。寅为肺经主时,此时足厥阴之气交于手太阴肺经,又为少阴肾经对应时。肺肾气虚,阳不能制阴,故哮喘患者多寅时发作或病情加重。

## 六、地域因素

内科疾病的发病与地域有密切的关系,不同地域的自然环境可使某些疾病的发病率不同。例如通过全国流行病学调查,中风病发病率有从南向北逐渐增高的趋势。再如,我国北方高寒地区,气候寒冷,多病痹痛、哮喘等病;南方湖泊地区,气候炎热多雨,多病湿热、温病。久居潮湿之地,易患风湿、湿阻等病证。《诸病源候论·瘿候》说,"诸山黑土中,出泉流者,不可久居,常食令人作瘿病",指出瘿病的发生与水土有关。疾病发生以后,不会停留在一种状态,而是要发生传变,其传变规律除伤寒按六经,温病按卫气营血或三焦,内伤杂病按脏腑病机规律传变外,还存在"久患者络""久患者血""久病及肾"等传变规律。疾病发生以后,病理性质也会发生转化,如寒热转化、虚实转化、阴阳转化;疾病的转归有病情好转、痊愈或迁延、加重、死亡等多种形式。疾病的传变、转化、转归等病理变化,同样取决于正气与邪气之间的相互作用,一般规律是正能胜邪,疾病由里出表、由阴转阳、由虚转实,由重转轻,向着痊愈的方向转变;若正不胜邪,疾病则由表入里、由阳转阴、由实转虚,由轻转重,向着迁延不愈甚至死亡的方向发展。

(王会录)

# 第四节　中医内科疾病症状学要点

症状是疾病和(或)证候的临床表现,是组成疾病和(或)证候的临床要素,要进行辨证识病,必须从症状入手进行分析判断。内科疾病症状学是研究和描述症状的基本病机,症状的临床特征所反映的病机差异性,以及其与相关症状、体征(包括舌脉)组合出现时所反映的病机,从而为中医内科临床辨证诊病提供依据的一门学科。内科疾病常见症状很多,现择其主要症状就其要点介绍于下。

## 一、发热

发热是他觉或自觉体温升高的一种症状,是内科疾病中常见症状之一,是机体正气与邪气相争,阴阳失调的一种病理反应。一般来说,有"阳盛则热"和"阴虚发热"两种基本病机。发热能耗气伤津,损害机体,甚至造成不良后果。发热的病因有外感和内伤;发热方式有急性发热、慢性发热;热势有微热、低热、高热、灼热等。发热的主要类型有如下几种。

急性发热:发热起病急,病程较短,通常热势较甚或伴恶寒,多为外感病邪所致。

慢性发热:发热起病缓,病程较长,低热多见,亦有高热者,以内伤发热最多。

发热恶寒:发热与恶寒同时存在,为外感表证的表现。

寒热往来:恶寒与发热交替出现,为邪在少阳,枢机不利的表现。

身热夜甚:发热以夜间为甚,若伴舌红绛,为营分发热或阴虚发热;若舌有瘀点、瘀斑,多为瘀血发热。

潮热:每于午后或夜间发热,如潮汛之准时,多为阴虚发热或湿温发热的表现。

高热:又称壮热、蒸蒸发热,表现为肌肤灼热,体温多在39 ℃以上,多为外感发热,阳明经证的特点。

低热:一般体温在37.2～38 ℃之间,多为气血阴亏,脏腑功能失调所致的内伤发热。

五心烦热:表现为手心、脚心发热和心烦,多为自觉发热,体温不一定升高,或时伴烘热感,多为阴虚发热或肝郁发热的表现。

## 二、咳嗽

咳嗽是肺气急促上逆,奔迫于声门发出"咳"样声响,常伴咯痰匀特征的一种症状,古有咳谓无痰而有声,嗽谓无声而有痰之分,实际难以截然划分。咳嗽是肺系病证的主要症状,由肺气不清,失于宣肃,肺气上逆所致。其他脏腑功能失调导致肺气上逆也可出现咳嗽。咳嗽日久,也能耗损气津,损害机体,剧咳还会造成不良后果。咳嗽的病因有外感、内伤;咳嗽的发作有急性咳嗽、慢性咳嗽。临证时应了解咳嗽的时间、节律、性质、声音、伴随症状,以及加重的有关因素。还需注意痰的有无和痰的色、质、量、气味。咳嗽有下列临床表现。

急性咳嗽,伴寒热症状者,多为外感所致,有风寒、风热、燥邪等病因。

慢性咳嗽,伴喘促、心悸、胁痛等症状者,多为内伤所致,由肺或其他脏腑病变所引起。

昼咳甚:咳嗽白天多于夜间,咳而急剧,多为外感咳嗽。

晨咳甚:早晨咳嗽阵发加剧,咳声重浊,痰出咳减者,多为痰湿或痰热咳嗽。

夜咳甚:黄昏或夜间咳嗽加剧,单声咳者,多为阴虚咳嗽;若咳嗽伴白色泡沫痰或粉红色痰,心悸气喘者,多为水饮凌心射肺所致。

咳声响亮,为实证咳嗽;咳声低怯,为虚证咳嗽;咳声重浊,为风寒或痰浊咳嗽。

咳声嘶哑:病势急而病程短者,为外寒内热即寒包火;病势缓而病程长者,为阴虚或气虚。

干咳少痰,多属燥热或阴虚;咳而痰多,多属痰湿或虚寒。

咳痰色白而稀薄者,属风、属寒;咳痰黄而稠者属热;咳痰白而黏者属阴虚、属燥;咳痰清稀透明呈泡沫样者属气虚、属寒;咳嗽喉痒,痰为泡沫状者,属风痰咳嗽;咳痰粉红呈泡沫样者属阳虚血瘀络伤;咳吐铁锈色痰或痰中带血或血痰,多为肺热或阴虚络伤;咯吐脓血腥臭痰,则为热壅血瘀之肺痈。

## 三、气喘

气喘又称喘息、喘逆,是呼吸气息急促,呼吸困难的一种临床症状,可出现于多种内科疾病过程中,其基本病机是各种原因导致肺气上逆、肾气失纳,病变涉及肺、肾和心、肝等脏腑,病理性质有虚、实、寒、热的不同。临床应了解呼吸气息的深浅、病程经过、年龄、体质、伴发症及舌脉特征等。

年轻体壮病气喘,多为实喘;年老体虚病气喘,多为虚喘。

新病过程中气喘,多实喘;久病过程中气喘,多虚喘。

热病过程中气喘,多实喘;大失血或大汗、大吐、大下后突然出现气喘,多属虚喘,甚至是元气败绝的危候。

喘而气盛息粗,呼吸深长,脉浮大滑数有力者为实喘;喘而气弱息微,呼吸浅表,慌张气怯,脉微弱或浮大中空者为虚喘。

喘而汗出,腹满身热,脉洪大有力者,为实热证;喘而汗出,汗出如油,面青肢冷,六脉似无,为元气欲脱之危候。

喘而痰嗽,为痰热或痰湿壅肺;喘而痰涌,喉中如拽锯,神昏厥逆者,为痰闭或肺失治节,百脉瘀阻的重症。

喘而以呼出为快,多病在肺;喘而以深吸为快,多病在肾;喘而夜甚不能平卧,伴咳泡沫痰者,多为水饮射肺;喘因情志诱发,多为肝郁犯肺。

## 四、口渴

口渴是自觉口干,渴欲饮水的一种自觉症状,为内科常见症状之一,其基本病机是津液不足或津液不能上潮于口所致。口渴的程度有口干、微渴、大渴、饮不解渴、渴不思饮。临床时应结合饮水的多少、喜冷饮或热饮、伴发症如发热与否、口味异常、小便多少,尤其是舌苔厚薄、舌上津液多少等进行分析。

口不渴,津液未伤,为寒证或表证;口渴,津液已伤,为热证或里证。

渴喜凉饮,为热盛伤津;渴喜热饮,舌质淡者,为阳气虚,气不化津;渴不喜饮,口黏腻,舌苔腻者,为湿浊阻滞,津液不能上潮。

发热而渴者,热在气分;大热大渴大躁,脉洪大,为阳明经证;口渴舌燥,腹满便秘,为阳明腑实证;发热口渴,但渴不思饮,舌红绛者,为热在营分。

夜间口渴,多为阴津不足;口渴,但漱水不欲咽,舌上有青紫瘀斑者,为瘀阻不能上布津液。

渴而口苦者,多为胆火内炽;渴而口酸者,多为木火伤津;渴而口咸者,多为肾水不足;渴而口甜,舌苔腻者,多为湿热。

渴而小便甜或小便浊,或善食易饥者,多为消渴;烦渴脉数,小便不利,为热入膀胱,气化不利。

## 五、腹痛

腹痛是以腹部疼痛为痛苦的一种自觉症状,是内科常见症状之一。其基本病机是各种原因导致腹部气血不畅,不通则痛;或腹部脏腑失于气血的温煦濡养,因虚而疼痛。临床时应结合腹痛的部位、疼痛性质、发作缓急、持续时间、伴发症状等进行分析。

腹痛急发,多属实证;腹痛慢性发作,多属虚证。

腹痛隐隐,多属虚证;腹痛剧烈,多属实证。

腹痛喜温喜按,痛属虚寒;腹痛拒按,按之痛甚,痛属实证。

腹痛而腹软,多属虚证;腹痛而腹满硬,多属实证。

寒凝腹痛,脉必沉迟;热积腹痛,脉必数大。腹痛部位不固定,多为气滞腹痛;腹痛固定,痛如锥刺,多为瘀血腹痛。

自胸至腹皆痛,脉沉而紧,苔黄腻者,为大小结胸症;大腹疼痛,多病太阴;痛连胁肋,肝脾不和;少腹疼痛,痛在厥阴;少腹硬满急痛,漱水不欲咽,或如狂喜忘,大便色黑,此蓄血腹痛;脐周阵发剧痛而腹柔软,或有吐下蛔虫者,多为虫痛。

## 六、胸痛

胸痛是以胸部疼痛为痛苦的一种自觉症状,为内科心脑、肺、肝胆系疾病的常见症状。其基本病机是病邪壅阻心胸血脉,气血不通而疼痛,一般为实证,病邪有寒、热、痰、瘀,但也有本虚标实证。临床时应分析疼痛的性质、牵连部位及伴随的症状等。

胸痛憋闷,有压榨感,多为气滞、痰阻;胸痛如刺,夜间为甚,多为血瘀阻滞。

胸痛连脘腹,手不可触者,寒热结胸;胸痛连胁,病在肝胆;胸痛痛连左手尺侧者,为胸痹心痛;胸痛痛引肩背,发热呕恶者,为肝胆湿热;胸痛痛连肩背,脉沉紧者,为寒凝心胸。

胸痛伴发热咳嗽,咳则痛甚,为肺热络伤;胸痛伴咳吐脓血痰,为肺痈;胸部隐痛,咳嗽无力,多为肺气虚弱,余邪未尽的肺热病后期,也可见于肺痨;胸痛伴心悸,病在心;心胸卒然大痛,持续不解,面青肢冷,脉微细者,为心脉闭阻不通,特称"真心痛"以示危证。

## 七、饮食异常

饮食异常是指患者的食欲、食量改变的一种症状,可见于多种内科疾病,其中尤以脾胃疾病更为常见,其基本病机是脾胃的功能紊乱,运化失常。通过了解饮食情况,可以测知胃功能的强弱,判断疾病的轻重及预后。临床除应了解食欲、食量的异常外,还应结合其他症状一道分析。

纳呆食少伴腹胀便溏、精神疲乏、舌淡,为脾胃气虚。

纳呆脘闷伴头身重困、便溏苔腻,属湿邪困脾。

纳呆厌食兼嗳气酸腐、脘痛胀痛、苔厚腻浊,为宿食停滞。

纳少厌油兼恶寒发热,为感冒所致;兼疲乏身困、胁肋胀痛,或有黄疸,属肝胆湿热。

饥不欲食兼胃中嘈杂、灼热,舌红少苔,脉细,为胃阴不足,虚火内扰;若兼胸胁苦满或腹满、心烦喜呕、脉弦,为少阳胆热或肝胃不和。

多食易饥兼见口渴、心烦,多为胃火亢盛;兼大便溏泻,多为胃强脾弱;兼消瘦、多尿或尿有甜味,则为消渴之征。

喜食异物者,多为虫病之兆。

## 八、汗出异常

汗出异常是指非生理状态下的出汗或无汗,是内科疾病中较常见的症状之一。其基本病机是津液的生成、敷布失常所致。通过分析汗出异常的性质,有助于判断疾病的表里、寒热、虚实、阴阳和疾病的轻重等。临床时应了解汗量多少、汗的黏稠度、汗出时间、汗出部位及主要兼症等情况。

无汗:兼见恶寒重,发热轻,头身疼痛,脉浮紧者,为外寒束表;若在发热过程中无汗,兼皮肤干皱无弹性,舌红绛者,为邪热入营伤阴;若长期无汗,兼口、眼干燥或关节疼痛者,为燥证。

自汗:一般指日间汗出,动则益甚,兼见畏寒、神疲、乏力等症,属气虚、阳虚。

盗汗:是指患者睡时汗出,醒则汗止,常兼潮热、颧红等,多为阴虚内热,阴津被扰所致。

战汗:多见于热病过程中,寒热战栗,表情痛苦,几经挣扎,而后汗出者,常见于正邪交争之时,为疾病的转折点。如汗出后热退脉缓,是邪去正安,疾病好转的表现;如汗出后仍身发高热,脉来急疾,则是邪盛正衰,疾病恶化的表现。

汗出不畅发热汗出不畅，身热不扬，汗出黏手，伴脘痞纳呆、舌苔黄腻，为湿热病。

大汗不已兼发热面赤、口渴饮冷、脉洪大，为里热亢盛，蒸津外泄所致；冷汗淋漓，汗出黏手，兼见面色苍白、四肢厥冷、脉微欲绝，乃阳气暴脱、津随阳泄之亡阳证。

但头汗出：即患者仅头部或头颈部出汗较多，余处无汗。兼面赤心烦、口渴、舌红苔黄，是上焦邪热循经上蒸所致；头面多汗，兼头身困重、身热不扬、脘闷、苔黄腻，是中焦湿热循经上蒸所致；若头额汗出如油、四肢厥冷、气喘、脉微，为虚阳上越、津随阳泄的危象。

半身汗出：是指患者仅半侧身体有汗，或为左侧或为右侧或为下半身有汗，而另一侧则经常无汗，无汗侧为患侧，多由经络阻闭，气血运行不周所致，可见于中风、痿病及截瘫等患者。

手足心汗：是指手足心出汗较多，多为脾胃有病或肝经郁热累及于脾，脾不主津，津淫于四末。

## 九、头晕

头晕是指患者自感头部发昏，周围景物好像在旋转，人有要跌倒的感觉，轻者闭目即止，重者不能站立，若兼眼花目眩者称为眩晕。头晕可见于外感或内伤疾病，其基本病机是风火痰瘀等病邪侵扰清窍或闭阻脑脉、或正虚脑失所养。临床时常结合伴随的症状进行分析。

头晕耳鸣：兼面赤、口苦咽干，为肝阳上亢所致；兼腰膝酸软、遗精健忘，为肾精亏虚所致。

头晕目眩：兼寒热、口苦咽干，为外感少阳证；兼面色不华、心悸失眠，为气血亏虚；多在头项运动时发作，颈僵肩沉，甚则活动转侧受限，为三阳脉阻之项痹。

头晕头痛：恼怒加重者，为风阳、肝火上扰清窍；外伤所致，或舌有瘀点瘀斑者，为瘀血阻络。

头晕呕吐，舌苔白腻，或眼球震颤者，为痰浊上蒙。

## 十、乏力

乏力是指疲乏无力，为多种内科疾病的常见症状。其基本病机是气血亏虚或湿困阳气，肢体失于温煦濡养所致。临床时应结合相伴的症状进行分析。

乏力气短：伴汗出心悸、舌淡、脉弱，为气虚。

乏力身重：伴纳呆脘痞、苔腻、脉濡，为湿困；伴面色萎黄、便溏或稀便、食少腹胀，为脾虚夹湿。

乏力头晕：伴面色不华、心悸气短，为气血亏虚；伴腰膝酸软、目眩耳鸣，为肝肾亏虚。

乏力身黄：伴纳呆呕恶、腹胀或胁痛、苔黄腻，为肝胆湿热。

## 十一、呕吐

呕吐是指胃内容物随胃气上逆经口而出的一种症状，为内科疾病的常见症状之一，外感、内伤都可引起，其基本病机是外感或内伤导致胃失和降，胃气上逆，病理性质有虚有实。呕吐也是机体对胃内异物的一种反射性动作，可帮助机体排除胃内的有害物质，但超出正常保护性反应的呕吐会耗损人体的气津，加重病情。临床时应结合呕吐的病程、呕吐物的性质气味、呕吐的声势、伴随症状进行分析。

急性呕吐,多属实证。而慢性呕吐则有虚有实,如舌苔腻浊、脉象有力,一般为实证;如舌淡脉弱无力,多属虚证。

干呕无物伴口燥咽干、舌红少津,为胃阴不足。

呕吐酸水伴脘胁胀痛,与情志有关,为肝郁犯胃。

呕吐酸腐伴脘腹胀痛、恶闻食臭,为饮食停滞。

呕吐苦水,舌红苔腻、脉弦,为胆胃郁热。

呕吐清水痰涎,多为胃气虚寒或痰饮内阻。

呕吐出如阳尘水、赤豆汁样血性内容物或伴柏油样黑便者,属血证吐血的主要症状;若见于中风、肺胀的病程中,多属垂危之兆。

呕吐而二便闭者,为关格、癃闭之征。

喷射状呕吐,多为脑病;呕吐频作而伴高热,项强,头痛剧烈,时有抽搐者,为热毒燔炽,冲逆阳明,引动肝风。

## 十二、大便异常

大便异常是指大便的便次、性状及颜色等方面异于平常,多为脾胃系的症状,也能反映疾病的寒热、机体气血津液的盛衰。大便异常的基本病机是各种原因导致肠道的传导失常。临床时除应了解大便的便次、性状及颜色气味外,还应结合其伴随症状一并分析。

大便秘结:伴身热口干,为热伤津液;伴腹满拒按疼痛、苔黄厚干燥,为热结腑实之证;若不小便又无矢气,腹满疼痛呕吐者,为关格证;若大便干燥难解,伴口干舌红少津者,为阴虚肠燥;若大便干燥难解,面色不华,心悸舌淡,为肠道血虚不润;若大便并不结燥,甚或大便先硬后溏,解便困难者,为气虚或阳虚通降无力。

虚坐努责:指无大便而有便意,虽经努力解便而无便可解者,常伴解便后气短疲乏,为气虚下陷之兆。

大便次数增加:便稀如水,为湿盛或脾虚所致之泄泻;便色黄糜臭秽,为湿热泄泻;大便不爽,里急后重,为湿热壅滞。

大便完谷不化,多为脾虚运化无力;若大便臭秽,腹胀痛者,为伤食所致。

大便色白兼身目发黄,身痒者,为肝胆湿热阻滞。

大便脓血,为痢疾之征;大便色黑如柏油样,为胃肠络伤之远血;大便带色红鲜血,为广肠、肛门络伤之近血,多见于热伤肠络或瘀血、瘀热阻肠之痔疮。

一般大便次数逐渐减少,由稀转软,由黑转黄,为病顺;反之则为病逆。若病重期间,大便突然失禁,排便次数陡增,多是阳气下陷的表现,当特别注意。

## 十三、小便异常

小便异常是指小便的次数、量、颜色、气味及解便感觉等方面异于平常的一种症状,其基本病机是肾与膀胱气化失常和津液代谢失常。因此,小便变化不仅是肾与膀胱病变的主要症状,也是观察体内津液盈亏及病情顺逆的指征。

小便色黄短少，主热；小便清长者，主寒；小便色红，为尿中带血，多为尿血或血淋的症状；小便色白如米泔浑浊者，为膏淋或尿浊。

尿中有砂石者，为石淋的主要症状；尿中有脓者，为重症淋浊；小便静置后分层，上层有凝块如膏脂者，为膏淋。

尿有甜味者，为消渴；尿有臊臭气味者，为下焦湿热，气化不利。

尿频：尿急尿痛而每次尿量少者，为淋证；尿频而不痛，但小便余沥不净，尤以夜尿多者，为阳气虚，膀胱气化不利；老年男性而尿频，排尿不畅者，为肾虚瘀阻。

尿少：水肿病过程中常见尿少。热性病过程中，发热口干者，为热伤津液；若小便量极少，甚至无尿者，为津液枯涸，化源告竭之危象；若水肿病后，尿少或尿闭，伴浮肿、呕恶，为癃闭之水毒内蓄；尿少而小腹充盈，则为膀胱气化不利或尿道阻塞所致尿液内蓄，前者属虚，后者属实。

尿多：指全日总尿量增多，若小便清，乏力畏寒者，为阳虚气化失摄；若伴善食喜饮，身体消瘦者为消渴的主要症状。

## 十四、水肿

水肿是指体内水湿滞留，泛滥肌肤，引起头面、四肢、腹部，甚至全身浮肿的症状，严重者还可伴胸水、腹水，其基本病机是肺脾肾三脏对水液的代谢失调。临床时应了解浮肿的程度，见面目虚浮，手足发胀，但压无凹陷，称为潜在性水肿；若仅踝肿，按之凹陷易复，为Ⅰ度浮肿；较重者，浮肿过膝，按之凹陷没指，不易恢复，为Ⅱ度浮肿；更重者全身浮肿，腹大胸满，卧则喘促，为Ⅲ度浮肿。临床时还应了解水肿的发病经过及伴随症状。

急性起病，多由外邪所致的阳水；慢性起病，多为内伤所致的阴水。

身半以上肿甚，其病属阳；身半以下肿甚，其病属阴。

始于头面，伴恶风或疮痍，多为风水相搏，其病在肺；始于下肢，伴面白、身倦畏寒，为气不化水，其病在脾肾。

水肿伴烦热口渴、舌红苔黄腻，为水湿化热或湿热壅盛；伴心悸、唇紫、脉虚数或结代，为水邪凌心，瘀血内阻；伴喘促、汗出、痰多呈泡沫样、脉虚浮而数，是水邪凌肺，肾不纳气；伴呕吐不食、脘腹胀满，是水毒干胃，脾气不运；若伴身颤动、神昏，是水湿之邪内盛，暗耗肝阴，虚风内动。

## 十五、神昏

神昏即神志昏迷，不省人事的症状，是内科危重病的临床表现。在外感发热、中风、厥脱、水肿、消渴、肺胀等疾病发展到严重阶段时都可出现，是疾病危重的重要指征。其基本病机是外感时疫、热毒内攻，内伤阴阳气血逆乱，导致邪气蒙扰神窍，神明失司，或元气败绝，神明散乱。既往神昏多归属于心病，本书归属于心脑病证，因脑为元神之府，为了便于理解，故心脑并称。

临床上按神昏的浅深程度可分四个层次，依次为神志恍惚、神志迷蒙、昏迷、昏愦。

神志恍惚：先见情感淡漠或情绪烦躁，继而辨知事物不清，恍恍惚惚，但强呼之可应，回答问题已不够准确。

神志迷蒙：为嗜睡朦胧状态，强呼之可醒，旋即昏昏入睡。

昏迷：为呼之不应，不省人事，二便不能自制。

昏愦：即昏迷之甚，不仅呼之不应，对各种刺激也无反应，常伴目正睛圆、口张目合、舌卷囊缩，汗出脚冷，手撒遗尿，鼻鼾喘促或气息微弱等绝证。

神昏伴高热、谵语、烦躁、抽搐，或斑疹衄血，舌红绛而脉细数，病在心、肪，为热陷心营。

神昏而呈似清非清，时清时昏的状态，伴咳逆喘促、痰涎壅盛、苔腻而垢浊、脉濡数，病在心、肺，为痰蒙神窍。

神昏以谵语烦躁为主，伴日晡潮热、腹满疼痛、苔黄燥、脉沉实，为阳明腑实，热扰神明。

神昏以谵语如狂为主，伴少腹硬满急痛、唇爪青紫、舌绛、脉沉细而涩，为瘀热交阻，热入血室，病及心、脑。

神昏以昏迷不醒，或昏而时醒为主，伴黄疸日深、斑疹衄血，或腹胀如鼓，舌绛苔腻，为肝胆湿热，内陷心营。

神昏以突然昏倒，不省人事为主，伴肢体抽搐、鼾声痰鸣为特征，为肝阳暴张，引动肝风，上逆蒙扰心、脑，神明不用。

神昏发生于大失血、大吐泻过程中，为元气败绝，神明散乱。

## 十六、抽搐

抽搐是以四肢不自主的抽动，甚则颈项强直，角弓反张为特征的症状，多见于内科的急重疾病过程中，其基本病机是外感或内伤，构成风、火、痰、虚等病理因素，导致筋脉失养而搐搦，因肢体抽动有风邪善行数变之特征，故病机上常简称为生风、动风。临床上要分析起病的缓急，抽搐的力量与幅度，以及伴随的症状等。

急起发病，阵阵抽搐，或持续抽搐而有力，属实证；缓起发病，抽搐呈手足蠕动，抽搐无力，属虚证。

热病过程中抽搐，伴壮热、汗大出、渴欲冷饮、神昏谵语，为热极生风。

热病后期发抽搐，抽搐无力，伴低热或潮热、心烦不宁、口干舌燥、脉细数，为阴虚生风。

吐泻后发抽搐，抽搐无力，伴疲乏气短，或畏寒怯冷，舌淡者，为土虚木旺之虚风内动。

大失血或慢性失血后发抽搐，抽搐无力，伴面色不华、心悸头昏、舌质淡，为血虚生风。

急起抽搐，伴面红气粗、头痛呕吐、神昏、偏瘫，为肝阳暴张，阳亢化风。

外感外伤后，阵发性四肢抽搐，颈项强直，甚至角弓反张，伴神昏喘促头痛，为疫毒、风毒引动肝风。

## 十七、出血

出血是指血不循经，溢于脉外，外出于肌肤口鼻诸窍的症状，出血原因很多，其病机属实者多由于火热伤络,属虚者多由于气不摄血。临床时应结合出血的部位、颜色及伴随症状等进行分析。

齿衄:指血从牙龈处溢出,又称牙宣、牙衄,病变与胃、肾有关。

耳衄:指血从耳腔处溢出,出血量大者又称脑漏,病变与肾、肝有关。

目衄:指血从目眶或眼球处溢出,出血量大者也称脑漏,病变与肝、肾、胃有关。

肌衄:指血从肌肤渗出,又称紫斑、紫癜,病变与心、脾、肺、肾有关。

鼻衄:指血从鼻腔溢出,出血量大者又称鼻洪,病变与肺、胃、肝有关。

咯血:指血随咳咯而出,常伴有痰涎,又称咳血,其病变与肺、肾、肝有关。

呕血:指血随呕吐而出,常夹有胃内容物,又称吐血,其病变与脾、胃、肝有关。

便血色黑者为远离肛门处的胃肠出血,称远血;便下鲜血或先便后血,为近肛门端的肠段出血或痔疮出血,称近血。

尿血:指血从小便中而出的症状,病变多在肾与膀胱。

血色鲜红,面赤口渴,舌红苔黄,脉数有力,常发生于热病过程中,为火热迫血妄行所致;血色鲜红,手足心热,口干心烦,舌红少苔,脉细数者,为阴虚火旺,灼伤络脉。

血色淡红或暗红,面色苍白,体倦乏力,舌淡者,为气虚气不摄血。

(王会录)

# 第五节 中医内科疾病治疗学要点

治疗学是研究疾病的治疗原则、治疗方法和手段的一门实用学科。治疗原则是在中医基本理论和辨证论治精神指导下制定的,对疾病治疗的立法、选方、用药等具有指导意义的法则。治疗方法则从属于治疗原则,包括在治疗原则指导下制定的对某一疾病的治疗大法和对某一证候的具体治法。前者如汗、吐、下、和、温、清、补、消等法,后者如清热化湿、理气止痛、辛凉解表、益气活血等法。治疗手段则指与治疗有关的药物、给药途径及其治疗器具等。

## 一、治疗原则

### (一)治病宜早

治病宜早有两层意思:一是早期治疗,轻病防重,即疾病的早期应及时治疗,防止病情发展。一般情况下,疾病的发展总是由轻到重,由比较单纯到错综复杂。疾病的早期,机体正气比较盛,及时地予以早期治疗,容易收到较好的疗效,能尽快地解除患者的疾苦。则随着疾病的发展,病情复杂多变,虚实互见,寒热错杂,给治疗带来许多困难,甚至产生严重的后果。正如《素问·阴阳应象大论》说:"邪风之至,疾如风雨,故善治者治皮毛,其次治肌肤,其次治筋脉,其次治六腑,其次治五脏。治五脏者,半死半生也。"《素问·八正神明论》又说"上工救其萌芽……下工救其已成,救其已败",即不仅把早期治疗视作应该遵循的基本治疗原则,也把它作为衡量医生服务态度和业务水平的一个标准。

二是预治其疾病可能影响的脏腑气血等,即治疗时"务在先安未受邪之地"(《温热经纬·

外感温热篇》),这一精神又称"治未病"。脏腑经络是相互联系的,疾病也是不断变化的,机体某一部位发生病变,必然要向相邻的部位或有关脏器发生传变。这种传变一般是有规律的,如《素问·玉机真脏论》指出:"五脏受气于所生,传之于其所胜,气舍于其所生,死于其所不胜。"治未病的原则,就是要求医生根据疾病的传变规律,从全局的观点、动态的观点,对可能受到传变的脏器和可能受到影响的气血津液,采取预防性的治疗措施,阻断和防止病变的转移、扩大和传变,把病变尽可能控制在较小的范围内,以利于病变的最终治愈。

如《金匮要略》"见肝之病,知肝传脾,当先实脾"的治法,即体现了这一精神。

### (二)标本缓急

标本,是指疾病的主次本末。一般认为,标是疾病的枝节和表象,本是疾病的本质;证候是标,病机是本。缓急有两义:一为病证缓急,指病证的发展速度和危害性;二为治疗缓急,指治疗应有计划、有步骤地进行。这里主要指治疗的缓急原则,《素问·至真要大论》说"病有盛衰,治有缓急",何病急治,何证缓治,何方先施,何药后用,是施治前须综合考虑的问题,"否则前后不循缓急之法,虑其动手便错"(《温热经纬·外感温热篇》)。决定治疗先后步骤的因素是标本,一般按照"急则治其标,缓则治其本,标本俱急者,标本同治"的原则进行治疗。

1. 急则治其标

急则治其标是指在疾病的发展过程中,如果出现了紧急危重的证候,影响到患者的安危时,就必须先行解决危重证候。如脾虚所致的鼓胀,则脾虚为本,鼓胀为标,但当鼓胀加重,腹大如釜,二便不利,呼吸困难时,就应攻水利尿,俟水去病缓,然后再健脾固本。

2. 缓则治其本

缓则治其本是指一般病情变化比较平稳,或慢性疾病的治疗原则。如阴虚燥咳,则燥咳为标,阴虚为本,在热势不甚,无咯血等危急症状时,当滋阴润燥以止咳,阴虚之本得治,则燥咳之标自除。

3. 标本兼治

标本兼治是指标本俱急的情况下,必须标本同治,以及标急则治标,本急则治本的原则。如见咳喘、胸满、腰痛、小便不利、一身尽肿等症,其病本为肾虚水泛,病标为风寒束肺,乃标本俱急之候,所以必须用发汗、利小便的治法,表里双解。如标证较急,见恶寒、咳喘、胸满而二便通利,则应先宣肺散寒以治其标;如只见水肿腰痛、二便不利,无风寒外束而咳嗽轻微,则当以补肾通利水道为主,治其本之急。

### (三)扶正祛邪

扶正指采用如益气、养血、滋阴、助阳等种种有助于扶持、补益正气的治疗方法;祛邪指采用如发表、攻下、渗湿、利水、消导、化瘀等种种有助于祛除、消灭病邪的治疗方法。

疾病的过程,在某种意义上可以说是正气与邪气相争的过程,邪胜于正则病进,正胜于邪则病退。治疗上扶持正气有助于抗御、祛除病邪,而祛除病邪有助于保存正气和正气的恢复。因此,扶正祛邪的治疗原则旨在改变邪正双方力量的对比,使之有利于疾病向痊愈转化。在一般情况下,扶正适用于正虚邪不盛的病证,而祛邪适用于邪实而正虚不甚的病证。

扶正祛邪同时并举,适用于正虚邪实的病证,但具体应用时,也应分清以正虚为主,还是以邪实为主,以正虚较急重者,应以扶正为主,兼顾祛邪;以邪实较急重者,则以祛邪为主,兼顾扶正。若正虚邪实以正虚为主,正气过于虚弱不耐攻伐,倘兼以祛邪反而更伤其正,则应先扶正后祛邪;若邪实而不甚虚,或虽邪实正虚,倘兼以扶正反会助邪,则应先祛邪后扶正。总之,应以扶正不留邪,祛邪不伤正为原则。

### (四)脏腑补泻

内科疾病无论外感病还是内伤病、躯体病还是脏腑病都是以脏腑为中心的病变,因此扶正祛邪离不开脏腑补泻,补即是扶正,泻即是祛邪。脏腑补泻的治则,有直接对某脏腑进行补泻,如肺病直接补肺、泻肺的治法;也有间接对脏腑进行补泻,如肺病采用补脾、泻肝的治法。间接补泻法,是充分利用脏腑间的生克、表里、阴阳消长等相互联系,相互影响的机理对脏腑进行补泻。大体有虚则补其母、实则泻其子,壮水制阳、益火消阴,泻表安里、开里通表、清里润表等治则。

1. 虚则补其母、实则泻其子

虚则补其母是指当某脏虚衰时,除直接补益该脏外,应注意补益其母脏,使母能生子,该脏得即所谓培土生金法,到尽快的恢复。如肺气不足,经常感冒、汗出、咳嗽等,除直接补肺外,重视补脾,使土能生金,即所谓培土生金法,则肺虚能尽快得到康复。

实则泻其子是指某脏之病因子实引起时,除直接泻该脏外,泻其子脏也是重要的治法。如肝火偏盛,影响肾的封藏功能,而致遗精梦泄,在治疗上就应清泻肝火之实,使肝火得平,则肾的封藏功能也就恢复,遗精梦泄可随之而愈。

2. 壮水制阳、益火消阴

壮水制阳是指采用滋阴壮水的治法,治疗一般寒凉治法不能控制的阳亢证,适用于因肾阴不足不能制阳引起的一系列阳亢证。如头晕目眩、舌燥喉痛、虚火牙痛等症,非因阳亢实证,须用咸寒之品如六味地黄丸之属滋肾水以制虚阳。滋水涵木以抑肝阳上亢的治法,也是由此治则而派生的。

益火消阴是指采用补益命门之火的治法,治疗一般温热治法不能控制的阴寒证,适用于肾之真阳不足所引起的阳虚内寒证。如畏寒怯冷、腰痛腿软、小腹拘急、小便清长或夜尿多、水肿等症,非因一般生冷寒凉所致的寒实证,须用温补肾阳之剂如金匮肾气丸之属,益火之源,以消阴翳才能控制此类阴寒虚证。

3. 泻表安里、开里通表、清里润表

这是将脏腑的表里关系运用于治疗上的治则。适用于脏与腑之间表里俱病的情况。如肺与大肠互为表里,当阳明实热,大便燥结而致肺气壅阻时,只从肺治很难见效,就可采用凉膈散泻表(大肠)而安里(肺)。又如肺气壅阻不宣,致大便燥结者,只从大肠施治,亦难见效,在治疗上就可采用瓜蒌桂枝汤加减以开里(肺)通表(大肠)。再如肺阴虚而生燥,津液被耗所致大便秘结,在治疗上就可采用二冬汤加减以清里(肺)润表(大肠)。

### (五)异法方宜

异法方宜治则,指治疗疾病不能固守一法,对不同的个体、时间、地域等情况应采取不同的治疗方法,方为适宜。这种因人、因时、因地制宜的治疗原则,是具体问题具体分析,是治病的原则性与灵活性相结合。

1. 因人制宜

根据患者的性别、年龄、体质等不同特点,来考虑治疗用药的原则,称"因人制宜"。如不同性别,女性区别于男性,有月经、怀孕、产后等生理特点,治疗用药必须加以考虑。年龄不同,生理机能及病变特点亦有差别,老年人血气虚少,机能减退,患病多虚证或正虚邪实,虚证宜补,而邪实须攻者亦应慎重,以免损伤正气。不同体质间有强弱、偏寒偏热之分,以及有无宿疾的不同,所以虽患同一疾病,治疗用药亦应有所区别,阳热之体慎用温补,阴寒之体慎用寒凉等。

2. 因时制宜

四时气候的变化,对人体的生理功能、病理变化均产生一定的影响,根据不同季节的时令特点,以考虑用药的原则,称"因时制宜"。例如春夏季节,阳气升发,人体腠理疏松发散,治疗应避免开泄太过,耗伤气阴;而秋冬季节,阴盛阳衰,人体腠理致密,阳气敛藏于内,此时若病非大热,应慎用寒凉之品,以防苦寒伤阳。

3. 因地制宜

根据不同地区的地理环境特点,来考虑治疗用药的原则,称"因地制宜"。例如我国西北地区,地势高而寒冷少雨,故其病多燥寒,治宜辛润;东南地区,地势低而温热多雨,其病多湿热,治宜清化。说明地区不同,患病亦异,治法应当有别,即使患有相同病证,治疗用药亦应考虑不同地区的特点。例如辛温发表药治外感风寒证,在西北严寒地区,药量可以稍重,而东南温热地区,药量就应稍轻。

## 二、常用治法

在临床时它们有时单独运用,有时互相配合运用。单独运用某一治法,多是针对病情发展的某一阶段或某些突出证候所采取的措施,往往很难适应病情的错综复杂;所以通常是数法配合使用,如汗下并用、温清并用、攻补并用、消补并用、清热开窍并用、开窍镇痉并用、温里固涩并用等。

### (一)解表法

解表法是通过发汗,开泄腠理,逐邪外出的一种治法,又称汗法。解表法广泛适用于邪遏肌表的病证。

1. 适用范围

(1)解表:通过开泄腠理,可以祛除表邪,解除表证。因表证有表寒、表热之分,所以汗法又有辛温、辛凉之别。

(2)透疹:通过发散,可以透发疹毒,故麻疹初期,疹未透发或透发不畅,均可用汗法,使疹毒随汗出而透发于外。透疹之汗法宜辛凉,忌辛温。

(3)祛湿:通过发汗,可祛风除湿,故外感风寒而兼有湿邪者,以及风湿痹证,均可酌用汗法。

(4)消肿:通过宣发散邪,可驱水外出而消肿,此即宣肺利水以消肿,故汗法可以用于水肿实证而兼有表证者。

2. 注意事项

(1)凡剧烈吐下之后,以及淋家、疮家、亡血家等,原则上都在禁汗之列。

(2)发汗应以汗出邪去为度,不宜过量,以防汗出过多,伤阴耗阳。

(3)发汗应因时因地因人制宜。暑天发热,汗之宜轻,冬令寒冷,汗之宜重;西北严寒地区,用量可以稍重,东南温热地区,药量就应稍轻;体虚者,汗之宜缓,体实者,汗之可峻。

(4)表证兼有其他病证,汗法又当配用其他治法。兼气滞,当理气解表;兼痰饮,当化饮解表;兼气虚,当益气解表;兼阳虚,当助阳解表;兼血虚,当养血解表;兼阴虚,当滋阴解表。

### (二)清热法

清热法,是运用具有清热作用的寒凉药物,以治疗热性病证的一种治法,又称清法。清热法广泛应用于温热病邪所引起的各种病证。

1.适用范围

(1)清气分热:适宜于邪入气分,里热渐盛,出现发热,不恶寒而恶热,汗出,心情烦躁,苔黄,脉洪大或数的证候。

(2)清营凉血:适用于邪热入于营分,神昏谵语,或热入血分,见舌红绛、脉数,及吐血、衄血、发斑等症。

(3)清热解毒:适用于热毒诸证,如瘟疫、温毒及火毒内痈等。

(4)清脏腑热:适用于邪热偏盛于某一脏腑,或某一脏腑的功能偏亢而发生各种不同的里热证候。

2.注意事项

(1)注意寒热真假。阴盛格阳的真寒假热证,命门火衰的虚阳上越证,均不可用清热法。

(2)表邪未解,阳气被郁而发热者禁用;体质素虚,脏腑虚寒者禁用;因气虚而引起虚热者慎用。

(3)由于热必伤阴,进而耗气,因此尚需注意清法与滋阴、益气等法配合应用。一般苦寒清热药多性燥,易伤阴液,不宜久用。

(4)如热邪炽盛,服清热药,入口即吐者,可于清热剂中少佐辛温之姜汁,或凉药热服,是反佐之法。

### (三)攻下法

攻下法是通过通便、下积、泻实、逐水以攻逐邪实,荡涤肠胃,排除积滞的治法,又称下法。下法广泛应用于燥屎、积滞、实热及水饮等里实证。

1.适用范围

因证候不同,可分为寒下、温下、润下及逐水等法。

(1)寒下:适用于里热积滞实证,有下燥屎、泻实热等作用。

(2)温下:适用于脏腑间寒冷积滞的里寒实证,有温里逐寒泻实的作用。

(3)润下:适用于热盛伤津,或病后津亏,或年老津涸,或产后血虚的便秘等。

(4)逐水:适用于水饮停蓄胸胁,以及水肿、鼓胀等病证邪气过盛者。

2.注意事项

(1)攻下法适用于里实证,误用之易损伤正气。凡邪在表或邪在半表半里一般不可下;阳明病腑未实者不可下;高年津枯便秘,或素体虚弱,阳气衰弱而大便艰难者,不宜用峻下法;妇女妊娠或行经期间,皆应慎用下法。

(2)下法以邪去为度,不宜过量,以防正气受伤。如大便已通,或痰、瘀、水、积已随泻解,则减量或停用下剂。

**(四)和解法**

和解法是通过调和、协调的方式治疗表里间、脏腑间病变的治法,又称和法。和法的内容非常丰富,应用也很广泛,习惯上将和解少阳、调和肝脾、调理胃肠视为和法的应用范围。

1.适用范围

(1)和解少阳:适用于邪在半表半里的少阳证。症见寒热往来,胸胁苦满,心烦喜呕,口苦咽干,苔薄,脉弦等。

(1)调和肝脾:适用于肝脾不调,情志抑郁,胸闷不舒,胁肋疼痛,脘痞食少,腹泻等证。

(2)调理胃肠:适用于胃肠功能失调,寒热夹杂,升降失司而出现的脘腹胀满、恶心呕吐、腹痛或肠鸣泄泻等症。

2.注意事项

(1)凡病邪在表未入少阳、邪已入里之实证及虚寒证,原则上均不宜用和法。

(2)邪入少阳,病在半表半里,但有偏表偏里,偏寒偏热之不同,临证宜适当增损,权变用之。

**(五)温里法**

温里法是使用温热类药物祛除寒邪和补益阳气的一种治法,又称温法。温法广泛应用于寒邪中脏,凝滞经络,阳气衰微等证,从而达到补益阳气而祛邪治病的目的。

1.适用范围

(1)温中祛寒:适用于寒邪直中脏腑,或阳虚内寒而出现身寒肢冷、脘腹冷痛、呕吐泄泻、舌淡苔白、脉沉迟等。

(2)温经散寒:适用于寒邪凝滞经络,血行不畅而见四肢冷痛、肌肤僵硬、肤色紫暗、关节不利、疝瘕疼痛或面青、舌有瘀斑、脉细涩等。

(3)回阳救逆:适用于疾病发展到阳气衰微,阴寒内盛而见四肢逆冷、恶寒蜷卧、下利清谷、冷汗淋漓、脉微欲绝等。

2.注意事项

(1)凡热伏于里,热深厥深,形成真热假寒者;内热火炽而见吐血、尿血、便血者;素体阴虚;舌质红,咽喉干燥者;挟热下利,神昏气衰,形瘦面黑,状如槁木,阴液虚脱者,原则上均不可用温法。

(2)由于温法的方药多燥烈,易耗伤阴津,故应用温药不宜太过,中病即止,若非急救回阳,宜少用峻剂重剂。

(3)若纯因寒邪致病,当专用温剂散寒;若因虚而生寒,则宜甘温与温补并用。

**(六)补益法**

补益法是用具有补益作用的药物,治疗人体阴阳气血之不足或某一脏腑之虚损的治法,又称补法。补法广泛适用于阴、阳、气、血、津液及脏腑等各种虚证。

1.适用范围

(1)补气:适用于气虚病证,如倦怠乏力,呼吸短促,动则气喘,面色㿠光,食欲不振,便溏,脉弱或虚大等。
  (2)补血:适用于血虚病证,如头晕眼花,耳鸣耳聋,心悸失眠,面色无华,脉细数或细涩等。
  (3)补阴:适用于阴虚病证,如口干,咽燥,虚烦不眠,便秘,甚至骨蒸潮热,盗汗,舌红少苔,脉细数等。
  (4)补阳:适用于阳虚病证,如畏寒脚冷,冷汗虚喘,腰膝酸软,泄泻水肿,舌胖而淡,脉沉而迟等。
  2.注意事项
  (1)凡实证而表现虚证假象者禁补。
  (2)因气为血帅,血为气母,补气补血不能截然划分。补气时佐以养血,血充有助益气;补血时佐以益气,气旺可以生血。
  (3)因阴阳互根,补阴补阳亦不应截然划分,当宗张景岳"善补阳者,必于阴中求阳""善补阴者,必于阳中求阴"之旨。
  (4)根据五脏虚损不同,应分别脏腑确定补益,因脾为后天之本,气血生化之源,肾为先天之本,藏元阴元阳,故五脏之中应重点补益脾、肾两脏。
  (5)养血滋阴时,注意勿壅滞脾胃;益气助阳时,注意勿化燥伤阴。

### (七)消导(消散)法
  即通过消导和散结,使积聚之实邪渐消缓散的一种治法,又称消法。消法广泛应用于饮食停滞、癥瘕积聚、痰核瘰疬、结石疮痈等病证。
  1.适用范围
  (1)消食导滞:适用于饮食积滞而见胸脘痞闷、嗳腐吞酸、腹胀或泄泻等症。
  (2)消石散结:适用于胆结石及泌尿系结石的一类病证。
  (3)消瘤软坚:用化痰软坚等药物,治疗瘿瘤肿块等病证。
  (4)利水消肿:用利小便等方法,消散水肿类病证。
  2.注意事项
  (1)对癥瘕积聚、结石、痰核、瘿瘤等病证的治疗只能渐消缓散,切不可峻猛急攻,急于求成,否则积未消而正已伤。
  (2)久用消法会耗损人体正气,应适时佐以扶正治疗。
  (3)消法属攻邪之法,对气血虚弱、脾肾虚寒者应慎用。

### (八)理气法
  理气法是调理气机的一种治法。适用于气机失调的病证。
  1.适用范围
  (1)行气解郁法:主要适用于肝气郁结引起的气滞病证。
  (2)降气平逆法:主要适用于肺胃失降引起的气逆病证。
  (3)益气升阳法:主要适用于脾气不升而引起的气陷病证,常与补气健脾法合用。
  2.注意事项
  (1)使用理气法应辨清虚实,如应补气而误用行气,则其气更虚;当行气而误用补气,则其滞愈增。

(2)理气药物多为香燥苦温之品,如遇气郁而兼阴液亏损者,应当慎用。

## (九)理血法

即通过调理血分治疗瘀血内阻和各种出血的一种治法。

1. 适用范围

(1)活血(祛瘀)法:适用于血行不畅或瘀血内阻所致的病证。

(2)止血法:适用于各种出血病证,如咯血、衄血、吐血、便血、尿血等。

2. 注意事项

(1)气滞则血瘀,气行则血行,活血祛瘀法可配合理气法同用,以加强活血化瘀的作用。

(2)血得温则行,遇寒则凝,故可配伍温经散寒法,以增强活血化瘀的功效。

(3)活血化瘀法对孕妇不宜应用。

(4)出血的病证,有血热妄行和气不摄血之分,前者宜凉血止血,后者宜益气摄血。

(5)应用止血法要防止止血留瘀之弊。除急性大出血须速止血外,一般可在止血剂中佐以少量活血之品,以达血止而不留瘀之效。

## (十)固涩法

固涩法是通过收敛固涩,控制气血津精滑脱的一种治法,又称涩法。

1. 适用范围

(1)固表敛汗法:适用于表虚不固的多汗证,无论自汗、盗汗,皆可固表敛汗。

(2)涩肠止泻法:适用于脾阳虚弱或脾肾阳衰,以致久泻(或久痢)不止,大便滑脱不禁的病证。

(3)涩精止遗法:适用于肾气虚弱、精关不固的遗精、滑精和肾气虚弱,膀胱失约的尿频、遗尿等病证。

(4)固脱法:适用于大吐大泻、大失血、热病后期、久病衰竭所致之气脱、阴脱、阳脱等危在顷刻之险证。

2. 注意事项

(1)本法为正气内虚,滑脱不禁的病证而设,凡热病汗出、痢疾初起、伤食泄泻、火动遗精等,均不宜应用。

(2)本法非治本之法,故应审证求因,标本兼顾。如阳虚自汗,应收敛与补气温阳并用;阴虚盗汗,应收敛与滋阴同用。

## (十一)开窍法

开窍法是通过开闭通窍以苏醒神志为主的一种治法。

1. 适用范围

(1)凉开法:适用于热邪内陷心包之证,临床表现除见神昏、谵语外,同时伴有高热、面赤、烦躁、舌红、脉数等。

(2)温开法:是温通气机、辟秽、化痰以开窍的一种治法,主要适用于中风阴闭、痰厥、气厥等所致的突然昏倒、牙关紧闭、神昏、苔白、脉迟等。

2. 注意事项

(1)开窍法多适用于邪实神昏的闭证,但临证还应结合病情,适当选用清热、通便、凉肝、息风、辟秽等法。

(2)开窍剂的剂型大多是丸、散等成药,以便急救时立即应用,亦有制成注射液者,发挥作用更快。开窍剂都含有芳香挥发药物,应吞服、鼻饲或注射,不宜加热煎服。

### (十二)镇痉法

镇痉法是通过平肝息风、祛风通络等措施以解除肢体抽搐、震颤、拘挛、口眼歪斜、头目眩晕等病证的一种治法,又称息风法。

1. 适用范围

(1)清热息风:主要适用于邪热壅盛,热极动风之证而见高热神昏、四肢抽搐、项背强直等症。

(2)镇肝息风:主要适用于肝阳上亢,肝风内动而见头晕目眩,甚则卒然昏倒、口眼歪斜、半身不遂等症。

(3)养血息风:主要适用于邪热伤阴,血虚不能濡养筋脉,虚阳不能潜藏,而见手指蠕动、筋惕肉瞤、手足抽动等症。

(4)活血息风:主要适用于瘀血阻络,筋脉失养而肢体拘挛或弛缓,半身不遂或口眼歪斜等症。

(5)祛风解痉:主要适用于风痰阻络、筋脉痉挛而见抽搐、口眼歪斜等症。

2. 注意事项

(1)风有内外之分,外风宜散,祛风解痉属治外风之法;内风宜息、清热息风、镇肝息风、养血息风,此类法则均属治内风之法。但若外风引动内风,或内风兼有外风,临证时又可兼顾治疗。

(2)祛风药性多温燥,津液不足、阴虚或阳亢者应慎用。

(王会录)

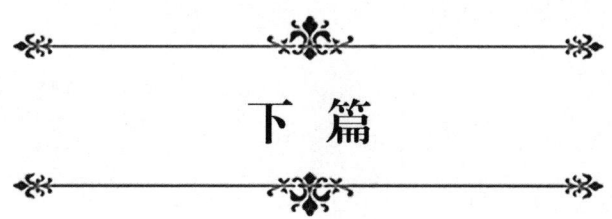

下 篇

## 篇十

# 第二章 外感病证

## 一、主要证候及特征

外感病证的主要证候有邪在肺卫、湿邪困脾、肠道湿热、邪在少阳等。这些证候的共同特征是季节性明显、发病急、病程短,包括外邪袭表、外邪入里和邪气留恋引起相应脏腑功能失调所致的证候。但不同外感病证因其病邪不同,脏腑受损有异,它们的证候特征也各有区别。

## 二、病机述要

外感病证的病因为六淫病邪,或时行疫毒,从发病来看,《内经》有言"正气存内,邪不可干",外邪侵袭人体后是否发病,决定于机体正气与病邪相互抗争的结局,邪胜正导致机体脏腑功能失常则发病,一般外感病邪侵入,大多由表入里,有相应的转化或传变过程,但也有旋即转成里证者。因外感病邪的性质和作用部位的不同,引起功能失调的脏腑和证候特征就有差异,于是发生不同的病证。因此,外感病证的基本病机为外邪侵袭,正邪相争,脏腑功能失常。如外邪袭表则肺卫不和而病感冒,湿困中焦则脾胃不和而病湿阻,湿热滞肠则腑气不和而病痢疾,邪犯少阳则枢机不利而病疟疾,正邪交争则常有寒热表现。

## 三、治疗要点

外感病证是外邪所伤,所以外感病证的治疗要点,及时有效地祛除外邪。随外邪性质和证候特征不同,而分别采用疏风、散寒、清热、化湿、祛暑、通腑、截疟等治法。

## 第一节 感冒

感冒是感受触冒风邪或时行病毒,引起肺卫功能失调,出现以鼻塞、流涕、喷嚏、头痛、恶寒发热、全身不适等为主要临床表现的一种外感疾病。感冒又有伤风、冒风、伤寒、冒寒、重伤风等名称。

感冒为常见多发病,其发病之广,个体重复发病率之高,是其他任何病证都无法与之相比的。

感冒一年四季均可发病,但以冬春季为多。轻型感冒虽可不药而愈,重症感冒却能影响工作和生活,常可危及小儿、老年体弱者的生命,尤其是时行感冒暴发时,迅速流行,感染者众多,症状严重,常可导致死亡,造成严重后果。而且,感冒也是咳嗽、心悸、水肿、痹病等多种疾病发生和加重的因素。故感冒不是小病,须积极防治。中医药对普通感冒和时行感冒均有良好疗效,对已有流行趋势或流行可能的地区、单位,选用相应中药进行预防和干预,可以收到显著的效果。

早在《内经》时代已经认识到感冒主要是外感风邪所致。《素问·骨空论》说:"风从外入,令人振寒,汗出,头痛,身重,恶寒。"汉代《伤寒论》已经论述了寒邪所致感冒的证治,所列桂枝汤、麻黄汤为感冒风寒轻重两类证候的治疗作了示范。隋代《诸病源候论·风热候》指出:"风热之气,先从皮毛入于肺也……其状使人恶风寒战,目欲脱,涕唾出……有青黄脓涕。"已经认识到风热病邪可引起感冒并较准确地描述其临床证候。《诸病源候论》所指的"时气病"之类,应包含有"时行感冒"。至于感冒之病名,则首见于北宋《仁斋直指方·诸风》篇,之后历代医家沿用此名,并将感冒与伤风互称。元代《丹溪心法·伤风》明确指出本病病位在肺,治疗"宜辛温或辛凉之剂散之"。明代《万病回春·伤寒附伤风》说:"四时感冒风寒者宜解表也。"清代不少医家已认识到本病与感受时行病毒有关,《类证治裁·伤风》就有"时行感冒"之名。《证治汇补·伤风》等对虚人感冒有了进一步认识,提出扶正祛邪的治疗原则。

感冒有普通感冒与时行感冒之分,中医感冒与西医上呼吸道感染基本相同,普通感冒相当于西医的上呼吸道感染,时行感冒相当于西医的流行性感冒,故西医的上呼吸道感染、流行性感冒可参考本节论治。

## 一、病因病机

1. 六淫病邪

风寒暑湿燥火均可为感冒的病因,因风为六气之首,"百病之长",伤风为感冒的主因。六淫侵袭有当令之时气和非时之气。由于气候突变,温差增大,感受当令之气,如春季受风,夏季受热,秋季受燥,冬季受寒等病邪而病感冒;再就是气候反常,春应温而反寒,夏应热而反凉,秋应凉而反热,冬应寒而反温,人感"非时之气"而病感冒。

六淫之间可单独致感冒,但常常互相兼夹为病,以风邪为首,春季夹温,夏季夹暑湿,秋季夹燥,冬季夹寒等。由于临床上以冬、春两季发病率较高,故以夹寒、夹热为多见而成风寒、风热之证。

2. 时行病毒

时行者指与岁时有关,每2～3年一小流行,每10年左右一大流行的邪气;病毒者指一种为害甚烈的异气,或称疫疠之气,具有较强传染性的邪气。《诸病源候论·时气病诸候》说:"因岁时不和,温凉失节,人感乖戾之气而生病者,多相染易。"即指时行病毒之邪。人感时行病毒而病感冒则为时行感冒。

六淫病邪或时行病毒能够侵袭人体引起感冒,除因邪气特别盛外,总是与人体的正气失调有关。或是由于正气素虚,或是素有肺系疾病,不能调节肺卫而感受外邪。即使体质素健,若因生活起居不慎,如疲劳、饥饿而机体功能状态下降,或因汗出衣裹冷湿,或餐凉露宿,冒风沐雨,或气候变化时未及时加减衣服等,正气失调,腠理不密,邪气得以乘虚而入。

因此,感冒是否发生决定于正气与邪气两方面的因素:一是正气能否御邪,有人常年不易感冒,即是正气较强常能御邪之故,有人一年多次感冒,即是正气较虚不能御邪之故,《内经》"邪之所凑,其气必虚"之论,提示了正气不足或卫气功能状态暂时低下是感冒发病的决定因素;二是邪气能否战胜正气,即感邪的轻重,邪气轻微不足以胜正则不病感冒,邪气盛如严寒、时行病毒,邪能胜正则亦病感冒,所以邪气是感冒的重要因素。

以风为首的六淫病邪或时邪病毒,侵袭人体的途径或从口鼻而入,或从皮毛而入。因风性轻扬,《素问·太阴阳明论》说,"伤于风者上先受之",肺为脏腑之华盖,其位最高,开窍于鼻,职司呼吸,外主皮毛,其性娇气,不耐邪侵,故外邪从口鼻、皮毛入侵,肺卫首当其冲。感冒的病位在肺卫,其基本病机是外邪影响肺卫功能使其失调,导致卫表不和,肺失宣肃,尤以卫表不和为主要方面。卫表不和,故见恶寒、发热、头痛、身痛、全身不适等症;肺失宣肃,故见鼻塞、流涕、喷嚏、喉痒、咽痛等症。

由于四时六气不同,人体素质之差异,在临床上有风寒、风热和暑热等的不同证候,在病程中还可见寒与热的转化或错杂。感受时行病毒者,病邪从表入里,传变迅速,病情急而重。

## 二、临床表现

感冒起病较急,骤然发病,无潜伏期(或潜伏期极短)。病程短,一般3~7日。以肺卫症状为主症,如鼻塞、流涕、喷嚏、咳嗽、恶寒、发热、全身不适等。症状表现呈多样化,以鼻咽部痒、干燥、不适为早期症状,继则喷嚏、鼻塞、鼻涕或疲乏、全身不适等,轻则上犯肺窍,症状不重,易于痊愈;重则高热、咳嗽、胸痛,呈现肺卫证候。

时行感冒起病急,全身症状较重,高热,体温可达39~40℃,全身酸痛,待热退之后,鼻塞流涕、咽痛、干咳等肺系症状始为明显。重者高热不退,喘促气急,唇甲青紫,甚则咯血,部分患者出现神昏谵妄,小儿可发生惊厥,出现传变。

## 三、诊断

(1)根据气候突然变化,有伤风受凉,淋雨冒风的经过,或时行感冒正流行之际。

(2)起病较急,病程较短,病程3~7日,普通感冒一般不传变。

(3)典型的肺卫症状,初起仅鼻咽部痒而不适,鼻塞、流涕,喷嚏,语声重浊或声音嘶哑,恶风或恶寒,头痛等;继而出现发热、咳嗽、咽痛、四肢酸痛等。部分患者病及脾胃,而兼有胸闷、恶心、呕吐、食欲减退、大便稀溏等症。

时行感冒呈流行性发病,多人同时发病,迅速蔓延。起病急,全身症状显著,如高热、寒战、头痛、周身酸痛、疲乏无力等。

(4)四季皆有,好发于冬春季。

## 四、鉴别诊断

**1.外感咳嗽**

当感冒出现发热恶寒、咳嗽时,易与外感咳嗽相混,其鉴别应以主症为主,若发热恶寒症状突出者,按感冒论治;咳嗽吐痰,甚则喘息症状突出者,辨为外感咳嗽病证。

2. 外感头痛

当感冒出现发热恶寒、头痛时,易与外感头痛相混,其鉴别应以主症为主,若发热恶寒症状突出者,按感冒论治;若头痛明显,以其为主诉者,应辨为外感头痛病证。

3. 风温肺病

感冒与早期风温肺病都有肺卫方面的症状,但感冒一般病情轻微,发热不高或不发热,病势少有传变,服解表药后多能汗出热退,病程较短。而风温肺病其病情较重,咳嗽较甚,或咳则胸痛,甚或咳铁锈色痰,必有发热,甚至高热寒战,服解表药后热虽暂减,但旋即又起,多有传变,由卫而气,入营入血,甚则神昏、谵妄、惊厥等。

## 五、辨证论治

### (一)辨证要点

1. 辨风寒感冒与风热感冒

感冒常以风夹寒、夹热而发病,因此临床上应首先分清风寒、风热两证。两者均有恶寒、发热、鼻塞、流涕、头身疼痛等症,但风寒证恶寒重发热轻,无汗,鼻流清涕,口不渴,舌苔薄白,脉浮或浮紧;风热证发热重恶寒轻,有汗,鼻流浊涕,口渴,舌苔薄黄,脉浮数。

2. 辨普通感冒与时行感冒

普通感冒呈散发性发病,肺卫症状明显,但病情较轻,全身症状不重,少有传变;时行感冒呈流行性发病,传染性强,肺系症状较轻而全身症状显著,症状较重,且可以发生传变,入里化热,合并他病。

3. 辨常人感冒与虚人感冒

普通人感冒后,症状较明显,但易康复。平素体虚之人感冒之后,缠绵不已,经久不愈或反复感冒。在临床上还应区分是气虚还是阴虚。气虚感冒者,兼有倦怠乏力,气短懒言,身痛无汗,或恶寒甚,咳嗽无力,脉浮弱等症;阴虚感冒者,兼有身微热,手足心发热,心烦口干,少汗,干咳少痰,舌红,脉细数。

### (二)治疗原则

1. 解表祛邪

感冒由外邪客于肌表引起,应遵循《素问·阴阳应象大论》"其在皮者,汗而发之"之意,采用辛散解表的法则,祛除外邪,邪去则正安。根据所感寒热暑湿的不同,而分别选用辛温、辛凉、清暑解表法。时行感冒的病邪以时行病毒为主。

2. 宣通肺气

感冒的病机之一是肺失宣肃,因此宣通肺气有助于肺的宣肃功能恢复正常,肺主皮毛,宣肺又能协助解表。

3. 扶正祛邪

虚人感冒应扶正祛邪,不可专事发散,以免过汗伤正。

### (三)分证论治

1. 风寒感冒

[证候]恶寒重,发热轻,无汗,头痛,肢节酸疼,鼻塞声重,时流清涕,喉痒,咳嗽,痰吐稀薄

色白;舌苔薄白,脉浮或浮紧。

[证候分析]本证为风寒外束,卫阳被郁,腠理闭塞,肺气不利。风邪夹寒,外袭皮毛,寒邪郁遏卫阳,肌表失于温煦,故恶寒重,发热轻;寒性收引,玄府闭合则无汗;寒性凝滞,营卫流行不畅,则头身肢体关节皆痛;风性轻扬,易伤上部,故出现鼻痒,鼻塞,流涕,喷嚏等头面部症状;肺与皮毛相表里,风寒束表,肺气失宣,则咳嗽痰白;舌苔薄白而润,脉浮或浮紧,属邪气在表,尚未入里。

[治法]辛温解表,宣肺散寒。

[代表方]荆防败毒散。

本方以荆芥、防风解表散寒;柴胡、薄荷解表疏风;羌活、独活散寒除湿,为治肢体疼痛之要药;川芎活血散风止头痛;枳壳、前胡、桔梗宣肺利气;茯苓、甘草化痰和中。风寒重,恶寒甚者,加麻黄、桂枝、干姜,头痛加白芷、蔓荆子,项背强痛加葛根、白芍。

2.风热感冒

[证候]发热,微恶风寒,或有汗,鼻塞喷嚏,流黄稠涕,头痛,咽喉疼痛,咳嗽痰黄稠;舌苔薄黄,脉浮数。

[证候分析]本证为风热犯表,热郁肌腠,卫表失和,肺失清肃。风热袭卫表,热为阳邪,则见发热重、恶寒轻;热邪开泄腠理,不至无汗,但肌表有邪,故汗出而不畅;风热善攻头面,见头胀痛、面赤;风热攻喉,故咽喉乳蛾红肿疼痛;咳嗽痰黄而黏,口干欲饮,苔黄脉数皆为风热之征。

[治法]辛凉解表,宣肺清热。

[代表方]银翘散。

本方以金银花、连翘辛凉透表,兼以清热解毒;薄荷、荆芥、淡豆豉疏风解表,透热外出;桔梗、牛蒡子、甘草宣肺祛痰,利咽散结;竹叶、芦根甘凉轻清,清热生津止渴。发热甚者,加黄芩、石膏清热;头痛重者,加桑叶、菊花、蔓荆子清利头目;咽喉肿痛者,加射干、板蓝根、玄参利咽解毒;咳嗽痰黄者,加黄芩、知母、浙贝母、杏仁、瓜蒌皮清肺化痰;口渴重者,重用芦根,加花粉、知母清热生津。

若为时行感冒,呈流行性发作,寒战高热,全身酸痛,酸软无力,或有传变之势,重在清热解毒,方中加大青叶、板蓝根、贯众、石膏等。

3.暑湿感冒

[证候]发生于长夏季,身热汗出,但汗出不畅,身热不扬,身重倦怠,头昏重痛,或有鼻塞流浊涕,咳嗽痰黄,胸闷,痞满欲呕,小便短赤;舌苔黄腻,脉濡数。

[证候分析]本证为暑湿遏表,湿热伤中,表卫不和,肺气不清。暑湿之邪重浊黏滞,易蒙清窍,抑遏气机,使中焦枢机不和,故本证除恶风身热、咳嗽鼻涕等外感见症外,更见肢体困重或疼痛,头昏重胀痛,胸闷脘痞,泛恶,腹胀等。鼻流浊涕、大便溏、小便短赤及舌苔腻脉濡皆体现出暑湿之邪外侵机体的致病特征。

[治法]清暑祛湿解表。

[代表方]新加香薷饮。

本方以香薷祛暑化湿解表;金银花、连翘辛凉解表;厚朴、扁豆和中化湿。暑热偏盛,加黄连、青蒿、鲜芦根清暑泄热；湿困卫表，身重少汗恶风，加藿香、佩兰、苍术芳香化湿宣表；小便短赤，加六一散清热利湿。

4. 气虚感冒

［证候］素体气虚者易反复感冒，恶寒较重，或发热，热势不高，鼻塞流涕，头痛，无汗，四肢倦怠，气短乏力，咳嗽咯痰无力；舌质淡，苔薄白，脉浮无力。

［证候分析］本证为表虚卫弱，风寒乘袭，气虚无力达邪。气虚卫表不固，易感风寒之邪，正邪交争，然正气不足，故见恶寒发热、恶寒较甚；寒郁肌表则无汗，头痛身楚；风寒壅肺，肺气失宣则咳嗽，痰白；素体气虚，兼见咳嗽咯痰无力，四肢倦怠，气短乏力，反复易感；舌苔脉象均为气虚外感之象。

［治法］益气解表。

［代表方］参苏饮。

本方以人参、茯苓、甘草益气扶正以祛邪；苏叶、葛根疏风解表；半夏、陈皮、桔梗、前胡宣肺理气、化痰止咳；木香、枳壳理气和中；姜、枣调和营卫。表虚自汗者较甚者，加黄芪、白术、防风益气固表。

5. 阴虚感冒

［证候］微恶风寒，少汗，身热，手足心热，头晕心烦，口干，干咳少痰，鼻塞流涕；舌红少苔，脉细数。

［证候分析］本证为阴亏津少，感受风热表卫失和，津亏不能化汗。身热、微恶风寒为风热在表之征；阴虚复加风热，热更伤阴，则见少汗，口干，干咳少痰；阴虚阳亢则见头晕心火烦；舌红少苔，脉细数乃阴津匮乏之象。

［治法］滋阴解表。

［代表方］葳蕤汤。

本方以白薇清热养阴，玉竹滋阴以资汗源；葱白、薄荷、桔梗、豆豉疏风散邪；甘草、大枣甘润和中。阴伤明显，口渴心烦者，加沙参、麦冬、太子参、天花粉清润生津除烦。

6. 阳虚感冒

［证候］畏寒肢冷，恶寒发热，无汗或自汗，头痛全身关节冷痛，面色㿠白，语言低微，舌质淡，苔白腻，脉沉细无力。

［证候分析］素体阳虚、感受寒邪。寒为阴邪易伤阳气，阳气亏虚肌肤失于温煦故全身关节冷痛，面色㿠白；阳气不足，见语言低微；质淡，脉见无力，均为阳虚之象。

［治法］温阳解表。

［代表方］麻黄附子细辛汤。

本方以麻黄解表，附子温阳散寒；细辛助麻黄解表。阳虚明显者加桂枝、干姜温阳。

## 六、其他疗法

(1) 生姜 3 片，葱白 3~5 根（或加苏叶 10 g），芫荽 10 g，共捣，蜂蜜 1 匙，开水泡服。用于风寒感冒。

(2) 蒲公英、板蓝根、大青叶各 30 g，薄荷 5 g，煎服。治感冒风热时邪，热毒偏甚者。

(3) 柴胡、炒黄芩、青蒿各 15 g，大青叶 20 g，桂枝 10 g，煎服。治病毒性感染，持续高热，或起伏不退者。

(4) 贯众、紫苏、荆芥、柴胡各 10 g，甘草 5 g，水煎。顿服，连服 3 日，作预防用。

## 七、验案举隅

王某，女，55 岁。

初诊（2023 年 3 月 25 日）：1 周前洗头吹风后出现头痛，痛在前额及后脑，昏胀不舒，易汗，乏力；苔薄黄质暗，脉细滑。

辨证：风热犯表。

治法：疏风清热，辛凉解表。

处方：桑叶 15 g，菊花 15 g，防风 10 g，白芷 10 g，蝉蜕 5 g，蔓荆子 10 g，僵蚕 10 g，白蒺藜 10 g，川芎 10 g，太子参 10 g。7 剂。

二诊（2023 年 3 月 31 日）：药后病情已明显改善，头痛减轻，仍出汗、乏力；苔黄减少，舌质淡暗，脉细。治予原方加焦白术 10 g、麻黄根 15 g、煅牡蛎（先煎）30 g。7 剂。

三诊（2023 年 4 月 8 日）：头痛、出汗明显好转，精神较振；舌苔薄质淡，脉细。再予原方加炙黄芪 30 g。7 剂。以善其后。

## 八、转归预后

风寒感冒，邪气入里化热而见口干欲饮，痰转黄稠，咽痛等症状。反复感冒，引起正气耗散，可由实转虚，属虚实夹杂证；或在素体亏虚的基础上反复感邪，以致正气愈亏，而成本虚标实之证。感冒未及时控制亦有转化为咳嗽、心悸、水肿等其他病证者。

一般而言，感冒的预后良好，但对老年、婴幼儿、体弱患者及时行感冒之重症，可以诱发其他宿疾而使病情恶化，甚至出现严重的不良后果。

## 九、预防与调摄

加强体育锻炼，增强机体适应气候变化的调节能力，在气候变化时适时增减衣服，注意防寒保暖，慎接触感冒患者以免时邪入侵等，对感冒的预防有重要作用。

感冒患者应适当休息，多饮水，饮食以素食流质为宜，慎食油腻难消化之物。卧室空气应流通，但不可直接吹风。解表药物煎煮时间宜短，取其气全以保留芳香挥发有效物质，无汗者宜服药后进热粥或覆被以促汗解表，汗后及时换干燥洁净衣服免再次受邪。

## 十、结语

感冒是感受风邪为代表的六淫、时邪病毒，侵犯肺卫，以恶寒发热、头身疼痛，鼻塞流涕，喷嚏咳嗽，全身不适为临床特征的常见外感病证，四季皆可发病，但以冬春季为多。病机为卫表不和，肺失宣肃，治疗以解表宣肺为原则，但应分清风寒、风热与暑湿及兼夹病邪的不同，而分别采用辛温解表、辛凉解表和解表清暑祛湿等治法祛除表邪，时邪病毒又当以清热解毒为治疗重点。感冒的治疗一般禁用补法，以免闭门留寇，但若体虚之人，又当在解表剂中佐以益气、养阴等补益之品，以扶正祛邪。

## 十一、文献摘要

《素问·玉机真脏论》："是故风者百病之长也，今风寒客于人，使人毫毛毕直，皮肤闭而为热，当是之时，可汗而发也。"

《伤寒论·辨太阳病脉证并治》："太阳中风，阳浮而阴弱。阳浮者，热自发；阴弱者，汗自出。啬啬恶寒，淅淅恶风，翕翕发热，鼻鸣干呕者，桂枝汤主之。"

《丹溪心法·中寒》："伤风属肺者多，宜辛温或辛凉之剂散之。"

《症因脉治·伤寒总论》："外感风寒，从毛窍而入，必从毛窍而出，故伤寒发热症，首重发表解肌。"

《伤寒论·辨太阳病脉证并治》："太阳病，或已发热，或未发热，必恶寒，体痛，呕逆，脉阴阳俱紧者，名为伤寒。"

（王会录）

# 第二节　外感发热

外感发热是指感受六淫之邪或温热疫毒之气，导致营卫失和，脏腑阴阳失调，出现病理性体温升高，伴有恶寒、面赤、烦躁、脉数等为主要临床表现的一类外感病证。

《素问·阴阳应象大论》《素问·热论》《素问·至真要大论》等篇中，对外感发热的病因病机和治疗法则，进行了明确的阐述。《伤寒论》系统地论述了外感热病的病因病机和治法，以阴阳为纲，创造性地提出了六经辨证理论。薛生白《湿热病篇》对外感湿热发病的证治特点作了详细论述，吴鞠通《温病条辨》对风温、湿温等各种外感热病作了条分缕析的论述，不仅提了一批治疗外感热病行之有效的方药，同时创立了外感热病的三焦辨证理论。卫气营血辨证和三焦辨证的创立，标志着温病学说的形成，从而使外感热病的理论和临床实践趋于完善。

## 一、病因病机

**1. 外感六淫**

风、寒、暑、湿、燥、火乘虚侵袭人体而发为外感热病。六淫之中，以火热暑湿致外感发热为主要病邪，风寒燥邪亦能致外感发热，六淫间可以单独致病，亦可以两种以上病邪兼夹致病，如风寒、风热、湿热、风湿热等。

**2. 感受疫毒**

又称戾气、异气，为一种特殊的病邪，致病力强，具有较强的季节性和传染性。疫疠之毒，其性猛烈，一旦感受疫毒，则起病急骤，传变迅速，卫表症状短暂，较快出现高热寒战。

外感发热病变,病机以阳胜为主,进一步发展则化火伤阴,亦可因壮火食气而气阴两伤,若病势由气入营入血,或疫毒直陷营血,则会发生神昏、出血等危急变证。

## 二、临床表现

高热、面红、舌红、脉数等是其基本临床特征。外感发热起病急骤,多有2周左右的中度发热或高热,也有少数疾病是微热者。常有发热恶寒、但热不寒、蒸蒸发热、壮热、身热不扬、寒热往来、潮热等。发热时间,短者几日即退,长者持续10余日或更长时间热势不解。口干口渴、小尿少短赤便秘、舌红少苔等热伤津液之征。

## 三、诊断

(1)高热寒战,发热持续不退,或伴有恶寒、寒战、口渴喜饮、舌红少苔或苔黄腻、脉数等临床表现。

(2)起病急,一般在3日之内。病程较短,约2周左右。

(3)常伴有相关脏腑为热所扰的症状,如咳嗽、胸痛、喘息、泄泻等。

(4)具有感受外邪、疫毒史,或有不洁饮食史、输血感染史等。

(5)西医辅助检查:如外周血白细胞总数及中性粒细胞升高、血沉增加,尿中有脓细胞,大便中有脓细胞、吞噬细胞,血、尿、骨髓细菌培养阳性;X线检查肺部有炎性改变;B超检查胆囊体积缩小,收缩及排泄功能差等炎性改变等。

## 四、鉴别诊断

**1. 内伤发热**

外感发热与内伤发热均以发热为主症,外感发热,由感受外邪所致,体温较高,多为中度发热或高热,发病急,病程短,热势重,常见其他外感热病之兼症,如恶寒、口干、口渴、面赤、舌红苔黄、脉数,多为实热证。内伤发热,由脏腑之阴阳气血失调所致,热势高低不一,常见低热而有间歇,其发病缓,病程长,数周、数月以至数年,多伴有各脏腑内伤久病体虚证候突出,如形体消瘦、面色少华、短气乏力、倦怠纳差、舌质淡、脉数无力等,多为虚证或虚实夹杂之证。

**2. 辨寒热真假**

《内经》指出:"重阳必阴,重阴必阳。"临床可见真热假寒和真寒假热。故对疾病过程中的寒与热应鉴别其真假。

真热假寒证:有一个发热的过程,且起病急,病情进展快,热势甚高,很快进入手足厥冷的假象,但身虽大寒而反不欲近衣;口渴而喜冷饮;胸腹灼热,按之烙手;脉滑数,按之鼓指;苔黄燥起刺,或黑而干燥。尤以发热经过、胸腹灼热及舌苔。

真寒假热证:出现于慢性病或重病的过程中,身虽热而反欲得衣被;口虽渴,但喜热饮;脉虽数,而不鼓指,按之乏力,或微细欲绝;苔虽黑,而润滑。

## 五、辨证论治

### (一)辨证要点

1. 发热

恶寒指发热与恶寒同时存在,有一分恶寒就有一分表征。病证在卫表。

2. 壮热

指但热不寒,且热势很盛,体温在39～40℃之间,甚至更高,一日之内波动很小,高热不退,持续时间达数日或更长。

3. 寒热往来

指恶寒与发热交替出现,寒热往来,一日数次发作。病位在少阳肝胆,或由疟邪所致的病证。

4. 潮热

指热势盛衰起伏有时,如潮一般。外感之潮热,多属实证,热势较高,高热与低热交替出现,多见于阳明腑实证、湿温证及热入营血证等。

5. 不规则发热

指发热持续时间不定,热势变动并无规律,见于时行感冒、风湿热所感等。

### (二)治疗原则

"热者寒之",外感发热以清热为治疗原则,可依临床表现分别采用清热解毒、清热利湿、通腑泻热,养阴益气等治法。

### (三)分证论治

1. 卫表证

[证候]发热恶寒,鼻塞流涕,头身疼痛,咳嗽,或恶寒甚而无汗,或口干咽痛,或身重脘闷;舌苔薄白或薄黄,脉浮。

[证候分析]肺主皮毛,邪气犯肺,见发热恶寒,鼻塞流涕,头身疼痛,咳嗽、邪气熏蒸咽喉则口干咽痛;正气抗邪于表,不能固护于里故身重脘闷;邪郁肌表,则脉浮。

[治法]解表退热。

[代表方]荆防败毒散、银翘散。

寒邪袭表用荆防败毒散,热邪犯表用银翘散。荆防败毒散以荆芥、防风解表散寒;柴胡、薄荷解表疏风;羌活、独活散寒除湿,为治肢体疼痛之要药;川芎活血散风止头痛;枳壳、前胡、桔梗宣肺利气;茯苓、甘草化痰和中。银翘散以金银花、连翘辛凉透表,兼以清热解毒;薄荷、荆芥、淡豆豉疏风解表,透热外出;桔梗、牛蒡子、甘草宣肺祛痰,利咽散结;竹叶、芦根甘凉轻清,清热生津止渴。

2. 肺热证

[证候]壮热胸痛,咳嗽喘促,痰黄稠或痰中带血;口干,舌红苔黄,脉数。

[证候分析]热为阳邪,热伤脉络见状热胸痛,邪热炼津为痰,故见痰黄;热伤血络,则痰中带血;津伤故口干。舌红、苔黄、脉数乃热盛之象。

[治法]清热解毒,宣肺化痰。

[代表方]麻杏石甘汤。

本方重用辛寒之石膏,合麻黄共奏清里达表、宣肺平喘之效;杏仁、甘草宣肺化痰。热毒较甚加板蓝根、金银花、连翘、黄芩、鱼腥草等加强清热解毒;痰黄黏稠者加金荞麦、前胡、浙贝母泻肺涤痰;胸痛甚者,加瓜蒌、延胡索通络止痛;痰涌便秘者,加大黄、芒硝、槟榔通腑泻热。

3. 胃热证

[证候]壮热,口渴引饮,面赤心烦,口苦口臭;舌红苔黄,脉洪大有力。

[证候分析]胃属阳明,阳明热盛,故见壮热、面赤;热邪伤津,则口渴引饮;热扰心神故见心烦;胃热亢盛,可见口苦口臭;舌红苔黄,脉洪大有力乃热盛之象。

[治法]清胃泻热。

[代表方]白虎汤。

本方以生石膏配知母,清胃泻火;粳米、甘草和胃生津。若热毒壅盛者,加金银花、连翘、黄连、清热解毒;若大便秘结者,加大黄、厚朴、芒硝通腑泻热;若发斑疹者,加犀角(常以水牛角代之)、玄参、丹皮、紫草清热凉血。

4. 腑实证

[证候]壮热,日晡热甚,腹胀腹痛,口干口渴,大便秘结或热结旁流,烦躁谵语;舌苔焦燥有芒刺,脉沉实有力。

[证候分析]阳明经气旺盛于日晡,实热弥漫于经,正邪交争,故壮热、日晡热甚;热盛伤津,故口干、口渴;燥屎内结,腑气不通,故腹胀腹痛、大便秘结;热扰心神则烦躁谵语;舌苔焦燥有芒刺为阴竭阳亢之征。

[治法]通腑泻热。

[代表方]大承气汤。

本方以大黄苦寒泄热,通腑泻下;芒硝咸寒润燥,软坚散结;佐以厚朴、枳实行气导滞。可加黄芩、栀子、大腹皮清泻实热。热结液亏,燥屎不行者,增液行舟加生地、玄参、麦冬增液润燥。

5. 胆热证

[证候]寒热往来,胸胁苦满,或胁肋肩背疼痛,口苦咽干,或恶心呕吐,或身目发黄;舌红苔黄腻,脉弦数。

[证候分析]胆属六经之少阳,邪热侵袭少阳,则见寒热往来,胸胁苦满;胆经循胁肋而绕肩背,胆经受邪则胁肋肩背疼痛;热盛伤津,故口苦咽干;胆胃不和,则恶心、呕吐;少阳枢机不利,胆液不循常道,外溢肌肤则身目发黄;舌红苔黄腻,脉弦数,乃胆经郁热之象。

[治法]清热利胆。

[代表方]大柴胡汤。

本方以大黄、黄芩泻火解毒,通腑泄热;柴胡、白芍、枳实疏肝利胆;半夏、生姜和胃止呕。可加板蓝根、连翘、败酱草清热解毒,加茵陈清热利湿。若胁肋疼痛者,加延胡索、川楝子理气止痛;发黄者,加金钱草、栀子、青蒿利胆退黄。

6. 脾胃湿热证

[证候]身热不扬,汗出热不解,胸腹胀满,纳呆呕恶,口渴不欲饮,或目身发黄;舌苔白腻或

黄腻,脉濡数。

[证候分析]湿性黏滞,湿热侵袭则身热不扬,汗出热不解;湿阻中焦,脾胃枢机不利,故胸腹胀满,纳呆呕恶;津液不能上济于口故口渴;津液未伤遂不欲饮;舌苔白腻或黄腻,脉濡数乃湿热困于中焦之象。

[治法]清热利湿,运脾和胃。

[代表方]王氏连朴饮。

本方以黄连、栀子苦寒清化湿热;半夏、厚朴燥湿除满;石菖蒲、芦根、淡豆豉和中清热除湿;可加滑石、鲜荷叶清利渗湿。若热甚者,加黄柏、黄芩清热燥湿;湿重者,加藿香、佩兰芳香化湿;黄疸者加茵陈除湿退黄。另外,还可口服甘露消毒丹,以清利湿热、芳香化浊。

7. 大肠湿热证

[证候]发热,腹痛,泄泻或痢下赤白脓血,里急后重,肛门灼热,口干口苦,小便短赤;舌红苔黄腻,脉滑数。

[治法]清利湿热。

[代表方]葛根芩连汤。

本方以黄芩、黄连苦寒清热燥湿;葛根解肌清热,升清止泻。可加金银花、贯众清热解毒,加木通、车前子增强利湿之效。若热甚者,加栀子、黄柏助其清热燥湿;腹满而疼痛者,加木香、槟榔以理气止痛;痢下脓血者,加白头翁、马齿苋清热解毒除湿。

8. 膀胱湿热证

[证候]寒热起伏,午后热甚,尿频尿急尿痛,小便灼热黄赤,或腰腹作痛;舌红苔黄,脉滑数。

[治法]清利膀胱湿热。

[代表方]八正散。

本方以大黄、栀子清热泻火;萹蓄、瞿麦、木通、车前子、滑石利湿清热;甘草解毒止痛。热甚者,加柴胡、黄芩、蒲公英、白花蛇舌草清热解毒利湿;呕恶者,加半夏和中止呕;小腹坠胀疼痛者,加乌药、枳壳理气止痛;尿中有血者,加白茅根、小蓟清热止血。

外感发热可以配合选用下列方法协同治疗。①药物方面:柴胡注射液,每次2～4 mL,肌内注射,每日1～2次;或双黄连粉针剂,每次3 g,溶入10%葡萄糖注射液或葡萄糖盐水500 mL中,静脉滴注,每日1次;或清开灵注射液,每次40～60 mL,加入10%葡萄糖注射液500 mL中,静脉滴注;或穿琥宁注射液,每次400 mg,加入5%或10%葡萄糖注射液500 mL,静脉滴注,每日1次。②亦可用复方退热滴鼻液(由金银花、连翘、青蒿等制成)滴鼻,每次每侧鼻腔3～4滴,每30～40分钟1次。③亦可选用清热解毒或通腑泻热的药物,如大黄、石膏、金银花、连翘之类药物煎汤,灌肠清热。或选用乙醇、冷水、冰袋之类擦敷前额、腋窝、腹股沟等部位,物理降温。

## 六、其他疗法

1. 单方验方

(1)蒲公英、大青叶各30 g,草河车15 g,薄荷5 g,水煎服,每日3次。用于外感高热热毒较甚者。

(2)柴胡、炒黄芩、青蒿各15 g,大青叶30 g,水煎服,每日3次。用于身热持续,或发热持续不退者。

2.针灸治疗

常用方法如下:①刺十宣放血。②取曲池、大椎配外关、合谷等穴,针用泻法,或刺耳背静脉,使少量出血。③亦可用清开灵注射液穴位注射,取曲池、足三里,每穴注射0.5~1 mL,每4~6小时1次。

## 七、验案举隅

姚某,女,80岁。

**初诊**(2018年10月14日):发热两旬不退,开始恶寒,继则身热,汗多,体温最高达39.8 ℃,近日来在38.5 ℃左右,热势高峰在午后。伴有脘痞不适,纳差,恶心,饮水欲吐,口干,大便偏少,昨日腹泻5次,小便量少色黄;舌苔薄黄,质暗红少津,脉濡数。

辨证:湿热中阻,化燥伤津,枢机不和。

治法:清热化湿,和解少阳,兼养阴润燥。

处方:藿香、佩兰各10 g,青蒿20 g,炒黄芩10 g,法半夏10 g,陈皮6 g,芦根20 g,石斛10 g,厚朴5 g,鸭跖草20 g,淡竹叶15 g,云茯苓10 g,柴胡10 g。4剂。

**二诊**(2018年10月18日):药服1贴,患者体温即下降复常,迄今未再上升。且患者心下不胀,二便正常。目前仅自觉疲劳乏力,口稍干,食纳不振;察舌苔薄微黄,质红,脉濡。此乃湿热虽化,气阴两虚未复。转予益气养阴,调理脾胃,兼清余邪。处方:太子参10 g,川石斛10 g,炒黄芩10 g,青蒿15 g,法半夏10 g,陈皮6 g,芦根20 g,厚朴5 g,六一散(包煎)10 g,炒谷、麦芽各10 g,竹茹6 g,焦楂、曲各10 g,车前草10 g。续服3剂。

随访:经治康复如初。

## 八、转归预后

外感发热性疾病的转归,一般规律是由表入里,由卫入气,进而入营入血,伤阴耗气,甚者或动血生风、惊厥闭脱等。因所包含的病种广泛,病情有轻重,病程有长短,治疗有差异等,故预后亦有差别。一般说来,大部分外感发热者,由于正气未衰,只要经过正确的治疗,均可及时治愈。部分患者,由于感邪太盛,或治疗不力,未能控制病势的发展,出现津气大耗,或动血生风、惊厥闭脱之变证,则预后不良。

## 九、预防与调摄

外感发热的预防在于注意生活起居,避免感受时邪疫毒。调摄方面,首先应严密观察病情的变化,如体温、神色、肌肤、汗液、气息、脉象等。同时注意体温的护理,如高热时配合乙醇擦浴等,热深厥深时,注意保温,汗出时及时擦汗并更换干燥衣服等。由于发热易伤阴,应注意养护阴津,鼓励患者多饮用糖盐水、西瓜汁等果汁、绿豆汤、凉开水等。饮食方面宜食用清淡流质或半流质,富于营养,但易于消化的食品。

## 十、结语

外感发热是感受六淫、疫毒之邪,由口鼻皮毛入里,正邪相争,阴阳失调,阳盛则热的病证。临床以体温升高、面红、身热、口干、舌红、脉数等症为特征。发热的形式有恶寒发热、壮热、寒热往来、潮热及不规则发热等。由于病变所在脏腑部位不同,而有相应的卫表证、肺胃热盛、肝胆湿热、下焦湿热等证候。辨证应结合热型分辨病因,如风热、湿热等,分辨病变的脏腑,分辨有无气阴耗伤等。热者寒之,应以寒凉清热为治疗原则,常选用清热解毒、清热除湿、通腑泻下、清理脏腑等治法,有时常须配合凉血、化瘀、息风、开窍等治法。总之,围绕清热祛邪,保护气阴,防止传变进行积极治疗。

## 十一、文献摘要

《素问·热论》:"人之伤于寒也,则为病热,热虽甚不死。"

《素问·评热病论》:"有温病者,汗出则复热,而脉躁疾不为汗衰,狂言不能食。"

《素问·太阴阳明论》:"犯贼风虚邪者,阳受之……阳受之则入六腑……入六腑则身热不时卧,上为喘呼。"

《素问·阴阳应象大论》:"胜则身热,腠理闭,喘粗为之俯仰,汗不出而热。"

《中藏经·死脉》:"温病发热甚,脉反小者死。"

《外感温热篇》:"温邪上受,首先犯肺,逆传心包……大凡看法,卫之后方言气,营之后方言血。在卫汗之可也,到气才可清气,入营犹可透热转气……入血就恐耗血动血,直须凉血散血。"

(王会录)

# 第三节 湿阻

湿阻是指湿邪阻滞中焦,运化功能减弱,以脘腹满闷,肢体困重,纳食呆滞等为主要临床特征的外感病。古代又称为"湿证""湿病""伤湿"。

湿阻之病,在江南、沿海等潮湿地区,尤其是在夏令梅雨季节较为常见,因其身困食少,影响患者的工作和生活,中医药对湿阻病的治疗有较强优势,可以取得理想的效果。

《素问·阴阳应象大论》《素问·生气通天论》《素问·六元正纪大论》等许多篇章对湿病的病因、临床特征都有所讨论,指出外湿"感则害人皮肉筋脉",困阻中焦等。汉代《金匮要略·痉湿暍病脉证并治》专门讨论了内、外湿病,尤其是外湿致病的种种表现及治疗大法。并提出了治湿病的三项禁忌。宋代《重订严氏济生方·诸湿门》指出,治湿病"唯当利其小便"。明代《景岳全书·杂证谟·湿证》对湿证的病因有出于天气者、有出于地气者、有由于饮食者进行了论述,提出"辨治之法其要惟二,则一曰湿热,一曰寒湿"。清代温病学派对湿邪致病的病因、病理、治法、方药都有较大的发展和补充。例如《临证指南医案·湿》中,从外湿、内湿两方面阐述湿邪致病的机理,以及由于感邪和体质不同,其病理属性的转归亦有区别。又如《温病条辨·中焦》重点叙述湿邪与中焦脾胃的发病关系及湿病的病理转化。

湿阻为病,可见于许多疾病的过程之中,由于湿邪阻滞的部位不同,临床的病理反应亦不一致,如有湿阻经络、湿阻三焦、湿阻募原、湿阻气分、湿阻脾胃等,本节湿阻讨论仅涉及湿阻中焦脾胃,其他各种病证,均不属本节的讨论范围。西医学中的胃肠功能紊乱等,可参照本节论治。

## 一、病因病机

1. 感受湿邪

长期阴雨,空气潮湿,或久居卑湿之地,或涉水作业,或工作于潮湿之处,或冒雨露雾湿,湿邪则易袭人而病。我国长江流域,沿海等地,每到夏令梅雨季节,雨量集中、空气潮湿,持续时间亦较长,这段时期稍有不慎,即可感湿而病。

2. 脾虚生湿

生活不节,如嗜食生冷酒醴肥甘,或饥饱不匀,损伤脾胃,脾胃运化失职,津液不得运化转输,停聚而生湿。

因此,病因有外湿与内湿之分,湿邪侵入人体的途径,就外感而言,是从体表、肌肤而入。"其伤人也,或从上,或从下,或遍体皆受,此论外感之湿邪,著于肌躯者也"(《临证指南医案·湿》)。至于内生湿邪,是因脾胃功能失职,运化失常而生。外湿与内湿在发病过程中又常相互影响。外湿发病;多犯脾胃,致脾失健运,湿从内生;而脾失健运,又容易招致外湿的侵袭。

湿阻的病位在脾,因脾为湿土,不论外湿、内湿伤人,必同气相求,故湿必归脾而害脾。湿阻的基本病机是湿邪阻滞中焦,升降失常,运化障碍。脾为湿土,其性喜燥恶湿,湿为阴邪,其性黏腻重浊,湿邪阻滞中焦脾胃,则脾为湿困,脾不能升清,胃不能降浊,脾胃运化失职。水谷既不能运化,则脘痞纳呆,腹胀,大便不爽;水津亦不能转输,脾主肌肉,湿困肌肤则头身困重。湿性黏腻,故病势缠绵,病程较长。

不论外湿、内湿,在疾病的过程中,有湿邪从寒而化,亦有从热而化的病理变化趋向。形成湿邪寒化和热化的不同病理变化的主要条件。

(1)感邪性质或环境:如在高温高湿的环境,或天暑地蒸,或嗜食酒酪所致,湿邪多从热化;或居于阴冷卑湿之地,或嗜食生冷所致,湿邪多从寒化。

(2)体质差异:凡面白阳虚之人,一旦感受湿邪,湿易从寒化,成为寒湿之证;面赤阴虚之人,一旦感受湿邪,易从热化,成为湿热证。

(3)脾胃状态:素体脾胃虚弱者,感湿易从寒而化;平素胃中积热火盛者,感受湿邪易于热化。

(4)治疗用药:若过用寒凉之品,湿邪易于寒化;妄用燥热之剂,湿邪易于热化。湿从寒化,多易损伤脾阳;湿从热化,多易损伤胃阴,这又是湿邪寒化或热化后的病理发展趋势。但湿为阴邪,性黏腻重浊,湿胜则阳微,湿从寒化,乃是湿邪致病的主要发展趋势,故湿阻在临床表现上,寒化者多于热化。

## 二、临床表现

湿阻病起病缓慢,迁延时间较长。一般人夏发病,至秋渐缓。典型的临床表现是重、闷、呆、腻、濡。重为肢体困重，闷为脘腹痞闷，呆指纳食乏味呆滞，腻指口黏苔腻。自觉口中黏腻不适，口淡无味，或口中有甜味，一般不渴，亦有口干口苦者，但心渴不欲饮，或但欲漱水而不欲咽。总见苔腻，或白腻，或黄腻，或黄白相兼而腻。濡为脉象濡。

## 三、诊断

(1) 发病于江南、沿海等潮湿地区，发病于夏令梅雨季节。
(2) 起病缓慢，病势缠绵，病程较长。病位固定不移。
(3) 以肢体困重，脘腹满闷，饮食呆滞，舌苔腻浊，脉濡等为主症。
(4) 实验室检查，各项指标数据大致在正常范围内，多无器质性改变依据。

## 四、鉴别诊断

湿阻病主要应与湿温病相鉴别。他们在感受病邪湿邪、发病季节、临床症状、病势缠绵等多方面都有相似之处，但两者是不同的病变，须加以鉴别。湿温病虽亦发于夏季，具有身重疼痛、胸脘痞闷等症，但湿温属温病范畴，病邪以暑湿、湿热为主，其病状发热甚且稽留不退，病变始留恋于气分；进而会向营血传变，变证较多而病情较重。湿阻病病因以湿邪为主，症状以脾胃功能障碍为主，发热不甚、甚至无发热，病情远较湿温病为轻，一般不会发生传变和变证。

## 五、辨证论治

### （一）辨证要点

湿阻的辨证要点在于分清寒热，即寒湿证与湿热证。两者的共同表现有脘闷、身重、纳呆、苔腻、脉濡等，两者的鉴别则可从体温、口味、舌苔、脉象等方面进行比较。寒湿证身重而恶寒，脘腹痞闷，喜揉按，口中淡而无味，或有甜味，便溏，舌苔白腻，脉濡缓；湿热证身重而有热，脘痞似痛，不喜揉按，口中苦而黏腻，尿赤，舌苔黄腻，脉濡数。

### （二）治疗原则

治疗本病，一是祛湿，二是运脾。祛湿即是祛邪，祛除困阻脾胃之因，运脾即是恢复被困之脾胃功能。祛湿有助于运脾，运脾也有助于祛湿。

1. 祛湿

《本草纲目·十剂》有"风药可以胜湿，燥药可以除湿，淡药可以渗湿……湿而有热，苦寒之剂燥之；湿而有寒，辛热之剂燥之"的记载。可见其主张用风药、燥药、利药以祛湿。临床根据湿是否寒化、热化，最常采用芳香化湿、苦温燥湿、苦寒燥湿治法，不论寒化、热化，均须佐以淡渗之品，有时亦佐以风药以胜湿。

2. 运脾

运脾泛指运脾、健脾、醒脾等法以健运脾胃，恢复脾之运化水湿之功能，故《证治汇补·湿症》说："治湿不知理脾，非其治也。"脾虚生湿为主者，治以健脾，佐以化湿；湿困而脾运呆顿者，治以醒脾、运脾为治，兼以化湿。湿从寒化，伤及脾阳者，除苦温燥湿外，还应配合温运脾阳之法；湿从热化，伤及脾阴者，又当化湿养阴并治，清热化湿而不伤阴，生津养阴而不助湿。

总之,治疗湿阻,方药应以轻、疏、灵、动为贵。轻指剂量宜轻,轻可去实;疏指应疏利气机,顺其脾胃升降。灵指方药有效,结构灵活;动指方药不宜呆滞,忌用腻滞之品。轻、疏、灵、动,一则可使湿邪得以透达,再则可使脾运得以健旺。正如《临证指南医案·湿》说:"总以苦辛寒治湿热,苦辛温治寒湿,概以淡渗佐之,或再加风药,甘酸腻浊,在所不用。"

## (三)分证论治

### 1.湿困脾胃

[证候]肢体困倦而重,或头重如裹,胸闷腹胀,纳食不香,口中黏腻无味,便溏,或有形寒;舌苔白腻,脉濡滑。

[证候分析]湿邪阻滞肢体筋脉,脉络不畅,故肢体困倦;湿阻中焦,中焦气机不畅,清阳不升故头重如裹;脾之运化失司,故纳食不香,口中黏腻无味,便溏;湿为阴邪,易伤阳气,失于温煦,故形寒;舌苔白腻,脉濡滑乃湿困中焦之象。

[治法]芳香化湿。

[代表方]藿香正气散。

本证主要指湿从寒化的寒湿证,代表方为藿香正气散,具有很好的化湿功效。方中以藿香、紫苏、陈皮、白芷芳香化湿;厚朴、半夏、白术苦温燥湿;大腹皮、茯苓淡渗利湿。集芳香、苦温、淡渗于一方,并配合桔梗宣通肺气,甘草甘缓和中,共奏温化寒湿之效。若口有甜味者,加佩兰以加强芳香化浊之力;若兼见食滞嗳腐吞酸者,加用山楂、神曲、鸡内金消食化滞;若腹胀便溏者,合用平胃散,以增强健脾燥湿的作用;若兼有表证寒热者,加荆芥、防风辛散表邪。

### 2.湿热中阻

[证候]脘痞闷似痛,纳呆,大便不爽,口中苦而黏腻,渴不欲饮,四肢困重,或有身热不扬,汗出而热不退;舌苔黄腻,脉濡数。

[证候分析]脾喜燥恶湿,湿热阻滞中焦,脾之运化失职,故脘痞闷似痛,纳呆,大便不爽,口中苦而黏腻;水湿不化,津不上承,故渴不欲饮;湿困肢体,故困重;湿热搏结,则身热不扬,汗出而热不退;舌苔黄腻,脉濡数乃湿热困阻中焦之象。

[治法]清热化湿。

[代表方]王氏连朴饮。

本方以黄连、栀子苦寒清热燥湿;半夏、厚朴运脾化湿除满;石菖蒲、芦根、香豆豉和中清热,醒脾除湿。亦可加滑石、鲜荷叶、薏苡仁清利渗湿。脘连腹胀,加陈皮、大腹皮理气宽满;身重痛者,加木防已除湿通络止痛。本证又可吞服甘露消毒丹,每服5~10 g,日服2次,以清热利湿,芳香化浊。

### 3.脾虚湿滞

[证候]四肢困乏,脘腹痞闷,喜揉按,大便溏薄,神疲乏力,厌食油腻;舌苔薄腻或舌质胖淡,脉沉弱或濡。

[证候分析]脾虚不能运化水湿,湿滞四肢,则困乏;湿阻中焦,则脘腹痞闷,喜揉按;中焦气机不畅,受纳运化无权,则神疲乏力,厌食油腻;湿滞肠道,则大便溏薄;舌苔薄腻或舌质胖淡,脉沉弱或濡,乃脾胃虚弱、湿滞中焦之象。

[治法]健脾化湿。

[代表方]香砂六君子汤。

本方以党参、茯苓、白术、甘草健脾益气;法半夏、陈皮理气化湿;木香、砂仁和胃醒脾。可加葛根、藿香升清化湿。如面浮肢肿者,加黄芪、扁豆、薏苡仁益气利湿消肿。

湿阻病中,尚有部分患者在盛夏季节,出现心烦口渴,无汗或出汗较少,发热不退,胸闷,纳呆,神疲乏力,舌苔腻,脉数,此乃暑湿外袭,又名"疰夏",可用鲜藿香、鲜荷叶、羌活、薄荷、板蓝根、六一散等清化暑湿,每能获效。

## 六、转归预后

本病病情变化较少,患者预后良好,多能痊愈。初起湿困脾胃,正气未伤,及时治疗,湿邪易去,脾胃功能易于恢复,若治疗不力,其转归或因湿伤阳而脾阳受损,运化失司,水湿内停而成肿胀;或因湿郁化热而成湿热中阻证。湿热交阻,若误用苦温燥湿而助热,或过用化湿利湿而伤阴,则转化为湿热夹阴虚证,化湿则伤阴,养阴则碍湿,治疗虽难,精心调治下亦能治愈。若病势迁延失治,脾气虚弱,湿邪留恋,脾不运化水湿,祛湿更难,易致病势缠绵,稍感外湿或饮食不当,又可发作或加重。

## 七、预防与调摄

预防方面注意改善工作、生活的潮湿环境,涉水冒雨后及时更换干衣;梅雨季节取鲜藿香、鲜佩兰及焦麦芽之类,水煎代茶饮,以芳香醒脾,和中化湿;夏季注意勿过于劳累,以免降低抗湿能力。无论是预防或调摄,饮食上慎食滋腻食品。

## 八、结语

湿阻是湿邪阻滞中焦,脾胃功能运化障碍的病证。病因以感受外湿为主,受季节、气候、地域等因素影响,也与饮食不节有关,病机特点为中焦脾胃为湿所困,临床表现为肢体困重,脘腹满闷,纳食呆顿等为特征。湿邪因体质、治疗等因素有寒化、热化之分,临床寒化者多见。治疗总不离祛湿、运脾为原则,如芳香化湿、苦寒燥湿、淡渗利湿等使湿去脾健,在病情发展出现脾虚之象时,则当以健脾与化湿之剂配合使用,慎用汗下之法,忌用滋腻之品。本病虽预后良好,但病情多缠绵,亦有人反复发病。

## 九、文献摘要

《素问·阴阳应象大论》:"地之湿气,感则害人皮肉筋脉。"

《素问·生气通天论》:"因于湿,首如裹。"

《景岳全书·传忠录》:"湿证之辨,当辨表里……若道路冲风冒雨,或动作辛苦之人,汗湿粘衣,此皆湿从外人者也。如嗜好酒浆生冷,以致泄泻、黄疸、肿胀之类,此湿从内出者也。在上在外者宜微从汗解,在下在里者宜分利之。湿热者宜清宜利,寒湿者宜补脾益肾。"

《临证指南医案·湿》:"湿为重浊有质之邪,若邪从外而受者,皆由地中之湿气蒸腾,从内而生者,皆由脾阳之不运。虽云雾露雨湿,上先受之,地中潮湿,下先受之……其伤人也,或从上,或从下,或遍体皆受。此论外感之湿邪,著于肌躯者也。此虽未必即人于脏腑,治法原宜于表散,但不可大汗耳。"

《温病条辨·中焦》:"湿之入中焦,有寒湿,有湿热,有自表传来,有水谷内蕴,有内外相合,其中伤也,有伤脾阳,有伤脾阴,有伤胃阳,有伤胃阴,有两伤脾胃。伤脾胃之阳者十常八九,伤脾胃之阴者十居一二,彼此混淆,治不中窍,遗患无穷,临证细推,不可泛论。"

(王会录)

## 第四节 痢疾

痢疾是因外感时行疫毒,内伤饮食而致邪蕴肠腑,气血壅滞,传导失司,以腹痛腹泻,里急后重,排赤白脓血便为主要临床表现的具有传染性的外感疾病。

痢疾,古代亦称"肠澼""滞下"等,含有肠腑"闭滞不利"的意思。本病为最常见的肠道传染病之一,一年四季均可发病,但以夏秋季节为最多,可散在发生,也可形成流行,无论男女老幼,对本病"多相染易",在儿童和老年患者中,常因急骤发病,高热惊厥,厥脱昏迷而导致死亡,故须积极防治。中医药对各类型痢疾有良好的疗效,尤其是久痢,在辨证的基础上,采用内服中药或灌肠疗法,常能收到显著的效果。

《内经》称本病为"肠澼",对本病的病因、症状、预后等方面都有所论述,如《素问·太阴阳明论》说:"食饮不节,起居不时者,阴受之……阴受之则入五脏……脏则䐜满闭塞,下为飧泄,久为肠澼。"指出本病病因与饮食不节有关。《素问·至真要大论》说:"火淫所胜……民病泄注赤白……腹痛溺赤,甚为血便。"指出本病的病因与气候有关,症状为腹痛、便下赤白。汉代《金匮要略·呕吐哕下利病脉证并治》将本病与泄泻合称"下利",主张依寒热不同分别采用白头翁汤和桃花汤治疗本病,开创了痢疾的辨证论治,两方一直为后世医家所喜用。隋代《诸病源候论》有"赤白痢""血痢""脓血痢""热痢"等20余种痢候记载,对本病的临床表现和病因、病机已有较深刻的认识。唐代《备急千金要方》称本病为"滞下",宋代《严氏济生方》正式启用"痢疾"之病名,即"今之所谓痢疾者,古所谓滞下是也",一直沿用至今。金元时期,《丹溪心法》明确指出本病具有流行性、传染性,即"时疫作痢,一方一家之内,上下传染相似",并论述痢疾的病因以"湿热为本"。清代出现了痢疾专著,如《痢疾论》《痢证论》等,对痢疾理论和临床进行了系统总结,学术上也有所创新。

中医学的痢疾与西医学痢疾病名相同,部分临床表现一致。包含了西医学中的细菌性痢疾、阿米巴痢疾,以及似痢非痢的疾病,如非特异性溃疡性结肠炎、局限性肠炎、结肠直肠恶性肿瘤等,均可参照本节处理。

## 一、病因病机

1. 时邪疫毒时邪

主要指感受暑湿热之邪,痢疾多发于夏秋之交,气候正值热郁湿蒸之际,湿热之邪内侵入体，蕴于肠腑，乃是本病发生的重要因素。《景岳全书·痢疾》说："痢疾之病，多病于夏秋之交，古法相传，皆谓炎暑大行，相火司令，酷热之毒蓄积为痢。"疫毒，非风、非寒、非暑、非湿，"乃天地间别有一种异气"（《温疫论·序》），"此气之来，无论老少强弱，触之者即病"（《温疫论·原病》），即疫毒为一种具有强烈传染性的致病邪气，故称之疠气。疫毒的传播，与岁运、地区、季节有关。时邪疫毒，混杂伤人，造成痢疾流行。

2.饮食不节

一是指平素饮食过于肥甘厚味或夏月恣食生冷瓜果，损伤脾胃；二是指食用馊腐不洁的食物，疫邪病毒从口而入，积滞腐败于肠间，发为痢疾。痢疾为病，发于夏秋之交，这个季节暑、湿、热三气交蒸，互结而侵袭人体，加之饮食不节和不洁，邪从口入，滞于脾胃，积于肠腑。故痢疾的病理因素有湿、热（或寒）、毒、食等，湿热疫毒之邪为多，寒湿之邪较少。病位在肠腑，与脾胃有关，这是因邪从口而入，经胃脾而滞于肠之故。故《医碥·痢》说："不论何脏腑之湿热，皆得入肠胃，以胃为中土，主容受而传之肠也。"随着疾病的演化，疫毒太盛也可累及心、肝，病情迁延，也可穷及于肾，《景岳全书·痢疾》说："凡里急后重者，病在广肠最下之处，而其病本则不在广肠而在脾肾。"痢疾的病机，主要是时邪疫毒积滞于肠间，壅滞气血，妨碍传导，肠道脂膜血络受伤，腐败化为脓血而成痢。肠司传导之职，传送糟粕，又主津液的进一步吸收，湿、热、疫毒等病邪积滞于大肠，以致肠腑气机阻滞，津液再吸收障碍，肠道不能正常传导糟粕，因而产生腹痛、大便失常之症。邪滞于肠间，湿蒸热郁，气血凝滞腐败，肠间脂膜血络受损，化为脓血下痢，所谓"盖伤其脏腑之脂膏，动其肠胃之脉络，故或寒或热，皆有脓血"。肠腑传导失司，由于气机阻滞而不利，肠中有滞而不通，不通则痛，腹痛而欲大便则里急，大便次数增加，便又不爽则后重，这些都是由于大肠通降不利，传导功能失调之故。

由于感邪有湿热、寒湿之异，体质有阴阳盛衰之不同，治疗有正确与否，故临床表现各有差异。病邪以湿热为主，或为阳盛之体受邪，邪从热化则为湿热痢。病邪因疫毒太盛，则为疫毒痢。病邪以寒湿为主，或阳虚之体受邪，邪从寒化则为寒湿痢。热伤阴，寒伤阳，下痢脓血必耗伤正气。寒湿痢日久伤阳，或过用寒凉药物，或阳虚之体再感寒湿之邪，则病虚寒痢。湿热痢日久伤阴，或素体阴虚再感湿热之邪，则病阴虚痢。或体质素虚，或治疗不彻底，或收涩过早，致正虚邪恋，虚实互见，寒热错杂，使病情迁延难愈，为时发时止的休息痢。若影响胃失和降而不能进食，则为噤口痢。

## 二、临床表现

痢疾以腹痛腹泻、里急后重，便下赤白脓血为主要表现，但临床症状轻重差异较大。轻者，腹痛不著，里急后重不明显，大便每日次数在10次以下，或被误诊为泄泻；重者，腹痛、里急后重均甚，下痢次数频繁，甚至在未出现泻痢之前即有高热、神疲、面青、肢冷以至昏迷惊厥。多数发病较急，急性起病者，以发热伴呕吐开始，继而阵发性腹痛、腹泻，里急后重，下痢赤白黏冻或脓血。也有缓慢发病者，缓慢发病则发热不甚或无发热，只有腹痛、里急后重，下痢赤白黏冻或脓血的主症，下痢的次数与量均少于急性发病者。急性发病者，病程较短，一般在2周左右；缓慢发病者，病程较长，多数迁延难愈，甚至病程可达数月、数年之久。痢疾可散在发生，也可在同一地区形成流行。

## 三、诊断

(1)夏秋流行季节发病,发病前有不洁饮食史,或有接触疫痢患者史。

(2)具有大便次数增多而量少,下痢赤白黏冻或脓血,腹痛,里急后重等主症,或伴有不同程度的恶寒、发热等症。疫毒痢病情严重而病势凶险,以儿童为多见,急骤起病,在腹痛、腹泻尚未出现之时,即有高热神疲,四肢厥冷,面色青灰,呼吸浅表,神昏惊厥,而痢下、呕吐并不一定严重。

(3)实验室检查,大便中可见大量红细胞、脓细胞,并有巨噬细胞或新鲜大便中发现有阿米巴滋养体、阿米巴包囊;大便或病变部位分泌物培养可有痢疾杆菌生长,或阿米巴培养阳性;钡剂灌肠X线检查及直肠、结肠镜检查,提示慢性痢疾、非特异性溃疡性结肠炎或结肠癌、直肠癌等改变。儿童在夏秋季节出现高热惊厥等症,而未排大便时,应清洁灌肠,取便送常规检查和细菌培养。

## 四、鉴别诊断

本病应与泄泻鉴别,两者多发于夏秋季节,病位在胃肠,皆由外感时邪、内伤饮食而发病,症状都有大便增多,然而两病在病位、病机和临床表现等方面都有区别。病位病机方面,痢疾病位在肠,病机重点是肠中有滞,即湿热,寒湿、疫毒、饮食壅滞肠中,妨碍传导,凝滞气血,脂膜血络受损;而泄泻病位在脾,病机重点是脾失运化,湿浊内生,清浊不分,混杂而下。临床表现方面,痢疾大便次数多而粪便少,痢下赤白脓血,泄泻泻下为稀薄粪便,颜色黄或白,无赤白脓血;痢疾下痢不爽,里急后重,泄泻泻下爽利甚至滑脱不禁;痢疾必有腹痛,伴里急后重,腹痛呈持续性,时轻时重,便后痛减而不停止,而泄泻之腹痛或有或无,多伴有肠鸣腹胀,呈阵发性,泻后痛减。因两病都为外感时邪、饮食所伤,故在一定条件下又可以互相转化,或先泻而后转痢,或先痢而后转泻。一般认为先泻后痢病情加重,病机由浅入深;先痢而后泻为病情减轻,病机由深出浅,所谓"先滞后利者易治,先利后滞者难治"。

## 五、辨证论治

### (一)辨证要点

1. 辨实痢、虚痢

"痢疾最当察虚实,辨寒热"(《景岳全书·痢疾》)。一般说来,起病急骤,病程短者属实;起病缓慢,病程长者多虚。形体强壮,脉滑实有力者属实;形体薄弱,脉虚弱无力者属虚。腹痛胀满,痛而拒按,痛时窘迫欲便,便后里急后重暂时减轻者为实;腹痛绵绵,痛而喜按,便后里急后重不减,坠胀甚者为虚。

2. 识寒痢、热痢

痢下脓血鲜红,或赤多白少者属热;痢下白色粘冻涕状,或赤少白多者属寒。痢下黏稠臭秽者属热;痢下清稀而不甚臭秽者属寒。身热面赤,口渴喜饮者属热;面白肢冷形寒,口渴和不渴者属寒。舌红苔黄腻,脉滑数者属热;舌淡苔白,脉沉细者属寒。

### (二)治疗原则

1. 祛邪导滞

痢疾的基本病机是邪气壅滞肠中,只有祛除邪气之壅滞,才能恢复肠腑传导之职,避免气血之凝滞,脂膜血络之损伤,故为治本之法。因此,清除肠中之湿热、疫毒、冷积、饮食等滞邪颇为重要。常用祛湿、清热、温中、解毒、消食、导滞、通下等法,以达祛邪导滞之目的。

2. 调气和血

调气和血即是顺畅肠腑凝滞之气血,祛除腐败之脂脓,恢复肠道传送功能,促进损伤之脂膜血络尽早修复,以改善腹痛、里急后重、下痢脓血等临床症状。正如刘河间所说:"调气则后重自除,行血则便脓自愈。"常采用理气行滞、凉血止血、活血化瘀、去腐生肌等治法。

3. 顾护胃气

"人以胃气为本,而治痢尤要"这是由于治疗实证初期、湿热痢、疫毒痢的方药之中,苦寒之品较多,长时间大剂量使用,有损伤胃气之弊。因此,治痢应注意顾护胃气,并贯穿于治痢的始终。

虚证痢疾应扶正祛邪。因虚证久痢,虚实错杂,若单纯补益,则滞积不去,贸然予以通导,又恐伤正气,故应虚实兼顾,扶正祛邪。中焦气虚,阳气不振者,应温养阳气;阴液亏虚者,应养阴清肠;久痢滑脱者,可佐固脱治疗。

此外,古今学者提出有关治疗痢疾之禁忌,如忌过早补涩,以免关门留寇,病势缠绵不已;忌峻下攻伐,忌分利小便,以免重伤阴津,戕害正气等,都值得临床时参考借鉴。

总之,痢疾的治疗,热痢清之、寒痢温之、初痢则通之、久痢虚则补之。寒热交错者,清温并用;虚实夹杂者,通涩兼施;赤多者重用血药,白多者重用气药。始终把握祛邪与扶正的辨证关系、顾护胃气贯穿于治疗的全过程。

### (三)分证论治

1. 湿热痢

[证候]腹痛阵阵,痛而拒按,便后腹痛暂缓,痢下赤白脓血,黏稠如胶冻,腥臭,肛门灼热,小便短赤;舌苔黄腻,脉滑数。

[症候分析]湿热搏结于大肠,气机阻滞,不通则通,故腹痛阵阵,痛而拒按;便后湿热之邪得以部分排泄,故腹痛暂缓;热伤血络,故痢下赤白脓血;湿热阻滞大肠,腑气不通,秽浊之气不能排出,故大便黏稠如胶冻,腥臭;湿热壅结于下,故肛门灼热;湿热伤津,则小便短赤;舌苔黄腻,脉滑数均为湿热之象。

[治法]清肠化湿,解毒,调气行血。

[代表方]芍药汤。

方中黄芩、黄连清热燥湿,解毒止痢;大黄、槟榔荡热去滞,通因通用;木香、槟榔调气行滞;当归、芍药、甘草行血和营,缓急止痛;肉桂辛温,反佐芩、连;大黄之苦寒,共成辛开苦降之势,以散邪气之结滞。痢疾初起,去肉桂,加金银花、穿心莲等加强清热解毒之力;有表证者,加荆芥、防风解表散邪,或用荆防败毒散,逆流挽舟;兼食滞者,加莱菔子、山楂、神曲消食导滞;痢下赤多白少,肛门灼热,口渴喜冷饮,证属热重于湿者,加白头翁、黄柏、秦皮直清里热;痢下白多赤少,舌苔白腻,证属湿重于热者,去黄芩、当归,加茯苓、苍术、厚朴、陈皮等运脾燥湿;痢下鲜红者,加地榆、丹皮、仙鹤草、侧柏叶等凉血止血。

2. 疫毒痢

[证候]发病急骤,腹痛剧烈,里急后重频繁,痢下鲜紫脓血,呕吐频繁,寒战壮热,头痛烦躁,精神极其萎靡,甚至四肢厥冷;舌红绛,苔黄燥,脉滑数。

[证候分析]疫毒之邪停聚肠,不得外泄,化热化火,与肠中气血搏结,故腹痛剧烈,里急后重频繁,痢下鲜紫脓血;邪气上攻于胃,胃气上逆,故呕吐;正邪交争,故寒战壮热;邪攻清窍,故头痛烦躁,精神极其萎靡;疫毒内闭,正不胜邪,出现脱厥,故四肢厥冷;舌红绛,苔黄燥,脉滑数为疫毒炽盛之象。

[治法]清热凉血,解毒清肠。

[代表方]白头翁汤合芍药汤。

本方以白头翁清热解毒凉血,配黄连、黄芩、黄柏、秦皮清热解毒化湿;当归、芍药行血;木香、槟榔、大黄行气导滞。临床可加金银花、丹皮、地榆、穿心莲、贯众等以加强清热解毒的功效。高热神昏,热毒入营血者,合犀角地黄汤,另服神犀丹或紫雪丹以清营开窍。痉厥抽搐者,加羚羊角、钩藤、石决明、生地等息风镇痉;壮热神昏,烦躁惊厥而下痢不甚者,合大承气汤清热解毒,荡涤内闭;症见面色苍白,四肢厥冷而冷汗出,唇指紫暗,尿少,脉细欲绝者,加用生脉(或参麦)注射液、参附青注射液静脉滴注或推注,以益气固脱。

疫毒痢(或湿热痢)可用白头翁汤加大黄等,煎水保留灌肠配合治疗,以增强涤泻邪毒之功效。若厥脱、神昏、惊厥同时出现者,则最为险候,必须采用综合性抢救措施,中西医结合治疗,以挽其危急。

3. 寒湿痢

[证候]腹痛拘急,痢下赤白粘冻,白多赤少,或纯为白冻,里急后重,脘胀腹满,头身困重;舌苔白腻,脉濡缓。

[证候分析]疫毒与寒湿积滞于肠中,伤于气分,阻滞脾阳,脾阳虚损,故腹痛拘急,痢下赤白黏冻,白多赤少,或纯为白冻,里急后重;脾失健运则脘胀腹满;清阳不升,湿困肢体,则头身困重;舌苔白腻,脉濡缓乃寒湿困脾之象。

[治法]温中燥湿,调气和血。

[代表方]不换金正气散。

本方以藿香芳香化湿;苍术、厚朴、半夏运脾燥湿;陈皮、木香、枳实行气导滞;桂枝、炮姜温中散寒;芍药、当归和血。兼有表证者,加荆芥、苏叶、葛根解表祛邪;挟食滞者,加山楂、神曲消食导滞;若湿邪偏重,白痢如胶冻,腰膝酸软,腹胀满,里急后重甚者,改用胃苓汤加减,以温中化湿健脾。

寒湿痢亦可用大蒜烧熟食用治疗。

4. 虚寒痢

[证候]久痢缠绵不已,痢下赤白清稀或白色黏冻,无腥臭,甚则滑脱不禁,腹部隐痛,喜按喜温,肛门坠胀,或虚坐努责,便后更甚,食少神疲,形寒畏冷,四肢不温,腰膝酸软;舌淡苔薄白,脉沉细而弱。

[证候分析]久病体虚,正气无力抗邪,疫毒缠绵不绝,故久痢缠绵不已,痢下赤白清稀或白色黏冻,甚则滑脱不禁;气虚失温,托举无力,则腹部隐痛,喜按喜温,肛门坠胀;虚损脾胃,受纳无权,故食少神疲;脾损及肾,肾阳不足,失于温煦,则形寒畏冷,四肢不温,腰膝酸软;舌淡苔薄白,脉沉细而弱乃虚寒之候。

[治法]温补脾肾,收涩固脱。

[代表方]桃花汤合真人养脏汤。

两方以人参或党参、白术、粳米益气健脾;干姜、肉桂温阳散寒;当归、芍药和血缓急止痛;木香行气导滞;赤石脂、诃子、罂粟壳、肉豆蔻收涩固脱,两方合用,兼具温补、收涩、固脱之功,颇合病情。肾阳虚衰者,加附子、补骨脂温补肾阳;肛门下坠者,去木香,加黄芪、升麻益气举陷。下痢不爽者,减用收涩之品;滑脱不禁者,加芡实、莲子、龙骨、牡蛎收敛固脱。

虚寒痢也可配合成药理中丸、归脾丸治疗。

5.休息痢

[证候]下痢时发时止,日久难愈,常因饮食不当、感受外邪或劳累而诱发。发作时,大便次数增多,便中带有赤白黏冻,腹痛,里急后重;舌质淡苔腻,脉濡软或虚数。

[证候分析]正虚无力抗邪,邪恋肠腑,故痢时发时止,日久难愈;外邪、饮食不当引动伏邪,余毒之邪壅结于肠,则便次数增多,便中带有赤白黏冻,腹痛,里急后重;舌质淡苔腻,脉濡软或虚数乃本虚受邪之象。

[治法]温中清肠,佐以调气化滞。

[代表方]连理汤。

本方以人参、白术、干姜、甘草温中健脾;黄连清除肠中余邪;加木香、槟榔、枳实调气行滞;加当归和血。发作期,偏湿热者,加白头翁、黄柏清湿热;偏寒湿者,加苍术、草果温中化湿。

## 六、其他疗法

(1)白蔹散:白蔹地下块根,晒干后研末,装胶囊,每粒装0.3 g,每次服5粒,每日2次。治疗湿热痢。

(2)马齿苋30 g,洗净切段,粳米60 g淘净煮粥,入马齿苋。治疗湿热痢。

## 七、验案举隅

王某,男,36岁。

初诊(2023年5月8日):诉近6日来腹痛,大便带有赤白黏冻,里急后重,日夜如厕20余次。刻诉:发热恶寒,心烦急躁,头晕,恶心欲吐,纳差,周身酸楚疼痛,阵阵腹痛,小便黄,大便1次,带有少量脓血;舌质红,舌苔黄腻根垢而厚,脉濡滑而按之弦数。大便常规检查示:大量脓细胞、红细胞、白细胞。此为内受湿热阻滞,外感风寒而发,暑湿积滞蕴蓄太盛,必成下痢。仿仲景和解表里法,亦合喻嘉言逆流挽舟之法。

辨证:湿热内蕴,外感风寒。

治法:清热止痢,兼解表邪。

处方:人参败毒散合葛根芩连汤加减。柴胡15 g,白芍15 g,黄连10 g,葛根30 g,川芎10 g,枳壳10 g,桂枝10 g,甘草10 g,桔梗10 g,茯苓30 g。3剂。

二诊(2023年5月15日):腹痛已除,大便次数减少,里急后重减轻,食纳增加;舌苔薄白,脉象滑。原方加苍术15g。

三诊(2023年5月29日)病愈。再予调理,以善其后。处方:茯苓15 g,黄连10 g,枳壳10 g,陈皮10 g,木香6 g,白芍15 g,当归10 g,焦三仙(各)15 g。

随访:经治腹痛消除,头晕症状消失,健康如初。

按:本例为湿热内蕴,肠道壅滞,气机不畅,血运障碍,传导失司,兼夹表证。治疗当清利湿热为主,兼解表邪。故予人参败毒散和葛根芩连汤加减,清热止痢,外解表邪。方与证和,故收奇功。

## 八、转归预后

痢疾的转归预后取决于患者体质的强弱、感邪的轻重与治疗是否及时正确。急性痢疾,治疗及时得当,体质强壮者,一般在两周左右痊愈,发热、腹痛、里急后重、便脓血等症状在3~7日消失。若病邪重,或素体正气亏虚,或失治误治,致使痢疾长期不愈,转为慢性。

感受疫疠毒邪甚重,失治误治,未能控制病势而出现痢下如猪肝、鱼脑、赤豆汁,或下纯血,如屋漏水,高热神昏,或手足厥逆,内闭外脱,气急息粗或气息微弱,或噤口不食等危急症者,须积极抢救,否则预后很差。

## 九、预防与调摄

痢疾是一种急性传染病,在夏秋季节采取积极有效的预防措施,对于控制痢疾的传播和流行,是十分重要的。有效的方法是做好水、粪的管理,饮食的管理,消灭苍蝇等。另外,药物预防也很有必要。在流行季节,可适当食用生蒜办,每次1~3瓣,每日2~3次,或将大蒜办放入菜食之中食用。亦可用马齿苋、绿豆适量,煎汤饮用,或马齿苋、陈茶叶共研细末,大蒜办捣泥拌和,人糊为丸,如龙眼大小,每次1丸,每日2次,连服1周。

痢疾的调护,应做好床旁隔离,视病情适当休息,饮食宜忌很重要,一般宜食清淡易消化之食品,忌食荤腥油腻难消化之物。《千金要方》说:凡痢病患,"所食诸食,皆须大熟烂为佳,亦不得伤饱,此将息之大经也,若将息失所,圣人不救也。"

## 十、结语

痢疾是临床上常见多发的外感传染病,以夏秋为主要发病季节。主要病因是外感时邪疫毒,内伤饮食不洁;病位在肠,与脾胃有密切关系;病机为邪从口入,湿热疫毒蕴结于肠腑,气血壅滞,脂膜血络受损,化为脓血,大肠传导失司,发为痢疾。临床以腹痛腹泻、里急后重、便赤白脓血为主要表现。辨证应分清寒热虚实,一般说来暴痢多实,久痢多虚。实证有湿热痢、寒湿痢和疫毒痢,以湿热痢为多见,疫毒痢病情凶险,宜及早图治;虚证有虚寒痢、阴虚痢和休息痢。若下痢不能进食或呕恶不能食者,为大虚大实的噤口痢。痢疾的治疗以祛邪导滞、调气和血为原则,又须随时顾护胃气,根据寒热虚实的不同,或清热化湿解毒,或温化寒湿,或辅以益气养阴,或寒热并用、攻补兼施,或通涩并举,对疫毒痢除加强清热解毒外,还应视病情配合清心开窍,息风镇痉,救逆固脱等法治疗,对噤口痢则应分虚实开噤治疗。痢疾为外感病证,一般预后良好,因其具传染性,故重在预防,控制传播。

## 十一、文献摘要

《素问病机气宜保命集·泻痢论》:"后重则宜下,腹痛则宜和,身重则除湿,脉弦则去风。血脓稠黏,以重药竭之。"

《证治要诀·痢》:"痢疾古名滞下,以气滞成积,积之成痢。治法当以顺气为先,须当开胃,故无饱死痢病也。"

《丹溪心法·痢》:"下痢不治之症,下如鱼脑者半死半生,下如尘腐色者死,下纯血者死,下如屋漏水者死,下如竹筒注者不治。"

《济生方·痢疾》:"余每遇此证,必先荡涤肠胃,次正其根本,然后辨其风冷暑湿而为治法。故伤热而赤者清之,伤冷而白者温之,伤风而纯下清血者祛逐之,伤食而下如豆羹者分利之。又如冷热交并者,则温凉以调之。伤损而成久毒痢者,则化毒以保卫之。"

《寿世保元·痢疾》:"凡痢初患,元气未虚,必须下之,下后未愈,随症调之。痢稍久者,不可下,胃气败也。痢多属热,亦有虚与寒者,虚者宜补,寒者宜温。年老及虚弱人,不宜下大便了而不了者,血虚也,数至圊而不便者,气虚也。"

《类证治裁·痢疾》:"痢多发于秋,即《内经》之肠澼也,症由胃腑湿蒸热壅,致气血凝结,挟糟粕积滞,进入大小肠,顷刻脂液,化脓血下注,或痢白,痢红,痢瘀紫,痢五色,腹痛呕吐,口干,溺涩,里急后重,气陷肛坠,因其闭滞不利,故亦名滞下也。"

(王会录)

# 第五节 疟疾

疟疾由感受疟邪,邪正交争所致,是以寒战壮热、头痛、汗出、休作有时为特征的传染性疾病,多发于夏秋季。

疟疾是一种严重危害人类健康的传染病,我国大部分地区均有流行,以南方各省发病较多。中医药对疟疾的治疗积累了丰富的经验,具有良好的疗效,尤其是现代研究成功的青蒿素,对疟疾更具有卓效,受到世界的重视。

我国人民对疟疾的认识甚早,远在殷墟甲骨文中已有"疟"字的记载。传染病在古代医籍中记载最详者首推疟疾。早在《素问》中就有《疟论》《刺疟论》等专篇,对疟疾的病因、病机、症状、针灸治法等作了系统而详细的讨论。《神农本草经》明确记载常山有治疟的功效。《金匮要略·疟疾脉证并治》篇以蜀漆治疟,并在《内经》的基础上补充了疟母这一病证。其治疟的白虎加桂枝汤和治疟母的鳖甲煎丸,沿用至今。《肘后备急方·治寒热诸疟方》首先提出了瘴疟的名称,并最先采用青蒿治疟。《诸病源候论·间日疟候》明确提出间日疟的病证名称,在《劳疟候》里补充了劳疟这一证候。《千金要方》除制订以常山、蜀漆为主的截疟诸方外,还用马鞭草治疟。《三因极一病证方论·疟病不内外因证治》指明了疫疟的特点,即"一岁之间,长幼相若,或染时行,变成寒热,名曰疫疟"。《脉因证治·疟》提出了传染的概念。《证治要诀》将疟疾与其他表现往来寒热的疾病作了鉴别。《证治准绳·疟》对疟疾的易感性、免疫力及南北地域的差异,有所记载。《景岳全书·疟疾》进一步肯定疟疾因感受疟邪所致,并非痰、食引起。《症因脉治·疟疾总论》对瘴疟的症状及病机作了较全面的论述,并将间二日而发之疟疾称为三日疟。《疟疾论》将三日疟称为三阴疟,指出其特点是患病时间较长,病情相对较轻,"无骤死之理"。

疟疾的概念自《内经》即很明确,即疟疾是指由感受疟邪引起的,以恶寒壮热,发有定时,多发于夏秋季为特征的一种传染性疾病。中西医学对疟疾的认识基本相同,即西医学疟疾属于本病范畴。

## 一、病因病机

引起疟疾的病因是感受疟邪,在《内经》亦称为疟气。疟邪具有的特点是:①舍于营气,伏藏于半表半里。如《素问·疟论》说:疟气"藏于皮肤之内,肠胃之外,此营气之所舍也。"《医门法律·疟疾论》说:"外邪得以入而疟之,每伏藏于半表半里,入而与阴争则寒,出而与阳争则热。"②随经络而内搏五脏,横连募原。③盛虚更替。④与卫气相集则引起发病,与卫气相离则病休。

其中引起瘴疟的疟邪亦称为瘴毒或瘴气,在我国主要存在于南方,所致疾病较重,易于内犯心神及使人体阴阳极度偏盛。

感受疟邪之后,疟邪与卫气相集,邪正相争,阴阳相移,而引起疟疾症状的发作。疟邪与卫气相集,入与阴争,阴实阳虚,以致恶寒战栗;出与阳争,阳盛阴虚,内外皆热,以致壮热、头痛、口渴。疟邪与卫气相离,则遍身汗出,热退身凉,发作停止。当疟邪再次与卫气相集而邪正交争时,则再一次引起疟疾发作。

因疟邪具有虚实更替的特性,疟气之浅深,其行之迟速,决定着与卫气相集的周期,从而表现为病以时作的特点。疟疾以间日一作者最为多见,正如《素问·疟论》所说:"其间日发者,由邪气内薄于五藏,横连募原也。其道远,其气深,其行迟,不能与卫气俱行,不得皆出,故间日乃作也。"疟气深而行更迟者,则间二日而发,形成三阴疟,或称三日疟。

根据疟疾阴阳偏盛、寒热多少的不同,把通常情况下所形成的疟疾称为正疟;素体阳盛及疟邪引起的病理变化以阳热偏盛为主,临床表现寒少热多者,称为温疟;素体阳虚及疟邪引起的病理变化以阳虚寒盛为主,临床表现寒多热少者,称为寒疟。在南方地区,由瘴毒疟邪引起,以致阴阳极度偏盛,寒热偏颇,心神蒙蔽,神昏谵语者,则称为瘴疟。若因疟邪传染流行,病及一方,同期内发病甚多者,则称为疫疟。疟病日久,疟邪久留,使人体气血耗伤,正气不足,每遇劳累,疟邪复与卫气相集而引起发病者,则称为劳疟。疟病日久,气机郁滞,血脉瘀滞,津凝成痰,气滞血瘀痰凝,结于胁下,则形成疟母。

## 二、临床表现

疟疾以寒战高热,头痛,汗出,休作有时,且多发于夏秋季为其临床特征。典型的发作过程是:急骤发病,首先表现恶寒战栗,面色苍白,肢体厥冷,虽盖厚被而不觉温;继则壮热,体若燔炭,面色潮红,头痛如劈,口渴引饮,虽近冰水而不凉;最后,全身大汗,体温骤然降至正常,头痛消失,顿感轻松舒适,常安然入睡。整个过程通常持续5~8小时左右。

多数疟疾患者,间歇一日之后,又有类似症状的发作。所以周期性及间歇性是本病临床表现的重要特征。

在上述典型发作的基础上,由于寒热的偏盛、感邪的轻重、正气的盛衰及病程久暂等不同,而有正疟、温疟、寒疟、瘴疟、劳疟等不同病类的区别。

## 三、诊断

(1)寒战、高热、出汗,周期性发作,间歇期症状消失,形同常人,为诊断的重要依据。
(2)居住或近期到过疟疾流行地区,在夏秋季节发病,可作为参考。
(3)实验室检查,必要时进行血涂片检查疟原虫,若查到疟原虫则为诊断疟疾的确切依据。

## 四、鉴别诊断

疟疾需与其他有寒热往来表现的疾病相鉴别。

感冒、伤寒,下焦湿热、肝胆湿热、痨瘵、外科疮毒等病证,均可出现寒热往来,但发作的时间规律、兼见症状、未发时的表现均有不同,可供鉴别。与疟疾不同的是:其他病症的寒热往来一般发作无定时;即使在寒热不甚之时,亦必有其各病证的症状存在;发病一般无季节性、地区性特点。

## 五、辨证论治

### (一)辨证要点

1. 辨瘴疟与一般疟疾的不同

一般的疟疾症状比较典型,休止之时,可如常人;定时而作,周期明显;神志清楚;发病虽以南方多见,但全国各地均有。而瘴疟则症状多样,病情严重,未发之时也有症状存在;周期不如一般疟疾明显;多有神昏谵语;主要在南方地区发病。

2. 辨寒热之偏盛

《景岳全书·疟疾》说:"治疟当辨寒热,寒胜者即为阴证,热胜者即为阳证。"对于一般疟疾,典型发作者属于正疟;和正疟相比较,阳热偏盛,寒少热多者,则为温疟;阳虚寒盛,寒多热少者,则为寒疟。在瘴疟之中,热甚寒微,甚至壮热不寒者,则为热瘴;寒甚热微,甚至但寒不热者,则为冷瘴。

3. 辨正气之盛衰

疟疾每发,必伤耗人体气血,病程愈久,则气血伤耗日甚。正气亏虚,易于形成劳疟而反复发作。

### （二）治疗原则

祛邪截疟是治疗疟疾的基本原则。在诊断为疟疾后，即可截疟。在此基础上，根据疟疾证候的不同，分别结合和解表里、清热保津、温阳达邪、清心开窍、化浊开窍、补益气血等治法进行治疗。

对于疟疾的治疗，古代医家积累了许多宝贵经验，值得重视。如《明医杂著·疟病证治》说："邪疟及新发者，可散可截；虚疟及久者，宜补气血。"《万病回春·疟病》说："人壮盛者，宜单截也""人虚者，截补兼用也""疟久不愈者，先截而后补也""疟已久者，须调养气血也。"

### （三）分证论治

**1. 正疟**

[证候] 先有呵欠乏力，继则寒栗鼓颔，寒罢则内外皆热，头痛面赤，口渴引饮，终则遍身汗出，热退身凉；舌红，苔薄白或黄腻，脉弦。间隔一日，又有相同的症状发作。故其症状特点为寒战壮热，休作有时。

[证候分析] 疟之为病，其邪伏于半表半里，出入营卫之间。初起邪始入阴，阳气被遏，营卫亏虚，故肢体酸楚，呵欠乏力；继而邪入与阴相争，则畏寒战栗，邪出与阳相争，则壮热烦渴；热迫津液而外泄，腠理疏松，则汗出淋漓；终则邪气藏伏，正邪相离，不与营卫相争，则寒热休止。初起邪气在外，苔多薄白，化热入里则苔黄。疟疾病在少阳，故弦为疟之主脉，弦紧主寒重，弦数主热甚，故分别见于寒热、壮热之际。

[治法] 祛邪截疟，和解表里。

[代表方] 柴胡截疟饮。

方中以小柴胡汤和解表里，导邪外出；常山、槟榔祛邪截疟；配合乌梅生津和胃，以减轻常山致吐的副作用。口渴甚者，可加葛根、石斛生津止渴；胸脘痞闷、苔腻者，去滞气碍湿之参枣，加苍术、厚朴、青皮理气化湿；烦渴、苔黄、脉弦数，为热盛于里，去辛温补中之参、姜、枣，加石膏、天花粉清热生津。

**2. 温疟**

[证候] 寒少热多，汗出不畅，头痛，骨节酸疼，口渴引饮，尿赤便秘；舌红，苔黄，脉弦数。

[证候分析] 温疟主要是素体阳盛，暑邪内蕴，故《金匮要略·疟病脉证并治》认为与"阴气孤绝，阳气独发"有关。阳盛则热，故发而热多寒少，如但热无寒，亦称瘅疟。热盛伤气，故少气烦冤；阳盛则手足热，热盛灼伤胃阴，胃气不降，故欲作呕吐；头痛，骨节烦痛，口渴引饮，舌红脉数，均为邪热炽盛之象。如热邪久踞少阳，湿热交争于肝胆，不得泄越，可见胁痛、恶心、黄疸；热毒内陷心包，扰乱心神，故见谵妄之症。

[治法] 清热解表，和解祛邪。

[代表方] 白虎加桂枝汤。

方中以白虎汤清热生津，桂枝疏风散寒。可加青蒿、柴胡以和解祛邪。津伤较甚，口渴引饮者，酌加生地、麦冬、石斛养阴生津。

**3. 寒疟**

[证候] 寒多热少，口不渴，胸脘痞闷，神疲体倦；舌苔白腻，脉弦迟。

［证候分析］寒疟主要是素体阳虚，复感夏季凄怆水寒之气，藏于腠理，加之秋伤于风则发。发病后阳气不能外达肌表，故寒多热少，如但寒不热，亦称牝疟。寒重故口不渴或渴喜热饮。《症因脉治》说："牝疟之症，即痰饮之疟。"由于寒疟夹痰，少阳不和，胃气不舒，故胸胁痞闷，欲吐不吐；阳虚寒重，故神疲，苔白脉迟。

［治法］和解表里，温阳达邪。

［代表方］柴胡桂枝干姜汤。

方中以柴胡、黄芩和解表里，桂枝、干姜、甘草温阳达邪，天花粉、牡蛎散结软坚。可加蜀漆或常山祛邪截疟。脘腹痞闷，舌苔白腻者，为寒湿内盛，加草果、厚朴、陈皮，以理气化湿、温运脾胃。

4. 热瘴

［证候］寒微热甚，或壮热不寒，头痛，肢体烦疼，面红目赤，胸闷呕吐，烦渴饮冷，大便秘结，小便热赤，甚至神昏谵语；舌质红绛，苔黄腻或垢黑，脉洪数或弦数。

［证候分析］热瘴多为素体阳盛，瘴毒疫疠侵入少阳，热重于湿，或湿从热化，故乍寒乍热，热甚寒微，或壮热不寒；热毒炽盛则肢体烦疼，面红目赤，烦渴饮冷；热灼津液，肠道失润则便秘；湿热下注于膀胱则尿赤；瘴毒上冒于廉泉，则声哑不能言。甚则热入心包，甚至被蒙，则神昏谵语，痉厥，躁狂不宁；舌绛而黑垢，脉数，均为热毒壅盛之象。

［治法］解毒除瘴，清热保津。

［代表方］青蒿素合清瘴汤。

青蒿自晋代即被用于治疟，经现代临床及实验研究证实，青蒿素对间日疟、恶性疟均有良好疗效，具有速效、低毒的优点，特别是在救治西医所称的脑型疟及抗氯喹的恶性疟方面，达到国际先进水平。青蒿素为从青蒿中提取的有效成分，对瘴疟的疗效优于青蒿原生药。双氢青蒿素片，0.1 片，每次 0.2 g，每日 2 次，连服 4 日；蒿甲醚，保持了青蒿素速效、低毒的优点，且制剂稳定，口服首剂 160 mg，第二日起每日一次，每次 80 mg，连用 5 日。青蒿素油注射液，0.1 g/mL 一支，首次用量为 0.2 g，肌注，分别在 6 小时、24 小时及 48 小时再各注射 0.2 g，共 4 次。对其他疟疾证候需要截疟者，亦可采用青蒿素制剂。

清瘴汤为近代用于瘴疟的验方，具有祛邪除瘴、清热解毒、清胆和胃的作用。方中以青蒿、常山解毒除瘴；黄连、黄芩、知母、柴胡清热解毒；半夏、茯苓、陈皮、竹茹、枳实清胆和胃；滑石、甘草、辰砂清热利水除烦。若壮热不寒，加生石膏清热泻火；口渴心烦，舌红少津为热甚津伤，加生地、玄参、石斛、玉竹清热养阴生津；神昏谵语，为热毒蒙蔽心神，急加安宫牛黄丸或紫雪丹清心开窍。

5. 冷瘴

［证候］寒甚热微，或但寒不热，或呕吐腹泻，甚则神昏不语；苔白厚腻，脉弦。

［证候分析］素体阳虚，瘴毒湿浊，壅塞三焦，阳气被阻，不能宣达，故乍寒乍热，寒甚热微，恶寒战栗；瘴毒痰湿之邪，蒙闭心窍，则神昏不语；苔白厚腻，脉弦滑，亦属痰湿中阻之征。

［治法］解毒除瘴，芳化湿浊。

［代表方］青蒿素合不换金正气散。

青蒿素的作用及用法已如上述。加味不换金正气散有芳化湿浊，健脾理气之效。方中以苍术、厚朴、陈皮、甘草燥湿运脾；藿香、半夏、佩兰、荷叶芳香化浊，降逆止呕；槟榔、草果理气除湿;菖蒲豁痰宣窍。神昏谵语合用苏合香丸芳香开窍;但寒不热,四肢厥冷,脉弱无力,为阳虚气脱,加人参、附子、干姜益气温阳固脱。

6.劳疟

[证候]倦怠乏力,短气懒言,食少,面色萎黄,形体消瘦,遇劳则复发疟疾,寒热时作;舌质淡,脉细无力。

[证候分析]疟邪久恋,耗伤气血,营卫不和,故寒热时作;久疟不愈,脾胃受伤,生化之源不足,故见面白神萎、头晕乏力、舌淡脉细之征;日久痰湿凝聚,气血瘀滞,结于胁下,而成癥块。

[治法]益气养血,扶正祛邪。

[代表方]何人饮。

方中以制何首乌、当归补益精血,人参益气扶正,陈皮、生姜理气和中。

在疟发之时,寒热时作者,应加青蒿或常山祛邪截疟。食少面黄,消瘦乏力者,可加黄芪、白术、枸杞增强益气健脾养血之功。

7.疟母

[证候]久疟不愈,胁下结块,触之有形,按之压痛,或胁肋胀痛;舌质紫黯,有瘀斑,脉细涩。

[证候分析]疟疾病久,气血亏损,痰瘀结于胁下,结而成块,按之疼痛,不少出现胁肋发胀、脉细涩、舌质紫黯等。

[治法]软坚散结,祛瘀化痰。

[代表方]鳖甲煎丸。

本方由23种药物组成,攻补兼施,寒热并用,具有活血化瘀、软坚消癥的作用,自《金匮要略》即已作为治疟母的主方。有气血亏虚的证候者,应配合八珍汤或十全大补丸等补益气血,以虚实兼顾、扶正祛邪。

## 六、其他疗法

1.单方验方

(1)马鞭草30～60 g,水煎,分2次,于疟疾发作前2小时、4小时各服1次,疟止后连服3日。

(2)青蒿50 g,水煎,于发作前2小时服,连服3日。

2.针灸治疗

取穴:大椎、间使、后溪、陶道、合谷。

方法:每日针1～2次,适当针刺,得气后将针向左右斜刺,使针感扩散,留针20～30分钟,5日为1个疗程。

## 七、验案举隅

刘某,男,54岁。

初诊(2019年3月15日):恶寒发热1周,每日下午先寒战、后高热,至夜汗出热衰。自觉胸闷,呕吐痰涎,头痛,口干而黏,喜热饮而饮不多,大便溏;舌苔黏腻,脉濡数。血涂片检查找到间日疟原虫。

辨证：湿热内蕴外感证。

治法：清热截疟，和解少阳。

处方：小柴胡汤加减。柴胡 15 g，槟榔、青蒿、法半夏各 9 g，知母、黄芩各 10 g，草果 3 g，桂枝 10 g，生姜 1 片。日服 2 剂，翌日疟仍作，但自觉寒热减轻，继服即不再发。

二诊（2019 年 3 月 23 日）：药后一周胸闷消除，头痛消失。复查血疟原虫阴性。

## 八、转归预后

除瘴疟外，疟疾的预后一般良好，经过及时治疗，大多较快痊愈。但疟病日久，正虚邪恋，形成劳疟者，则易反复发作，使病情缠绵。胁下结块形成疟母者，则需要一定的治疗时间，以期消退。瘴疟则预后较差，因阴阳极度偏盛，心神蒙蔽，易导致死亡，需及时进行急救治疗。

## 九、预防与调摄

防止感受疟邪是预防疟疾的根本措施，尤其是在夏秋季，更应注意预防。正如《景岳全书·疟疾》说："但使内知调摄而外不受邪，则虽居瘴地，何病之有。"消灭蚊虫是防疟综合措施中的主要环节。避免蚊虫叮咬（如采用蚊帐或驱蚊药），采取预防用药，及时治愈疟疾患者，减少传染来源等，都是控制疟疾的重要技术措施。

疟疾发作之后，遍身汗出，倦怠思睡，应注意拭干汗液，及时更换内衣，并让患者安然入睡。未发作之日，可在户外活动，但应避免过劳。饮食应爽口而富于营养，以增强患者的抗病能力。对瘴疟则应周密观察，精心护理，及时发现病情变化，并采取相应的急救措施。

## 十、结语

疟疾以寒战壮热，休作有时为其临床特征，多发于夏秋季。感受疟邪是疟疾致病之因。

疟邪舍于营气，内搏五脏，横连募原，与卫气相集则病作，邪正交争，阴阳相移，阴盛阳虚则恶寒战栗，阳盛阴虚则壮热口渴。疟邪与卫气相离，汗出身冷，疟病暂休。复集则病复作。根据证候之轻重，寒热的偏盛，正气之盛衰，疟疾分为正疟、温疟、寒疟、瘴疟（含热瘴、冷瘴）、劳疟、疟母等证型。治疗以祛邪截疟为基本原则，热偏甚者结合清热保津，寒偏甚者结合辛温芳化；热瘴尚应清心开窍，冷瘴芳香开窍；劳疟结合补益气血。疟母治应软；坚散结，祛瘀化痰，除兼有疟疾发作者外，对疟母的治疗毋需使用截疟药。

## 十一、文献摘要

《灵枢·岁露论》："夫风之与疟也，相与同类……风气留其处，疟气随经络沉以内搏，故卫气应乃作也。"

《素问·疟论》："此皆得之夏伤于暑，热气盛。藏于皮肤之内，肠胃之外，此荣气之所舍也。""疟气者，必更盛更虚，当气之所在也，病在阳，则热而脉躁；在阴，则寒而脉静；极则阴阳俱衰,卫气相离,故病得休;卫气集,则复病也。""夫疟者之寒,汤火不能温也,及其热,冰水不能寒也。"

《金匮要略·疟病脉证并治》:"结为癥瘕,名曰疟母,急治之,宜鳖甲煎丸。"

《肘后备急方·治寒热诸疟方》:"青蒿一握,以水二升渍,绞取汁,尽服之。"

《景岳全书·疟疾》:"凡往来岭南之人及宦而至者,无不病瘴而至危殆者也。土人生长其间,与水土之气相习,外人入南必一病,但有轻重之异耳。若久而与之俱化,则免矣。"

《医彻·疟疾》:"疟之为言虐也,有如凌虐者然,故云疟也。当其寒,则战栗鼓颔,汤火不能温;及其热,则烦冤少气,冰水不能寒。此无他,阴阳相并,邪正交争也,并之于阴则寒,并之于阳则热。"

《疟疾论·疫》:"凡沿门阖境,长幼之疟相似者,皆名疫疟。"

(王会录)

# 第三章

# 肺系病证

## 一、主要证候及特征

肺为五脏之华盖,其位最高,外合皮毛,肺为娇脏,不耐寒热,又为清肃之脏,不容异物,故外感和内伤因素都易伤损肺脏而引起病变。肺主气,司呼吸,故肺病多以气机升降失常的证候为主,其常见的证候有肺气亏虚、阴津亏耗、寒邪犯肺、邪热乘肺、痰浊阻肺等。

肺系病证的基本证候及特征如下。

### (一)肺气亏虚

1. 主要证候

声音低怯,倦怠懒言,面色少华,极易感冒,恶风形寒,或有自汗,若咳嗽则咳而无力,痰多清稀;舌淡苔白,脉虚弱。

2. 证候特征

本证以肺气不足和卫气不固的见症为主,此外,尚有一般的气虚见症。

本证与阴津亏耗证的鉴别是:本证为肺气不足和卫外功能减退,而表现为短气、自汗、畏风、易感冒等症;彼为肺之阴津亏耗,而表现为阴津不足和有热象,如干咳少痰、潮热盗汗等症。

### (二)肺阴亏耗

1. 主要证候

干咳少痰,或痰中带血,声音嘶哑,午后颧红,潮热盗汗,形体消瘦;舌质红,苔少,脉细数。

2. 证候特征

本证以肺虚气失宣肃、津亏不润及阴虚生热的见症为临床特征。

肺脏阴津亏耗证与燥邪犯肺证的鉴别是:本证为肺脏自病,以阴津亏虚为主症,如干咳少痰、潮热盗汗等;而燥邪犯肺证,以外感燥邪为主,虽亦有肺失清润之干咳少痰、咽喉干燥等症,但伴有外感表证。

### (三)寒邪犯肺

1. 主要证候

咳嗽痰稀薄,鼻塞流清涕,恶寒发热,头身痛楚,无汗;苔薄白,脉浮紧。

2. 证候特征

本证除有寒邪束肺,肺气失宣的证候外,尚有恶寒发热等风寒表证。

本证与寒饮内阻证的鉴别是：本证为外感寒邪，肺气失宣，故表现为咳嗽痰稀薄、恶寒发热等；而寒饮内阻证则为饮邪碍肺、肺失宣降，故以咳嗽气急，痰白如沫如涎而量多等症为主要表现，而无外感表证。

### （四）邪热乘肺

1. 主要证候

咳嗽，痰黄或黄白相兼，痰不甚黏稠，痰量一般不多，或有鼻塞流黄涕，或恶风身热，咽喉疼痛；苔薄黄，脉浮数。

2. 证候特征

本证除有邪热阻肺、肺失清肃的证候外，尚有恶风身热、咽喉疼痛、苔薄黄、脉浮数等症。

本证与痰热蕴肺证的鉴别是：本证兼具肺失宣肃与风热表证；而痰热蕴肺证则为痰浊化热或热邪灼津为痰，痰与热壅塞于肺，肺失宣肃证，故以咳嗽痰多痰黄，或痰鸣或痰中带脓血等为主要表现，一般无外感表证。

### （五）痰浊阻肺

1. 主要证候

咳嗽痰多黏稠，色白或灰白，胸满憋闷，气息急促，喉中痰鸣有声，甚至倚息不能平卧；苔白厚腻，脉弦滑或濡滑。

2. 证候特征

本证兼有肺失宣肃和痰浊壅盛的见症。

本证与痰瘀阻肺证的鉴别是：本证肺气上逆和痰浊壅盛证都极为明显；而痰瘀阻肺证以痰瘀阻蔽胸中阳气为主要表现，如心悸、胸闷、唇甲青紫等症，多数情况不以咳嗽气逆等肺气上逆为主证。

## 二、病机述要

肺病证的基本病机是由于感受外邪或痰浊等导致邪气壅阻，肺失宣肃，或劳倦久病等导致肺气阴亏虚，肺不主气。因肺失宣肃，故常见咳嗽、喘息等；因肺不主气，故常见短气、自汗、易感冒等；肺朝百脉，助心主治节，因肺气失调，不朝百脉，可引起心血的运行不利，而发为心悸、胸闷、唇甲紫暗等；肺能通调水道，因肺失宣肃，通调失职，可引起水肿、小便不利等。

肺系病证中基本证候的病机如下。

1. 肺气亏虚

劳伤过度，病后元气未复，或久咳久喘耗伤肺气，或气的生化不足，以致肺气不足，肺气不足则肺失宣肃，肺不主皮毛，而出现咳而短气、声音低怯、恶风自汗等症。

2. 肺阴亏耗

痨虫蚀肺，久病咳喘，气血亏耗，或燥热之邪犯肺，耗伤阴津，以致肺阴不足，阴不足则虚热内生，阴不足则肺失滋润而不能肃降，故见干咳少痰，或痰中带血、潮热盗汗等症。

3. 寒邪犯肺

气候寒冷，衣服单薄，或贪凉饮冷而寒邪犯肺，肺为寒束则失于清肃，寒邪着于皮毛则卫表不和,故见咳嗽、咳痰清稀、恶寒发热等症。

#### 4. 邪热乘肺

可因外感风热,或寒郁化热,邪热上乘于肺,肺为清虚之脏,热邪蕴肺则肺失宣肃,故见咳嗽、喘逆、痰黄或黄白相兼,或痰有腥臭味等症。

#### 5. 痰浊阻肺

常因感受外邪,或久病咳喘,以致肺不布津,聚津为痰而阻于肺,或脾气亏虚,脾不输津,聚湿成痰,上渍于肺。肺为痰阻,宣肃失职,故见咳嗽痰多黏稠、气息急促,甚至倚息不得卧。

## 三、治疗要点

#### 1. 宣降肺气

肺病证的基本病机是肺失宣肃,因此,宣降肺气为肺病证的治疗要点。《素问·脏气法时论》说:"肺苦气上逆,急食苦以泄之。""肺欲收,急食酸以收之,用酸补之,辛泻之。"

肺气不宣,则以辛散之品,驱散表邪,宣发肺气。肺为清虚之脏而处高位,故宣发肺气应以轻清之品,正如吴鞠通所谓"治上焦如羽,非轻不举";肺为娇脏,不耐寒热,且肺恶燥,燥则肺气上逆而咳喘,甘润可使肺气自降,清肃之令自行,所以宣散之品又宜辛平甘润。肺气上逆,则用苦降酸收之品,以肃降肺气。酸收意在固摄耗散之肺气,但注意勿收敛邪气。苦降时常与宣散同用,虽有主次,但重在一宣一降,顺其肺之开阖。

#### 2. 扶正祛邪

邪气壅遏于肺,肺失宣肃,法当祛邪;肺之气阴亏虚,肺不主气,法当补益。故扶正祛邪,为肺系病证的治疗要点。常用的治法有补益肺气、滋阴润肺、温肺散寒、清泄肺热、化痰降逆等,此为直接对肺脏进行补泻法。另外,尚有根据五脏生克关系对肺进行间接补泻法。如虚证有补土生金法,即通过补脾(补母)以益肺(补子);有金水相生法,即通过滋肾(补子)以益肺(补母)等治法以实现对肺脏的补益。如实证有泻肝的治法,即是通过生克关系治疗木火刑金(肝火犯肺)的病证治法。肺之实证也可通过脏腑表里关系进行治疗,如泻大肠,使肺热或痰浊从大肠下泄以治肺实证。

#### 3. 重视调护

肺系病证尤应注意预防感冒,病室要寒暖适宜,气候变化时要及时加减衣服。病室应通风换气,保持空气新鲜,患者尽可能避免接触刺激性气体、粉尘等,更应戒烟。饮食应清淡,易消化,一般忌辛辣醇酒,或生冷肥甘。

## 第一节 咳嗽

咳嗽是指外感或内伤等因素,导致肺失宣肃,肺气上逆,冲击气道,发出咳声或伴咯痰为临床特征的一种病证。历代将有声无痰称为咳,有痰无声称为嗽,有痰有声谓之咳嗽。临床上多为痰声并见,很难截然分开,故以咳嗽并称。

咳嗽是内科中最为常见的病证之一,发病率甚高,据统计慢性咳嗽的发病率为3%~5%,在老年人中的发病率可达10%~15%,尤以寒冷地区发病率更高。中医中药治疗咳嗽有较大优势,积累了丰富的治疗经验。

《内经》对咳嗽的成因、症状及证候分类、证候转归及治疗等问题已作了较系统的论述,阐述了气候变化、六气影响及肺可以致咳嗽,如《素问·宣明五气》说:"五气所病……肺为咳。"《素问·咳论》更是一篇论述咳嗽的专篇,指出"五脏六腑皆令人咳,非独肺也"。强调了肺脏受邪及脏腑功能失调均能导致咳嗽的发生。对咳嗽的症状按脏腑进行分类,分为肺咳、心咳、胃咳、膀胱咳等,并指出了证候转归和治疗原则。汉代张仲景所著的《伤寒论》《金匮要略》不仅提出了不少治疗咳嗽行之有效的方剂,还体现了对咳嗽进行辨证论治的思想。

隋代《诸病源候论·咳嗽候》在《内经》脏腑咳的基础上,又论述了风咳、寒咳等不同咳嗽的临床证候。唐宋时期,如《千金要方》《外台秘要》《和剂局方》等收集了许多治疗咳嗽的方剂。明代,《景岳全书》将咳嗽分为外感、内伤两类,《明医杂著》指出咳嗽"治法须分新久虚实",至此咳嗽的理论渐趋完善,切合临床实际。

咳嗽既是独立性的病证,又是肺系多种病证的一个症状。本节是讨论以咳嗽为主要临床表现的一类病证。西医的上呼吸道感染、支气管炎、支气管扩张、肺炎等以咳嗽为主症者可参考本节论治,其他疾病兼见咳嗽者,可与本节联系互参。

## 一、病因病机

咳嗽分外感咳嗽与内伤咳嗽,外感咳嗽病因为外感六淫之邪;内伤咳嗽病因为饮食、情志等内伤因素致脏腑功能失调,内生病邪。外感咳嗽与内伤咳嗽,均是病邪引起肺气不清失于宣肃,迫气上逆而作咳。

1. 外感病因

由于气候突变或调摄失宜,外感六淫从口鼻或皮毛侵入,使肺气被束,肺失肃降,《河间六书·咳嗽论》之"寒、暑、湿、燥、风、火六气,皆令人咳嗽"即是此意。由于四时主气不同,因而人体所感受的致病外邪亦有区别。风为六淫之首,其他外邪多随风邪侵袭人体,所以外感咳嗽常以风为先导,或挟寒,或挟热,或挟燥,其中尤以风邪挟寒者居多。《景岳全书·咳嗽》说:"外感之嗽,必因风寒。"

2. 内伤病因

内伤病因包括饮食、情志及肺脏自病。饮食不当,嗜烟好酒,内生火热,熏灼肺胃,灼津生痰;或生冷不节,肥甘厚味,损伤脾胃,致痰浊内生,上迁于肺,阻塞气道,致肺气上逆而作咳。情志刺激,肝失调达,气郁化火,气火循经上逆犯肺,致肺失肃降而作咳。肺脏自病者,常由肺系疾病日久,迁延不愈,耗气伤阴,肺不能主气,肃降无权而肺气上逆作咳;或肺气虚不能布津而成痰,肺阴虚而虚火灼津为痰,痰浊阻滞,肺气不降而上逆作咳。

咳嗽的病位,主脏在肺,无论外感六淫或内伤所生的病邪,皆侵及于肺而致咳嗽,故《景岳全书·咳嗽》说:"咳证虽多,无非肺病。"这是因为肺主气,其位最高,为五脏之华盖,肺又开窍于鼻,外合皮毛,故肺最易受外感、内伤之邪,而肺又为娇脏,不耐邪侵,邪侵则肺气不清,失于肃降，迫气上逆而作咳。正如《医学三字经·咳嗽》所说："肺为五脏之华盖，呼之则虚，吸之则满，只受得本脏之正气，受不得外来之客气，客气干之则呛而咳矣；亦只受得脏腑之清气，受不得脏腑之病气，病气干之，亦呛而咳矣。"《素问·咳论》说："五脏六腑皆令人咳，非独肺也。"说明咳嗽的病变脏腑不限于肺，凡脏腑功能失调影响及肺，皆可为咳嗽病证相关的病变脏腑。但是其他脏腑所致咳嗽皆须通过肺脏，肺为咳嗽的主脏。肺主气，咳嗽的基本病机是内外邪气干肺，肺气不清，肺失宣肃，肺气上逆迫于气道而为咳。《医学心悟·咳嗽》指出："肺体属金，譬若钟然，钟非叩不鸣，风寒暑湿燥火六淫之邪，自外击之则鸣，劳欲情志，饮食炙赙之火自内攻之则亦鸣。"提示咳嗽是肺脏为了祛邪外达所产生的一种病理反应。

外感咳嗽病变性质属实，为外邪犯肺，肺气壅遏不畅所致，其病理因素为风、寒、暑、湿、燥、火，以风寒为多，病变过程中可发生风寒化热、风热化燥，或肺热蒸液成痰等病理转化。内伤咳嗽病变性质为邪实与正虚并见，他脏及肺者，多因邪实导致正虚，肺脏自病者，多因虚致实。其病理因素主要为"痰"与"火"，但痰有寒热之别，火有虚实之分，痰可郁而化火，火能炼液灼津为痰。他脏及肺，如肝火犯肺每见气火耗伤肺津，炼津为痰。痰湿犯肺者，多因脾失健运，水谷不能化为精微上输以养肺，反而聚为痰浊，上贮于肺，肺气壅塞，上逆为咳。若久病，肺脾两虚，气不化津，则痰浊更易滋生，此即"脾为生痰之源，肺为贮痰之器"的道理。久病咳嗽，甚者延及于肾，由咳致喘。如痰湿蕴肺，遇外感引触，转从热化，则可表现为痰热咳嗽；若转从寒化，则表现为寒痰咳嗽。肺脏自病，如肺阴不足每致阴虚火旺，灼津为痰，肺失濡润，气逆作咳，或肺气亏虚，肃降无权，气不化津，津聚成痰，气逆于上，引起咳嗽。

外感咳嗽与内伤咳嗽可相互影响为病，病久则邪实转为正虚。外感咳嗽如迁延失治，邪伤肺气，更易反复感邪，而致咳嗽屡作，转为内伤咳嗽；肺脏有病，卫外不固，易受外邪引发或加重，特别在气候变化时尤为明显。久则从实转虚，肺脏虚弱，阴伤气耗。由此可知，咳嗽虽有外感、内伤之分，但有时两者又可互为因果。

## 二、临床表现

肺气不清，失于宣肃，上逆作声而引起咳嗽为本病证的主要症状。由于感邪的性质、影响的脏腑、痰的寒热、火的虚实等方面的差别，咳嗽有不同的临床表现。咳嗽的病程，有急性咳嗽和慢性咳嗽。咳嗽的时间，有白日咳嗽甚于夜间者，有早晨、睡前咳嗽较甚者，有午后、黄昏、夜间咳嗽较甚者。咳嗽的节律，有时作咳嗽者，有时时咳嗽者，有咳逆阵作、连声不断者。咳嗽的性质，有干性咳嗽、湿性咳嗽。咳嗽的声音，有咳声洪亮有力者，有咳声低怯者，有咳声重浊者，有咳声嘶哑者。咳痰的色、质、量、味等也有不同的临床表现。痰色有白色、黄色、灰色，甚至铁锈色、粉红色等。痰的质地有稀薄、黏稠等。有痰量少甚至干咳者，有痰量多者。痰有无明显气味者，也有痰带腥臭者。

## 三、诊断

（1）以咳逆有声，或咳吐痰液为主要临床症状。

（2）急性咳嗽，周围血白细胞总数和中性粒细胞增加。

(3)听诊可闻及两肺野呼吸音增粗,或伴散在干湿性啰音。
(4)肺部 X 线摄片检查常无异常发现或见肺纹理增粗。

## 四、鉴别诊断

1. 哮病、喘病

哮病和喘病虽然也会兼见咳嗽,但各以哮、喘为其主要临床表现。哮病主要表现为喉中哮鸣有声,呼吸气促困难,甚则喘息不能平卧,发作与缓解均迅速;喘病主要表现为呼吸困难,甚至张口抬肩,鼻翼扇动,不能平卧。

2. 肺胀

肺胀常伴有咳嗽症状,但肺胀有久患咳、哮、喘等病证的病史,除咳嗽症状外,还有胸部膨满、喘逆上气、烦躁心慌,甚至颜面紫暗、肢体浮肿等症,病情缠绵,经久难愈。

3. 肺痨

咳嗽是肺痨的主要症状之一,但尚有咯血、潮热、盗汗、身体消瘦等主要症状,具有传染性,X 线胸部检查有助鉴别诊断。

4. 肺癌

肺癌常以咳嗽或咯血为主要症状,但多发于 40 岁以上吸烟男性,咳嗽多为刺激性呛咳,病情发展迅速,呈恶液质,一般咳嗽病证不具有这些特点,肺部 X 线检查及痰细胞学检查有助于确诊。

## 五、辨证论治

### (一)辨证要点

1. 辨外感

内伤外感咳嗽,多为新病,起病急,病程短,常伴肺卫表证。内伤咳嗽,多为久病,常反复发作,病程长,可伴他脏见征。

2. 辨证候

虚实外感咳嗽以风寒、风热、风燥为主,均属实,而内伤咳嗽中的痰湿、痰热、肝火多为邪实正虚,阴津亏耗咳嗽则属虚,或虚中夹实。另外,咳声响亮者多实,咳声低怯者多虚;脉有力者属实,脉无力者属虚。

### (二)治疗原则

咳嗽的治疗应分清邪正虚实。外感咳嗽,为邪气壅肺,多为实证,故以祛邪利肺为治疗原则,根据邪气风寒、风热、风燥的不同,应分别采用疏风、散寒、清热、润燥治疗。内伤咳嗽,多属邪实正虚,故以祛邪扶正,标本兼顾为治疗原则,根据病邪为"痰"与"火",祛邪分别采用祛痰、清火为治,正虚则养阴或益气为宜,又应分清虚实主次处理。

咳嗽的治疗,除直接治肺外,还应从整体出发注意治脾、治肝、治肾等。外感咳嗽一般均忌敛涩留邪,当因势利导,俟肺气宣畅则咳嗽自止;内伤咳嗽应防宣散伤正,注意调理脏腑,顾护正气。咳嗽是人体祛邪外达的一种病理表现,治疗决不能单纯见咳止咳,必须按照不同的病因分别处理。

### (三)分证论治

1.外感咳嗽

1)风寒袭肺

[证候]咳声重浊,气急,喉痒,咯痰稀薄色白;常伴鼻塞、流清涕、头痛、肢体酸楚、恶寒发热、无汗等表证;舌苔薄白,脉浮或浮紧。

[证候分析]风寒束肺,肺失宣通,故咳而声重、气急;风寒上受,肺窍不利,则鼻塞流涕,咽喉作痒;寒邪郁肺,气不布津,凝聚为痰,故咯痰稀薄色白;风寒外束肌腠,故伴有头痛身楚、寒热无汗等表寒证;舌苔薄白,脉浮或浮紧为风寒在表之征。

[治法]疏风散寒,宣肺止咳。

[代表方]三拗汤合止嗽散。

方中用麻黄、荆芥疏风散寒,合杏仁宣肺降气;紫菀、白前、百部、陈皮理肺祛痰;桔梗、甘草利咽止咳。咳嗽较甚者加矮地茶、金沸草祛痰止咳;痒甚者,加牛蒡子、蝉蜕祛风止痒;鼻塞声重加辛夷花、苍耳子宣通鼻窍;若挟痰湿,咳而痰黏,胸闷,苔腻者,加半夏、茯苓、厚朴燥湿化痰;若表证较甚,加防风、苏叶疏风解表;表寒未解,里有郁热,热为寒遏,咳嗽音嘶,气急似喘,痰黏稠、口渴心烦,或有身热者,加生石膏、桑白皮、黄芩解表清里。

2)风热犯肺

[证候]咳嗽咳痰不爽,痰黄或稠黏,喉燥咽痛,常伴恶风身热、头痛肢楚、鼻流黄涕、口渴等表热证;舌苔薄黄,脉浮数或浮滑。

[证候分析]风热犯肺,肺失清肃故咳嗽气粗,或咳声嘶哑,肺热伤津则见口渴,喉燥咽痛;肺热内郁,蒸液成痰,故痰吐不爽,黏稠色黄,鼻流黄涕;风热犯表,卫表不和而见头痛、身楚、恶风、身热等表热证;苔薄黄腻,脉浮数,皆是风热在表之征。

[治法]疏风清热,宣肺止咳。

[代表方]桑菊饮。

方中桑叶、菊花、薄荷疏风清热;桔梗、杏仁、甘草宣降肺气,止咳化痰;连翘、芦根清热生津。咳嗽甚者,加前胡、瓜壳、枇杷叶、浙贝母清宣肺气,化痰止咳;表热甚者,加金银花、荆芥、防风疏风清热;咽喉疼痛,声音嘶哑,加射干、牛蒡子、山豆根、板蓝根清热利咽;痰黄稠,肺热甚者,加黄芩、知母、石膏清肺泄热。若风热伤络,见鼻衄或痰中带血丝者,加白茅根、生地凉血止血;热伤肺津,咽燥口干,加沙参、麦冬清热生津;夏令暑湿加六一散、鲜荷叶清解暑热。

3)风燥伤肺

[证候]喉痒干咳,无痰或痰少而粘连成丝,咳痰不爽,或痰中带有血丝,咽喉干痛,唇鼻干燥,口干,常伴鼻塞、头痛、微寒、身热等表证;舌质红干而少津,苔薄白或薄黄,脉浮。

[证候分析]风燥伤肺,肺失清润,肺气上逆,故见干咳作呛,喉痒,咽喉干痛;燥热灼津则咽喉口鼻干燥,痰黏不易咯吐;燥热伤肺,肺络受损,故痰中夹血。本证多发于秋季,乃燥邪与风热并见之温燥,故见鼻塞、头痛、寒热、舌苔薄白或薄黄、舌质干红少津、脉小数等卫表不和,燥热伤津之征。

[治法]疏风清肺,润燥止咳。

[代表方]桑杏汤。

方中桑叶、豆豉疏风解表,清宣肺热;杏仁、象贝母化痰止咳;南沙参、梨皮、栀子清热润燥生津。表证较重者,加薄荷、荆芥疏风解表;津伤较甚者,加麦冬、玉竹滋养肺阴;肺热重者,酌加生石膏、知母清肺泄热;痰中带血丝者,加生地、白茅根清热凉血止血。

另有凉燥伤肺咳嗽,乃风寒与燥邪相兼犯肺所致,表现干咳而少痰或无痰,咽干鼻燥,兼有恶寒发热、头痛无汗、舌苔薄白而干等症。用药当以温而不燥,润而不凉为原则,方取杏苏散加减;药用苏叶、杏仁、前胡辛以宣散;紫菀、款冬花、百部、甘草温润止咳。若恶寒甚、无汗,可配荆芥、防风以解表发汗。

2. 内伤咳嗽

1)痰湿蕴肺

[证候]咳嗽反复发作,尤以晨起咳甚,咳声重浊,痰多,痰黏腻或稠厚成块,色白或带灰色,胸闷气憋,痰出则咳缓、憋闷减轻。常伴体倦,脘痞,腹胀,大便时溏;舌苔白腻,脉濡滑。

[证候分析]本证为脾湿生痰,上渍于肺,壅遏肺气。病情反复发作,提示内伤咳嗽;痰湿上干,壅遏肺气,故咳嗽痰多,咳声重浊,痰多易咯;因痰而咳,故痰出则嗽止咳平;痰湿为黏浊之邪,故痰质黏腻或稠厚成块,色白或带灰色;清晨脾气动而积痰上渍于肺,故痰量多而咳重;脾运不健,故进肥甘油腻物则助湿生痰,而见痰多咳甚;湿痰中阻则胸闷、脘痞、呕恶;脾气虚弱,则见食少、体倦、便溏;舌苔白腻,脉濡滑为痰湿内盛之征。

[治法]燥湿化痰,理气止咳。

[代表方]二陈汤合三子养亲汤。

二陈汤以半夏、茯苓燥湿化痰;陈皮、甘草理气和中。三子养亲汤以白芥子温肺利气、快膈消痰;苏子降气行痰,使气降则痰不逆;莱菔子消食导滞,使气行则痰行。两方合用,则燥湿化痰,理气止咳。临床应用时,尚可加桔梗、杏仁、枳壳以宣降肺气。胸闷脘痞者,可加苍术、厚朴健脾燥湿化痰;若寒痰较重,痰黏白如泡沫,怯寒背冷,加干姜、细辛以温肺化痰;脾虚证候明显者,加党参、白术以健脾益气;兼有表寒者,加紫苏、荆芥、防风解表散寒。病情平稳后可服六君子汤加减以资调理。

2)痰热郁肺

[证候]咳嗽气息急促,或喉中有痰声,痰多稠黏或为黄痰,咳吐不爽,或痰有热腥味,或咳吐血痰,胸胁胀满,或咳引胸痛,面赤,或有身热,口干欲饮;舌苔薄黄腻,舌质红,脉滑数。

[证候分析]痰热壅阻肺气,肺气失于清肃。痰热壅肺,肺失肃降,故咳嗽气急粗促,痰多,喉中有痰声;热蒸津液成痰,故痰稠厚质黏,色黄,咯吐不爽;痰热郁蒸,则痰有腥味;肺气膹郁,热伤肺络,故胸胁胀痛,咳时引痛,或咯吐血痰;肺热内郁,则见身热,口干欲饮;舌苔薄黄腻,质红,脉滑数均属痰热之候。

[治法]清热肃肺,化痰止咳。

[代表方]清金化痰汤。

方中用黄芩、知母、栀子、桑白皮清泄肺热;茯苓、贝母、瓜蒌、桔梗、陈皮、甘草化痰止咳;麦冬养阴润肺以宁咳。若痰热郁蒸,痰黄如脓或有热腥味,加鱼腥草、金荞麦根、象贝母、冬瓜仁等清化痰热;胸满咳逆,痰涌,便秘者,加葶苈子、风化硝泻肺通腑化痰;痰热伤津,咳痰不爽,加北沙参、麦冬、天花粉养阴生津。

3）肝火犯肺

[证候]上气咳逆阵作，咳时面赤，常感痰滞咽喉，咯之难出，量少质黏，或痰如絮状，咳引胸胁胀痛，咽干口苦；舌红或舌边尖红，舌苔薄黄少津，脉弦数。症状可随情绪波动而增减。

[证候分析]肝气郁结化火，上逆侮肺，肺失肃降。以致气逆作咳；肝火上炎，故咳时面红，口苦咽干；火木刑金，炼液成痰，则痰黏或成絮条，难以咯吐；肝脉布两胁，上注于肺，肝肺络气不和，故胸胁胀痛，咳而引痛；舌苔薄黄少津，脉弦数，皆为肝火肺热之征。

[治法]清肝泻火，化痰止咳。

[代表方]黛蛤散合黄芩泻白散。

方中青黛、海蛤壳清肝化痰；黄芩、桑白皮、地骨皮清泻肺热；粳米、甘草和中养胃，使泻肺而不伤津。二方相合，使气火下降，肺气得以清肃，咳逆自平。火旺者加栀子、丹皮清肝泻火；胸闷气逆者加葶苈子、瓜蒌、枳壳利气降逆；咳引胁痛者，加郁金、丝瓜络理气和络；痰黏难咯，加海浮石、贝母、冬瓜仁清热豁痰；火热伤津，咽燥口干，咳嗽日久不减，酌加北沙参、百合、麦冬、天花粉、诃子养阴生津敛肺。

4）肺阴亏耗

[证候]干咳，咳声短促，痰少黏白，或痰中带血丝，或声音逐渐嘶哑，口干咽燥，常伴有午后潮热、手足心热、夜寐盗汗；舌质红少苔，或舌上少津，脉细数。

[证候分析]肺阴亏虚，虚热内灼，肺失润降，则干咳，咳声短促；虚火灼津为痰，肺损络伤，故痰少黏白或见夹血；阴虚肺燥，津液不能润上承，则咳声逐渐嘶哑，口干咽燥；阴虚火旺，故午后潮热，颧红、盗汗；阴精不能充养而致形瘦神疲；舌质红、脉细数，均为阴虚内热之征。

[治法]滋阴润肺，化痰止咳。

[代表方]沙参麦冬汤。

方中用沙参、麦冬、玉竹、天花粉滋阴润肺以止咳；桑叶轻清宣透，以散燥热；甘草、扁豆补土生金。若久热久咳，可用桑白皮易桑叶，加地骨皮以泻肺清热；咳剧者加川贝母、杏仁、百部润肺止咳；若肺气不敛，咳而气促，加五味子、诃子以敛肺气；咳吐黄痰，加海蛤粉、知母、瓜蒌、竹茹、黄芩清热化痰；若痰中带血，加栀子、丹皮、白茅根、白及、藕节清热凉血止血；低热，潮热骨蒸，酌加十大功劳叶、银柴胡、青蒿、白薇等以清虚热；盗汗，加糯稻根须、浮小麦等以敛汗。

## 六、其他疗法

（1）生梨1个，洗净连皮切碎，加冰糖炖水服。或用大生梨1个，切去盖，挖去心，加入川贝母3g，仍旧盖上，以竹签插定，放碗内隔水蒸2小时，喝汤吃梨，每日1个。功能润肺化痰；治疗肺燥咳嗽，咳痰量少，咯痰不爽者。

（2）桑白皮、枇杷叶、蜂蜜各12g，煎服。功能清降肺气，治疗痰热咳嗽。

## 七、验案举隅

案1

郝某，男，53岁，肿瘤术后。

**初诊**(2023年11月20):肺部肿瘤术后50日,反复咳嗽,咳少量白痰,伴气短、气喘,易感冒,自汗,食纳欠佳,二便正常;舌质淡,苔腻,脉沉细。

辨证:肺脾两虚。

治法:补益脾肺。

处方:陈皮10 g,姜半夏10 g,茯苓15 g,炙甘草6 g,枳壳10 g,海螵蛸15 g,杏仁10 g,黄芩10 g,桑白皮15 g,炒麦芽30 g,款冬花10 g,冬瓜仁30 g,西洋参10 g,生薏苡仁30 g。7剂。

**二诊**(2023年11月27):咳嗽,气喘,失眠;舌质淡,苔腻,脉沉细。处方原方加浙贝母10 g、麦冬15 g、五味子10 g、芦根30 g、桃仁10 g。7剂。

**三诊**(2023年12月5):咳嗽气喘好转,失眠,偶有乏力;舌质淡,苔稍腻,脉沉细。方已奏效,效不更方。予原方7剂。

**四诊**(2023年12月14:咳嗽气喘,失眠多梦;舌质淡,苔腻,脉沉细。处方:原方加白术15 g、合欢皮20 g、合欢花20 g。7剂。

**五诊**(2023年12月20):咳嗽,咯痰棕色,感前胸不适,失眠较前改善,腹中肠鸣,嗳气;舌质淡,苔腻,脉沉细。处方:陈皮10 g,姜半夏10 g,茯苓15 g,炙甘草10 g,枳壳10 g,桔梗10 g,海螵蛸15 g,炒杏仁10 g,浙贝母10 g,黄芩10 g,桑白皮15 g,炒麦芽30 g,蜜炙款冬花10 g,冬瓜仁30 g,红参15 g,炒薏苡仁30 g,合欢花20 g,合欢皮20 g,防风10 g,炙黄芪30 g,白术15 g。7剂,水煎服。

**六诊**(2024年1月2):药后咳嗽气喘减轻,仍觉畏寒肢冷、左前胸不适;舌质淡,苔腻,脉沉细。处方:曹氏清金化痰汤加红参15 g,合欢皮20 g,合欢花20 g,防风10 g,炙黄芪30 g,白术15 g,桂枝10 g,白芍10 g。7剂。

**七诊**(2024年1月10):药后上述症状好转,仍失眠;舌质淡,苔腻,脉沉细。处方:原方加忍冬藤15 g、夏枯草10 g。7剂。

**八诊**(2024年1月17):药后上述症状好转,失眠改善;舌质淡,苔腻,脉沉细。予原方7剂。

**九诊**(2024年1月24):症状改善;舌质淡,苔腻,脉沉细。予原方7剂继进。

**十诊**(2024年2月6):因劳累后再次咳嗽;舌质淡,苔腻,脉沉细。处方:曹氏清金化痰汤加西洋参15 g、合欢皮15 g、合欢花15 g、防风10 g、炙黄芪30 g、白术15 g、蜜炙紫苑10 g。14剂。

**十一诊**(2024年2月22):偶有咳嗽,服药期间腹泻,每日2次,胃脘胀痛;舌质淡,苔腻,脉细弱。原方去黄芩,加炒薏苡仁30 g、砂仁10 g。7剂。

**十二诊**(2024年2月29日):胃脘胀痛,余症状兼改善;舌淡,苔腻,脉沉细。处方:六君子汤加西洋参15 g、藿香14 g、延胡索15 g、厚朴10 g、炙黄芪30 g、防风10 g、炒麦芽30 g、合欢皮15 g、合欢花15 g。7剂。

**十三诊**(2024年3月8):胃脘胀痛好转,CT见肺结节;舌质淡,苔腻,脉沉细。处方:原方加海螵蛸15 g、浙贝母10 g。7剂。

**案2**

刘某,女,62岁,肿瘤术后。

初诊(2024年1月3日):肺部肿瘤术后40日,咳嗽痰黄,全身乏力,精神差,食纳欠佳,夜休差,二便尚可;舌红苔黄,脉细数。

辨证:肺热证。

治法:清热益肺。

处方:陈皮10 g,姜半夏10 g,茯苓15 g,炙甘草10 g,枳壳10 g,桔梗10 g,海螵蛸15 g,浙贝母10 g,炒杏仁10 g,黄芩10 g,桑白皮15 g,炒麦芽30 g,冬瓜仁30 g,蜜炙款冬花10 g,蜜炙紫苑10 g,西洋参15 g,槐花10 g。7剂。

二诊(2024年1月7日):咳嗽咯少量黄痰,会阴周围疼痛;舌质红,苔腻,脉沉弦。处方:原方加蛇床子10 g,蝉蜕10 g。7剂。

三诊(2024年1月23日):药后上述症状改善;舌质淡,苔腻,脉沉细。予原方7剂。

四诊(2024年1月29日):前胸闷,右侧手术伤口处疼痛,咽部发痒,咳嗽时作;舌质淡,苔腻,脉沉弦细。处方:柴胡疏肝散加陈皮10 g、姜半夏10 g、茯苓15 g、炒麦芽30 g、炒杏仁10 g、槐花10 g、延胡索15 g、葶苈子10 g。7剂。

五诊(2024年2月5日):上述症状好转,四肢活动不利,偶感僵硬,活动后可稍改善;舌淡苔腻,脉沉弦细。处方:原方加伸筋草10 g。14剂。

六诊(2024年2月26日):经治上述症状好转,偶感口干、口苦;舌淡苔腻,脉沉细弦。处方:原方加黄芩10 g。7剂。

七诊(2024年3月8日):大便溏薄,日行3次,小便涩痛且频,近期受凉后出现咳嗽、气短、气喘;舌淡苔腻,脉沉细。处方:六君子汤加桂枝10 g、泽泻15 g、猪苓10 g、灯芯草5 g、炒薏苡仁30 g、炒麦芽30 g、天花粉10 g、麦冬15 g、防风10 g、炙黄芪30 g、连翘15 g。7剂,水煎服。随访:经治患者精神状态良好,健康状态如初。

## 八、转归预后

咳嗽一般预后好,尤其是外感咳嗽,因其病轻浅,及时治疗多能短时间内治愈。但外感夹燥夹湿者,治疗稍难。因夹湿者,湿邪困脾,久则脾虚而积湿生痰,转成为内伤之痰湿咳嗽;夹燥者,燥邪伤津,久则肺阴亏耗,转成为内伤之阴虚肺燥咳嗽。内伤咳嗽多呈慢性反复发作过程,其病深,治疗难取速效,但只要精心调治亦多能治愈。咳嗽病证若治疗失当,无论外感咳嗽还是内伤咳嗽,其转归总是由实转虚,虚实兼夹,由肺脏而及脾、肾,正所谓肺不伤不咳,脾不伤不久咳,肾不伤不喘,病久则咳喘并作。部分患者病情逐渐加重,甚至累及于心,最终导致肺、心、脾、肾诸脏皆虚,痰浊、水饮、气滞、瘀血互结而病情缠绵难愈,甚至演变成为肺胀。

## 九、预防与调摄

咳嗽的预防,重点在于提高机体卫外功能,增强皮毛腠理适应气候变化的能力,遇有感冒及时治疗。若常自汗出者,必要时可予玉屏风散服用。咳嗽时要注意观察痰的变化,咳痰不爽时,可轻拍其背以促其痰液咳出,饮食上慎食肥甘厚腻之品,以免碍脾助湿生痰,若属燥、热、阴虚咳嗽者,忌食辛辣动火食品,各类咳嗽都应戒烟,避免接触烟尘刺激。

## 十、结语

咳嗽分外感咳嗽与内伤咳嗽。外感咳嗽系外感六淫致肺气壅遏不宣;内伤咳嗽或由肺脏自病,肺气虚、肺阴虚致肺不能主气,肃降无权,或因肝、脾、肾等脏腑功能失调,形成痰火犯肺。无论外感咳嗽或内伤咳嗽,共同病机是肺失宣肃,肺气上逆。但外感咳嗽属实,内伤咳嗽则虚实兼见。所以,外感咳嗽以祛邪利肺为治疗原则,即祛风寒、散风热、除风燥以宣降肺气。内伤咳嗽祛邪扶正为治疗原则,分清邪实与正虚的主次,酌用祛痰、清火、清肝、健脾、补肺、益肾等治法,以使肺能主气,宣降有权。要注意外感咳嗽慎用敛肺止咳之法,以免留邪为患;内伤咳嗽慎用宣散之法以防发散伤正。正确的调护,如预防感冒、戒烟等对巩固疗效、预防复发等有重要意义。

## 十一、文献摘要

《活法机要·咳嗽》:"咳谓无痰而有声,肺气伤而不清也。嗽谓无声而有痰,脾湿动而为痰也。咳嗽是有痰而有声,盖因伤于肺气而咳,动于脾湿因咳而为嗽也。"

《医学三字经·咳嗽》:"《内经》云:'五脏六腑皆令人咳,非独肺也,然肺为气之主,诸气上逆于肺则呛而咳,是咳嗽不止于肺,而亦不离乎肺也。"

《医学入门·咳嗽》:"新咳有痰者外感,随时解散;无痰者便是火热,只宜清之。久咳有痰者燥脾化痰,无痰者清金降火。盖外感久则郁热,内伤久则火炎,俱宜开郁润燥。苟不治本而浪用兜铃、粟壳涩剂,反致缠绵。"

《景岳全书·咳嗽》:"外感之邪多有余,若实中有虚,则宜兼补以散之。内伤之病多不足,若虚中挟实,亦当兼清以润之。"

《明医杂著·论咳嗽证治》:"治法须分新久虚实。新病风寒则散之,火热则清之,湿热则泻之。久病便属虚、属郁,气虚则补气,血虚则补血,兼郁则开郁,滋之、润之、敛之则治虚之法也。"

《医门法律·咳嗽》:"凡邪盛咳频,断不可用劫涩药,咳久势衰,其势不锐,方可涩之。"

《医约·咳嗽》:"咳嗽毋论内外寒热,凡形气病气俱实者,宜散宜清,宜降痰,宜顺气。若形气病气俱虚者,宜补宜调,或补中稍佐发散清火。"

(米烈汉)

# 第二节 哮病

哮病是由于宿痰伏肺,遇诱因或感邪引触,以致痰阻气道,肺失肃降,痰气搏击所引起的发作性痰鸣气喘疾患。发作时喉中哮鸣有声,呼吸气促困难,甚至喘息不能平卧为主要表现。

哮病是内科常见病证之一,在我国北方更为多见,一般认为本病发病率约占人口的 2% 左右。中医药对本病积累了丰富的治疗经验,方法多样,疗效显著,它不仅可以缓解发作时的症状,而且通过扶正治疗,达到祛除风根,控制复发的目的。

《内经》虽无哮病之名,但有"喘鸣""䏌贻"之类的记载,与本病的发作特点相似。

汉代《金匮要略》将本病称为"上气",不仅具体描述了本病发作时的典型症状,提出了治疗方药,而且从病理上将其归属于痰饮病中的"伏饮",堪称后世顽痰伏肺为哮病夙根的渊薮。隋代《诸病源候论》称本病为"呷嗽",明确指出本病病理为"痰气相击,随嗽动息,呼呷有声",治疗"应加消痰破饮之药"。直至元代朱丹溪才首创"哮喘"病名,阐明病机专主于痰,提出"未发以扶正气为主,既发以攻邪气为急"的治疗原则,不仅把本病从笼统的"喘鸣""上气"中分离出来,成为一个独立的病名,而且确定了本病的施治要领。明代《医学正传》进一步对哮与喘作了明确的区别。后世医家鉴于哮必兼喘,故一般通称"哮喘",为与喘病区分故定名为"哮病"。

根据本病的定义和临床表现,本病相当于西医学支气管哮喘,西医学喘息性支气管炎或其他急性肺部过敏性疾患所致的哮喘均可参考本病论治。

## 一、病因病机

哮病的发生,为宿痰内伏于肺,每因外感、饮食、情志、劳倦等诱因而引触,以致痰阻气道,肺失肃降,肺气上逆,痰气搏击而发出痰鸣气喘声。

1. 外邪侵袭

外感风寒或风热之邪,失于表散,邪蕴于肺,壅阻肺气,气不布津,聚液生痰。《临证指南医案·哮》说:"宿哮……沉痼之病……寒入背腧,内合肺系,宿邪阻气阻痰。"他如吸入风媒花粉、烟尘、异味气体等,影响肺气的宣发,以致津液凝痰,亦为哮病的常见病因。

2. 饮食不当

具有特异体质的人,常因饮食不当,误食自己不能食的食物,如海膻鱼蟹虾等发物,而致脾失健运,饮食不归正化,痰浊内生而病哮,故古有"食哮""鱼腥哮""卤哮""糖哮""醋哮"等名。

3. 体虚及病后体质不强

有因家族禀赋而病哮者,如《临证指南医案·哮》指出有"幼稚天哮"。部分哮病患者因幼年患麻疹、顿咳,或反复感冒、咳嗽日久等病,以致肺气亏虚,气不化津,痰饮内生;或病后阴虚火旺,热蒸液聚,痰热胶固而病哮。体质不强多以肾虚为主,而病后所致者多以肺脾虚为主。

上述各种病因,既是引起本病的重要原因,亦为每次发作的诱因,如气候变化、饮食不当、情志失调、劳累过度等俱可诱发,其中尤以气候因素为主。诚如《症因脉治·哮病》所说:"哮病之因,痰饮留伏,结成巢臼,潜伏于内,偶有七情之犯,饮食之伤,或外有时令之风寒束其肌表,则哮喘之症作矣。"哮病的病理因素以痰为主,丹溪云:"哮喘专主于痰。"

痰的产生,由于上述病因影响及肺、脾、肾,肺不能布散津液,脾不能运化精微,肾不能蒸化水液,以致津液凝聚成痰,伏藏于肺,成为发病的潜在"夙根",因各种诱因而引发。

哮病发作的基本病理变化为"伏痰"遇感引触,邪气触动停积之痰,痰随气升,气因痰阻,痰气壅塞于气道,气道狭窄挛急,通畅不利,肺气宣降失常而喘促,痰气相互搏击而致痰鸣有声。《证治汇补·哮病》说:"因内有壅塞之气,外有非时之感,膈有胶固之痰,三者相合,闭拒气道,搏击有声,发为哮病。"《医学实在易·哮证》也认为哮病为邪气与伏痰"狼狈相因,窒塞关隘,不容呼吸,而呼吸正气,转触其痰,鼾駒有声"。由此可知,哮病发作时的病理环节为痰阻气闭,以邪实为主。由于病因不同，体质差异，又有寒哮、热哮之分。哮因寒诱发，素体阳虚，痰从寒化，属寒痰为患则发为冷哮；若因热邪诱发，素体阳盛，痰从热化，属痰热为患则发为热哮。或由痰热内郁，风寒外束，则为寒包火证。寒痰内郁化热，寒哮亦可转化为热哮。

若哮病反复发作，寒痰伤及脾肾之阳，痰热伤及肺肾之阴，则可从实转虚。于是，肺虚不能主气，气不布津，则痰浊内蕴，并因肺不主皮毛，卫外不固，而更易受外邪的侵袭诱发；脾虚不能转输水津上归于肺，反而积湿生痰；肾虚精气亏乏，摄纳失常，则阳虚水泛为痰，或阴虚虚火灼津生痰，因肺、脾、肾虚所生之痰上贮于肺，影响肺之宣发肃降功能。可见，哮病为本虚标实之病，标实为痰浊，本虚为肺脾肾虚。因痰浊而导致肺、脾、肾虚衰；肺、脾、肾虚衰又促使痰浊生成，使伏痰益固，且正虚降低了机体抗御诱因的能力。本虚与标实互为因果，相互影响，故本病难以速愈和根治。发作时以标实为主，表现为痰鸣气喘；在间歇期以肺、脾、肾等脏器虚弱之候为主，表现为短气、疲乏，常有轻度哮症。若哮病大发作，或发作呈持续状态，邪实与正虚错综并见，肺肾两虚而痰浊又复壅盛，严重者因不能治理调节心血的运行，命门之火不能上济于心，则心阳亦同时受累，甚至发生"喘脱"危候。

## 二、临床表现

痰阻气道，肺失肃降，痰气搏击引起的喉中哮鸣有声，呼吸急促困难，甚则喘息不能平卧等，是哮病的基本证候特征。本病呈发作性，发作突然，缓解迅速，一般以傍晚、夜间或清晨为最常见，多在气候变化，由热转寒，及深秋、冬春寒冷季节发病率高。发作前或有鼻痒、咽痒、喷嚏、流涕、咳嗽、胸闷等先兆症状。发作时患者突感胸闷窒息，咳嗽，迅即呼吸气促困难，呼气延长，伴有哮鸣，为减轻气喘，患者被迫坐位，双手前撑，张口抬肩，烦躁汗出，甚则面青肢冷。发作可持续数分钟、几小时或更长。由于感受病邪的不同，发作时患者除具上述证候特征外，还可呈现或寒或热的证候。

哮病反复发作，正气必虚，故哮病缓解期多表现为肺、脾、肾虚的症状。

## 三、诊断

(1)呈发作性，发无定时，以夜间为多，但有个体差异，发作与缓解均迅速，多为突然而起，或发作前有鼻塞、喷嚏、咳嗽、胸闷等先兆。每因气候变化、饮食不当、情志失调、疲乏等因素而诱发。

(2)发作时喉中哮鸣有声，呼吸困难，甚则张口抬肩；不能平卧，或口唇指甲紫绀。

(3)哮病的发作常有明显的季节性，一般发于秋初或冬令者居多，其次是春季，至夏季则缓解。但也有常年反复发作者。

(4)缓解期可有轻度咳嗽、咯痰、呼吸急迫等症状，但也有毫无症状者；久病患者，缓解期可见咳嗽、咯痰、自汗、短气、疲乏、腰膝酸软等症状。

(5)大多起于童稚之时，有反复发作史，有过敏史或家族史。

(6)发作时，两肺可闻及哮鸣音，或伴有湿啰音。

(7)血嗜酸性粒细胞可增高，痰液涂片可见嗜酸细胞。

(8)胸部X线检查一般无特殊改变,久病可见肺气肿影像改变,查体可见肺气肿体征。

## 四、鉴别诊断

1. 喘病

哮病与喘病都有呼吸急促的表现,哮必兼喘,而喘未必兼哮。喘以气息言,以呼吸急促困难为主要特征;哮以声响言,以发作时喉中哮鸣有声为主要临床特征。哮为一种反复发作的独立性疾病,喘证并发于急慢性疾病过程中。

2. 支饮

支饮虽然也有痰鸣气喘的症状,但多系部分慢性咳嗽经久不愈,逐渐加重而成,病势时轻时重,发作与间歇界限不清,咳和喘重于哮鸣,与哮病间歇发作,突然发病,迅速缓解,哮吼声重而咳轻,或不咳,两者有显著的不同。

## 五、辨证论治

### (一)辨证要点

1. 辨虚实

本病属邪实正虚,发作时以邪实为主,未发时以正虚为主,但久病正虚者,发时每多虚实错杂,故当按病程新久及全身症状以辨明虚实主次。虚证当进一步明确虚之阴阳属性和虚之脏腑所在。

2. 分寒热

实证需分清痰之寒热,以及是否兼有表证的不同。

### (二)治疗原则

《丹溪治法心要·喘》说:"未发以扶正气为要,已发以攻邪为主。"故发作时治标,平时治本是本病的治疗原则。发作时痰阻气道为主,故治以祛邪治标,豁痰利气,但应分清痰之寒热,寒痰则温化宣肺,热痰则清化肃肺,表证明显者兼以解表。平时正虚为主,故治以扶正固本,但应分清脏腑阴阳,阳气虚者予以温补,阴虚者予以滋养,肺虚者补肺,脾虚者健脾,肾虚者益肾,以冀减轻、减少或控制其发作。至于病深日久,发时虚实兼见者,不可拘泥于祛邪治标,当标本兼顾,攻补兼施,寒热错杂者,当温清并用。《景岳全书·喘促》说:"扶正气者,须辨阴阳,阴虚者补其阴,阳虚者补其阳。攻邪气者,须分微甚,或散其风,或温其寒,或清其火。然发久者,气无不虚……若攻之太过,未有不致日甚而危者。"堪为哮病辨治的要领、临证应用的准则。

### (三)分证论治

1. 发作期

1) 寒哮

[证候] 呼吸急促,喉中哮鸣有声,胸膈满闷如塞,咳不甚,痰少咳吐不爽,白色黏痰,口不渴,或渴喜热饮,天冷或遇寒而发,形寒怕冷,或有恶寒,喷嚏,流涕等表寒证;舌苔白滑,脉弦紧或浮紧。

[证候分析] 本证为寒痰伏肺,遇感触发,痰气相搏,肺失宣畅。肺气郁闭,不得宣畅,故胸

膈满闷如塞,咳反不甚而咯痰量少;病因于寒,内无郁热,故痰色白而多泡沫,口不渴或渴喜热饮;外寒每易引动内饮,故天冷或受寒则发;阴盛于内,阳气不能宣达,故面色晦滞带青,形寒怕冷;舌苔白滑,脉弱玄紧或浮紧为寒盛之象。

[治法]温肺散寒,化痰平喘。

[代表方]射干麻黄汤。

本方用射干、麻黄宣肺平喘,豁痰利咽;细辛、半夏、生姜温肺蠲饮降逆;紫菀、款冬花、甘草化痰止咳;五味子收敛肺气;大枣和中。痰涌喘逆不能平卧者,加葶苈子、苏子、杏仁泻肺降逆平喘;若表寒里饮,寒象较甚者,可用小青龙汤解表化痰、温肺平喘;若痰稠胶固难出,哮喘持续难平者,加猪牙皂、白芥子豁痰利窍以平喘;若哮喘甚剧,恶寒背冷,痰呈小泡沫,舌苔白而水滑,脉弦紧有力,体无虚象,属典型寒实证者,可服紫金丹。本方由主药砒石配豆豉而成,有劫痰定喘之功,对部分患者奏效较快,每服米粒大5~10粒(<150 mg),临睡前冷茶送下,连服5~7日;有效需续服者,停药数日后再服。由于砒石大热大毒,热哮、有肝肾疾病、出血者及孕妇忌用;服药期间忌酒,并须严密观察毒性反应,如见呕吐、腹泻、眩晕等症立即停药;再者本药不可久用,且以寒冬季节使用为宜。

病久阳虚,发作频繁,发作时喉中痰鸣如鼾,声低,气短不足以息,咯痰清稀,面色苍白,汗出肢冷,舌淡苔白,脉沉细者,当标本同治,温阳补虚,降气化痰,用苏子降气汤,酌配黄芪、山萸肉、紫石英、沉香、诃子之类;阳虚者,伍以附子、补骨脂、钟乳石等温补肾阳。

2)热哮

[证候]气粗息涌,喉中痰鸣如吼,胸高胁胀,张口抬肩,咳呛阵作,咯痰色黄或白,黏浊稠厚,排吐不利,烦闷不安,汗出,面赤,口苦,口渴喜饮;舌质红,苔黄腻,脉弦数或滑数。

[证候分析]本证为痰热郁肺,肺失清肃,肺气上逆。痰热搏结,壅阻气道,故喉中痰鸣如吼,喘而气粗息涌,胸高胁胀,咳呛阵作;热蒸液聚生痰,痰热胶结,故咯痰色黄或白,黏浊稠厚,排出不利;痰火内蒸,故口苦,口渴喜饮,汗出,面赤或有身热,或好发于夏季;舌质红,舌苔黄腻,脉滑数或弦滑为痰热内盛之征。

[治法]清热宣肺,化痰定喘。

[代表方]定喘汤。

方用麻黄、杏仁宣降肺气以平喘;黄芩、桑白皮清肺热而止咳平喘;半夏、款冬花、苏子化痰止咳,降逆平喘;白果敛肺气以定喘,且可防麻黄过于耗散之弊;甘草和中,调和诸药。全方合用,宣、清、降俱备,共奏清热化痰,宣降肺气,平喘定哮之功。若痰稠胶黏,酌加知母、浙贝母、海蛤粉、瓜蒌、胆南星之类以清化热痰;气息喘促,加葶苈子、地龙泻肺清热平喘;内热壅盛,加石膏、金银花、鱼腥草以清热;大便秘结,加大黄、芒硝通腑利肺;表寒里热,加桂枝、生姜兼治表寒。

若病久热盛伤阴,痰热不净,虚实夹杂,气急难续,咳呛痰少质黏,口燥咽干,烦热颧红,舌红少苔,脉细数者,又当养阴清热,敛肺化痰,可用麦门冬汤。偏于肺阴不足者,酌加沙参、冬虫夏草、五味子、川贝母;肾虚气逆,酌配地黄、山萸肉、胡桃肉、紫石英、诃子等补肾纳气定喘。若哮病发作时寒与热俱不显著,但哮鸣喘咳甚剧,胸高气满,但坐不得卧,痰涎壅盛,喉如曳锯,咯痰黏腻难出,舌苔厚浊,脉滑实者,此为痰阻气壅,痰气壅盛之实证,当涤痰除壅,降气利窍以平喘逆，用三子养亲汤加葶苈子、厚朴、杏仁，另吞皂荚丸以利气涤痰，必要时可加大黄、芒硝以通腑泻实。若久病正虚，发作时邪少虚多，肺肾两亏，痰浊壅盛，甚至出现张口抬肩、鼻煽气促、面青、汗出、肢冷、脉浮大无根等喘脱危候者，当参照喘病之喘脱救治。

2. 缓解期

1）肺虚

[证候]气短声低，动则尤甚，或喉中有轻度哮鸣声，咳痰清稀色白，面色㿠白，常自汗畏风，易感冒，每因劳倦、气候变化等诱发哮病；舌淡苔白，脉细弱或虚大。

[证候分析]久病气虚，肺气不足，故短声低，动则尤甚，或喉中有轻度哮鸣声，咳痰清稀色白，面色㿠白；气虚卫表不固，则自汗畏风，易感冒；舌淡苔白，脉细弱或虚大为肺气亏虚之象。

[治法]补肺固卫。

[代表方]玉屏风散。

方中黄芪益气固表；白术健脾补肺；防风亦名"屏风"，《本草纲目·防风》说："防者，御也……屏风者，防风隐语也。"可见，防风有屏蔽御邪之功效。李东垣说："防风能制黄芪，黄芪得防风其功愈大，乃相畏而相使者也。"若怕冷畏风明显，加桂枝、白芍、姜、枣调和营卫。阳虚甚者，加附子助黄芪温阳益气；若气阴两虚，咳呛，痰少质粘，口咽干，舌质红者，可用生脉散加北沙参、玉竹、黄芪等益气养阴。

2）脾虚

[证候]平素痰多气短，倦怠无力，面色萎黄，食少便溏，或食油腻易于腹泻，每因饮食不当则易诱发哮病；舌质淡，苔薄腻或白滑，脉细弱。

[证候分析]久病体虚，耗伤脾气，运化失司，痰浊内生，故痰多气短，倦怠无力，面色萎黄，食少便溏，或食油腻易于腹泻；舌质淡，苔薄腻或白滑，脉细弱乃脾虚之候。

[治法]健脾化痰。

[代表方]六君子汤。

方中党参、茯苓、白术、甘草补气健脾；陈皮、半夏理气化痰。若形寒肢冷便溏者，可加干姜、桂枝以温脾化饮，甚者加附子以振奋脾阳。脾肺两虚者，可与玉屏风散配合应用。

3）肾虚

[证候]平素短气息促，动则尤甚，吸气不利，或喉中有轻度哮鸣，腰膝酸软，头晕耳鸣，劳累后易诱发哮病；或畏寒肢冷，面色苍白，舌淡苔白，质胖嫩，脉象沉细；或颧红，烦热，汗出粘手，舌红苔少，脉细数。

[证候分析]久病及肾，肾虚不纳，故气息促，动则尤甚，吸气不利；腰为肾之府，肾开窍于耳，肾主骨生髓，脑为髓海，肾虚故见腰膝酸软，头晕耳鸣；肾阳虚，无以温煦则见畏寒肢冷，面色苍白；舌淡苔白，质胖嫩，脉象沉细乃肾阳虚之象；颧红，烦热，汗出黏手，舌红苔少，脉细数为肾阴虚之候。

[治法]补肾摄纳。

[代表方]金匮肾气丸或七味都气丸。

前方偏于温肾助阳，后方偏于益肾纳气。阳虚明显者，肾气丸加补骨脂、淫羊藿、鹿角片；阴虚明显者，七味都气丸加麦冬、当归、龟胶。肾虚不能纳气者，胡桃肉、冬虫夏草、紫石英等补肾纳气之晶随证加入,喘甚时予人参蛤蚧散。有痰者,酌加苏子、半夏、橘红、贝母等以化痰止咳。

若平时无明显症状,可用平补肺肾之剂,如党参、黄芪、五味子、胡桃肉、冬虫夏草、紫河车之类,并可酌配化痰之品。

另外,白芥子敷贴法对减少和控制哮病的发作也有一定疗效。其方法是将白芥子、延胡索各 20 g,甘遂、细辛各 10 g,共为末,加麝香 0.6 g,和匀,在夏季三伏中,分 3 次用姜汁调敷肺俞、膏肓、百劳等穴,约 1~2 小时去之,每 10 日敷 1 次。

## 六、其他疗法

白芥子涂法:白芥子、延胡索各 20 g,甘遂、细辛各 10 g,共为末,加麝香 0.6 g,和匀,在夏季三伏中,分 3 次用姜汁调敷肺俞、膏肓、百劳等穴,1~2 小时去之,每 10 日敷 1 次。

## 七、验案举隅

路某某,女,51 岁。

初诊(2024 年 3 月 18 日):近 10 年来,冬春季节偶发咳嗽、气短,喉间哮鸣有声,张口抬肩,喘息气急,烦闷不安,口干口苦,吸入沙丁胺醇气雾剂后可缓解,食纳及夜休尚可,二便正常;舌质红,苔黄腻,脉弦滑。

辨证:热哮。

治法:清热宣肺。

处方:蜜炙麻黄 10 g,白果仁 10 g,蜜炙款冬花 10 g,法半夏 10 g,蜜炙桑白皮 10 g,蜜炙紫菀 10 g,紫苏子 10 g,炒杏仁 10 g,黄芩 10 g,炙甘草 10 g,浮小麦 30 g,射干 10 g,炒麦芽 30 g,金荞麦 30 g。7 剂。

二诊(2024 年 3 月 25 日):患者咳嗽、气喘好转,偶有乏力,动则汗出,餐后腹胀,二便尚可;舌淡苔腻,脉弦滑。处方:陈皮 10 g,法半夏 10 g,茯苓 15 g,甘草 6 g,枳壳 10 g,桔梗 10 g,海螵蛸 15 g,炒杏仁 10 g,黄芩 10 g,桑白皮 15 g,炒麦芽 30 g,蜜炙款冬花 15 g,冬瓜子 15 g,浙贝母 15 g,蜜炙紫菀 15 g,防风 10 g,炙黄芪 30 g,白术 15 g。7 剂。

随访:精神状态良好,健康如初。

## 八、转归预后

本病经常反复发作,病情顽固,迁延难愈,尤其中老年、体弱久病者,难以根除,可发展为肺胀。部分中老年患者,通过异地生活可以自愈。部分儿童、青少年至成年时,肾气日盛,正气渐充,辅以药物治疗,可以终止发作。若哮喘大发作,持续不解,可能转为喘脱或内闭外脱,预后较差,应及时中西医结合救治。

## 九、预防与调摄

预防方面,注重宿根的形成及诱因的作用,故应注意气候影响,做好防寒保暖,防止外邪诱发。避免接触刺激性气体及易致过敏的灰尘、花粉、食物、药物和其他可疑异物。宜戒烟酒,饮食宜清淡而富营养,忌生冷、肥甘、辛辣、海膻发物等,以免伤脾生痰。防止过度疲劳和情志刺激。鼓励患者根据个人身体情况,选择太极拳、内养功、八段锦、散步或慢跑、呼吸体操等方法长期锻炼,增强体质,预防感冒。在调摄方面,哮病发作时,尚应密切观察哮鸣、喘息、咳嗽、咯痰等病情的变化,哮鸣咳嗽痰多、痰声漉漉或痰黏难咯者,用拍背、雾化吸入等法,助痰排出。对喘息哮鸣,心中悸动者,应限制活动,防止喘脱。

## 十、结语

哮病是一种发作性的痰鸣气喘疾病,以喉中哮鸣有声,呼吸急促困难为临床特征。病理因素以痰为主,痰伏于内,因感引发。发作时,痰阻气道,痰气相搏,肺气失于肃降,表现为邪实之证;反复久发,气阴耗损,肺、脾、肾渐虚,则在平时表现为正虚之证,大发作时可见邪实正虚的错杂表现。故辨治原则是根据疾病的新久,已发未发,区别邪正缓急,虚实主次治疗。发时治标,缓则治本。发时以祛邪利肺为主,但要注意证候的寒热,以及寒热相兼,寒热转化,是否虚实错杂等情况,进行治法、方药的调整。未发时以扶正为主,但要注意气阴之异,肺、脾、肾之殊,在抓住重点的基础上,适当兼顾。其中尤以补肾最为重要,因肾为先天之本,五脏之根,精气充足则根本得固。补肺可加强卫外功能,防止外邪入侵。

补脾可杜绝生痰之源。因此治本可以减轻、减少或控制哮病发作。哮病的预防,在于增强体质,增强抗邪能力,减少宿痰的产生和避免触发因素对患者的侵袭,以减少发作机会。

## 十一、文献摘要

《诸病源候论·气病诸候·上气喉中如水鸡鸣候》:"肺病令人上气,兼胸膈喘满,气行壅滞,喘息不调,致咽喉有声,如水鸡之鸣也。"

《医宗必读·喘》:"喘者,促促气急,喝喝痰声,张口抬肩,摇身撷肚。短气者,呼吸虽急,而不能接续,似喘而无痰声,亦不能抬肩,但肺壅不能下。哮者与喘相类,但不似喘开口出气之多,而有呀呷之音……三证极当详辨。"

《景岳全书·喘促》:"喘有夙根,遇寒即发,或遇劳即发者,亦名哮喘。未发时以扶正气为主,既发时以攻邪气为主,扶正气须辨阴阳,阴虚者补其阴,阳虚者补其阳。攻邪气者,或于温补中宜量加消散。此等证候,当眷眷以元气为念,必使元气渐充,庶可望其渐愈,若攻之太过,未有不致日甚而危者。"

《医学统旨》:"大抵哮喘,未发以扶正为主,已发以攻邪气为主。亦有痰气壅盛壮实者,可用吐法。大便秘结,服定喘药不效,而用利导之药而安者。必须使薄滋味,不可纯用凉药,亦不可多服砒毒劫药,倘若受伤,追悔何及。"

《时方妙用·哮证》:"哮喘之病,寒邪伏于肺俞,痰窠结于肺膜,内外相应,一遇风寒暑湿燥火六气之伤即发,伤酒伤食亦发,动怒动气亦发,劳役房劳亦发。"

(米烈汉)

## 第三节 喘病

喘病是指由于外感或内伤,导致肺失宣降,肺气上逆或气无所主,肾失摄纳,以致呼吸困难,甚则张口抬肩,鼻翼扇动,不能平卧等为主要临床特征的一种病证。严重者可由喘致脱出现喘脱之危重症候。喘病古代文献也称"鼻息""肩息""上气""逆气""喘促"等。

喘病是一种常见病证,也可见于多种急、慢性疾病过程中,中医对喘病有系统的理论,积累了丰富的治疗经验,在辨证论治的前提下,有显著的治疗效果。

《内经》对喘病有较多论述。如《灵枢·五阅五使》说:"故肺病者,喘息鼻张。"《灵枢·本脏》曰:"肺高则上气肩息咳。"提示喘病以肺为主病之脏,并以呼吸急促、鼻煽、抬肩为特征。《灵枢·五邪》指出:"邪在肺,则病皮肤痛,寒热,上气喘,汗出,喘动肩背。"《素问·举痛论》又说:"劳则喘息汗出。"指出喘病病因既有外感,也有内伤,病机亦有虚实之别。此外,《素问·痹论》云:"心痹者,脉不通,烦则心下鼓,暴上气而喘。"《素问·经脉别论》云:"有所坠恐,喘出于肝。"提示喘虽以肺为主,亦涉及他脏。汉代《伤寒论》《金匮要略》已经认识到许多疾病,如伤寒、肺痿、肺痈、水气、黄疸、虚劳都可导致喘病,并开始了具体的方药治疗。金元以后,诸多医家充实了内伤诸因致喘的证治。如《丹溪心法·喘》说:"六淫七情之所感伤,饱食动作,脏气不和,呼吸之息,不得宣畅而为喘急。亦有脾肾俱虚体弱之人,皆能发喘。"认识到六淫、七情、饮食所伤,体质虚弱皆为喘病的病因。明代张景岳把喘病归纳为虚实两证。《景岳全书·喘促》说:"实喘者有邪,邪气实也;虚喘者无邪,元气虚也。"指出了喘病的辨证纲领。清代《临证指南医案·喘》说:"在肺为实,在肾为虚。"《类证治裁·喘症》则明确提出了"喘由外感者治肺,由内伤者治肾"的治疗原则。这些观点对指导临床实践具有重要意义。

喘病是以症状命名的疾病,既是独立性疾病,也是多种急、慢性疾病过程中的症状,若伴发于其他疾病时,应结合其他疾病的证治规律而治疗,本节主要讨论以喘促为临床特征的病证。

喘病主要见于西医的喘息性支气管炎、肺部感染、肺炎、肺气肿、心源性哮喘、肺结核、矽肺及癔病性喘息等疾病,当这些疾病出现喘病的临床表现时,可参照本节论治。

## 一、病因病机

喘病的病因很复杂,外邪侵袭、饮食不当、情志失调、劳欲久病等均可成为喘病的病因,引起肺失宣降,肺气上逆或气无所主,肾失摄纳便成为喘病。

1.外邪侵袭

外感风寒或风热之邪,未能及时表散,邪蕴于肺,壅阻肺气,肺气不得宣降,因而上逆作喘。

2.饮食不当

恣食生冷、肥甘,或嗜酒伤中,脾失健运,痰浊内生;或急慢性疾患影响于肺,致肺气受阻,气津失布,津凝痰生,痰浊内蕴,上阻肺气,肃降失常,发为喘促。

3.情志失调

情志不遂,忧思气结,肝失调达,气失疏泄,肺气痹阻,或郁怒伤肝,肝气上逆于肺,肺气不得肃降,升多降少,气逆而喘。

4. 劳欲久病

肺系久病,咳伤肺气,或久病脾气虚弱,肺失充养,肺之气阴不足,以致气失所主而喘促。若久病迁延,由肺及肾,或劳欲伤肾,精气内夺,肺之气阴亏耗,不能下荫于肾,肾之真元伤损,根本不固,则气失摄纳,上出于肺,出多入少,逆气上奔为喘。

若肾阳衰弱,肾不主水,水邪上犯,干肺凌心,肺气上逆,心阳不振,亦可致喘,此属虚中夹实之候。

喘病的病位,主脏在肺和肾,与肝、脾、心有关。因肺为气之主,司呼吸,外合皮毛,内为五脏之华盖,若外邪袭肺,或他脏病气上犯,皆可使肺气壅塞,肺失宣降,呼吸不利而致喘促,或使肺气虚衰,气失所主而喘促。肾为气之根,与肺同司气之出纳,故肾元不固,摄纳失常则气不归元,阴阳不相接续,亦可气逆于肺面为喘。若脾虚痰浊饮邪上扰,或肝气逆乘亦能致喘,则为肝脾之病影响于肺。心气喘满,则发生于喘脱之时。

喘病的病理性质有虚实两类。实喘在肺,为外邪、痰浊、肝郁气逆,肺壅邪气而宣降不利;虚喘当责之肺、肾两脏,因精气不足,气阴亏耗而致肺不主气,肾不纳气。故喘病的基本病机是气机的升降出纳失常,"在肺为实,在肾为虚"。病情错杂者,每可下虚上实,虚实夹杂并见。但在病情发展的不同阶段,虚实之间有所侧重,或互相转化。若肺病及脾,子盗母气,则脾气亦虚,脾虚失运,聚湿生痰,上渍于肺,肺气壅塞,气津失布,血行不利,可形成痰浊血瘀,此时病机以邪实为主,或邪实正虚互见。若迁延不愈,累及于肾,其病机则呈现肾失摄纳,痰瘀伏肺之肾虚肺实之候。若阳气虚衰,水无所主,水邪泛溢,又可上凌心肺,病机则为因虚致实,虚实互见。

因心脉上通于肺,肺气治理调节心血的运行,宗气贯心肺,肾脉上络于心,心肾相互既济,又心阳根于命门之火,心脏阳气的盛衰,与先天肾气及后天呼吸之气皆有密切关系。故本病的严重阶段,肺肾虚极,孤阳欲脱,必致心气、心阳亦惫,心不主血脉,血行不畅而瘀滞,面色、唇舌、指甲青紫,甚则出现喘汗致脱,亡阳、亡阴,则病情危笃。

## 二、临床表现

肺气上逆失于宣降,或肾失摄纳所引起的喘病表现,如呼吸困难,甚至张口抬肩,鼻翼扇动,不能平卧等,为喘病的各种证候所共有,是喘病的证候特征。

呼吸困难为喘病的特征性证候,临床表现轻重不一。轻者仅见呼吸急迫,呼气吸气深长,一般尚能平卧。重者可见鼻翼扇动,张口抬肩,摇身撷肚,端坐呼吸,面唇发绀。急发者多表现呼吸深长费力,以呼出为快,胸满闷塞,甚则胸盈仰息,声高气涌,气喘与劳动及体位无关。缓发者多表现呼吸微弱而浅表无力,以深吸为快,声低息短,动则加重,气喘与劳动及体位明显相关。若病情危笃,喘促持续不已,可见肢冷汗出,体温、血压骤降,心悸心慌,面青唇紫等喘脱危象。

## 三、诊断

(1) 以喘促气逆,呼吸困难,甚至张口抬肩,鼻翼扇动,不能平卧,口唇发绀为特征。

(2)多有慢性咳嗽、哮病、肺痨、心悸等病史,每遇外感及劳累而诱发。
(3)两肺可闻及干湿啰音或哮鸣音。
(4)实验室检查,支持引起呼吸困难和喘促的西医有关疾病的诊断,如肺部感染有血白细胞总数及中性粒细胞升高,或X线胸片有肺纹增多或有片状阴影等依据。

## 四、鉴别诊断

喘病主要与气短、哮病相鉴别。

### 1. 气短

喘病与气短同为呼吸异常,但喘病以呼吸困难,张口抬肩,甚至不能平卧为特征;气短亦即少气,呼吸微弱而浅促,或短气不足以息,似喘而无声,亦不抬肩撷肚,不象喘病呼吸困难之甚。如《证治汇补·喘病》说:"若夫少气不足以息,呼吸不相接续,出多入少,名曰气短,气短者,气微力弱,非若喘症之气粗迫也。"但气短进一步加重,可呈虚喘表现。

### 2. 哮病

哮指声响言,为喉中有哮鸣音,是一种反复发作的疾病;喘指气息言,为呼吸气促困难,是多种急慢性疾病的一个症状。一般说来,哮必兼喘,喘未必兼哮。

## 五、辨证论治

### (一)辨证要点

#### 1. 辨病位

凡外邪、痰浊、肝郁气逆所致喘病,病位在肺,为邪壅肺气;久病劳欲所致喘病,病位在肺肾,若自汗畏风,易感冒则属肺虚,若伴腰膝酸软,夜尿多则病位在肾。

#### 2. 辨虚实

可以从呼吸、声音、脉象、病势等辨虚实。呼吸深长有余,呼出为快,气粗声高,伴有痰鸣咳嗽,脉象有力者为实喘;呼吸短促难续,深吸为快,气怯声低,少有痰鸣咳嗽,脉象微弱者为虚喘。

### (二)治疗原则

喘病的治疗原则是按虚实论治。实喘治肺,治以祛邪利气。应区别寒、热、痰、气的不同,分别采用温宣、清肃、祛痰、降气等法。虚喘治在肺肾,以肾为主,治以培补摄纳。针对脏腑病机,采用补肺、纳肾、温阳、益气、养阴、固脱等法。虚实夹杂,下虚上实者,当分清主次,权衡标本,适当处理。

喘病多由其他疾病发展而来,积极治疗原发病,是阻断病势发展,提高临床疗效的关键。

### (三)分证论治

#### 1. 实喘

1)风寒闭肺

[证候]喘息,呼吸气促,胸部胀闷,咳嗽,痰多稀薄色白,兼有头痛,鼻塞,无汗,恶寒,或伴发热,口不渴;舌苔薄白而滑,脉浮紧。

[证候分析]本证为风寒上受,内舍于肺,邪实气壅,肺气不宣。风寒之邪自皮毛而入,内舍于肺,邪实气壅,肺失宣降则喘息咳逆,呼吸急促,胸部胀满;风寒束表则头痛,恶寒,无汗;风寒袭肺则痰多稀薄而带泡沫,色白质黏,口不渴;邪正相争则或有发热;苔薄白而滑,脉浮紧均为风寒壅肺之象。

[治法]散寒宣肺。

[代表方]麻黄汤。

方中麻黄、桂枝宣肺散寒解表;杏仁、甘草利气化痰。喘重者,加苏子、前胡降逆平喘。若寒痰阻肺,见痰白清稀量多泡沫,加细辛、生姜、半夏、陈皮温肺化痰,利气平喘;若得汗而喘不平,可用桂枝加厚朴杏仁汤和营卫,利肺气;若素有寒饮内伏,复感客寒而引发者,可用小青龙汤发表温里;若寒邪束表,肺有郁热,或表寒未解,内已化热,热郁于肺,而见喘逆上气,息粗鼻煽,咯痰黏稠,并伴形寒身热,烦闷口渴,有汗或无汗,舌质红,苔薄白或黄,脉浮数或滑者,用麻杏石甘汤解表清里,宣肺平喘,还可加黄芩、桑白皮、瓜蒌、葶苈子、射干等以助其清热化痰。

2)痰热遏肺

[证候]喘咳气涌,胸部胀痛,痰多黏稠色黄,或夹血色,伴胸中烦热,面红身热,汗出口渴喜冷饮,咽干,尿赤,或大便秘结;苔黄或腻,脉滑数。

[证候分析]邪热蕴肺,蒸液成痰,肺失清肃,则有喘咳气涌,胸部胀痛,痰多质黏色黄;热伤肺络,可见痰有血色;痰热郁蒸于肺,故有胸中烦闷,身热,有汗,口渴而喜冷饮,面赤,咽干;里热壅盛,故见小便赤涩,大便或秘;苔薄黄,脉滑数皆为痰热之征。

[治法]清泄痰热。

[代表方]桑白皮汤。

方中桑白皮、黄芩、黄连、栀子清泻肺热;杏仁、贝母、半夏、苏子降气化痰。若痰多黏稠,加瓜蒌、海蛤粉清化痰热;喘不得卧,痰涌便秘,加葶苈子、大黄涤痰通腑;痰有腥味,配鱼腥草、金荞麦根、蒲公英、冬瓜子等清热解毒,化痰泄浊;身热甚者,加生石膏、知母、银花等以清热。

3)痰浊阻肺

[证候]喘而胸满闷窒,甚则胸盈仰息,咳嗽痰多黏腻色白,咯吐不利,兼有呕恶纳呆,口黏不渴,苔厚腻色白,脉滑。

[证候分析]本证为中阳不运,积湿生痰,痰浊壅肺,肺失肃降。中阳素虚,痰湿素盛,壅阻肺窍,呼吸不利则喘而胸满闷塞甚则胸盈仰息;痰浊盛则痰多,黏腻色白,咯吐不利;中阳失运则兼有呕恶,食少,口黏不渴;舌苔白腻,脉象滑或濡为痰浊阻肺之象。

[治法]化痰降逆。

[代表方]二陈汤合三子养亲汤。

方中用半夏、陈皮、茯苓、甘草燥湿化痰;苏子、白芥子、莱菔子化痰下气平喘。可加苍术、厚朴等燥湿理脾行气,以助化痰降逆。痰浊壅盛,气喘难平者,加皂荚、葶苈子涤痰除壅以平喘;若痰浊挟瘀,见喘促气逆,喉间痰鸣,面唇青紫,舌质紫暗,苔腻浊者,可用涤痰汤,加桃仁、红花、赤芍、水蛭等涤痰祛瘀。

4)饮凌心肺

[证候]喘咳气逆,倚息难以平卧,咯痰稀白,心悸,面目肢体浮肿,小便量少,怯寒肢冷,面唇

青紫,舌胖黯,苔白滑,脉沉细。

[证候分析]温阳利水,泻肺平喘。

[代表方]真武汤合葶苈大枣泻肺汤。

方中用真武汤温阳利水,葶苈大枣泻肺汤泻肺除壅,喘促甚者,可加桑白皮、五加皮行水去壅平喘。心悸者加枣仁养心安神;怯寒肢冷者,加桂枝温阳散寒;面唇青紫甚者,加泽兰、益母草活血祛瘀。

5) 肝气乘肺

[证候]每遇情志刺激而诱发,发病突然,呼吸短促,息粗气憋,胸闷胸痛,咽中如窒,咳嗽痰鸣不著,喘后如常人,或失眠、心悸,平素常多忧思抑郁;苔薄,脉弦。

[证候分析]本证为肝郁气逆,上冲犯肺,肺气不降。平素忧思气结,每遇情志刺激而诱发,肝气上逆犯肺,肺金肃降失司,胸中气满,则呼吸短促,息粗气憋,胸闷胸痛,咽中如窒;因仅为气机郁闭,故喉中痰鸣不著,或无痰声;苔薄,脉弦均为肺气郁闭之象。

[治法]开郁降气。

[代表方]五磨饮子。

方中以沉香为主药,温而不燥,行而不泄,既可降逆气,又可纳肾气,使气不复上逆;槟榔破气降逆,乌药理气顺降,共助沉香以降逆平喘;木香、枳实疏肝理气,加强开郁之力。本证在于七情伤肝,肝气横逆上犯肺脏,而上气喘息,发病之标在肺与脾胃,发病之本则在肝,属气郁寒证。因而应用本方时,还可在原方基础上加柴胡、郁金、青皮等疏肝理气之品以增强解郁之力。若气滞腹胀,大便秘者又可加用大黄以降气通腑,即六磨汤之意;伴有心悸、失眠者,加百合、酸枣仁、合欢花等宁心安神;精神恍惚,喜悲伤欲哭,宜配合甘麦大枣汤宁心缓急。本证宜劝慰患者心情开朗,配合治疗。

2. 虚喘

1) 肺气虚

[证候]喘促短气,气怯声低,喉有鼾声,咳声低弱,痰吐稀薄,自汗畏风,极易感冒;舌质淡红,脉软弱。

[证候分析]本证为肺气亏虚,气失所主,或肺阴亦虚,虚火上炎,肺失清肃。肺虚气少,故喘促短气,气怯声低,咳声低弱;气虚卫外不固,故自汗畏风;肺阴不足则见咳呛,痰少质黏,烦热而渴,咽喉不利,面颧朝红,舌质淡红或有剥苔,脉软弱或细数。

[治法]补肺益气。

[代表方]补肺汤合玉屏风散。

方中人参、黄芪、白术补益肺气;防风助黄芪益气护卫;五味子敛肺平喘;熟地益精以化气;紫菀、桑白皮化痰以利肺气。若寒痰内盛,加钟乳石、苏子、款冬花温肺化痰定喘;若食少便溏,腹中气坠,肺脾同病,可与补中益气汤配合治疗;若伴咳呛痰少质粘,烦热口干,面色潮红,舌红苔剥,脉细数,为气阴两虚,可用生脉散加沙参、玉竹、百合等益气养阴;痰黏难出,加贝母、瓜蒌润肺化痰。

2) 肾气虚

[证候]喘促日久,气息短促,呼多吸少,动则喘甚,气不得续,小便常因咳甚而失禁,或尿后余

沥,形瘦神疲,面青肢冷,或有跗肿;舌淡苔薄,脉微细或沉弱。

[证候分析]本证为肺病及肾,肺肾俱虚,气失摄纳。肾为五脏之根,下元不固,摄纳失司,故喘促日久,动则喘甚,呼多吸少,呼则难升,吸则难降,气不得续,形瘦神惫肾虚水停则跗肿;肾阳不足则汗出肢冷,面青唇紫;舌淡苔白或黑而润滑,脉微细或沉弱均为肾虚不纳之象。

[治法]补肾纳气。

[代表方]金匮肾气丸合参蛤散。

前方温补肾阳,后方纳气归肾。还可酌加仙茅、淫羊藿、紫石英、沉香等温肾纳气平喘。

若见喘咳,口咽干燥,颧红唇赤,舌红少津,脉细或细数,此为肾阴虚,可用七味都气丸合生脉散以滋阴纳气;如兼标实,痰浊壅肺,喘咳痰多,气急满闷,苔腻,此为"上实下虚"之候,治宜化痰降逆,温肾纳气,可用苏子降气汤加紫石英、沉香等;肾虚喘促,多兼血瘀,如面、唇、爪甲、舌质黯黑,舌下青筋显露等,可酌加桃仁、红花、川芎等活血化瘀。

3)喘脱

[证候]喘逆甚剧,张口抬肩,鼻翼扇动,端坐不能平卧,稍动则喘剧欲绝,或有痰鸣,咳吐泡沫痰,心慌动悸,烦躁不安,面青唇紫,汗出如珠,肢冷,脉浮大无根,或见歇止,或模糊不清。

[证候分析]本证为肺气欲绝,心肾阳衰。肺气欲绝,故见喘逆甚剧,张口抬肩,鼻煽气促,端坐不能平卧;痰浊阻肺,可有痰鸣;心肾阳衰,喘汗欲脱,故有心慌动悸,烦躁不安,面青唇紫,汗出如珠,肢冷;阳气衰竭,则可见脉浮大无根,或见歇止,或模糊不清之象。

[治法]扶阳固脱,镇摄肾气。

[代表方]参附汤合黑锡丹。

参附汤益气回阳,黑锡丹镇摄浮阳,纳气定喘。应用时尚可加龙骨、牡蛎、山萸肉以固脱;同时还可加服蛤蚧粉以纳气定喘。若呼吸微弱,间断难续,或叹气样呼吸,汗出如洗,烦躁内热,口干颧红,舌红无苔,或光绛而紫赤,脉细微而数,或散或芤,为气阴两竭之危证,治应益气救阴固脱,可用生脉散加生地、山萸肉、龙骨、牡蛎以益气救阴固脱;若出现阴竭阳脱者,加附子、肉桂回阳救逆。

# 六、其他疗法

1. 单方验方

(1)地龙研粉,每次3~6 g,每日3次。用于热喘、实喘。

(2)紫河车粉、红参,每次2 g,每日2次。用于肾虚喘。

(3)红人参3 g,五味子5 g,白术10 g,研末,每日2次。用于虚喘。

2. 针灸治疗

(1)艾灸疗法:取肺俞、风门、天突、足三里、肾俞、关元穴,艾条温和灸,每日1次,每穴灸20分钟。

(2)耳穴贴压疗法:以王不留行贴压耳穴。选肺、肾、心、气管、平喘穴,3日更换1次,两侧交替使用,7次为1个疗程。

## 七、验案举隅

李某,男,68 岁。

**初诊**(2018 年 5 月 12 日):患喘证多年,既往每届冬令发作加甚。今年自冬至夏,发作持续不已,呼吸困难,动则喘甚,稍有咳嗽,痰少,喉中少有痰鸣,心慌;舌质淡,脉沉细。

辨证:肺肾两虚,痰浊阻气。

治法:补肺纳肾,降气平喘。

处方:苏子降气汤加减。肉桂(后下)5 g,炙黄芪 30 g,当归、炒苏子、法半夏、胡桃肉各 10 g,橘皮 5 g,沉香(后下)5 g,地龙 10 g,炙甘草 10 g,生姜 2 片。7 剂。

**二诊**(2018 年 5 月 20 日):气喘减轻,但动则仍甚,咳少无痰,面色无华;舌苔白,脉沉细。此仍肾虚水泛为痰作喘。处方:肉桂(后下)5 g,炙黄芪 30 g,当归、炒 苏子、法半夏、胡桃肉各 10 g,熟地 12 g,沉香 5 g,生姜 2 片。

**三诊**(2018 年 5 月 28 日):药后气喘减轻,咳少,痰不多;苔脉如前。仍宗原法再进,以巩固疗效。原方加枸杞子 10 g。

随访:患者服上方后,病情缓解。

## 八、转归预后

喘病的转归,视其喘病的性质、治疗等不同而有差异。一般情况是实喘日久,可由实转虚,或虚喘再次感邪而虚实兼夹,上实下虚;痰浊致喘者,因治疗因素而有寒热的转化。喘病日久,因肺气不能调节心脉,肺气不能布散津液,常因喘而致痰瘀阻痹,痰瘀阻痹又加重喘病。喘病日久可转成肺胀。

喘病属危重病,但其预后也不尽相同。一般说来,实喘因邪气壅阻,只要祛邪利气,一般易治愈;但若邪气极甚,高热,喘促不得卧,脉急数者,病情重,预后差。虚喘因根本不固,气衰失其摄纳,补之不能速效,故治疗难;若虚喘再感新邪,且邪气较甚,则预后差;若发展至喘脱,下虚上实,阴阳离决,孤阳浮越之时。病情极险,应积极抢救,或可救危亡于万一。

## 九、预防与调摄

慎风寒,戒烟酒,饮食宜清淡,忌食辛辣刺激及甜粘肥腻之品。平素宜调畅情志,因情志致喘者,尤须怡情悦志,避免不良刺激。加强体育锻炼,提高机体的抗病能力等有助于预防喘病的发生。

喘病发生时,应卧床休息,或取半卧位休息,充分给氧。密切观察病情的变化,保持室内空气新鲜,避免理化因素刺激,做好防寒保暖,饮食应清淡而富营养,消除紧张情绪。

## 十、结语

喘病是呼吸困难,甚至张口抬肩,鼻翼扇动,不能平卧的一种病证,严重者可致喘脱。为外感六淫,内伤饮食、情志及久病体虚所致。其病主要在肺、肾,亦与肝、脾等脏有关。病理性质有虚实之分。实喘为邪气壅肺,气失宣降,治予祛邪利气。祛邪指祛风寒、清肺热、化痰浊(痰饮)等,利气指宣肺平喘,亦包括降气解郁等法。虚喘为精气不足,肺不主气,肾不纳气所致,治予培补摄纳,但应分阴阳脏腑分别予以培肺气、益肺阴、补肾阳、滋肾阴等,并佐摄纳固脱等法。治虚喘很难速效,应持之以恒地调治方可治愈。正如《医宗必读·喘》所说:"治实者攻之即效,无所难也。治虚者补之未必即效,须悠久成功,其间转折进退,良非易也。"若见"下虚上实"者,又当疏泄其上,补益其下,权衡轻重主次治疗。若见喘脱者,急当扶正固脱,镇摄潜纳,及时救治。

## 十一、文献摘要

《素问·至真要大论》:"诸气膹郁,皆属于肺。"

《灵枢·本神》:"肺气虚则鼻塞不利,少气。实则喘喝,胸盈仰息。"

《灵枢·经脉》:"肾足少阴之脉,是动则病……喝喝而喘。"

《素问·逆调论》:"不得卧,卧则喘者,是水气之客也。"

《济生方·喘》:"将理失宜,六淫所伤,七情所感,或因坠堕惊恐,涉水跌仆,饱食过伤,动作用力,遂使脏气不和,荣卫失其常度,不能随阴阳出入以成息,促迫于肺,不得宣通而为喘也。"

《丹溪心法·喘》:"肺以清阳上升之气,居五脏之上,通荣卫,合阴阳,升降往来,无过不及,六淫七情之所感伤,饱食动作,脏气不和,呼吸之息,不得宣畅而为喘急。亦有脾肾俱虚,体弱之人,皆能发喘。又或调摄失宜,为风寒暑湿邪气相干,则肺气胀满,发而为喘。又因痰气皆能令人发喘。治疗之法,当究其源。如感邪气则驱散之,气郁即调顺之,脾肾虚者温理之,又当于各类而求。"

《医学入门·辨喘》:"呼吸急促者谓之喘,喉中有响声者谓之哮,虚者气乏身凉,冷痰如冰,实者气壮胸满,身热便鞕。"

《景岳全书·喘促》:"实喘者,气长而有余;虚喘者,气短而不续。实喘者胸胀气粗,声高息涌,膨膨然若不能容,惟呼出为快也;虚喘者,慌张气怯,声低息短,惶惶然若气欲断,提之若不能升,吞之若不相及,劳动则甚,则惟急促似喘,但得引长一息为快也。"

《仁斋直指附遗方论·喘嗽》:"有肺虚夹寒而喘者,有肺实夹热而喘者,有水气乘肺而喘者……如是等类,皆当审证而主治之。"

《诸证提纲·喘证》:"凡喘至于汗出如油,则为肺喘,而汗出发润,则为肺绝……气壅上逆而喘,兼之直视谵语,脉促或伏,手足厥逆乃阴阳相背,为死证。"

(米烈汉)

## 第四节　肺胀

肺胀是指多种慢性肺系疾病反复发作,迁延不愈,肺脾肾三脏虚损,从而导致肺管不利,气道不畅,肺气壅滞,胸膺胀满为病理改变,以喘息气促,咳嗽咯痰,胸部膨满,胸闷如塞,或唇甲紫绀,心悸浮肿,甚至出现昏迷,喘脱为临床特征的病证。

肺胀是内科常见病、多发病，严重威胁患者的健康与生命，寻求防治本病的有效方法是目前国内外医学界亟待解决的课题。中医药治疗本病有着广阔的前景，并积累了较为丰富的经验，有待进一步发掘与提高。

肺胀的病名首见于《内经》。《灵枢·胀论》说："肺胀者，虚满而喘咳。"《灵枢·经脉》说："肺手太阴之脉……是动则病肺胀满膨膨而喘咳。"指出了本病虚满的基本性质和典型症状。汉代《金匮要略》还观察到肺胀可出现浮肿、烦躁、目如脱等症状，认为本病与痰饮有关，开始应用越婢加半夏汤、小青龙加石膏汤等方药进行辨证论治。隋代《诸病源候论·咳逆短气候》论为肺胀的发病机理是由于"肺虚为微寒所伤则咳嗽，嗽则气还于肺间则肺胀，肺胀则气逆，而肺本虚，气为不足，复为邪所乘，壅否不能宣畅，故咳逆短乏气也"。可见隋代对本病病机的认识已经较为深刻。后世医籍多将本病附载于肺痿、肺痈之后，有时亦散见于痰饮、喘促、咳嗽等门，对本病的认识不断有所充实和发展。如金元时期，《丹溪心法·咳嗽》说："肺胀而嗽，或左或右不得眠，此痰挟瘀血碍气而病。"在病理上充实了痰瘀阻碍肺气的理论。清代，《张氏医通·肺痿》说："盖肺胀实证居多。"《证治汇补·咳嗽》认为肺胀："又有气散而胀者宜补肺，气逆而胀者宜降气，当参虚实而施治。"提示肺胀应当分虚实辨证论治。

根据肺胀的临床表现，主要见于西医的慢性阻塞性肺气肿和慢性肺源性心脏病，也见于老年性肺气肿，当这些疾病出现肺胀的临床表现时，可参考本节论治。

## 一、病因病机

本病的发生，多因久病肺虚，痰瘀潴留，每因复感外邪诱使本病发作加剧。

1. 肺病迁延

肺胀多见于内伤久咳、久喘、久哮、肺痨等肺系慢性疾患，迁延失治，逐步发展所致，是慢性肺系疾患的一种归宿。因此，慢性肺系疾患也就成为肺胀的基本病因。

2. 六淫乘袭

六淫既可导致久咳、久喘、久哮、支饮等病证的发生，又可诱发加重这些病证，反复乘袭，使它们反复迁延难愈，导致病机的转化，逐渐演化成肺胀。故感受外邪应为肺胀的病因。

3. 年老体虚

肺胀患者虽可见于青少年，但终归少数，而以年老患者为多。年老体虚，肺肾俱不足，体虚不能卫外是六淫反复乘袭的基础，感邪后正不胜邪而病益重，反复罹病而正更虚，如是循环不已，促使肺胀形成。病变首先在肺，继则影响脾、肾，后期病及于心、肝。因肺主气，开窍于鼻，外合皮毛，主表卫外，故外邪从口鼻、皮毛入侵，每多首先犯肺，导致肺气宣降不利，上逆而为咳，升降失常则为喘，久则肺虚，主气功能失常。若肺病及脾，子盗母气，脾失健运，则可导致肺脾两虚。肺为气之主，肾为气之根，肺伤及肾，肾气衰惫，摄纳无权，则气短不续，动则益甚。且肾主水，肾阳衰微，则气不化水，水邪泛溢则肿，凌心肺则喘咳心悸。肺与心脉相通，肺气辅佐心脏运行血脉，肺虚治节失职，则血行涩滞，循环不利，血瘀肺脉，肺气更加壅塞，造成气虚血滞，血滞气郁，由肺及心的恶性后果，临床可见心悸、紫绀、水肿、舌质暗紫等症。心阳根于命门真火，肾阳不振，进一步导致心肾阳衰，可呈现喘脱危候。

病理因素有痰浊、水饮、瘀血、气虚、气滞，它们互为影响，兼见同病。痰饮的产生，初由肺气郁滞，脾失健运，津液不归正化而成，渐因肺虚不能布津，脾虚不能转输，肾虚不能蒸化，痰浊潴留益甚。痰、饮、湿（浊）同属津液停积而成。痰饮水浊潴留，其病理是滞塞气机，阻塞气道，肺不能吸清呼浊，清气不足而浊气有余，肺气胀满不能敛降，故胸部膨膨胀满，憋闷如塞。痰浊水饮亦可损伤正气和妨碍血脉运行。气虚气滞的形成，因气根于肾，主于肺，本已年老体虚，下元虚惫，加之喘咳日久，积年不愈，必伤肺气，反复发作，由肺及肾，必致肺肾俱虚。肺不主气而气滞，肾不纳气而气逆，气机当升不升、当降不降，肺肾之气不能交相贯通，以致清气难入，浊气难出，滞于胸中，壅埋于肺而成肺胀。瘀血的产生，与肺、肾气虚，气不行血及痰浊壅阻，血涩不利有关。瘀血形成后，又因瘀而滞气，加重痰、气滞塞胸中，成为肺胀的重要病理环节。

由此可见，肺胀的病理性质多属标实本虚。标实为痰浊、水饮、瘀血和气滞，痰有寒化与热化之分；本虚为肺、脾、肾气虚，晚期则气虚及阳，或阴阳两虚。其基本病机是肺之体用俱损，呼吸机能错乱，气壅于胸，滞留于肺，痰瘀阻结肺管气道，导致肺体胀满，张缩无力，而成肺胀。如内有停饮，又复感风寒，则可成为外寒内饮证。感受风热或痰郁化热，可表现为痰热证。痰浊壅盛，或痰热内扰，蒙蔽心窍，心神失主，则意识朦胧、嗜睡甚至昏迷；痰热内闭，热邪耗灼营阴，肝肾失养，阴虚火旺，肝火挟痰上扰，气逆痰升，肝风内动则发生肢颤，抽搐；痰热迫血妄行，则动血而致出血。亦可因气虚日甚，气不摄血而致出血。病情进一步发展可阴损及阳，阳虚不能化气行水，成为阳虚水泛证；阳虚至极，出现肢冷、汗出、脉微弱等元阳欲脱现象。

## 二、临床表现

喘、咳、痰、胀，即喘息气促、咳嗽、咯痰、胸部膨满、胀闷如塞等是肺胀的证候特征。病久可见唇甲紫绀、心悸浮肿等症。兼外邪或调治不当，其变证坏病可见昏迷、抽搐以至喘脱等。

肺胀是多种慢性肺系疾病后期转归而成，故有长期的咳嗽、咯痰、气喘等症状，胸肺膨胀和病变由肺及心的过程是逐渐形成的。早期除咳嗽、咯痰外，仅有疲劳或活动后有心悸气短，随着病程的进展，肺气壅塞肿满逐渐加重，叩之膨膨作响，自觉憋闷如塞，心悸气急加重或颜面爪甲紫绀；进一步发展可出现颈脉动甚，右胁下癥积，下肢浮肿甚至有腹水。病变后期，喘咳上气进一步加重，倚息不能平卧，白黏痰增多或咯黄绿色脓痰，紫绀明显，头痛，有时烦躁不安，有时神志模糊，或嗜睡或谵语，或有肌肉困疼，震颤，抽搐，甚或出现咯血、吐血、便血等。舌质多为暗紫、紫绛，舌下脉络瘀暗增粗。

## 三、诊断

（1）典型的临床表现为胸部膨满，胀闷如塞，喘咳上气，痰多及烦躁，心悸等，以喘、咳、痰、胀为特征。

（2）病程缠绵，时轻时重，日久可见面色晦暗，唇甲紫绀，脘腹胀满，肢体浮肿，甚或喘脱等危重证候，病重可并发神昏、动风或出血等症。

（3）有长期慢性喘咳病史及反复发作史，一般经10~20年形成；发病年龄多为老年，中青年少见。

(4)常因外感而诱发,其中以寒邪为主,过劳、暴怒、炎热也可诱发本病。

(5)体检可见桶状胸,胸部叩诊为过清音,肺部闻及哮鸣音或痰鸣音及湿性啰音,且心音遥远。

(6)X线、心电图等检查,支持西医学肺气肿、肺心病的诊断。

## 四、鉴别诊断

肺胀与哮病、喘病均以咳逆上气,喘满为主症,有其类似之处,其区别如下。

1. 哮病

哮病是一种发作性的痰鸣气喘疾患,常突然发病,迅速缓解,且以夜间发作多见;肺胀是包括哮病在内的多种慢性肺系疾病后期转归而成,每次因外感诱发为逐渐加重,经治疗后逐渐缓解,发作时痰瘀阻痹的症状较明显,两病有显著的不同。

2. 喘病

喘病是以呼吸困难为主要表现,可见于多种急慢性疾病的过程中,常为某些疾病的重要主症和治疗的重点。但肺胀由多种慢性肺系疾病迁延不愈发展而来,喘咳上气,仅是肺胀的一个症状。

## 五、辨证论治

### (一)辨证要点

1. 辨标本

虚实肺胀的本质是标实本虚,要分清标本主次,虚实轻重。一般感邪发作时偏于标实,平时偏于本虚。标实为痰浊、瘀血,早期痰浊为主,渐而痰瘀并重,并可兼见气滞、水饮错杂为患。后期痰瘀壅盛,正气虚衰,本虚与标实并重。

2. 辨脏腑

阴阳肺胀的早期以气虚或气阴两虚为主,病位在肺脾肾,后期气虚及阳,以肺、肾、心为主,或阴阳两虚。

### (二)治疗原则

根据标本虚实,分别选用祛邪扶正是本病的治疗原则。一般感邪时偏于邪实,侧重祛邪为主,根据病邪的性质,分别采取祛邪宣肺(辛温、辛凉)、降气化痰(温化、清化)、温阳利水(通阳、淡渗)、活血化瘀,甚或开窍、息风、止血等法。平时偏于正虚,侧重以扶正为主,根据脏腑阴阳的不同,分别以补养心肺,益肾健脾,或气阴兼调,或阴阳兼顾。正气欲脱时则应扶正固脱,救阴回阳。祛邪与扶正只有主次之分,一般相辅为用。

### (三)分证论治

1. 风寒内饮

[证候]咳逆喘满不得卧,气短气急,咯痰白稀,呈泡沫状,胸部膨满,恶寒,周身酸楚,面色青黯;舌体胖大,舌质暗淡,舌苔白滑,脉浮紧。

[证候分析]肺病日久,风寒引动内饮,壅结于肺,肺失宣肃,故咳逆喘满不得卧,气短气急,咯痰白稀,呈泡沫状;风寒束表,故恶寒,周身酸楚,面色青黯;舌体胖大,舌质暗淡,舌苔白滑,脉浮紧系外受风寒、内有水饮之象。

[治法]温肺散寒,降逆涤痰。

[代表方]小青龙汤。

方中麻黄、桂枝、干姜、细辛温肺散寒化饮;半夏、甘草祛痰降逆;佐以白芍、五味子收敛肺气,使散中有收。若咳而上气,喉中如有水鸡声,表寒不著者,可用射干麻黄汤;若饮郁化热,烦躁而喘,脉浮,用小青龙加石膏汤兼清郁热。

2. 痰热郁肺

[证候]咳逆,喘息气粗,痰黄或白,黏稠难咯,胸满烦躁,目胀睛突,或发热汗出,或微恶寒,溲黄便干,口渴欲饮;舌质暗红,苔黄或黄腻,脉滑数。

[证候分析]痰浊内蕴,郁而化热,肺失清肃,肺气上逆,故见咳逆,喘息气粗,胸满,目胀睛突;痰浊化热,痰热蕴肺,故痰黄或白,黏稠难咯;外感风热,故或伴身热,微恶寒,有汗不多;郁热伤津,故口渴欲饮尿黄,便干;舌边尖红,苔黄或黄腻,脉数或滑数,均为痰热壅盛之象。

[治法]清肺泄热,降逆平喘。

[代表方]越婢加半夏汤。

方用麻黄、石膏,辛凉配伍,辛能宣肺散邪,凉能清泄肺热;半夏、生姜散饮化痰以降逆;甘草、大枣安内攘外,以扶正祛邪。若痰热内盛,痰胶黏不易咯出,加鱼腥草、黄芩、瓜蒌皮、贝母、海蛤粉以清化痰热,痰热内盛亦可用桑白皮汤;痰热壅结,便秘腹满者,加大黄、风化硝通腑泄热;痰鸣喘息,不能平卧者,加射干、葶苈子泻肺平喘;若痰热伤津,口干舌燥,加天花粉、知母、麦门冬以生津润燥。

3. 痰瘀阻肺

[证候]咳嗽痰多,色白或呈泡沫,喉间痰鸣,喘息不能平卧,胸部膨满,憋闷如塞,面色灰白而暗,唇甲紫绀;舌质暗或紫,舌下瘀筋增粗,苔腻或浊腻,脉弦滑。

[证候分析]久病及脾,运化失司,痰浊内生,肺失宣降故咳嗽痰多,色白或呈泡沫,喉间痰鸣;痰浊夹瘀,阻滞气机、脉道,故胸部膨满,憋闷如塞,面色灰白而暗,唇甲紫绀;舌质暗或紫,舌下瘀筋增粗,苔腻或浊腻,脉弦滑乃痰浊夹瘀之象。

[治法]涤痰祛瘀,泻肺平喘。

[代表方]葶苈大枣泻肺汤合桂枝茯苓丸。

方中用葶苈子涤痰除壅,以开泄肺气;佐大枣甘温安中而缓药性,使泻不伤正;桂枝通阳化气,温化寒痰;茯苓除湿化饮;丹皮、赤芍助桂枝通血脉,化瘀滞。痰多可加三子养亲汤化痰下气平喘。本证亦可用苏子降气汤加红花、丹参等化痰祛瘀平喘。若腑气不利,大便不畅者,加大黄、厚朴以通腑除壅。

4. 痰蒙神窍

[证候]咳逆喘促日重,咯痰不爽,表情淡漠,嗜睡,甚或意识朦胧,谵妄,烦躁不安,入夜尤甚,昏迷,撮空理线,或肢体困动,抽搐;舌质暗红或淡紫,或紫绛,苔白腻或黄腻,脉细滑数。

[证候分析]本证为痰蒙神窍,肝风内动。因痰迷心窍,蒙蔽神机,故神志恍惚,表情淡漠,

谵妄,烦躁不安,撮空理线,嗜睡,昏迷;肝风内动,故肢体眴动,抽搐;肺虚痰蕴,故咳逆喘促,咯痰不爽;舌质暗红或淡紫,或紫绛,苔白腻或黄腻,脉细滑数,均为痰浊内蕴之象。

[治法]涤痰开窍。

[代表方]涤痰汤合安宫牛黄丸或至宝丹。

涤痰汤中半夏、茯苓、甘草、竹茹、胆南星清热涤痰;橘红、枳实理气行痰除壅;石菖蒲芳香开窍;人参扶正防脱。加安宫牛黄丸或至宝丹清心开窍。若舌苔白腻而有寒象者,以制南星易胆南星,开窍可用苏合香丸;若痰热内盛,见身热、烦躁、谵语、神昏、舌红苔黄者,加黄芩、桑白皮、葶苈子、天竺黄、竹沥以清热化痰;热结大肠,腑气不通者,加大黄、风化硝,或用凉膈散或增液承气汤通腑泄热。若痰热引动肝风而有抽搐者,加钩藤、全蝎、羚羊角粉凉肝息风;唇甲紫绀,瘀血明者,加红花、桃仁、水蛭活血祛瘀;如热伤血络,见皮肤黏膜出血、咯血、便血色鲜者,配清热凉血止血药,如水牛角、生地、丹皮、紫珠草、生大黄等;如血色晦暗,肢冷,舌淡胖,脉沉微,为阳虚不统,气不摄血,配温经摄血药,如炮姜、侧柏炭、童便或黄土汤、柏叶汤。

5.肺肾气虚

[证候]呼吸浅短难续,咳声低怯,胸满短气,甚则张口抬肩,倚息不能平卧,咳嗽,痰如白沫,咯吐不利,心慌,形寒汗出,面色晦暗;舌淡或黯紫,苔白润,脉沉细无力。

[证候分析]肺肾两虚,气失摄纳,故呼吸浅短难续,声低气怯,甚则张口抬肩,不能平卧;气虚不能布津,津凝为痰,故咳嗽,痰白如沫,咯吐不利;心肺气虚,阳不外展,故胸闷心悸,形寒汗出;肾气亏虚,肾气不固故腰膝酸软,小便清长,或尿有余沥;舌淡或暗紫,脉沉细无力,或结、代,均为肺肾气虚,肺失治节,气不帅血,血液瘀滞之象。

[治法]补肺纳肾,降气平喘。

[代表方]补虚汤合参蛤散。

方中用人参、黄芪、茯苓、甘草补益肺脾之气;蛤蚧、五味子补肺纳肾;干姜、半夏温肺化饮;厚朴、陈皮行气消痰,降逆平喘。还可加桃仁、川芎、水蛭活血化瘀。若肺虚有寒,怕冷,舌质淡,加桂枝、细辛温阳散寒;兼阴伤,低热,舌红苔少,加麦冬、玉竹、知母养阴清热,如见面色苍白,冷汗淋漓,四肢厥冷,血压下降,脉微欲绝等喘脱危象者,急加参附汤送服蛤蚧粉或黑锡丹补气纳肾,回阳固脱。

6.阳虚水泛

[证候]面浮,下肢肿,甚或一身悉肿,脘痞腹胀,或腹满有水,尿少,心悸,喘咳不能平卧,咯痰清稀,怕冷,面唇青紫;舌胖质黯,苔白滑,脉沉虚数或结代。

[证候分析]本证为心肾阳虚,水饮内停。水饮凌心射肺,故心悸,喘咳不能平卧;水化为饮,故咯痰清稀;阳气亏虚,气不化水,水邪泛滥,故面浮,下肢浮肿,甚则一身尽肿,腹部胀满有水;脾阳虚衰,运化无力,故脘痞,纳差;阳虚有寒,寒水内盛,故尿少,怕冷;面唇青紫,舌胖质暗,苔白滑,脉沉细,均为阳虚血瘀水停之象。

[治法]温阳化饮利水。

[代表方]真武汤合五苓散。

方中用附子、桂枝温阳化气以行水;茯苓、白术、猪苓、泽泻、生姜健脾利水;白芍敛阴和阳。还可加红花、赤芍、泽兰、益母草、北五加皮行瘀利水。水肿势剧,上渍心肺,心悸喘满,倚息不得卧,咳吐白色泡沫痰涎者,加沉香、牵牛子、椒目、葶苈子行气逐水。

## 六、其他疗法

1. 单方验方

(1)葶苈子6 g,海蛤粉5 g,地龙5 g,每日3次,饭后服。用于肺胀、心悸、气喘者。

(2)黄芪50 g,益母草10 g,白术15 g,水煎服,每日1剂,分2次服。用于肺胀缓解期。

(3)紫河车1具,焙干研末,每次3 g,每日3次。适用于肺肾阳虚之肺胀。

(4)杏仁、胡桃肉、浙贝母各60 g,共研细末,加生蜂蜜少许调服,每日3次,每次3 g。适用于肺肾气虚而肺胀者。

2. 针灸治疗

(1)体针:主穴取天突、膻中、列缺、太渊。脾虚痰盛,配脾俞、丰隆、足三里;肺肾两虚,配太溪、脾俞、肾俞、肺俞、气海;痰热蕴肺,配肺俞、尺泽、丰隆、合谷。适用于各类型肺胀。

(2)耳针:选平喘、肺、下屏尖、神门等耳穴,每次取2~3穴,强刺激,留针20~30分钟,每日或隔日1次。适用于各类型肺胀。

3. 穴位敷贴

以肉桂12 g,丁香18 g,白芥子10 g,白术90 g,制成膏药,每张重15 g,封密防潮贮藏。将药膏烘软,贴背部第3脊椎处。适用于肺胀,肾阳亏虚者。

## 七、验案举隅

刘某,女,42岁。

**初诊**(2017年5月14日):患者咳喘5年,冬夏易发,此次复发,迁延两月,经用抗感染、平喘止咳药等治疗,病情稍减轻。上月因外感而加重,再次入院。气急咳喘,尚能平卧,胸膈满闷,喉间有水鸡声,痰多色黄,咯吐不易,汗多怕冷,大便溏薄;舌苔薄黄,脉细滑数。入院后,先从痰浊阻肺、肾不纳气论治,予三拗汤、三子养亲汤、二陈汤,并予吸氧,配用氨茶碱等经治9日,病情尚无好转。刻见:喘甚,头汗较多,痰黄;舌红苔黄,脉细滑数。7剂。

**辨证**:痰浊阻肺,痰热伤阴,肾不纳气。

**治法**:清热化痰,纳气平喘。

**处方**:麻杏石甘汤加味。麻黄10 g,杏仁10 g,生石膏30 g,甘草10 g,黄芩10 g,桑白皮15 g,川贝母10 g,苏子10 g,蛤蚧粉12 g,射干10 g,竹茹15 g。

**二诊**(2017年5月21日):药后喘息缓而头汗少,1周后喘平。但咳痰稠黄难咯,口咽干;舌红少津,脉细滑。阴虚之象已露,转予养阴清化痰热为发。处方:南北沙参各10 g,天冬10 g,五味子10 g,白芍15 g,蛤蚧3 g,知母10 g,川贝母10 g,白前10 g,杏仁10 g,苏子10 g,生甘草10 g,瓜蒌皮15 g。

**随访**:经治半月,病情得解,继予麦味地黄汤加味,巩固后出院。

## 八、转归预后

肺胀的多种证候之间,存在着一定的联系,各证常可互相兼夹转化。其预后受患者的体质、年龄、病程及治疗等因素影响。一般说来，素体较壮、年轻、病程短、病情轻，治疗及时有力者，可使病情基本控制，带病延年，反之则迁延恶化。如出现气不摄血，咳吐泡沫血痰，或吐血、便血；或痰蒙神窍，肝风内动，谵妄昏迷，震颤、抽搐；或见喘脱，神昧，汗出肢冷，脉微欲绝，内闭外脱等危象时，如不及时救治则预后不良。

## 九、预防与调摄

预防本病的关键，是重视对原发病的治疗。一旦罹患咳嗽、哮病、喘病、肺痨等肺系疾病，应积极治疗，以免迁延不愈，发展为本病。加强体育锻炼，平时常服扶正固本方药，有助提高抗病能力。既病之后，宜适寒温，预防感冒，避免接触烟尘，以免诱发加重本病。如因外感诱发，立即治疗，以免加重。戒烟酒及恣食辛辣、生冷之品。有水肿者应进低盐或无盐饮食。

## 十、结语

肺胀是慢性肺系疾病迁延，反复感邪，导致肺管不利，肺气不能宣降，清气难入，浊气难出，气壅于胸，滞留于肺的病变。病位在肺，继则影响脾肾，后期及心肝。病理性质属本虚标实。本虚多为气虚、气阴两虚，发展为阳虚；标实为气滞、痰浊、水饮、瘀血。气虚、血瘀、痰阻则贯穿于肺胀之始终。由于标本虚实常相兼夹，又互为影响，故成为迁延难愈，日渐加重的病证。临床以肺气胀满胸闷，咳喘短气，紫绀、心悸、浮肿为主症，若病情加重，还可出现心脉瘀阻、阳虚水泛、痰蒙神窍、痰热动风、气不摄血、内闭外脱等危重证候。本病严重危害患者健康与生命，应积极防治。预防上重视治疗原发疾病，控制其迁延发展是关键。治疗上应祛邪扶正，标本兼顾。感邪时偏于邪实，急者祛邪治标为主，平时偏于正虚，缓者以扶正治本为主，常以祛邪宣肺、降气化痰、温阳行水、活血化瘀、补益肺气、健脾化痰、补肾纳气、滋补阴阳诸法灵活施治，病危时还须采用开窍、息风、止血、扶正固脱、救阴回阳等法以救急。但急则治标，缓则治本，标本兼顾应贯穿于本病治疗的全过程。

## 十一、文献摘要

《素问·大奇论》："肺之壅，喘而两胠满。"

《金匮要略·肺痿肺痈咳嗽上气病脉证并治》："上气喘而躁者，属肺胀。"

《诸病源候论·上气鸣息候》："肺主于气，邪乘于肺则肺胀，胀则肺管不利，不利则气道涩，故上气喘逆鸣息不通。"

《圣济总录·肺胀》："其证气胀满，膨膨而咳喘。"

《寿世保元·痰喘》："肺胀喘满，膈高气急，两胁煽动，陷下作坑，两鼻窍张，闷乱嗽渴，声嗄不鸣，痰涎壅塞。"

《证治汇补·咳嗽》："肺胀者，动则喘满，气急息重，或左或右，不得眠者是也。如痰挟瘀血碍气，宜养血以流动乎气，降火以清利其痰……风寒郁于肺中，不得发越，喘嗽胀闷者，宜发汗以祛邪，利肺以顺气。"

（米烈汉）

## 第五节 肺痈

肺痈是指由于热毒瘀结于肺,以致肺叶生疮,肉败血腐,形成脓疡,以发热、咳嗽、胸痛、咯吐腥臭浊痰,甚则咯吐脓血痰为主要临床表现的一种病证。

肺痈属内痈之一,是内科较为常见的疾病。中医药治疗本病有着丰富的经验,历代医家创立了许多有效方剂,其中不少方药长期为临床所选用。

《金匮要略》首次列有肺痈病名,并作专篇进行讨论。《金匮要略·肺痿肺痈咳嗽上气病脉证并治》曰:"咳而胸满振寒,脉数,咽干不渴,时出浊唾腥臭,久久吐脓如米粥者,为肺痈。"指出成脓者治以排脓,未成脓者治以泻肺,分别制定了相应的方药,还强调早期治疗的重要性。汉以后,对肺痈的认识有所发展。晋代《脉经》对本病的诊断和辨证有详细的论述。隋代《诸病源候论·肺痈候》说:"肺痈者……寒乘虚伤肺,寒搏于血,蕴结成痈,热又加之,积热不散,血败为脓。"认为风寒化热亦可为痈,并强调正虚是发病的重要原因。唐代《备急千金要方》创用苇茎汤以清肺排脓,活血消痈,此为后世治疗本病的要方。迄至明清,对本病的认识更趋深入、全面。明代《医学纲目》有"肺痈者,由食啖辛热炙煿,或醺饮热酒,燥热伤肺"的论述,认为饮食不节为本病的病因之一。陈实功《外科正宗·肺痈论》对肺痈初起、已成、溃后的临床表现作了详细的描述,根据病机演变提出了初起在表者宜散风清肺,已有里热者宜降火益阴,脓成则平肺排脓,脓溃正虚者宜补肺健脾的治疗原则。清代《医门法律·肺痿肺痈门》认为病由"五脏蕴崇之火,与胃中停蓄之热,上乘于肺",认识到他脏及肺的发病机理,治疗上主张以"清肺热,救肺气"为要点。《张氏医通》主张"乘初宠时极力攻之""慎不可用温补保肺药,尤忌发汗伤其肺气"。指出了本病的治疗原则和治疗注意事项。

肺痈主要见于西医学肺脓肿。其他如化脓性肺炎、肺坏疽及支气管扩张、肺结核空洞等伴化脓性感染者出现肺痈的临床表现时,可参考本节论治。

## 一、病因病机

本病由感受外邪,内犯于肺,或痰热素盛,蒸灼肺脏,以致热壅血瘀,蕴酿成痈,血败肉腐化脓。

**1. 感受外邪**

多为风热外邪自口鼻或皮毛侵犯于肺所致,正如《类证治裁·肺痿肺痈》所说:"肺痈者,咽干吐脓,因风热客肺蕴毒成痈。"或因风寒袭肺,未得及时表散,内蕴不解,郁而化热所为,《张氏医通·肺痈》曾说:"肺痈者,由感受风寒,未经发越,停留胸中,蕴发为热。"肺脏受邪热熏灼,肺气失于清肃,血热壅聚而成。

**2. 痰热素盛**

平素嗜酒太过或嗜食辛辣炙煿厚味,酿湿蒸痰化热,熏灼于肺;或肺脏宿有痰热,或他脏痰浊瘀结日久,上干于肺,形成肺痈。若宿有痰热蕴肺,复加外感风热,内外合邪,则更易引发本病。《医宗金鉴·外科心法要诀·肺痈》曾指出:"此症系肺脏蓄热,复伤风邪,郁久成痈。"

劳累过度,正气虚弱,则卫外不固,外邪易乘虚侵袭,是致病的重要内因。本病病位在肺,病理性质属实、属热。《杂病源流犀烛·肺病源流》谓:"肺痈,肺热极而成痈也。"因邪热郁肺,蒸液成痰,邪阻肺络,血滞为瘀,而致痰热与瘀血互结,蕴酿成痈,血败肉腐化脓,肺损络伤,脓疡溃破外泄,其成痈化脓的病理基础,主要在热壅血瘀。

正如《柳选四家医案·环溪草堂医案·咳喘门》所说,"肺痈之病,皆因邪瘀阻于肺络,久蕴生热,蒸化成痈",明确地突出"瘀热"的病理概念。

本病的病理演变过程,可以随着病情的发展,邪正的消长,表现为初期、成痈期、溃脓期、恢复期等不同阶段。

初期:因风热(寒)之邪侵犯卫表,内郁于肺,或内外合邪,肺卫同病,蓄热内蒸,热伤肺气,肺失清肃,出现恶寒、发热、咳嗽等肺卫表证。

成痈期:为邪热壅肺,蒸液成痰,气分热毒浸淫及血,热伤血脉,血为之凝滞,热壅血瘀,蕴酿成痈,表现高热,振寒、咳嗽、气急、胸痛等痰瘀热毒蕴肺的证候。

溃脓期:为痰热与瘀血壅阻肺络,肉腐血败化脓,肺损络伤,脓疡溃破,排出大量腥臭脓痰或脓血痰。

恢复期:为脓疡内溃外泄之后,邪毒渐尽,病情趋向好转,但因肺体损伤,故可见邪去正虚,阴伤气耗的病理过程,继则正气逐渐恢复,痈疡渐告愈合。若溃后脓毒不尽,邪恋正虚,每致迁延反复,日久不愈,病势时轻时重,而转为慢性。

## 二、临床表现

热毒瘀结,血败肉腐成痈所引起的肺痈症状,如发热、咳嗽、胸痛、咯吐腥臭浊痰,甚则脓血痰等,是肺痈的临床表现特征。本病发病多急,常突然出现恶寒或寒战,高热,午后热甚,咳嗽胸痛,咯吐黏浊痰,经过旬日左右,痰量增多,咯痰如脓,有腥臭味,或脓血相兼,甚则咯血量多,随着脓血的大量排出,身热下降,症状减轻,病情有所好转,经数周逐渐恢复。如脓毒不净,持续咳嗽,咯吐脓血臭痰,低烧,出汗,形体消瘦者,则可转入慢性。舌红,苔黄或黄腻,脉滑数或实。恢复阶段,多见气阴两虚,故舌质红或淡红,脉细或细数无力为多见。

## 三、诊断

(1)有外感因素或有痰热甚之病史。
(2)起病急骤,突然寒战高热,咳嗽,胸痛,咯吐大量腥臭浊痰,甚则脓血痰。
(3)脓血浊痰吐入水中,沉者是痈脓,浮者是痰;口啖生黄豆或生豆汁不觉有腥味者,便为肺痈。
(4)肺部病侧呼吸音降低或闻及湿啰音。慢性病变还可见爪甲紫而带弯,指端呈鼓槌样。
(5)血常规化验,白细胞总数及中性粒细胞增高;X线胸片检查可见大片浓密炎症阴影或透光区及液平面;支气管碘油造影、纤维支气管镜检查等,有助于西医肺脓疡的诊断。

## 四、鉴别诊断

肺痈须着重与下列病证鉴别。

1. 风温

风温初起以发热,咳嗽,烦渴或伴气急胸痛为特征,与肺痈初期颇难鉴别。

但风温经及时正确治疗,一般邪在气分即解,多在1周内身热下降,病情向愈。如病经1周,身热不退或更盛,或退而复升,咯吐浊痰腥臭,胸痛不解,应考虑肺痈的可能。

2. 其他

痰热蕴肺证肺脏其他疾患若发生痰热蕴肺时,亦可表现发热、咳嗽、胸痛、咯痰带血等症状,但他们以肺热蕴肺证为主,病情较肺痈轻,临床咯吐浓稠浊痰较多,仅夹有血丝或伴咯血;而肺痈则为瘀热蕴结成痈,酿脓溃破,病情较重,寒战高热、胸痛较甚,尤其是可见咯吐大量腥臭脓血浊痰。

## 五、辨证论治

### (一)辨证要点

1. 掌握病性

本病为热毒瘀结于肺,但应辨别痰、热、毒、瘀的主次及注意有无气阴的伤耗。

2. 辨别病期

本病属于邪实证候,但各个病期的病机重点有所差异,故应结合病程和临床表现分辨出初期、成痈期、溃脓期、恢复期,以为临床治疗提供依据。

### (二)治疗原则

清热散结,解毒排脓以祛邪,是治疗肺痈的基本原则。针对不同病期,分别采取相应治法。如:初期,以清肺散邪;成痈期,清热解毒,化瘀消痈;溃脓期,排脓解毒;恢复期,阴伤气耗者养阴益气,若久病邪恋正虚者,当扶正祛邪。在肺痈的治疗过程中,要坚持在未成脓前给予大剂清肺消痈之品以力求消散;已成脓者当解毒排脓,按照"有脓必排"的原则,尤以排脓为首要措施;脓毒消除后,再予以补虚养肺。

肺痈为热壅血瘀的实热病证,即使风寒所致也已经化热,故切忌用辛温发散之品以退热,恐以热助热,邪热鸱张。同时,亦不宜早投补敛之剂,以免助邪资寇,延长病程,即使见有虚象,亦当分清主次,酌情兼顾。

### (三)分证论治

1. 初期

[证候]发热微恶寒,咳嗽,咯黏痰或黏脓性痰,痰量由少渐多,胸痛,咳时尤甚,呼吸不利,口干鼻燥;舌苔薄黄或薄白,脉浮数而滑。

[证候分析]风热初客,卫表不和,故见寒热表证;风热犯肺,肺气失于宣肃,而见咳嗽、呼吸不利;肺络阻滞则胸痛;邪热煎熬津液成痰,故咯痰黏白;风热上受,则口干鼻燥;风热在表,故苔薄黄,脉浮滑数。

[治法]清热散邪。

[代表方]银翘散。

方中用金银花、连翘、芦根、竹叶辛凉宜泄、清热解毒;配荆芥、薄荷、豆豉助银花、连翘以辛散表邪,透热外出;桔梗、甘草、牛蒡子轻宣肺气。若内热转甚,身热,恶寒不显,咯痰黄稠,口揭者,酌加石膏、黄芩、鱼腥草以清肺泄热;痰热蕴肺,咳甚痰多,配杏仁、浙贝母、桑白皮、冬瓜仁、枇杷叶肃肺化痰;肺气不利,胸痛,呼吸不畅者,配瓜蒌皮、郁金宽胸理气。

2. 成痈期

[证候]身热转甚,时时振寒,继则壮热不寒,汗出烦躁,咳嗽气急,胸满作痛,转侧不利,咳吐浊痰,呈现黄绿色,自觉喉间有腥味,口干咽燥;舌苔黄腻,脉滑数。

[证候分析]邪热从表入里,热毒内盛,正邪交争,故壮热、振寒、汗出、烦躁;热毒壅肺,肺气上逆,肺络不和,则咳嗽、气急、胸痛;痰浊瘀热郁蒸成痈,则咯吐黄浊痰,喉中有腥味;热入血分,耗津伤液,故口干咽燥而渴不多饮;痰热内盛,故苔黄腻,脉滑数。

[治法]清肺化瘀消痈。

[代表方]千金苇茎汤合如金解毒散。

千金苇茎汤中,苇茎清解肺热;薏苡仁、冬瓜仁化浊祛痰;桃仁活血化瘀,全方共奏化痰泄热,通瘀散结消痈之功。如金解毒散中,黄芩、黄连、栀子、黄柏降火解毒;甘草、桔梗解毒祛痰,宣肺散结以消痈。两方合用则具清热解毒,化浊祛痰,活血散瘀,解痰、瘀、热毒之壅滞,以散结消痈。另可酌加金银花、蒲公英、紫花地丁、鱼腥草、败酱草等以加强清热解毒;大便秘结者加大黄通腑泻热;热毒瘀结,咯脓浊痰,腥臭味甚者,可合犀黄丸以解毒化瘀;咯痰黄稠,酌配桑白皮、瓜蒌、射干、海蛤壳以清化痰热;痰浊阻肺,咳而喘满,咯痰浓浊量多,不得平卧者,加葶苈予以泻肺泄浊;胸满作痛,转侧不利者,加浙贝母、乳香、没药散结消痈。

3. 溃脓期

[证候]突然咯吐大量血痰,或痰如米粥,腥臭异常,有时咯血,胸中烦满而痛,甚则气喘不能平卧,仍身热面赤,烦渴喜饮;舌质红,苔黄腻,脉滑数或数实。

[证候分析]血败肉腐,痈脓内溃外泄,故陡然咳吐大量腥臭脓血痰;热毒瘀结,肺损络伤,则咯血;脓毒蕴肺,肺脉瘀阻,肺气不利,则胸中烦满而痛,气喘;热毒内蒸,故身热、面赤、烦渴,苔黄腻,质红或绛,脉滑数或数实。

[治法]排脓解毒。

[代表方]加味桔梗汤。

方中桔梗宣肺祛痰,排脓散结,为本方排脓之主药,用量宜大;薏苡仁、贝母、橘红化痰散结排脓;金银花、甘草清热解毒;葶苈子泻肺除壅;白及凉血止血。另可加黄芩、鱼腥草、野荞麦根、败酱草、蒲公英等清肺解毒排脓。咯血酌加丹皮、栀子、蒲黄、藕节、三七等凉血化瘀止血。痈脓排泄不畅,脓液量少难出,配山甲片、皂角刺以溃痈排脓,但咯血者禁用;气虚无力排脓者,加生黄芪益气托里排脓;津伤明显,口干舌燥者,可加玄参、麦冬、花粉以养阴生津。

4. 恢复期

[证候]身热渐退,咳嗽减轻,咯吐脓血渐少,臭味亦减,痰液转为清稀,或见胸胁隐痛,难以久卧,气短乏力,自汗,盗汗,低热,午后潮热,心烦,口干咽燥,面色不华,形瘦神疲;舌质红或淡红,苔薄,脉细或细数无力。

[证候分析]脓溃之后,邪毒已去,故热降咳轻,脓痰日少,痰转清稀,神振纳佳;但因肺损络伤,溃处未敛,故胸胁隐痛,难以久卧;肺气亏虚则气短,自汗;肺阴耗伤,虚热内灼,则盗汗,低热,潮热,心烦,口干;正虚未复,故面色不华,形瘦神疲;气阴两伤,故舌质红或淡红,脉细或细数无力。若邪恋正虚,脓毒不尽,则转为慢性病变。

[治法]益气养阴清肺。

[代表方]沙参清肺汤合竹叶石膏汤。

方中黄芪、太子参、粳米、北沙参、麦冬等益气养阴;石膏清肺泄热;桔梗、薏苡仁、冬瓜仁、半夏等排脓祛痰消痈;白及、合欢皮止血祛腐生肌。低热可酌加功劳叶、地骨皮、白薇以清虚热;若脾虚食少便溏者,加白术、茯苓、山药补益脾气,培土生金;若邪恋正虚,咳嗽,咯吐脓血痰日久不净,或痰液一度清稀而复转臭浊,病情时轻时重,反复迁延不愈,当扶正祛邪,益气养阴,排脓解毒,酌加鱼腥草、败酱草、野荞麦根等清热解毒消痈。

## 六、其他疗法

1. 单方验方

(1)金荞麦根茎洗净晒干,去根须,切碎,以瓦罐盛干药250 g,加清水1 250 mL,少量黄酒,罐口用竹箬密封,隔水文火蒸煮3小时,最后得净汁约1 000 mL,加防腐剂备用。成人每次服40 mL,每日2次,儿童酌减。亦可用金荞麦根60~120 g,煎服,每日1剂。

(2)鱼腥草30 g,金荞麦50 g。煎服,每日1剂。

(3)鲜芦根、冬瓜仁各30 g,适量,捣汁。蒸热服,每日2~3次。

2. 针灸治疗

体针法治疗肺痈:针灸治疗肺痈根据不同阶段有不同的取穴方法。

(1)肺痈初期,可取大椎、合谷、曲池、外关、尺泽等穴。泻法,强刺激间歇留针10~20分钟,每日2次。

(2)肺痈成痈期,可取合谷、尺泽、肺俞、膈俞、太渊、外关等穴。泻法,强刺激间歇留针30分钟,每日2次。

(3)肺痈溃脓期,可取肺俞、尺泽、委中、内关、足三里等穴。尺泽、委中用三棱针点刺出血,其余各穴用泻法,强刺激间歇留针30分钟,每日2次。

(4)肺痈恢复期,可取肺俞、膏肓、肾俞、太溪、三阴交等穴。低热不退加内关;痰多纳差者加中脘、足三里。以上各穴均平补平泻,中等刺激留针15分钟。

3. 敷贴疗法

白芥子50 g,大蒜50 g,大黄100 g。混合捣如泥,敷药时,下垫油纱布2~4层,外敷肺俞穴及胸背的阿是穴(湿性啰音区),每次2小时,胸背部轮换敷。适用于肺痈成痈期和溃脓期。

## 七、验案举隅

蒋某,男,35岁。

诊疗日期:2016年3月5日。间歇性寒热、咳嗽已半月。开始突发寒热,无汗,鼻塞,咳嗽,痰吐黏白。此后寒热断续不清,入暮为甚,至晨热平,延至二旬左右,左胸剧痛如刺,咳嗽及呼吸时加剧,语言不利;舌苔薄白,质偏红,脉滑数。检查:体温39.2 ℃,左下肺听诊呼吸音稍低,触诊语颤音较弱,叩诊呈浊音。查血常规:WBC $30.4 \times 10^9$/L,N90%。胸部X线摄片见:左下叶肺脓疡。入院治疗。

辨证:肺痈成痈期,风寒袭肺,郁而化热,蒸液成痰,热壅血瘀。

治法:清热解毒,化痰消痈。

处方：桃仁 10 g,生薏苡仁 30g,冬瓜子 30 g,芦根 30 g,鱼腥草 30 g,桔梗 10 g,甘草 10 g,金银花 20 g,连翘 15 g,天花粉 10 g,知母 10 g,金荞麦 30 g。

疗效：上药日服 1 剂,3 日后热平,吐出脓血痰 10 多口,咳嗽渐止,胸痛缓解。10 日后胸部 X 线摄片复查,见左下肺脓肿已吸收,外周血白细胞计数亦在正常范围。继续服药,以资巩固,住院 2 周出院。

## 八、转归预后

本病的转归与预后,与热毒的轻重,体质的强弱,诊治是否及时、得当等因素有关。凡能早期确诊,及时治疗,在初期即可截断病势的发展不致酿成肺痈；若在成痈初期得到有力地清解消散,则病情较轻,疗程较短；凡老人、儿童、体弱和饮酒成癖者患本病,因正气虚弱或肺有郁热,须防其病情迁延不愈或发生变证。一般情况下,本病是按照初期、成痈期、溃脓期和恢复期的病势发展规律进行转归,溃脓期是病情顺逆的转折期,其关键在于脓液能否通畅排出。凡脓得畅泄,脓血稀而渐少,臭味转淡,胸胁痛渐减,坐卧如常,身热随脓泄而降,溃后精神渐振,食欲增加,脉象渐静,病势为顺；脓血排泄不畅,臭味如败卵,腥臭异常,气喘鼻煽,胸痛不减,坐卧不安,声音嘶哑,身热不退,饮食少进,精神疲乏,脉短涩或弦急,病势为逆。溃脓阶段若发生大量咯血,应警惕血块阻塞气道,或气随血脱的危象,发生时当按照"血证"治疗,采取相应的急救措施。如脓溃后流入胸腔,是为恶候。此外如迁延转为慢性,有手术指征者,可请外科处理。

## 九、预防与调摄

预防方面,平素体虚或原有其他慢性疾患者,肺卫不固,易感外邪,当注意寒温适度,起居有节,以防受邪致病；并禁烟酒及辛辣炙煿食物,以免燥热伤肺。一旦发病,则当及早治疗,力求在未成痈前得到消散,或减轻病情。

调摄方面,应做到安静卧床休息,每日观察体温、脉象的变化,观察痰与脓的色、质、量、味的改变。注意室温的调节,做好防寒保暖,以防复感。在溃脓期可根据肺部病位,予以体位引流,如见大量咯血,应警惕血块阻塞气道。饮食宜清淡,多吃具有润肺生津化痰作用的水果,如梨、枇杷、萝卜、荸荠等,饮食不宜过咸,忌油腻厚味及辛辣刺激海腥发物,如大蒜、海椒、韭菜、海虾等,严禁烟酒。

## 十、结语

肺痈的特征是发热、咳嗽、胸痛、咳吐大量脓血痰。其形成由外感风热或风寒化热,或痰热素盛,或内外合邪,总之为热壅于肺不得泄,以致蒸液成痰,热壅血瘀,肉腐血败,成痈化脓。一般要经历初期、成痈期、溃脓期和恢复期四个阶段,每期的病理又各有重点,故辨证重点在分清病期。病理性质属实属热,治疗以清热散结,解毒排脓为原则。力争将病变控制在成脓以前,以大剂清肺消痈之品消散之；若已成脓又当解毒排脓,使脓疡易溃,脓血易引流；在恢复期应清养并举,既不能继续大剂清热解毒以伤正,又不能单纯补益而敛邪；若邪敛正虚,则应扶正祛邪。而清热法要贯穿治疗的全过程,务求邪去正复为要。若见恶候或慢性迁延,应请西医外科会诊。

## 十一、文献摘要

《金匮要略·肺痿肺痈咳嗽上气病脉证并治》:"风伤皮毛,热伤血脉;风舍于肺,其入则咳,口干喘满,咽燥不渴,多唾浊沫,时时振寒。热之所过,血为之凝滞,蓄结痈脓,吐如米粥,始萌可救。"

《医门法律·肺痿肺痈门》:"凡治肺痈病,以清肺热,救肺气,俾其肺叶不至焦腐,其生乃全。故清一分肺热,即存一分肺气,而清热必须涤其壅塞,分杀其势于大肠,令秽浊脓血日渐下移为妙。"

《证治汇补·胸膈门》:"久咳不已,浊吐腥臭,咳则胸中隐隐痛,口中辟辟燥,脉实滑数,大小便涩数,振寒吐沫,右胁拒按,为肺痈之病。因风寒内郁,痰火上凑,邪气结聚,蕴蓄成痈。"

《张氏医通·肺痈》:"肺痈危证……若溃后大热不止,时时振寒,胸中隐痛,而喘汗面赤,坐卧不安,饮食无味,脓痰腥秽不已者难治,若喘鸣不休,唇反,咯吐脓血,色如败卤,浦臭异常,正气大败,而不知痛,坐不得卧,饮食难进,爪甲紫而带弯,手掌如枯树皮,面艳颧红,声哑鼻煽者不治。"

《杂病源流犀烛·肺病源流》:"肺痈……无论已成未成,总当清热涤痰,使无留壅,自然易愈。凡患肺痈,手掌皮粗,气急脉数,颧红鼻煽,不能饮食者,皆不治。"

《类证治裁·肺痈》:"肺痈毒结有形之血,血结者排其毒。""肺痈由热蒸肺窍,致咳吐臭痰,胸胁刺痛,呼吸不利,治在利气疏痰,降火排脓。"

《柳选四家医案·环溪草堂医案·咳喘门》:"肺痈之病……初用疏瘀散邪泻热,可翼其不成脓也,继用通络托脓,是不得散而托之,使速溃也,再用排脓泄热解毒,是既溃而用清泄,使毒热速化而外出也,终用清养补肺,是清化余热,而使其生肌收口也。"

(米烈汉)

# 第四章

# 心脑系病证

## 一、主要证候及特征

心主血脉,主神明,心病的证候特征主要表现为血脉运行障碍和神志精神活动异常。脑为精明之府,又称元神之府,脑病的证候特征也表现为神志精神活动障碍。临床常见的心脑病证实证有痰火扰心,饮遏心阳;心血瘀阻及脑脉受损。虚证有心脑气血、阴阳不足及脑髓空虚等。主要证候如下。

### (一)痰火扰心

1. 主要证候

心悸怔忡,心烦失眠,或癫或狂;舌红或干裂,苔黄,脉弦数。

2. 证候特征

本证表现以心神不安为特征,或胸中躁动烦热,时发动悸;或心烦多梦,躁扰难寐;或急躁易怒,毁物伤人。

### (二)饮遏心阳

1. 主要证候

心悸,眩晕,胸胁胀满,尿少浮肿,脘痞泛呕;舌淡苔白滑,脉弦滑或沉紧。

2. 证候特征

本证以水饮内停,积于胸中,阻遏心阳的见症为特征;此外,常兼脾肾阳虚的见症。

### (三)心血瘀阻

1. 主要证候

心悸,胸闷,心痛时作,痛有定处,如刺如绞,口唇青紫;舌暗红或有瘀点瘀斑,脉细涩或结代。

2. 证候特征

本证以心脉血瘀引起心痛为主要表现,可兼见舌脉的血瘀征象,或伴有气滞、寒凝、气虚的表现。

### (四)脑脉受损

1. 主要证候

心悸怔忡,突发神志障碍,或伴有昏仆,偏瘫,抽搐;常见舌红苔黄腻,脉弦滑,或脉涩、结代。

2. 证候特征

本证为痰浊、瘀血损伤脑脉，以突发性神志障碍为主要见症。

### （五）心气虚

1. 主要证候

心悸不安，胸闷气短，动则益甚，伴有面色㿠白，自汗；舌淡苔薄白，或舌边尖有齿痕，脉虚无力或结代。

2. 证候特征

本证以心悸，胸痛气短，兼见气虚症状为特征。

### （六）心血虚

1. 主要证候

心悸怔忡，失眠多梦，健忘，眩晕，面色无华；舌淡苔白，脉细或结代。

2. 证候特征

本证以阴血亏虚，心神失养引起心悸、失眠为主要见症，伴有阴血亏虚表现。

### （七）心阴虚

1. 主要证候

心悸怔忡，心烦失眠，五心烦热，颜面潮红，口舌生疮；舌红少津，脉细数或结代。

2. 证候特征

本证以阴虚生内热，虚热扰心为主要见症。

### （八）心阳虚

1. 主要证候

心悸怔忡，心胸疼痛，面色苍白，畏寒肢冷，汗出；舌淡苔白，脉沉迟或结代。

2. 证候特征

本证以阳虚失于温煦，阳虚生内寒的见症为主要特征。

### （九）脑髓空虚

1. 主要证候

眩晕耳鸣，健忘痴呆，腰膝酸软，懒惰思卧，步行艰难，齿枯发焦；舌瘦苔薄，脉沉细弱。

2. 证候特征

本证以气血、肝肾亏虚，脑髓元神失养而引起眩晕、痴呆、健忘为主要见症。

## 二、病机述要

1. 痰火扰心

情志所伤，五志过极化火，灼津为痰，或过食肥甘辛辣，痰热内蕴，引起痰火扰心或蒙蔽清窍，导致心悸、失眠、癫狂等。

2. 饮遏心阳

久病脾肾阳虚，津液输布失常，停痰伏饮积于胸中，阻遏心阳，引起心悸、眩晕、脘痞、浮肿尿少等。

3.心血瘀阻

或由情志不遂,气滞血瘀,或因感受寒邪,寒凝血瘀,或为久病阳气亏虚,血运无力,而致瘀滞,引起心悸、胸痹心痛等。

4.脑脉受损

由于年老体虚,情志、饮食、劳倦所伤,引起气血逆乱,脑脉痹阻或血溢脑脉,或痰气损伤脑神,导致突发性神志障碍,或昏仆、偏瘫、抽搐等。

5.心气虚

多由禀赋薄弱,年老脏器虚衰,或久病体虚,伤耗心气,导致心失气之温养,引起心悸,胸闷气短等;汗为心之液,心气虚失于固摄而自汗。

6.心血虚

或由失血之后,或思虑过度,阴血暗耗,或禀赋不足,阴血生化不足,引起心血虚失于滋养,表现为心悸、失眠、健忘等。

7.心阴虚

多由失血过多,或阴血生化不足,或久病心火亢盛,火盛伤阴,或房劳过度,伤耗肾阴,致阴血、阴精不足,阴不制阳而生内热,表现为心悸、心烦失眠、五心烦热等。

8.心阳虚

多由年老阳气虚衰,或久病伤阳,导致心失于阳气之温煦,而表现为心悸怔忡、心胸疼痛、汗出肢冷等。

9.脑髓空虚

或由禀赋不足,年老体虚;或因久病气血亏虚,肝肾不足,脑髓失养,渐致脑髓空虚,出现眩晕、耳鸣耳聋、健忘、痴呆等症。

## 三、治疗要点

1.心脑病实证

治疗宜祛邪以损其有余,兼用重镇安神。痰火扰心者,宜清心豁痰泻火;饮遏心阳,宜温阳化饮;心血瘀阻,宜活血化瘀通络;脑脉受损,宜活血化瘀,化痰开窍;痰火、水饮、瘀血扰动心神,心神不安,宜重镇安神。心脑病证多属本虚标实之证,多表现为虚实夹杂,宜在上述治疗原则的基础上,结合气血阴阳虚损的不同,辨证论治。

2.心脑病虚证

虚证,当补其不足,兼以养心安神。心气虚者,宜补心气;心血虚,宜养心血;心阴虚,宜滋心阴;心阳虚,宜温心阳;脑髓空虚,宜补肾填髓;气血亏虚、心神失养,宜多兼用养心安神之法。由于气属阳,血属阴,故心气虚进一步发展,气损及阳而成心阳虚,心阴虚亦多兼心血虚,所以治疗心阳虚必加用补心气药,治心阴虚亦加用养心血药。通常治疗心气虚可酌加少许温心阳药,取"少火生气"之意;养心血时可加补气之药,益气以生血。若心脑气血双亏,阴阳俱虚,应两者兼治。

3.重视结合

治疗心脑病证。心脑病证虽然病位在心,但与肺、肝、脾、肾都有密切关系,应综合分析,全面治疗。心主血,肺主气,气以帅血,若心气不足,血行不畅,致使肺气宣降输布失常;肺气虚弱,宗气不足,血运无力,临床表现为心肺两虚,治宜补益心肺。肝主疏泄,调理全身气机,情志所伤,气机郁滞,可产生气滞血瘀,或气郁化火生痰;气血逆乱,还可痹阻脑脉或血溢脑脉。心主血,脾统血,思虑过度伤及心脾,或脾虚气血生化乏源,统摄无权,引起心血亏耗,表现心脾两虚,治当补益心脾。正常人心肾相交,若肾阴不足,心火独亢,或心火炽盛,独亢于上,不能交下,表现为心肾不交证,治宜滋阴降火,交通心肾。肾主骨生髓,年老或久病肾精亏虚,以致脑髓空虚,治疗则应多从补肾填精着手。

4. 急性期

重视病情监护,缓解期重视调养。心脑病证在急性发作期,应强化病情监护,注意神志、舌苔、脉象、呼吸、血压等变化,加强夜间巡视,做好各种急救措施准备,必要时予以吸氧、心电监护及保留静脉通道等,危重者应当中西医结合救治。缓解期应使患者保持心情舒畅,避免情志过极;饮食应予易消化吸收、营养结构合理、少食刺激性的饮食,保持大便通畅;劳逸适度,保证充分休息及充足的睡眠,力所能及地适当活动,以不加重病情为度。

# 第一节  心悸

心悸是因外感或内伤,致气血阴阳亏虚,心失所养;或痰饮瘀血阻滞,心脉不畅,引起以心中急剧跳动,惊慌不安,甚则不能自主为主要临床表现的一种病证。

心悸因惊恐、劳累而发,时作时止,不发时如常人,病情较轻者为惊悸;若终日悸动,稍劳尤甚,全身情况差,病情较重者为怔忡。怔忡多伴惊悸,惊悸日久不愈者亦可转为怔忡。

心悸是心脏常见病证,为临床多见,除可由心本身的病变引起外,也可由他脏病变波及于心而致。《内经》虽无心悸或惊悸、怔忡之病名,但有类似症状记载,如《素问·举痛论》曰:"惊则心无所依,神无所归,虑无所定,故气乱矣。"并认为其病因有宗气外泄,心脉不通,突受惊恐,复感外邪等,并对心悸脉象的变化有深刻认识。《素问·三部九候论》说:"参伍不调者病。"是现存文献中最早记载脉律不齐是疾病的表现。《素问·平人气象论》说:"脉绝不至曰死,乍疏乍数曰死。"是现存文献中最早认识到心悸时严重脉律失常与疾病预后的关系。汉代张仲景在《伤寒论》及《金匮要略》中以惊悸、心动悸、心下悸等为病证名,认为其主要病因有惊扰、水饮、虚损及汗后受邪等,记载了心悸时表现的结、代、促脉及其区别,提出了基本治则及炙甘草汤等治疗心悸的常用方剂。宋代《济生方·惊悸怔忡健忘门》率先提出怔忡病名,对惊悸、怔忡的病因病机、变证、治法作了较为详细的记述。《丹溪心法·惊悸怔忡》中提出心悸当"责之虚与痰"的理论。明代《医学正传·惊悸怔忡健忘证》对惊悸、怔忡的区别与联系有详尽的描述。《景岳全书·怔忡惊恐》认为怔忡由阴虚劳损所致,且"虚微动亦微,虚甚动亦甚",在治疗与护理上主张"速宜节欲节劳,切戒酒色""速宜养气养精,滋培根本"。清代《医林改错》论述了瘀血内阻导致心悸怔忡,认为用血府逐瘀汤治疗心悸每多获效。

心悸是临床常见病证之一,也可作为临床多种病证的症状表现之一,如胸痹心痛、失眠、健忘、眩晕、水肿、喘证等出现心悸时,应主要针对原发病进行辨证治疗。

根据本病的临床表现,西医学各种原因引起的心律失常,如心动过速、心动过缓、过早搏动、心房颤动或扑动、房室传导阻滞、病态窦房结综合征、预激综合征及心功能不全、心脏神经官能症等,凡以心悸为主要临床表现时,均可参考本节论治。

## 一、病因病机

### 1. 体虚久病

禀赋不足,素体虚弱,或久病失养,劳欲过度,气血阴阳亏虚,以致心失所养,发为心悸。

### 2. 饮食劳倦

嗜食膏粱厚味,煎炸炙爆,蕴热化火生痰,或伤脾滋生痰浊,痰火扰心而致心悸。劳倦太过伤脾,或久坐卧伤气,引起生化之源不足,而致心血虚少,心失所养,神不潜藏,而发为心悸。

### 3. 七情所伤

平素心虚胆怯,突遇惊恐或情怀不适,悲哀过极,忧思不解等七情扰动,忤犯心神,心神动摇,不能自主而心悸。

### 4. 感受外邪

风寒湿三气杂至,合而为痹,痹证日久,复感外邪,内舍于心,痹阻心脉,心之气血运行受阻,发为心悸;或风寒湿热之邪,由血脉内侵于心,耗伤心之气血阴阳,亦可引起心悸。如温病、疫毒均可灼伤营阴,心失所养而发为心悸。或邪毒内扰心神,心神不安,也可发为心悸,如春温、风温、暑温、白喉、梅毒等病,往往伴见心悸。

### 5. 药物中毒

药物过量或毒性较剧,损害心气,甚则损伤心质,引起心悸,如附子、乌头,或西药锑剂、洋地黄、奎尼丁、肾上腺素、阿托品等,当用药过量或不当时,均能引发心动悸、脉结代类证候。

心悸的发病,或由惊恐恼怒,动摇心神,致心神不宁而为惊悸;或因久病体虚,劳累过度,耗伤气血,心神失养,若病极邪盛,无惊自悸,悸动不已,则成为怔忡。

心悸的病位主要在心,由于心神失养,心神动摇,悸动不安。但其发病与脾、肾、肺、肝四脏功能失调相关。如脾不生血,心血不足,心神失养则动悸。脾失健运,痰湿内生,扰动心神,心神不安而发病。肾阴不足,不能上制心火,或肾阳亏虚,心阳失于温煦,均可发为心悸。肺气亏虚,不能助心以主治节,心脉运行不畅则心悸不安。肝气郁滞,气滞血瘀,或气郁化火,致使心脉不畅,心神受扰,都可引发心悸。

心悸的病性主要有虚实两方面。虚者为气血阴阳亏损,心神失养而致。实者多由痰火扰心,水饮凌心及瘀血阻脉而引起。虚实之间可以相互夹杂或转化。如实证日久,耗伤正气,可分别兼见气、血、阴、阳之亏损,而虚证也可因虚致实,而兼有实证表现,如临床上阴虚生内热者常兼火亢或夹痰热,阳虚不能蒸腾水湿而易夹水饮、痰湿,气血不足,气血运行滞涩而易出现气血瘀滞,瘀血与痰浊又常常互结为患。总之,本病为本虚标实证,其本为气血不足,阴阳亏损,其标是气滞、血瘀、痰浊、水饮,临床表现多为虚实夹杂之证。

## 二、临床表现

心悸的基本证候特点是发作性心慌不安,心跳剧烈,不能自主,或一过性、阵发性,或持续时间较长，或一日数次发作，或数日一次发作。常兼见胸闷气短，神疲乏力，头晕喘促，甚至不能平卧，以至出现晕厥。其脉象表现或数或迟，或乍疏乍数，并以结脉、代脉、促脉、涩脉为常见。

心悸失治、误治，可以出现变证。若心悸兼见浮肿尿少，形寒肢冷，坐卧不安，动则气喘，脉疾数微，此为心悸重症心肾阳虚、水饮凌心的特点。若心悸突发，喘促，不得卧，咯吐泡沫痰，或为粉红色痰涎，或夜间阵发咳嗽，尿少肢肿，脉数细微，此为心悸危症水饮凌心射肺之特点。若心悸突见面色苍白，大汗淋漓，四肢厥冷，喘促欲脱，神志淡漠，此为心阳欲脱之危症。若心悸脉象散乱，极疾或极迟，面色苍白，口唇紫绀，突发意识丧失，肢体抽搐，短暂即恢复正常而无后遗症，或一厥不醒，为心悸危症晕厥之特点。

## 三、诊断

（1）自觉心慌不安，心跳剧烈，神情紧张，不能自主，心搏或快速，或心跳过重，或忽跳忽止，呈阵发性或持续不止。

（2）伴有胸闷不适，易激动，心烦，少寐多汗，颤动，乏力，头晕等。中老年发作频繁者，可伴有心胸疼痛，甚至喘促，肢冷汗出，或见晕厥。

（3）常由情志刺激、惊恐、紧张、劳倦过度、饮酒饱食等原因诱发。

（4）可见有脉象数、疾、促、结、代、沉、迟等变化。

（5）心电图、血压、X线胸部摄片等检查有助于明确诊断。

## 四、鉴别诊断

心悸需与胸痹心痛相鉴别。

胸痹心痛患者也可伴见心悸的症状，如表现为心慌不安，脉结或代，但以胸闷心痛为主症。此外，胸痹心痛中的真心痛，以心前区或胸骨后刺痛，牵及肩胛两背为主症，并常伴较突出的心悸症状，脉或数，或迟，或脉律不齐，常因劳累、感寒、饱餐、情绪波动等而诱发，多呈短暂发作，但甚者心痛剧烈不止，唇甲紫绀或手足青冷至节，呼吸急促，大汗淋漓，脉微欲绝，直到晕厥，病情危笃。因此，在胸痹心痛中心悸应视为胸痹的一系列临床表现中的一个次要症状，而与以心悸为主症的心悸病证有所不同。

## 五、辨证论治

### （一）辨证要点

1. 辨惊悸与怔忡

大凡惊悸发病，多与情绪有关，可由骤遇惊恐，忧思恼怒，悲哀过极或过度紧张而诱发，多为阵发性，病来虽速，病情较轻，实证居多，病势轻浅，可自行缓解，不发时如常人。怔忡多由久病体虚、心脏受损所致，无精神因素亦可发生，常持续心悸，心中惕惕，不能自控，活动后加重，病情较重，每属实证，或虚中夹实，病来虽渐，不发时亦可见脏腑虚损症状。惊悸日久不愈，亦可形成怔忡。

2.辨虚实心悸

证候特点多为虚实夹杂,虚者指脏腑气血阴阳亏虚,实者多指痰饮、瘀血、火邪之类。辨证时,要注意分清虚实的多寡,以决定治疗原则。

3.辨脉象

观察脉象变化是心悸辨证中重要的客观内容,常见的异常脉象如结脉、代脉、促脉、涩脉、迟脉,要仔细体会、掌握其临床意义。临床应结合病史、症状,推断脉症从舍。一般认为,阳盛则促,数为阳热,若脉虽数、促而沉细、微细,伴有面浮肢肿,动则气短,形寒肢冷,舌淡者,为虚寒之象。阴盛则结,迟而无力为虚,脉象迟、结、代者,一般多属虚寒,其中结脉表示气血凝滞,代脉常为元气虚衰、脏气衰微。凡久病体虚而脉象弦滑搏指者为逆,病情重笃而脉象散乱模糊者为病危之象。

4.辨病情

对心悸的临床辨证应结合引起心悸原发疾病的诊断,以提高辨证准确性,如功能性心律失常所引起的心悸,常表现为心率快速型心悸,多属心虚胆怯,心神动摇;冠心病心悸,多为气虚血瘀,或由痰瘀交阻而致;风心病引起的心悸,以心脉痹阻为主;病毒性心肌炎引起的心悸,多由邪毒外侵,内舍于心,常呈气阴两虚,瘀阻络脉证。

(二)治疗原则

心悸虚证由脏腑气血阴阳亏虚、心神失养所致者,治当补益气血,调理阴阳,以求气血调畅,阴平阳秘,并配合应用养心安神之品,促进脏腑功能的恢复。心悸实证常因于痰饮、瘀血等所致,治当化痰涤饮、活血化瘀,并配合应用重镇安神之品,以求邪去正安,心神得宁。临床上心悸表现为虚实夹杂时,当根据虚实之多少,攻补兼施,或以攻邪为主,或以扶正为主。

(三)分证论治

1.心虚胆怯

[证候]心悸不宁,善惊易恐,坐卧不安,少寐多梦而易惊醒,食少纳呆,恶闻声响;苔薄白,脉细略数或细弦。

[证候分析]本证乃气血亏损,心虚胆怯,心神失养,神摇不安所为。心虚则神摇不安,胆怯则善惊易恐;惊则气乱,心神不能自主,故坐卧不安;心虚不能藏神,则心中惕惕,少寐多梦,恶闻声响;脉象动数或结代为心神不安,气血逆乱之象。

[治法]镇惊定志,养心安神。

[代表方]安神定志丸。

方中龙齿、朱砂镇惊宁神;茯苓、茯神、石菖蒲、远志安神定志;人参益气养心。可加琥珀、磁石重镇安神。

2.心脾两虚

[证候]心悸气短,头晕目眩,少寐多梦,健忘,面色无华,神疲乏力,纳呆食少,腹胀便溏;舌淡红,脉细弱。

[证候分析]本证因心血亏耗,心失所养,心神不宁而致。心主血脉,其华在面,心血亏虚,故面色无华;心血不足,不能养心,故心悸;血虚不能上荣于脑,脑失所养而头晕;心血虚不能藏神,故少寐多梦;"血为气之母",血亏气虚,故倦怠乏力;舌为心之苗,心血不足,故舌质淡红;心

主血脉,心血亏虚,血脉不能充盈,故脉沉细或结代。

[治法]补血养心,益气安神。

[代表方]归脾汤。

方中当归、龙眼肉补养心血;黄芪、人参、白术、炙甘草益气以生血;茯神、远志、酸枣仁宁心安神;木香行气,令补而不滞。若心悸气短,神疲乏力,心烦失眠,五心烦热,自汗盗汗,胸闷,面色无华,舌淡红少津,苔少或无,脉细数,为气阴两虚,治以益气养阴,养心安神,用炙甘草汤加减。本方益气滋阴,补血复脉。方中炙甘草、人参、大枣益气以补心脾;干地黄、麦冬、阿胶、麻子仁甘润滋阴,养心补血,润肺生津;生姜、桂枝、酒通阳复脉。气虚甚者加黄芪、党参;血虚甚者加当归、熟地,阳虚甚而汗出肢冷,脉结或代者,加附片、肉桂;阴虚甚者,加麦冬、阿胶、玉竹;自汗、盗汗者,加麻黄根、浮小麦。

3. 阴虚火旺

[证候]心悸易惊,心烦失眠,五心烦热,口干,盗汗,思虑劳心则症状加重,伴有耳鸣、腰酸、头晕目眩;舌红少津,苔薄黄或少苔,脉细数。

[证候分析]肝肾阴亏,水不济火,以致心火内动,扰动心神,心神不安,故心悸失眠,五心烦热;虚火耗津而口干口渴;阴虚内热迫津外泄则盗汗;阴亏于下,故见腰膝酸软,阳亢于上,则见头晕耳鸣;舌质红少苔,脉细数为肝肾阴虚之征。

[治法]滋阴清火,养心安神。

[代表方]黄连阿胶汤。

方中黄连、黄芩清心火;阿胶、芍药滋阴养血;鸡子黄滋阴清热两相兼顾;常加酸枣仁、珍珠母、生牡蛎等以加强安神定悸之功。肾阴亏虚、虚火妄动、遗精腰酸者,加龟甲、熟地、知母、黄柏,或加服知柏地黄丸,滋补肾阴,清泻虚火。阴虚而火热不明显者,可改用天王补心丹滋阴养血,宁心安神;心阴亏虚、心火偏旺者,可改服朱砂安神丸养阴清热镇心安神。若阴虚夹有瘀热者,可加丹参、赤芍、丹皮等清热凉血,活血化瘀;夹有痰热者,可加用黄连温胆汤,清热化痰。

4. 心阳不振

[证候]心悸不安,胸闷气短,动则尤甚,面色苍白,形寒肢冷,舌淡苔白,脉虚弱,或沉细无力。

[证候分析]本证为心阳虚衰,无以汇温养心神。久病体虚,损伤心阳,心失温养,故心悸不安;胸中阳气不足,阴寒之邪侵犯阳位,或阳虚血滞,故见胸闷气短或胸痛;心阳虚衰,血行迟缓,故面色苍白。

[治法]温补心阳,安神定悸。

[代表方]桂枝甘草龙骨牡蛎汤。

方中桂枝、炙甘草温补心阳;生龙齿、生牡蛎安神定悸。大汗出者,重用人参、黄芪,加煅龙骨、煅牡蛎、山萸肉,或用独参汤煎服;心阳不足、寒象突出者,加黄芪、人参、附子益气温阳;夹有瘀血者,加丹参、赤芍、桃仁、红花等。

5. 水饮凌心

[证候]心悸,胸闷痞满,渴不欲饮,下肢浮肿,形寒肢冷,伴有眩晕,恶心呕吐,流涎,小便短少;舌淡苔滑或沉细而滑。

[证候分析]本证乃脾肾阳虚,水饮内停,上凌于心,扰乱心神而成。水为阴邪,赖阳气化之,今阳虚不能化水,水饮内停,上凌于心,故见心悸;阳气亏虚,不能温养四肢肌肤,故形寒肢冷;水饮内阻,清阳不升,则见眩晕;水饮内停,气机不利,故胸脘痞满;水液内停,气化不利,故渴不欲饮,小便短少,或下肢浮肿;饮邪上逆,则恶心吐涎;舌胖,苔白滑,脉弦滑或促,均为水饮内停、阳气亏虚之象。

[治法]振奋心阳,化气利水。

[代表方]苓桂术甘汤。

方中茯苓淡渗利水;桂枝、炙甘草通阳化气;白术健脾祛湿。兼见恶心呕吐,加半夏、陈皮、生姜皮和胃降逆止呕;尿少肢肿,加泽泻、猪苓、防己、大腹皮、车前子利水渗湿;兼见水湿上凌于肺,肺失宣降,出现咳喘,加杏仁、桔梗以开宣肺气,葶苈子、五加皮、防己以泻肺利水;兼见瘀血者,加当归、川芎、丹参活血化瘀。若肾阳虚衰,不能制水,水气凌心,症见心悸、咳喘、不能平卧、浮肿、小便不利可用真武汤,温阳化气利水。方中附子温肾暖土;茯苓健脾渗湿;白术健脾燥湿;白芍利小便,通血脉;生姜温胃散水。

6. 心血瘀阻

[证候]心悸,胸闷不适,心痛时作,痛如针刺,唇甲青紫;舌质紫暗或有瘀斑,脉涩或结或代。

[证候分析]本证由于气滞血瘀,心脉瘀阻,心阳被遏,心失所养而致。心主血脉,肝主疏泄,心血的正常运行需依赖肝的疏泄功能的维持,肝气郁滞,气滞则血瘀。心血瘀阻,心失所养,故心悸怔忡;肝气犯胃故见脘腹胀满,嗳气;肝气不舒则急躁易怒,胸闷胁胀;心血瘀阻,则心痛时作;舌质紫暗或有瘀斑,脉涩或结代,为气滞血瘀之象。

[治法]活血化瘀,理气通络。

[代表方]桃仁红花煎。

方中桃仁、红花、丹参、赤芍、川芎活血化瘀;延胡索、香附、青皮理气通脉止痛;生地、当归养血和血。胸部窒闷不适,去生地之滋腻,加沉香、檀香、降香利气宽胸。胸痛甚,加乳香、没药、五灵脂、蒲黄、三七粉等活血化瘀,通络定痛;兼气虚者,去理气之青皮,加黄芪、党参、黄精补中益气;兼血虚者,加何首乌、枸杞子、熟地滋养阴血;兼阴虚者,加麦冬、玉竹、女贞子滋阴;兼阳虚者,加附子、肉桂、淫羊藿温补阳气;兼挟痰浊,而见胸满闷痛,苔浊腻者,加瓜蒌、薤白、半夏理气宽胸化痰。

心悸由瘀血所致,也可选用丹参饮或血府逐瘀汤。

7. 痰火扰心

[证候]心悸时发时止,受惊易作,胸闷烦躁,失眠多梦,口干苦,大便秘结,小便短赤;舌红苔黄腻,脉弦滑。

[证候分析]痰浊内阻,郁而化火,火邪扰心,故心悸烦躁;痰浊阻滞,上焦之气机不得宣畅,故胸闷;中焦气机不畅则腹胀;痰浊中阻,胃失和降,故恶心痰多;心火亢盛则口苦不寐;舌红,苔黄腻,脉滑数或结代,为痰火扰心之候。

[治法]清热化痰,宁心安神。

[代表方]黄连温胆汤。

方中黄连苦寒泻火,清心除烦;温胆汤清热化痰。全方使痰热去,心神安。可加栀子、黄芩、全瓜蒌,以加强清火化痰之功;也可加生龙骨、生牡蛎、珍珠母、石决明镇心安神。若大便秘结者,加生大黄泻热通腑;火热伤阴者,加沙参、麦冬、玉竹、天冬、生地滋阴养液。

重症心悸时应予心电监护,中西药物综合抢救治疗,常用的中药抢救措施有:①脉率快速型心悸,可选用生脉注射液静脉缓慢注射,或静脉滴注,也可用强心灵、福寿草总苷、万年青苷,缓慢静注;②脉率缓慢型心悸,可选用参附注射液或人参注射液缓慢静注或静脉滴注。

## 六、其他疗法

1.单方验方

(1)紫石英10~15 g,龙骨、牡蛎各30 g,水煎服。镇惊定志,适用于心悸不宁。

(2)苦参10 g,水煎服。清热宁心,适用于心悸而脉数或促者。

2.针灸治疗

(1)体针:早搏,主穴取内关、神门、心俞、厥阴俞、至阳。心气虚加心俞、膻中、足三里;气阴两虚加三阴交、肾俞、太溪;血脉瘀阻加膻中、膈俞。手法平补平泻,留针10~20分钟。

(2)耳针:取耳针心、神门、皮质下、胸区、交感穴,每次2~3穴,留针20分钟。

(3)穴位注射法:主穴取内关、心俞、足三里。心动过速配间使,心动过缓配通里。每次选2~3穴,用川芎注射液1 mL注射,隔日1次。

## 七、验案举隅

刘某,女,63岁。

初诊(2019年4月15日):因"心慌阵作3月余"而就诊。患者近3个月来心中惊厥阵作,住本市某医院近2个月,多次心电图、24小时动态心电图检查,提示"频发房早""部分导联S-T段、T波改变",拟诊为"冠心病心律失常"。口服心可舒片、稳心颗粒,静脉滴注生脉注射液等,病情一度稍见好转而出院。目前患者仍时作心慌,夜寐不酣,多梦早醒,动则易汗,心烦口干,饮水较多,胃纳尚可;舌质暗红,苔黄薄腻有黏沫,脉结而涩。

辨证:心经郁热,痰瘀内阻,心神失宁。

治法:清热化痰,祛瘀活血。

处方:黄连10 g,法半夏10 g,石菖蒲12 g,丹参30 g,川芎10 g,赤芍12 g,苦参10 g,煅龙、牡各30 g,磁石20 g。

二诊(日期2019年4月23日):服药7剂后,患者症状稍减,仍自觉心跳快、心烦,寐差早醒;苔脉同前。予原方加陈皮10 g、竹茹15 g。7剂。

三诊(日期2019年4月30日):患者自诉症状显减,心慌有时发作,但程度较前大为减轻,夜寐改善,心中有虚悬、下沉感,动则易汗,口干饮水较多,食纳知味;质暗红,苔黄薄腻,脉细涩而数。此乃气阴两虚,痰热内扰。遂改拟处方:太子参15 g,麦冬10 g,炙甘草10 g,五味子10 g,煅龙、牡各30 g,川黄连5 g,莲子心10 g,苦参10 g,石菖蒲10 g,炙远志10 g,丹参30 g,法半夏10 g。7剂。

四诊(2019年5月7日)：诸症俱平，复查心电图未见心律失常。此后，常以生脉增损调治。

## 八、转归预后

心悸的预后转归主要取决于本虚标实的程度，治疗是否及时、恰当。心悸仅为偶发、短暂、阵发者，一般易治，或不药而解；反复发作或长时间持续发作者，较为难治。如患者气血阴阳虚损程度较轻，未见瘀血、痰饮之标证，病损脏腑单一，治疗及时得当，脉象变化不显著者，病证多能痊愈。反之，脉象过数、过迟、频繁结代或乍疏乍数者，治疗颇为棘手，兼因失治、误治，预后较差。若出现喘促、水肿、胸痹心痛、厥证、脱证等变证、坏病，若不及时抢救治疗，预后极差，甚至猝死。

## 九、预防与调摄

情志调畅，饮食有节及避免外感六淫邪气，增强体质等是预防本病的关键。积极治疗胸痹心痛、痰饮、肺胀、喘证及痹证等，对预防和治疗心悸发作具有重要意义。

心悸患者应保持精神乐观，情绪稳定，坚持治疗，坚定信心。应避免惊恐刺激及忧思恼怒等。生活作息要有规律。饮食有节，宜进食营养丰富而易消化吸收的食物，宜低脂、低盐饮食，忌烟酒、浓茶。轻证可从事适当体力活动，以不觉劳累、不加重症状为度，避免剧烈活动。重症心悸应卧床休息，还应及早发现坏病先兆症状，做好急救准备。

## 十、结语

心悸由体虚久病，饮食劳倦，情志所伤，感受外邪，药物中毒等原因，导致脏腑功能失调，以心的气血阴阳不足，心神失养，或气滞、痰浊、血瘀、水饮扰动心神而发病。病位在心，与脾、肾、肝、肺有关。可由心之本脏自病引起，也可是他脏病及于心而成。多为虚实夹杂之证。虚证主要是气、血、阴、阳亏损，心神失养；实证主要有气滞、血瘀、痰浊、水饮扰动心神，心神不宁。虚者治以补气血，调阴阳，并以养心安神之品，使心神得养则安；实者，或行气化瘀，或化痰逐饮，或清热泻火，并配以重镇安神之品，使邪去正安，心神得宁。主要分为以下七个证型：心虚胆怯，治以镇惊定志、养心安神，方用安神定志丸；心脾两虚，治以补血养心、益气安神，方用归脾汤；阴虚火旺，治以滋阴清火、养心安神，方用黄连阿胶汤；心阳不振，治以温补心阳、安神定悸，方用桂枝甘草龙骨牡蛎汤；水饮凌心，治以振奋心阳、化气利水，方用苓桂术甘汤；心血瘀阻，治以活血化瘀、理气通络，方用桃仁红花煎；痰火扰心，治以清热化痰、宁心安神，方用黄连温胆汤。患者积极配合治疗，保持情绪稳定乐观，饮食有节，养成良好的有规律的生活习惯有助于康复。

## 十一、文献摘要

《素问·平人气象论》："脉绝不至曰死，乍疏乍数曰死。"

《素问·三部九候论》:"参伍不调者病。"

《金匮要略·惊悸吐衄下血胸满瘀血病脉证并治》:"寸口脉动而弱,动则为惊,弱则为悸。"

《丹溪心法·惊悸怔忡》:"惊悸者血虚,惊悸有时,以朱砂安神丸。痰迷心膈者,痰药皆可,定志丸加琥珀、郁金。怔忡者血虚,怔忡无时,血少者多。有思虑便动,属虚。时作时止者,痰因火动。瘦人多因是血少,肥人属痰。寻常者多是痰。自觉心跳者是血少,四物、朱砂安神之类。"

《景岳全书·怔忡惊恐》:"怔忡之病,心胸筑筑振动,惶惶惕惕,无时得宁者也……此证惟阴虚劳损之人乃有之,盖阴虚于下,则宗气无根,而气不归源,所以在上则浮撼于胸臆,在下则振动于脐旁,虚微者动亦微,虚甚者动亦甚。凡患此者,速宜节欲,节劳,切忌酒色。"

《证治汇外·惊悸怔忡》:"惊悸者,忽然若有所惊,惕惕然心中不宁,其动也有时。怔忡者,心中惕惕然,动摇不静,其作也无时。"

《医林改错·血府逐瘀汤所治之症目》:"心跳心慌,用归脾安神等方不效,用此方百发百中。"

(牛永亮)

## 第二节 胸痹心痛

胸痹心痛是由于正气亏虚,饮食、情志、寒邪等所引起的痰浊、瘀血、气滞、寒凝痹阻心脉,以膻中或左胸部发作性憋闷、疼痛为主要临表现的一种病证。轻者偶发短暂轻微的胸部沉闷或隐痛,或为发作性膻中或左胸含糊不清的不适感;重者疼痛剧烈,或呈压榨样绞痛。常伴有心悸,气短,呼吸不畅,甚至喘促,惊恐不安,面色苍白,冷汗自出等。多由劳累、饱餐、寒冷及情绪激动而诱发,亦可无明显诱因或安静时发病。

胸痹心痛是威胁中老年人生命健康的重要心系病证之一,随着现代社会生活方式及饮食结构的改变,发病有逐渐增加的趋势,因而本病越来越引起人们的重视。由于本病表现为本虚标实,有着复杂的临床表现及病理变化,而中医药治疗从整体出发,具有综合作用的优势,因而受到广泛的关注。

心痛之病名最早见于马王堆古汉墓出土的《五十二病方》。"胸痹"之病名最早见于《内经》,该书对本病的病因、一般症状及真心痛的表现均有记载。《素问·脏气法时论》曰:"心病者,胸中痛,胁支满,胁下痛,膺背肩胛间痛,两臂内痛。"《灵枢·厥病》谓:"真心痛,手足青至节,心痛甚,旦发夕死,夕发旦死。"《金匮要略·胸痹心痛短气病脉证治》认为心痛是胸痹的表现,"胸痹缓急",即心痛时发时缓为其特点,其病机以阳微阴弦为主,以辛温通阳或温补阳气为治疗大法,代表方剂如瓜蒌薤白半夏汤、瓜蒌薤白白酒汤及人参汤等。后世医家丰富了本病的治法,如元代危亦林《世医得效方》用苏合香丸芳香温通治卒暴心痛。明代王肯堂《证治准绳·心痛胃脘痛》明确指出心痛、胸痛、胃脘痛之别,对胸痹心痛的诊断是一大突破,在诸痛门中用失笑散及大剂量红花、桃仁、降香、失笑散活血理气止痛治死血心痛。清代陈念祖《时方歌括》用丹参饮活血行气治疗心腹诸痛。清代王清任《医林改错》用血府逐瘀汤活血化瘀通络治胸痹心痛等,对本病均有较好疗效。

胸痹心痛病相当于西医的缺血性心脏病心绞痛,胸痹心痛重症即真心痛相当于西医学缺血性心脏病心肌梗死;西医学其他疾病表现为膻中及左胸部发作性憋闷疼痛为主症时均可参照本节论治。

## 一、病因病机

1. 年老体虚

本病多发于中老年人,年过半百,肾气渐衰。肾阳虚衰则不能鼓动五脏之阳,引起心气不足或心阳不振,血脉失于阳之温煦、气之鼓动,则气血运行滞涩不畅,发为心痛;若肾阴亏虚,则不能滋养五脏之阴,阴亏则火旺,灼津为痰,痰热上犯于心,心脉痹阻,则为心痛。

2. 饮食不当

恣食肥甘厚味或经常饱餐过度,日久损伤脾胃,运化失司,酿湿生痰,上犯心胸,清阳不展,气机不畅,心脉痹阻,遂成本病;或痰郁化火,火热又可炼液为痰,灼血为瘀,痰瘀交阻,痹阻心脉而成心痛。

3. 情志失调

忧思伤脾,脾虚气结,运化失司,津液不行输布,聚而为痰,痰阻气机,气血运行不畅,心脉痹阻,发为胸痹心痛。或郁怒伤肝,肝郁气滞,郁久化火,灼津成痰,气滞痰浊痹阻心脉,而成胸痹心痛。沈金鳌《杂病源流犀烛·心病源流》认为七情除"喜之气能散外,余皆足令心气郁结而为痛也"。由于肝气通于心气,肝气滞则心气涩,所以七情太过,是引发本病的常见原因。

4. 寒邪内侵

素体阳虚,胸阳不振,阴寒之邪乘虚而入,寒凝气滞,胸阳不展,血行不畅,而发本病。《素问·举痛论》曰:"寒气入经而稽迟,泣而不行,客于脉外则血少,客于脉中则气不通,故卒然而痛。"《诸病源候论·心腹痛病诸候》曰:"心腹痛者,由腑脏虚弱,风寒客于其间故也。"《医门法律·中寒门》云:"胸痹心痛,然总因阳虚,故阴得乘之。"阐述了本病由阳虚感寒而发作,故天气变化、骤遇寒凉而诱发胸痹心痛。

胸痹心痛的病机关键在于外感或内伤引起心脉痹阻,其病位在心,但与肝、脾、肾三脏功能的失调有密切的关系。因心主血脉的正常功能,有赖于肝主疏泄,脾主运化,肾藏精主水等功能正常。其病性有虚实两方面,常常为本虚标实,虚实夹杂,虚者多见气虚、阳虚、阴虚、血虚,尤以气虚、阳虚多见;实者不外气滞、寒凝、痰浊、血瘀,并可交互为患,其中又以血瘀、痰浊多见。但虚实两方面均以心脉痹阻不畅,不通则痛为病机关键。发作期以标实表现为主,血瘀、痰浊为突出,缓解期主要有心、脾、肾气血阴阳之亏虚,其中又以心气虚、心阳虚最为常见。以上病因病机可同时并存,交互为患,病情进一步发展,可见下述病变:瘀血闭阻心脉,心胸猝然大痛,而发为真心痛;心阳阻遏,心气不足,鼓动无力,而表现为心动悸,脉结代,甚至脉微欲绝;心肾阳衰,水邪泛滥,凌心射肺而为咳喘、水肿,多为病情深重的表现,要注意结合有关病种相互参照,辨证论治。

## 二、临床表现

本病以胸闷、心痛、短气为主要证候特征。《金匮要略·胸痹心痛短气病》即首次将胸闷、心痛、短气三症同时提出，表明张仲景对本病认识的深化。多发于40岁以上的中老年人，表现为胸骨后或左胸发作性闷痛，不适，甚至剧痛向左肩背沿手少阴心经循行部位放射，持续时间短暂，常由情志刺激、饮食过饱、感受寒冷、劳倦过度而诱发，亦可在安静时或夜间无明显诱因而发病。多伴有短气乏力，自汗心悸，甚至喘促，脉结代。多数患者休息或除去诱因后症状可以缓解。

胸痹心痛以胸骨后或心前区发作性闷痛为主，亦可表现为灼痛、绞痛、刺痛或隐痛、含糊不清的不适感等，持续时间多为数秒钟至15分钟之内。若疼痛剧烈，持续时间长达30分钟以上，休息或服药后仍不能缓解，伴有面色苍白，汗出，肢冷，脉结代，甚至旦发夕死，夕发旦死，为真心痛的证候特征。

本病舌象、脉象表现多种多样，但因临床以气虚、阳虚、血瘀、痰浊的病机为多，故以相应的舌象、脉象多见。

## 三、诊断

（1）左侧胸膺或膻中处突发憋闷而痛，疼痛性质为灼痛、绞痛、刺痛或隐痛、含糊不清的不适感等，疼痛常可窜及肩背、前臂、咽喉、胃脘部等，甚者可用手少阴、手厥阴经循行部位窜至中指或小指，常兼心悸。

（2）突然发病，时作时止，反复发作。持续时间短暂，一般几秒至十几分钟，重症可持续数十分钟，经休息或服药后可迅速缓解。

（3）多见于中年以上，常因情志波动，气候变化，多饮暴食，劳累过度等而诱发。亦有无明显诱因或安静时发病者。

（4）心电图应列为必备的常规检查，必要时可作动态心电图、标测心电图和心功能测定、运动试验心电图。休息时心电图明显心肌缺血，心电图运动试验阳性，有助于诊断。

若疼痛剧烈，持续时间长，达30分钟以上，含化硝酸甘油片后难以缓解，可见汗出肢冷，面色苍白，唇甲青紫，手足青冷至肘膝关节处，甚至旦发夕死、夕发旦死，相当于急性心肌梗死，常合并心律失常、心功能不全及休克，多为真心痛表现，应配合心电图动态观察及血清心肌酶学、白细胞总数、血沉等检查，以进一步明确诊断。

## 四、鉴别诊断

1. 胃痛

疼痛部位在上腹胃脘部，局部可有压痛，以胀痛、灼痛为主，持续时间较长，常因饮食不当而诱发，并多伴有泛酸、嗳气、恶心、呕吐、纳呆、泄泻等消化系统症状。配合B超、胃肠造影、胃镜、淀粉酶等检查，可以鉴别。某些心肌梗死亦表现为"胃痛"，应予警惕。

2. 胸痛

疼痛部位在胸，疼痛随呼吸、运动、转侧而加剧，常合并咳嗽、咯痰、喘息等呼吸系症状。胸部X线检查等可助鉴别。

3. 胁痛

疼痛部位以右胁部为主，可有肋缘下压痛，可合并厌油、黄疸、发热等，常因情志不舒而诱发。胆囊造影、胃镜、肝功能、血和尿淀粉酶检查等有助于鉴别。

## 五、辨证论治

### (一)辨证要点

#### 1. 辨疼痛

部位局限于胸膺部位,多为气滞或血瘀;放射至肩背、咽喉、脘腹,甚至臂属、手指者,为痹阻较著;胸痛彻背、背痛彻心者,多为寒凝心脉或阳气暴脱。

#### 2. 辨疼痛性质

疼痛性质是辨别胸痹心痛的寒热虚实,在气在血的主要参考,临证时再结合其他症状、脉象而作出准确判断。属寒者,疼痛如绞,遇寒则发,或得冷加剧;属热者,胸闷、灼痛,得热痛甚;属虚者,痛势较缓,其痛绵绵或隐隐作痛,喜揉喜按;属实者,痛势较剧,其痛如刺、如绞;属气滞者,闷重而痛轻;属血瘀者,痛如针刺,痛有定处。

#### 3. 辨疼痛程度

疼痛持续时间短暂,瞬间即逝者多轻,持续不止者多重,若持续数小时甚至数日不休者常为重病或危候。一般疼痛发作次数与病情轻重程度呈正比,即偶发者轻,频发者重。但亦有发作次数不多而病情较重的情况,必须结合临床表现,具体分析判断。若疼痛遇劳发作,休息或服药后能缓解者为顺证,若服药后难以缓解者常为危候。

### (二)治疗原则

针对本病本虚标实,虚实夹杂,发作期以标实为主,缓解期以本虚为主的病机特点,其治疗应补其不足,泻其有余。本虚宜补,权衡心之气血阴阳之不足,有无兼见肝、脾、肾脏之亏虚,调阴阳补气血,调整脏腑之偏衰,尤应重视补心气、温心阳;标实当泻,针对气滞、血瘀、寒凝、痰浊而理气、活血、温通、化痰,尤重活血通络、理气化痰。补虚与祛邪的目的都在于使心脉气血流通,通则不痛,故活血通络法在不同的证型中可视病情,随证配合。由于本病多为虚实夹杂,故要做到补虚勿忘邪实,祛实勿忘本虚,权衡标本虚实之多少,确定补泻法度之适宜。同时,在胸痹心痛的治疗中,尤其在真心痛的治疗时,在发病的前三四天内,警惕并预防脱证的发生,对减少死亡率、提高治愈率更为重要。必须辨清证候之顺逆,一旦发现脱证之先兆,如疼痛剧烈,持续不解,四肢厥冷,自汗淋漓,神萎或烦躁,气短喘促,脉或速、或迟、或结、或代、或脉微欲绝等必须尽早使用益气固脱之品,并中西医结合救治。

### (三)分证论治

#### 1. 寒凝心脉

[证候]卒然心痛如绞,或心痛彻背,背痛彻心,或感寒痛甚,心悸气短,形寒肢冷,冷汗自出,苔薄白,脉沉紧或促。多因气候骤冷或感寒而发病或加重。

[证候分析]诸阳受气于胸中,心阳不振,复受寒邪以致阴寒盛于心胸,寒凝心脉,营血运行失畅,发为本证。心脉不通,故心痛彻背;寒为阴邪,本为心阳不振之体,感寒则阴寒益甚,而心痛易发;心失所养,故心悸不宁;苔白脉紧为阴寒之候。

[治法]温经散寒,活血通痹。

[代表方]当归四逆汤。

方以桂枝、细辛温散寒邪,通阳止痛;当归、芍药养血活血;芍药、甘草缓急止痛;通草通利血脉;大枣健脾益气。全方共呈温经散寒,活血通痹之效。可加瓜蒌、薤白,通阳开痹。疼痛较著者,可加延胡索、郁金活血理气定痛。若疼痛剧烈,心痛彻背,背痛彻心,痛无休止,伴有身寒肢冷,气短喘息,脉沉紧或沉微者,为阴寒极盛,胸痹心痛重证,治以温阳逐寒止痛,方用乌头赤石脂丸。苏合香丸或冠心苏合丸,芳香化浊、理气温通开窍,发作时含化可即速止痛。阳虚之人,虚寒内生,同气相召而易感寒邪,而寒邪又可进一步耗伤阳气,故寒凝心脉时临床常伴阳虚之象,宜配合温补阳气之剂,以温阳散寒,不可一味用辛散寒邪之法,以免耗伤阳气。

2. 气滞心胸

[证候]心胸满闷不适,隐痛阵发,痛无定处,时欲太息,遇情志不遂时容易诱发或加重,或兼有脘腹胀闷,得嗳气或矢气则舒;苔薄或薄腻,脉细弦。

[证候分析]本证为气机郁滞,气病及血,心血失运,不通则痛。情志抑郁,气滞心胸,血脉不和,故胸闷隐痛,时欲太息,脉弦,情绪波动时容易诱发或加重;气性走窜,故痛无定处;木郁克土,脾胃失和,则脘腹胀闷,得嗳气或矢气则舒。

[治法]疏调气机,和血舒脉。

[代表方]柴胡疏肝散。

本方由四逆散(枳实改枳壳)加香附、川芎、陈皮组成,四逆散能疏肝理气,其中柴胡与枳壳相配可升降气机,白芍与甘草同用可缓急舒脉止痛,加香附、陈皮以增强理气解郁之功,香附又为气中血药,川芎为血中气药,故可活血且能调畅气机。全方共奏疏调气机,和血舒脉功效。若兼有脘胀、嗳气、纳少等脾虚气滞的表现,可用逍遥散疏肝行气,理脾和血。若气郁日久化热,心烦易怒,口干,便秘,舌红苔黄,脉数者,用丹栀逍遥散疏肝清热;如胸闷心痛明显,为气滞血瘀之象,可合用失笑散,以增强活血行瘀、散结止痛之作用。气滞心胸之胸痹心痛,可根据病情需要,选用木香、沉香、降香、檀香、延胡索、厚朴、枳实等芳香理气及破气之品,但不宜久用,以免耗散正气。如气滞兼见阴虚者可选用佛手、香橼等理气而不伤阴之品。

3. 痰浊闭阻

[证候]胸闷重而心痛轻,形体肥胖,痰多气短,遇阴雨天而易发作或加重,伴有倦怠乏力,纳呆便溏,口黏,恶心,咯吐痰涎;苔白腻或白滑,脉滑。

[证候分析]本证为痰浊阻滞脉道,血行不畅,不通则痛。痰浊盘踞,阻滞脉络,胸阳失展,故胸闷如窒而痛,痛引肩背;气机闭阻不畅,故见气短喘促;脾主四肢,痰浊困脾,脾气不运,故肢体沉重,形体肥胖;痰多,苔浊腻,脉滑,均为痰浊壅阻之候。

[治法]通阳泄浊,豁痰开结。

[代表方]瓜蒌薤白半夏汤加味。

方以瓜蒌、薤白化痰通阳,行气止痛;半夏理气化痰。常加枳实、陈皮行气滞、破痰结;加石菖蒲化浊开窍;加桂枝温阳化气通脉;加干姜、细辛温阳化饮,散寒止痛。全方加味后共奏通阳化饮,泄浊化痰,散结止痛功效。若患者痰黏稠,色黄,大便干燥,苔黄腻,脉滑数,为痰浊郁而化热之象,用黄连温胆汤清热化痰,因痰阻气机,可引起气滞血瘀,另外,痰热与瘀血往往互结为患,故要考虑到血脉滞涩的可能,常配伍郁金、川芎理气活血,化瘀通脉。若痰浊闭塞心脉,卒然剧痛,可用苏合香丸芳香温通止痛;因于痰热闭塞心脉者用猴枣散,清热化痰,开窍镇惊止痛。胸痹心痛,痰浊闭阻可酌情选用天竺黄、天南星、半夏、瓜蒌、竹茹、苍术、桔梗、莱菔子、浙贝母等化痰散结之品,但由于脾为生痰之源,临床应适当配合健脾化湿之品。

4. 瘀血痹阻

[证候]心胸疼痛剧烈,如刺如绞,痛有定处,甚则心痛彻背,背痛彻心,或痛引肩背,伴有胸闷,日久不愈,可因暴怒而加重;舌质暗红,或紫暗,有瘀斑,舌下瘀筋,苔薄,脉涩或结、代、促。

[证候分析]本证为瘀血阻滞心胸,络脉运行失畅。瘀血内停,心脉不通,故见胸部刺痛,痛处固定不移,甚则心痛彻背,背痛彻心,或痛引肩背;血瘀阻滞则气行不畅,故见胸闷;舌质紫暗,脉象沉涩,均为瘀血内停,之候。

[治法]活血化瘀,通脉止痛。

[代表方]血府逐瘀汤。

由桃红四物汤合四逆散加牛膝、桔梗组成。以桃仁、红花、川芎、赤芍、牛膝活血祛瘀而通血脉;柴胡、桔梗、枳壳、甘草调气疏肝;当归、生地补血调肝,活血而不耗血,理气而不伤阴。寒(外感寒邪或阳虚生内寒)则收引、气滞血瘀、气虚血行滞涩等都可引起血瘀,故本型在临床最常见,并在以血瘀为主症的同时出现相应的兼症。兼寒者,可加细辛、桂枝等温通散寒之品;兼气滞者,可加沉香、檀香辛香理气止痛之品;兼气虚者,加黄芪、党参、白术等补中益气之品。若瘀血痹阻重症,表现胸痛剧烈,可加乳香、没药、郁金、延胡索、降香、丹参等加强活血理气止痛的作用。活血化瘀法是胸痹心痛常用的治法,可选用三七、川芎、丹参、当归、红花、苏木、赤芍、泽兰、牛膝、桃仁、鸡血藤、益母草、水蛭、王不留行、丹皮、山楂等活血化瘀药物,但必须在辨证的基础上配伍使用,才能获得良效。另外,使用活血化瘀法时要注意种类、剂量,并注意有无出血倾向或征象,一旦发现,立即停用,并予相应处理。

5. 心气不足

[证候]心胸阵阵隐痛,胸闷气短,动则益甚,心中动悸,倦怠乏力,神疲懒言,面色㿠白,或易出汗;舌质淡红,舌体胖且边有齿痕,苔薄白,脉细缓或结代。

[证候分析]本证为心气虚弱,运血无力,不通则痛。思虑伤神,劳心过度,损伤心气,气为血帅,心气不足,胸阳不振,则鼓动无力,血滞心脉,故发心痛,胸闷短气,喘息等症。

[治法]补养心气,鼓动心脉。

[代表方]保元汤。

方以人参、黄芪大补元气,扶助心气;甘草炙用,甘温益气,通经利脉,行血气;肉桂辛热补阳,温通血脉;或以桂枝易肉桂,有通阳、行瘀之功;生姜温中。可加丹参或当归养血活血。若兼见心悸气短,头昏乏力,胸闷隐痛,口干咽干,心烦失眠,舌红或有齿痕者,为气阴两虚,可用养心汤,养心宁神,方中当归、生地、熟地、麦冬滋阴补血;人参、五味子、炙甘草补益心气;酸枣仁、柏子仁、茯神养心安神。补心气药常用人参、党参、黄芪、大枣、太子参等,如气虚显著可少佐肉桂,补少火而生气。亦可加用麦冬、玉竹、黄精等益气养阴之品。

6. 心肾阴虚证

[证候]心痛憋闷,心悸盗汗,虚烦不寐,腰酸膝软,头晕耳鸣,口干便秘;舌红少津,舌红或有紫斑,脉细带数或细涩。

［证候分析］病延日久，心肾阴虚，不能充润营养五脏。气血失畅，瘀滞痹阻，故见胸闷且痛；心阴亏虚，故见心悸盗汗，心烦不寐，肾阴亏虚，故见耳鸣，腰酸膝软；水不涵木，肝阳偏亢，故见头晕；舌红或有紫斑，脉细带数或细涩，均为阴血亏虚，心血瘀阻之证。

［治法］滋阴清热，养心安神。

［代表方］天王补心丹。

本方以生地、玄参、天冬、麦冬、丹参、当归滋阴养血而泻虚火；人参、茯苓、柏子仁、酸枣仁、五味子、远志补心气，养心神；朱砂重镇安神；桔梗载药上行，直达病所，为引药。若阴不敛阳，虚火内扰心神，心烦不寐，舌尖红少津者，可用酸枣仁汤清热除烦安神；如不效者，再予黄连阿胶汤，滋阴清火、宁心安神。若阴虚导致阴阳气血失和，心悸怔忡症状明显，脉结代者，用炙甘草汤，方中重用生地，配以阿胶、麦冬、麻仁滋阴补血，以养心阴；人参、大枣补气益胃，资脉之本源；桂枝、生姜以行心阳。诸药同用，使阴血得充，阴阳调和，心脉通畅。若心肾阴虚，兼见头晕、耳鸣、口干、烦热、心悸不宁、腰膝酸软，用左归饮补益肾阴，或河车大造丸滋肾养阴清热；若阴虚阳亢，风阳上扰，加珍珠母、磁石、石决明等重镇潜阳之晶，或用羚羊钩藤汤加减；如心肾真阴欲竭，当用大剂西洋参、鲜生地、石斛、麦冬、山萸肉等急救真阴，并佐用生牡蛎、乌梅肉、五味子、甘草等酸甘化阴且敛其阴。

7.心阳不振

［证候］胸闷或心痛较著，气短，心悸怔忡，自汗，动则更甚，神倦怯寒，面色㿠白，四肢欠温或肿胀；舌质淡胖，苔白腻，脉沉细迟。

［证候分析］素体阳气不足，或心气不足发展为心阳亏虚，或寒湿饮邪损伤心阳。心阳亏虚，失于温煦鼓动，故心悸动而胸闷，神倦气短，脉虚细迟或结代；阳虚则生内寒，寒凝心脉，不通则痛，故见心痛，遇冷加剧；阳气不达于四肢，不充于肌表，故四肢不温而畏寒。

［治法］补益阳气，温振心阳。

［代表方］参附汤合桂枝甘草汤。

方中个参、附子大补元气，温补真阳；桂枝、甘草温阳化气，振奋心阳，两方共奏补益阳气，温振心阳之功。若阳虚寒凝心脉，心痛较剧者，可酌加鹿角片、川椒、吴茱萸、荜茇、高良姜、细辛、川乌、赤石脂；若阳虚寒凝而兼气滞血瘀者，可选用薤白、沉香、降香、檀香、焦延胡索、乳香、没药等偏于温性的理气活血药物；若心肾阳虚，可合肾气丸治疗，方以附子、桂枝（或肉桂）补水中之火，用六味地黄丸壮水之主，从阴引阳，合为温补心肾而消阴翳；心肾阳虚兼见水饮凌心射肺，而出现水肿、喘促、心悸，用真武汤温阳化气行水，以附子补肾阳而祛寒邪，与芍药合用，能入阴破结，敛阴和阳，茯苓、白术健脾利水，生姜温散水气；若心肾阳虚，虚阳欲脱厥逆者，用四逆加人参汤，温阳益气，回阳救逆；若见大汗淋漓、脉微欲绝等亡阳证，应用参附龙牡汤，并加用大剂山萸肉，以温阳益气，回阳固脱。

## 六、其他疗法

1.单方验方

(1)胸痹汤：桂枝10 g，瓜蒌皮、薤白、炒枳壳、姜半夏、厚朴各9 g，生姜6 g，陈皮10 g，丹参

30 g。水煎服。

(2)雷氏丹蒌方:瓜蒌皮30 g,薤白15 g,丹参30 g,川芎15 g,葛根30 g,郁金15 g,黄芪30 g,泽泻15 g,补骨脂15 g,赤芍15 g。水煎服。用于胸痹心痛痰瘀互结证。

(2)雷氏丹曲方:瓜蒌皮30 g,薤白15 g,丹参30 g,三七粉(冲服)3 g,黄连10 g,红曲20 g。水煎服。用于胸痹心痛痰瘀毒证。

2. 针灸治疗

(1)主穴针刺法:取心俞、厥阴俞、至阳穴。每次取主穴,一对或一侧,不留针,每日1次,10日为1个疗程。也可按压至阳治疗心绞痛。

(2)辨证施针法:①虚寒胸痹,取心俞、厥阴俞、内关、通里穴。采用针后加灸法以助阳散寒。寒重时加灸肺俞、风门;肢冷重时加灸气海或关元、神阙。②痰浊胸痹,取膻中、郄门、太渊、丰隆穴,针用泻法以通阳化浊。背痛时加肺俞、心俞、肾俞。③瘀血胸痹,取膻中、膈俞、阴郄、心俞穴,针用泻法以活血化瘀。唇舌紫绀可取少商、少冲、津金、玉液点刺放血。

## 七、验案举隅

赵某,男,71岁。

诊疗日期:(2022年12月26日)。因"冠心病胸痹胸痛1年余,加重3月"就诊。近3个月来,心胸疼痛阵作,日发十余次,发则疼痛难支,伴有汗出,多于活动后发生,痛后神疲乏力,不发时胸闷不舒,胸膺隐痛,脘痞嗳气,纳差,大便溏薄,每日1~2次,面色偏暗;舌淡暗紫,苔淡黄浊腻,脉细滑。心电图Ⅰ、Ⅱ、aVL导联S-T段下移0.05~0.1 mv,T波倒置。

辨证:胸阳不振,瘀血阻滞。

治法:通阳宣痹,理气化瘀。

处方:党参15 g,干姜15 g,焦白术15 g,炙甘草10 g,桂枝10 g,红花10 g,丹参30 g,三棱10 g,莪术10 g,炒延胡索10 g,九香虫5 g,甘松10 g。7剂。

随访:药后胸痛大减,仅快步行走时小有发作,无汗出,脘痞嗳气基本消除,纳谷增加,便溏改善而仍欠实。此后原方稍事出入服药2个月,胸痛诸症消失,大便成形,复查心电图Ⅰ、aVL导联的S-T段下移0.025~0.050 mV,T波无异常。

## 八、转归预后

胸痹心痛虽属内科急症、重症,但只要及时诊断处理,辨证论治正确,患者又能很好配合,一般都能控制或缓解病情。若临床失治、误治,或患者不遵医嘱,失于调摄,则病情进一步发展,瘀血闭塞心脉,心胸卒然大痛,持续不解,伴有气短喘促,四肢不温或逆冷青紫等真心痛表现,预后不佳,但若能及时、正确抢救,也可转危为安。若心阳阻遏,心气不足,鼓动无力,可见心动悸、脉结代,尤其是真心痛伴脉结代,如不及时发现,正确处理,甚至可致晕厥或猝死,必须高度警惕。若心肾阳衰,饮邪内停,水饮凌心射肺,可见浮肿、尿少、心悸、喘促等症,为胸痹心痛的重症合并症,应充分发挥中医药治疗本病具有安全、及综合效应的优势,并配合西医抢救手段积极救治,警惕发生猝死。

## 九、预防与调摄

调情志,慎起居,适寒温,饮食调治是预防与调摄的重点。情志异常可导致脏腑失调,气血紊乱,尤其与心病关系较为密切。《灵枢·口问》认为"悲哀愁忧则心动",后世进而认为"七情之由作心痛",故防治本病必须高度重视精神调摄,避免过于激动或喜怒忧思无度,保持心情平静愉快。气候的寒暑晴雨变化对本病的发病亦有明显影响,《诸病源候论·心痛病诸候》谓"心痛者,风凉邪气乘于心也",故本病慎起居,适寒温,居处必须保持安静、通风。饮食调摄方面,不宜过食肥甘,应戒烟,少饮酒,宜低盐饮食,多吃水果及富含纤维食物,保持大便通畅,饮食宜清淡,食勿过饱。发作期患者应立即卧床休息,缓解期要注意适当休息,坚持力所能及的活动,做到动中有静,保证充足的睡眠。发病时医护人员还应加强巡视,观察舌脉、体温、呼吸、血压及精神情志变化,做好各种抢救设备及药物准备,必要时给予吸氧、心电监护及保持静脉通道。

## 十、结 语

胸痹心痛病位在心,与肝、脾、肾关系密切,病机表现为本虚(气虚、阳虚多见)标实(血瘀、痰浊多见),心脉痹阻是病机关键。其急性发作期以标实表现为主,或寒凝心脉,治以祛寒活血,宣阳通痹,用当归四逆汤加味;或气滞心胸,治以疏调气机,和血舒脉,用柴胡疏肝散加减;或痰浊闭阻,治以通阳泄浊,豁痰开窍,用瓜蒌薤白半夏汤加味;或瘀血痹阻,治以活血化瘀,通脉止痛,用血府逐瘀汤加减。缓解期多表现为本虚,或心气不足,治以补养心气,鼓动心脉,用保元汤加减;或心阴亏损,治以滋阴清热,养心安神,用天王补心丹加减;或心阳不振,治以补益阳气,温振心阳,用参附汤合桂枝甘草汤加减。但胸痹心痛多表现为虚实夹杂,寒凝、气滞、痰浊、瘀血等可相互兼杂或互相转化,心之气、血、阴、阳的亏虚也可相互兼见,并可合并他脏亏虚之证,病程长,病情较重;又可变生瘀血闭阻心脉、水饮凌心射肺、阳虚欲脱等危重症候。因此,临床治疗本病必须严密观察病情,灵活掌握,辨证论治,不可执一方一法而通治本病。

## 十一、文献摘要

《素问·痹论》:"心痹者,脉不通,烦则心下鼓,暴上气而喘。"

《素问·调经论》:"寒气积于胸中而不泻,不泻则温气去,寒独留则血凝泣,凝则脉不通。"

《难经·六十难》:"其五脏气相干,名厥心痛;其痛甚,但在心,手足青者,即名真心痛。其真心痛者,旦发夕死,夕发旦死。"

《金匮要略·胸痹心痛短气病脉证并治》:"胸痹,心中痞气,气结在胸,胸满,胁下逆抢心,枳实薤白桂枝汤主之;人参汤亦主之。""心痛彻背,背痛彻心,乌头赤石脂丸主之。""胸痹之病,喘息咳唾,胸背痛,短气,寸口脉沉而迟,关上紧数,瓜蒌薤白白酒汤主之。""胸痹不得卧,心痛彻背者,瓜蒌薤白半夏汤主之。"

《诸病源候论·心病候》:"心为诸脏之主,其正经不可伤,伤之而痛者,则朝发夕死,夕发朝死,不暇展治。其久心痛者,是心之支别络,为风邪冷热所乘痛也,故成疹,不死,发作有时,经久不瘥也。"

《类证治裁·胸痹》:"胸痹胸中阳微不运,久则阴乘阳位而为痹结也,其症胸满喘息,短气不利,痛引心背,由胸中阳气不舒,浊阴得以上逆,而阻其升降,甚则气结咳唾,胸痛彻背。夫诸阳受气于胸中,必胸次空旷,而后清气转运,布息展舒,胸痹之脉,阳微阴弦,阳微知在上焦,阴弦则为心痛。以《金匮》《千金》均以通阳主治也。"

(牛永亮)

## 第三节 眩晕

眩晕是由于情志、饮食内伤、体虚久病、失血劳倦及外伤、手术等病因,引起风、火、痰、瘀上扰清空或精亏血少,清窍失养为基本病机,以头晕、眼花为主要临床表现的一类病证。眩即眼花,晕是头晕,两者常同时并见,故统称为"眩晕",其轻者闭目可止,重者如坐车船,旋转不定,不能站立,或伴有恶心、呕吐、汗出、面色苍白等症状。

眩晕为临床常见病证,多见于中老年人,亦可发于青年人。本病可反复发作,妨碍正常工作及生活,严重者可发展为中风、厥证或脱证而危及生命。临床上用中医中药防治眩晕,对控制眩晕的发生、发展具有较好疗效。

眩晕病证,历代医籍记载颇多。《内经》对其涉及脏腑、病性归属方面均有记述,如《素问·至真要大论》认为"诸风掉眩,皆属于肝",指出眩晕与肝关系密切。《灵枢·卫气》认为"上虚则眩",《灵枢·口问》说:"上气不足,脑为之不满,耳为之苦鸣,头为之苦倾,目为之眩。"《灵枢·海论》认为"脑为髓海",而"髓海不足,则脑转耳鸣",认为眩晕以虚为主。汉代张仲景认为痰饮是眩晕发病的原因之一,为后世"无痰不作眩"的论述提供了理论基础,并且用泽泻汤及小半夏加茯苓汤治疗眩晕。宋代以后,进一步丰富了对眩晕的认识。严用和《重订严氏济生方·眩晕门》中指出"所谓眩晕者,眼花屋转,起则眩倒是也,由此观之,六淫外感,七情内伤,皆能导致",第一次提出外感六淫和七情内伤致眩说,补前人之未备,但外感风、寒、暑、湿致眩晕,实为外感病的一个症状,而非主要证候。元代朱丹溪倡导痰火致眩学说,《丹溪心法·头眩》说:"头眩,痰挟气虚并火,治痰为主,挟补气药及降火药。无痰不作眩,痰因火动,又有湿痰者,有火痰者。"明代张景岳在《内经》"上虚则眩"的理论基础上,对下虚致眩作了详尽论述,他在《景岳全书·眩晕》中说:"头眩虽属上虚,然不能无涉于下。盖上虚者,阳中之阳虚也;下虚者,阴中之阳虚也。阳中之阳虚者,宜治其气,如四君子汤……归脾汤、补中益气汤……阴中之阳虚者,宜补其精,如……左归饮、右归饮、四物汤之类是也。然伐下者必枯其上,滋苗者必灌其根。所以凡治上虚者,犹当以兼补气血为最,如大补元煎、十全大补汤诸补阴补阳等剂,俱当酌宜用之。"张氏从阴阳互根及人体是一有机整体的观点,认识与治疗眩晕,实是难能可贵,并认为眩晕的病因病机"虚者居其八九,而兼火兼痰者,不过十中一二耳"。详细论述了劳倦过度、饥饱失宜、呕吐伤上、泄泻伤下、大汗亡阳、晌目惊心、焦思不释、被殴被辱气夺等皆伤阳中之阳,吐血、衄血、便血、纵欲、崩淋等皆伤阴中之阳而致眩晕。秦景明在《症因脉治·眩晕总论》中认为阳气虚是本病发病的主要病理环节。徐春甫《古今医统·眩晕宜审三虚》认为:"肥人眩运,气虚有痰;瘦人眩运,血虚有火;伤寒吐下后,必是阳虚。"龚廷贤《寿世保元·眩晕》集前贤之大成,对眩晕的病因、脉象都有详细论述,并分证论治眩晕,如半夏白术汤证(痰涎致眩)、补中益气汤证

（劳役致眩）、清离滋饮汤证（虚火致眩）、十全大补汤证（气血两虚致眩）等，至今仍值得临床借鉴。至清代对本病的认识更加全面，直到形成了一套完整的理论体系。

本节主要讨论由内伤引起的眩晕，外感眩晕不在讨论范围。西医的高血压、低血压、低血糖、贫血、梅尼埃病、脑动脉硬化、椎-基底动脉供血不足、神经衰弱等病，临床表现以眩晕为主要症状者，均可参照本节论治。

## 一、病因病机

### 1. 情志内伤

素体阳盛，加之恼怒过度，肝阳上亢，阳升风动，发为眩晕；或因长期忧郁恼怒，气郁化火，使肝阴暗耗，肝阳上亢，阳升风动，上扰清空，发为眩晕。

### 2. 饮食不节

损伤脾胃，脾胃虚弱，气血生化无源，清窍失养而作眩晕；或嗜酒肥甘，饥饱劳倦，伤于脾胃，健运失司，以致水谷不化精微，聚湿生痰，痰湿中阻，浊阴不降，引起眩晕。

### 3. 外伤

手术头部外伤或手术后，气滞血瘀，痹阻清窍，发为眩晕。

### 4. 体虚、久病、失血、劳倦过度

肾为先天之本，藏精生髓，若先天不足，肾精不充，或者年老肾亏，或久病伤肾，或房劳过度，导致肾精亏虚，不能生髓，而脑为髓之海，髓海不足，上下俱虚，而发生眩晕。或肾阴素亏，肝失所养，以致肝阴不足，阴不制阳，肝阳上亢，发为眩晕。大病久病或失血之后，虚而不复，或劳倦过度，气血衰少，气血两虚，气虚则清阳不展，血虚则脑失所养，皆能发生眩晕。

本病病位在清窍，由气血亏虚、肾精不足致脑髓空虚，清窍失养，或肝阳上亢、痰火上逆、瘀血阻窍而扰动清窍发生眩晕，与肝、脾、肾三脏关系密切。眩晕的病性以虚者居多，故张景岳谓"虚者居其八九"，如肝肾阴虚、肝风内动，气血亏虚、清窍失养，肾精亏虚、脑髓失充。眩晕实证多由痰浊阻遏，升降失常，痰火气逆，上犯清窍，瘀血停着，痹阻清窍而成。眩晕的发病过程中，各种病因病机，可以相互影响，相互转化，形成虚实夹杂；或阴损及阳，阴阳两虚。肝风、痰火上扰清窍，进一步发展可上蒙清窍，阻滞经络，而形成中风；或突发气机逆乱，清窍暂闭或失养，而引起晕厥。

## 二、临床表现

本病的临床表现特征是头晕与目眩，轻者仅眼花，头重脚轻，或摇晃浮沉感，闭目即止；重则如坐车船，视物旋转，甚则欲仆。或兼目涩耳鸣，少寐健忘，腰膝酸软；或恶心呕吐，面色苍白，汗出肢冷等。发作间歇期长短不一，可为数月发作一次，亦有一月数次。常可有情志不舒的诱因，但也可突然起病，并可逐渐加重。眩晕若兼头胀而痛，心烦易怒，肢麻震颤者，应警惕发生中风。正如清代李用粹《证治汇外·卷一·中风》所说："平日手指麻木，不时眩晕，乃中风先兆，须预防之。"

## 三、诊断

(1)头晕目眩,视物旋转,轻者闭目即止,重者如坐车船,甚则仆倒。
(2)可伴有恶心呕吐,眼球震颤,耳鸣耳聋,汗出,面色苍白等。
(3)多慢性起病,反复发作,逐渐加重。也可见急性起病者。
(4)查血红蛋白、红细胞,测血压,做心电图、颈椎 X 线摄片、头部 CT 和(或)MRI 等项检查,有助于明确诊断。
(5)应注意排除颅内肿瘤、血液病等。

## 四、鉴别诊断

### 1. 中风

中风以卒然昏仆,不省人事,伴有口舌歪斜,半身不遂,失语;或不经昏仆,仅以歪斜不遂为特征。中风昏仆与眩晕之仆倒相似,且眩晕可为中风先兆,但眩晕患者无半身不遂、口舌歪斜及舌强语謇等表现。

### 2. 厥证

厥证以突然昏仆,不省人事,或伴有四肢厥冷为特点,发作后一般在短时间内逐渐苏醒,醒后无偏瘫、失语、口舌歪斜等后遗症。严重者也可一厥不醒而死亡。眩晕发作严重者也可有眩晕欲倒的表现,但一般无昏迷不省人事的表现。

### 3. 痫病

痫病以突然仆倒,昏不知人,口吐涎沫,两目上视,四肢抽搐,或口中如作猪羊叫声,移时苏醒,醒后一如常人为特点。痫病昏仆与眩晕甚者之仆倒相似,且其发前多有眩晕、乏力、胸闷等先兆,发作日久常有神疲乏力、眩晕时作等症状表现,故应与眩晕鉴别,其鉴别要点为痫病昏仆必有昏迷不省人事,且伴口吐涎沫,两目上视,抽搐,猪羊叫声等症状。

## 五、辨证论治

### (一)辨证要点

#### 1. 辨脏腑

眩晕病位虽在清窍,但与肝、脾、肾三脏功能失常关系密切。肝阴不足,肝郁化火,均可导致肝阳上亢,其眩晕兼见头胀痛、面潮红等症状;脾虚气血生化乏源,眩晕兼有纳呆、乏力、面色㿠白等;脾失健运,痰湿中阻,眩晕兼见纳呆、呕恶、头重、耳鸣等;肾精不足之眩晕,多兼腰酸腿软、耳鸣如蝉等。

#### 2. 辨虚实

眩晕以虚证居多,挟痰挟火亦兼有之;一般新病多实,久病多虚,体壮者多实,体弱者多虚,呕恶、面赤、头胀痛者多实,体倦乏力、耳鸣如蝉者多虚;发作期多实,缓解期多虚。病久常虚中夹实,虚实夹杂。

### 3. 辨体质

面白而肥多为气虚多痰,面黑而瘦多为血虚有火。

### 4. 辨标本

眩晕以肝肾阴虚、气血不足为本,风、火、痰、瘀为标。其中阴虚多见咽干口燥,五心烦热,潮热盗汗,舌红少苔,脉弦细数;气血不足则见神疲倦怠,面色不华,爪甲不荣,纳差食少,舌淡嫩,脉细弱。标实又有风性主动,火性上炎,痰性黏腻,瘀性留著之不同,要注意辨别。

## (二)治疗原则

眩晕的治疗原则主要是补虚而泻实,调整阴阳。虚证以肾精亏虚、气血衰少居多,精虚者填精生髓,滋补肝肾;气血虚者宜益气养血,调补脾肾。实证则以潜阳、泻火、化痰、逐瘀为主要治法。

## (三)分证论治

### 1. 肝阳上亢

[证候]眩晕耳鸣,头痛且胀,遇劳、恼怒加重,肢麻震颤,失眠多梦,急躁易怒;舌红苔黄,脉弦。

[证候分析]本证由肝阳风火,上扰清窍所致。肝阳风火,上冒巅顶,故眩晕,耳鸣,头痛且胀;肝阳升发太过,故易怒;风火扰动心神,故失眠多梦;若肝火偏盛,循经上炎,则见面红,目赤,口苦,脉弦且数;火热灼津,则便秘尿赤,舌红苔黄;若肝肾阴亏,水不涵木,肝阳上亢,则见腰膝酸软,健忘遗精舌红少苔,脉弦细数;若肝阳亢极化风,则出现眩晕欲仆,泛泛欲呕,头痛如掣,肢麻震颤,语言不利,步履不正等风动之象。

[治法]平肝潜阳,滋养肝肾。

[代表方]天麻钩藤饮。

方中天麻、钩藤、石决明平肝息风;黄芩、栀子清肝泻火;益母草活血利水;牛膝引血下行,配合杜仲、桑寄生补益肝肾;茯神、夜交藤养血安神定志。全方共奏平肝潜阳、滋补肝肾之功。若见阴虚较盛,舌红少苔,脉弦细数较为明显者,可选生地、麦冬、玄参、何首乌、生白芍等滋补肝肾之阴;若肝阳化火,肝火亢盛,表现为眩晕、头痛较甚,耳鸣、耳聋暴作,目赤,口苦,舌红苔黄燥,脉弦数,可选用龙胆草、丹皮、菊花、夏枯草等清肝泻火;便秘者可选加大黄、芒硝或当归龙荟丸以通腑泄热;眩晕剧烈,呕恶,手足麻木或肌肉𥆧动者,有肝阳化风之势,尤其对中年以上者要注意是否有引发中风的可能,应及时治疗,可加珍珠母、生龙骨、生牡蛎等镇肝息风,必要时可加羚羊角以增强清热息风之力。

### 2. 肝火上炎

[证候]头晕且痛,其势较剧,目赤口苦,胸胁胀痛,烦躁易怒,寐少多梦,小便黄,大便干结;舌红苔黄,脉弦数。

[治法]清肝泻火,清利湿热。

[代表方]龙胆泻肝汤。

方用龙胆草、栀子、黄芩清肝泻火;柴胡、甘草疏肝清热调中;木通、泽泻、车前子清利湿热;生地、当归滋阴养血。全方清肝泻火利湿,清中有养,泻中有补。若肝火扰动心神,失眠、烦躁者,加磁石、龙齿、珍珠母、琥珀,清肝热且安神;肝火化风,肝风内动,肢体麻木、颤震,欲发中风者,加全蝎、蜈蚣、地龙、僵蚕,平肝息风,清热止痉。

3.痰浊上蒙

[证候]眩晕,头重如蒙,视物旋转,胸闷作恶,呕吐痰涎,食少多寐;苔白腻,脉弦滑。

[证候分析]本证由痰浊中阻,上蒙清窍所致。痰浊上蒙,清阳不升,故眩晕;痰为湿聚,性质重浊,阻遏清阳,故倦怠、头重女如蒙;痰浊中阻,气机不利,故胸闷;胃气上逆,故时吐痰涎;痰浊阻遏,脾阳不振,故少食多寐;舌胖,苔浊腻或白厚而润,脉滑或弦滑,或兼结代,均为痰浊内壅之征。若阳虚不化水,寒饮内停,上逆凌心,则兼心下逆满,心悸怔忡;若痰浊久郁化火,痰火上扰尤则头目胀痛,口苦;痰火扰心,则心烦而悸;痰火劫津,则尿赤;痰浊夹肝阳上扰,则兼头痛耳鸣,面赤易怒,胁痛,脉弦滑等症。

[治法]燥湿祛痰,健脾和胃。

[代表方]半夏白术天麻汤。

方中二陈汤理气调中,燥湿祛痰;配白术补脾除湿,天麻养肝息风;甘草、生姜、大枣健脾和胃,调和诸药。头晕头胀,多寐,苔腻者,加藿香、佩兰、石菖蒲等醒脾化湿开窍;呕吐频繁,加代赭石、竹茹和胃降逆止呕;脘闷、纳呆、腹胀者,加厚朴、白蔻仁、砂仁等理气化湿健脾;耳鸣、重听者,加葱白、郁金、石菖蒲等通阳开窍。痰浊郁而化热,痰火上犯清窍,表现为眩晕,头目胀痛,心烦口苦,渴不欲饮,苔黄腻,脉弦滑,用黄连温胆汤清化痰热;若素体阳虚,痰从寒化,痰饮内停,上犯清窍者,用苓桂术甘汤合泽泻汤温化痰饮。

4.瘀血阻窍

[证候]眩晕头痛,兼见健忘、失眠、心悸、精神不振、耳鸣耳聋、面唇紫暗;舌瘀点或瘀斑,脉弦涩或细涩。

[证候分析]本证由瘀血阻窍,脑失所养而致。瘀血阻窍,气血不得正常流布,脑失所养,故眩晕时作;瘀血内阻,脑络不通,则头痛,面唇紫暗,舌有紫斑瘀点,脉弦涩或细涩;瘀血不去,新血不生,心神失养,则见健忘、失眠、心悸、精神不振。

[治法]活血化瘀,通窍活络。

[代表方]通窍活血汤。

方中用赤芍、川芎、桃仁、红花活血化瘀通络;麝香芳香走窜,开窍散结止痛,老葱散结通阳,二者共呈开窍通阳之功;黄酒辛窜,以助血行;大枣甘温益气,缓和药性,配合活血化瘀、通阳散结开窍之品,以防耗伤气血。全方共呈活血化瘀、通窍活络之功。若见神疲乏力,少气自汗等气虚证者,重用黄芪,以补气固表,益气行血;若兼有畏寒肢冷,感寒加重者,加附子、桂枝温经活血;若天气变化加重,或当风而发,可重用川芎,加防风、白芷、荆芥穗、天麻等理气祛风之品。

5.气血亏虚

[证候]头晕目眩,动则加剧,遇劳则发,面色㿠白,爪甲不荣,神疲乏力,心悸少寐,纳差食少,便溏;舌淡苔薄白,脉细弱。

[证候分析]本证由气血不足,清阳不展所致。气血亏虚,脑失所养,故头晕目眩;活动后耗伤气血,因而眩晕加剧,或劳累目即发;气血不足,则神疲懒言,面色少华或萎黄;脾肺气虚,故气短声低;营血不足,心神申失养,故见心悸失眠;脾失健运,故纳减体倦;舌色淡,质胖嫩,边有齿印,苔少或厚,脉细或虚大,均是气虚血少之象。若偏于脾虚气陷,则见大便稀薄;若脾阳虚

衰,气血生化不足,则兼见畏寒肢冷、唇甲淡白等症。

[治法]补养气血,健运脾胃。

[代表方]归脾汤。

方中黄芪、人参、白术、当归健脾益气生血;龙眼肉、茯神、远志、酸枣仁养心安神;木香理气醒脾,使其补而不滞;甘草调和诸药。全方有补养气血,健运脾胃,养心安神之功效。若气虚卫阳不固,自汗时出,易于感冒,重用黄芪,加防风、浮小麦益气固表敛汗;脾虚湿盛,泄泻或便溏者,加薏苡仁、泽泻、炒扁豆,当归炒用健脾利水;气损及阳,兼见畏寒肢冷、腹中冷痛等阳虚症状,加桂枝、干姜温中散寒;血虚较甚,面色㿠白无华,加熟地、阿胶、紫河车粉(冲服)等养血补血,并重用参芪以补气生血。

若中气不足,清阳不升,表现为时时眩晕,气短乏力,纳差神疲,便溏下坠,脉象无力者,用补中益气汤补中益气,升清降浊。

6.肝肾阴虚

[证候]眩晕久发不已,视力减退,两目干涩,少寐健忘,心烦口干,耳鸣,神疲乏力,腰酸膝软,遗精;舌红苔薄,脉弦细。

[证候分析]本证由肾精不足,髓海空虚所致。肾精亏虚,无以生髓,脑髓失充,故眩晕而精神萎靡;肾主骨,腰为肾之府,齿为骨之余,肾失所养,故见腰膝酸软、牙齿动摇;肾虚封藏固摄失职,故遗精滑泄;肾开窍于耳,肾精虚少,故时时耳鸣;肾其华在发,肾精亏虚,故发易脱落;肾精不足,阴不维阳,虚热内生,故颧红、咽干、形瘦、五心烦热、舌嫩红、苔少或光剥、脉细数。

[治法]滋养肝肾,养阴填精。

[代表方]左归丸。

方中熟地、山萸肉、山药滋阴补肾;枸杞子、菟丝子补益肝肾,鹿角霜助肾气,三者生精补髓;牛膝强肾益精,引药入肾;龟甲胶滋阴降火,补肾壮骨。全方共呈滋补肝肾,养阴填精之功效。若阴虚生内热,表现咽干口燥,五心烦热,潮热盗汗,舌红,脉弦细数者,可加炙鳖甲、知母、青蒿等滋阴清热;心肾不交,失眠、多梦、健忘者,加阿胶、鸡子黄、酸枣仁、柏子仁等交通心肾,养心安神;若水不涵木,肝阳上亢,可加清肝、平肝、镇肝之晶,如龙胆草、柴胡、天麻等。

## 六、验案举隅

**案1**

王某,女,57岁。

**初诊**(2023年12月18日):患者5个月来,眩晕反复发作,经检查诊为高血压、高脂血症。虽经多种中西医药物治疗,效果不佳。刻见:形体偏胖,体重75 kg,身高163 cm。诉眩晕,头昏时痛,心胸部位经常闷塞不舒,肩背隐痛,左上肢麻木;舌红苔少,脉细弦。近查 TG 3.8 mmol/L,BP 180/100 mmHg。

辨证:肝肾不足,肝阳上亢,痰瘀阻滞,风阳上扰。

治法:滋肾养肝,化痰活血,平肝息风。

处方:天麻钩藤饮加减。天麻15 g,钩藤15 g,白蒺藜10 g,制黄精10 g,制首乌10 g,桑寄生 15 g,决明子 12 g,丹参 30 g,生山楂肉 15 g,泽泻 15 g,牡蛎(先煎)30 g,炙僵蚕 10 g,石菖蒲 10 g。

二诊(2024 年 1 月 15 日):服药 1 个月后,诸症皆有改善,但眩晕未能全部消失,上肢麻木减而未已,血脂、血压均呈下降趋势(TG 2.8 mmol/L,TC 6.9 mmol/L),血压正常。仍以原法继进。上方去白蒺藜、决明子,加菊花 10 g、夏枯草 10 g。

三诊(2024 年 2 月 23 日):病情稳定,眩晕不著。体重下降约 3 kg。原有脘腹胀塞感明显缓解,血压波动于正常范围。复查心电图正常,TG 2.4 mmol/L、TC 4.2 mmol/L、BP 140/ 90 mmHg。继服上药。

四诊(2024 年 4 月 28 日):诸症基本消失,仅偶有头昏。血压、血脂多次复查均正常,体重下降 4.5 kg。再予原方 7 剂,以巩固疗效。

**案 2**

李某,女,42 岁。

诊治日期:2022 年 6 月 13 日。2 周前夜班时出现天旋地转感,无恶心呕吐。此后,时发头晕、站立不稳,持续 2~5 秒,无黑矇无昏厥,无天旋地转,与体位改变无关。头颅磁共振、血管 B 超及耳镜检查均未见异常。排除相关器质性病变。曾针刺联合中药汤药及成药归脾丸治疗,症状缓解不明显。刻诊:发作性头晕、急躁,月经量减少,纳佳。近 1 年体重增加 10 余公斤,入睡困难、睡后易醒,二便正常;舌红苔白,脉弦。

辨证:眩晕,胆热痰扰。

治法:清热化痰醒神。

处方:陈皮 14 g,清半夏 10 g,土茯苓 30 g,甘草 9 g,麸炒枳实 10 g,竹茹 6 g,白术 14 g,天麻 10 g,葛根 14 g,北柴胡 10 g,路路通 10 g。7 剂,水煎服,每日 1 剂。

随访:眩晕症状减轻,入睡正常。

# 七、转归预后

本病以肝肾阴虚、气血亏虚的虚证多见,由于阴虚无以制阳,或气虚则生痰酿湿等,可因虚致实,而转为本虚标实之证;另一方面,肝阳、肝火、痰浊、瘀血等实证日久,也可伤阴耗气,而转为虚实夹杂之证。中年以上眩晕由肝阳上扰、肝火上炎、瘀血阻窍眩晕者,由于肾气渐衰,若肝肾之阴渐亏,而阳亢之势日甚,阴亏阳亢,阳化风动,血随气逆,夹痰夹火,上蒙清窍,横窜经络,可形成中风病,轻则致残,重则致命。

眩晕病情轻者,治疗护理得当,预后多属良好;病重经久不愈,发作频繁,持续时间较长,严重影响工作和生活者,则难以根治。

# 八、预防与调摄

保持心情开朗愉悦,饮食有节,注意养生保护阴精,有助于预防本病。

患者的病室应保持安静、舒适,避免噪声,光线柔和。保证充足的睡眠,注意劳逸结合。保持心情愉快,增强战胜疾病的信心。饮食以清淡易消化为宜,多吃蔬菜、水果,忌烟酒、油腻、辛辣之品,少食海腥发物,虚证眩晕者可配合食疗,加强营养。眩晕发作时应卧床休息,闭目养神,少作或不作旋转、弯腰等动作,以免诱发或加重病情。重症患者要密切注意血压、呼吸、神志、脉搏等情况,以便及时处理。

## 九、结语

本病病因多由情志、饮食所伤,以及失血、外伤、劳倦过度所致。其病位在清窍,由脑髓空虚、清窍失养及痰火、瘀血上犯清窍所致,与肝、脾、肾三脏功能失调有关,其发病以虚证居多。临床上实证多见于眩晕发作期,以肝阳上亢、肝火上炎、痰浊上蒙、瘀血阻窍四型多见,分别以天麻钩藤汤平肝潜阳,滋养肝肾;以龙胆泻肝汤清肝泻火,清利湿热;以半夏白术天麻汤燥湿祛痰,健脾和胃;以通窍活血汤活血化瘀,通窍活络。虚证多见于缓解期,以气血亏虚、肝肾阴虚两型多见,分别以归脾汤补养气血,健运脾胃;以左归丸滋养肝肾,养阴填精。由于眩晕在病理表现为虚证与实证的相互转化,或虚实夹杂,故一般急者多偏实,可选用息风潜阳、清火化痰、活血化瘀等法以治其标为主;缓者多偏虚,当用补养气血、益肾、养肝、健脾等法以治其本为主。

## 十、文献摘要

《灵枢·海论》:"脑为髓之海,其输上在于其盖,下在风府……髓海有余,则轻劲多力,自过其度;髓海不足,则脑转耳鸣,胫酸眩冒,目无所见,懈怠安卧。"

《素问玄机原病式·诸风掉眩皆属肝木》:"风气甚而头目眩运者,由风木旺,必是金衰不能制木,而木复生火,风火皆属阳,多为兼化,阳主乎动,两动相搏,则为之旋转。"

《丹溪心法·头眩》:"头眩,痰挟气虚并火,治痰为主,挟补气药及降火药。无痰则不作眩,痰因火动。"

《景岳全书·眩运》:"丹溪则曰无痰不能作眩,当以治痰为主,而兼用它药。余则曰无虚不能作眩,当以治虚为主,而酌兼其标。孰是孰非,余不能必,姑引经义,以表其大意如此。"

《证治汇补·眩晕》:"以肝上连目系而应于风,故眩为肝风,然亦有因火,因痰,因虚,因暑,因湿者。"

《临证指南医案·眩晕》:"经云诸风掉眩,皆属于肝,头为六阳之首,耳目口鼻皆系清空之窍,所患眩晕者,非外来之邪,乃肝胆之风阳上冒耳,甚至有昏厥跌仆之虞。其症有夹痰,夹火,中虚,下虚,治胆、治胃、治肝之分。"

(牛永亮)

# 第四节 中风病

中风病是由于正气亏虚,饮食、情志、劳倦内伤等引起气血逆乱,产生风、火、痰、瘀,导致脑脉痹阻或血溢脑脉之外为基本病机,以突然昏仆、半身不遂、口舌歪斜、言语謇涩或不语、偏身麻木为主要临床表现的病证。根据脑髓神机受损程度的不同,有中经络、中脏腑之分,有相应的临床表现。本病多见于中老年人。四季皆可发病,但以冬春两季最为多见。

中风病严重危害着人类健康,死亡率高,致残率高。居1994年我国城市人口死因的首位,为发达国家人口前三位死因之一。根据20世纪80年代对上海市1个区整群抽样36万人的调查,每10万人中风病的年发病率为230人,年死亡率164人,患病率634人。在本病的预防、治疗和康复方面,中医药具有较为显著的疗效和优势。

《内经》虽没有明确提出中风病名,但所记述的"大厥""薄厥""仆击""偏枯""风痱"等病证,与中风病在卒中昏迷期和后遗症期的一些临床表现相似。对本病的病因病机也有一定认识,如《灵枢·刺节真邪》:"虚邪偏客于身半,其入深,内居营卫,营卫稍衰,则真气去,邪气独留,发为偏枯。"此外,还认识到本病的发生与个人的体质、饮食、精神刺激等有关,如《素问·通评虚实论》明确指出:"仆击、偏枯……肥贵人则膏粱之疾也。"

还明确指出中风病的病变部位在头部,是由气血逆而不降所致。如《素问·调经论》说:"血之与气,并走于上,则为大厥,厥则暴死。"

对中风病的病因病机及其治法,历代医家论述颇多,从病因学的发展来看,大体分为两个阶段。唐宋以前多以"内虚邪中"立论,治疗上一般多采用疏风祛邪、补益正气的方药。如《金匮要略》正式把本病命名为中风。认为中风病之病因为络脉空虚,风邪入中,其创立的分证方法对中风病的诊断、治疗、判断病情轻重和估计预后很有帮助。唐宋以后,特别是金元时代,许多医家以"内风"立论,可谓中风病因学说上的一大转折。其中刘河间力主"肾水不足,心火暴甚";李东垣认为"形盛气衰,本气自病";朱丹溪主张"湿痰化热生风";元代王履从病因学角度将中风病分为"真中""类中"。明代张景岳提出"非风"之说,提出"内伤积损"是导致本病的根本原因;明代李中梓又将中风病明确分为闭、脱二证,仍为现在临床所应用。清代医家叶天士、沈金鳌、尤在泾、王清任等丰富了中风病的治法和方药,形成了比较完整的中风病治疗法则。晚清及近代医家张伯龙、张山雷、张锡纯进一步认识到本病的发生主要是阴阳失调,气血逆乱,直冲犯脑,至此对中风病因病机的认识及其治疗日臻完善。近年来对中风病的预防、诊断、治疗、康复、护理等方面逐步形成了较为统一的标准和规范,治疗方法多样化,疗效也有了较大提高。

中风病是一个独立的疾病。其临床表现与西医所称的脑血管意外相似。脑血管意外主要包括缺血性和出血性两大类型。不论是出血性还是缺血性脑血管意外均可参考本节论治。

# 一、病因病机

1. 积损正衰

"年四十而阴气自半,起居衰矣"。年老体弱,或久病气血亏损,脑脉失养。气虚则运血无力,血流不畅,而致脑脉瘀滞不通;阴血亏虚则阴不制阳,内风动越,携痰浊、瘀血上扰清窍,突发本病。正如《景岳全书·非风》说:"卒倒多由昏愦,本皆内伤积损颓败而然。"

2. 劳倦内伤

烦劳过度,伤耗阴精,阴虚而火旺,或阴不制阳易使阳气鸱张,引动风阳,内风旋动,则气火俱浮,或兼挟痰浊、瘀血上壅清窍脉络。

3. 脾失健运

过食肥甘醇酒,致使脾胃受伤,脾失运化,痰浊内生,郁久化热,痰热互结,壅滞经脉,上蒙清窍；或素体肝旺，气机郁结，克伐脾土，痰浊内生；或肝郁化火，烁津成痰，痰郁互结，携风阳之邪，窜扰经脉，发为本病。此即《丹溪心法·中风》所谓"湿土生痰，痰生热，热生风也"。饮食不节，脾失健运，气血生化无源，气血精微衰少，脑脉失养，再加之情志过极、劳倦过度等诱因，使气血逆乱，脑之神明不用，而发为中风病。

4. 情志过极

七情所伤，肝失条达，气机郁滞，血行不畅，瘀结脑脉；暴怒伤肝，则肝阳暴张，或心火暴盛，风火相煽，血随气逆，上冲犯脑。凡此种种，均易引起气血逆乱，上扰脑窍而发为中风病。尤以暴怒引发本病者最为多见。

综观本病，由于患者脏腑功能失调，气血素虚或痰浊、瘀血内生，加之劳倦内伤、忧思恼怒、饮酒饱食、用力过度、气候骤变等诱因，而致瘀血阻滞、痰热内蕴，或阳化风动、血随气逆，导致脑脉痹阻或血溢脉外，引起昏仆不遂，发为中风病。其病位在脑，与心、肾、肝、脾密切相关。其病机有虚（阴虚、气虚）、火（肝火、心火）、风（肝风）、痰（风痰、湿痰）、气（气逆）、血（血瘀）六端，此六端多在一定条件下相互影响，相互作用。病性多为本虚标实，上盛下虚。在本为肝肾阴虚，气血衰少，在标为风火相煽，痰湿壅盛，瘀血阻滞，气血逆乱。而其基本病机为气血逆乱，上犯于脑，脑之神明失用。

## 二、临床表现

脑脉痹阻或血溢脑脉之外所引起的脑髓神机受损是中风病的证候特征。其主症为神昏、半身不遂、言语謇涩或不语、口舌歪斜、偏身麻木；次症见头痛、眩晕、呕吐、二便失禁或不通、烦躁、抽搐、痰多、呃逆。舌象可表现为舌强、舌歪、舌卷，舌质暗红或红绛，舌有瘀点、瘀斑；苔薄白、白腻、黄或黄腻；脉象多弦，或弦滑、弦细，或结或代等。

1. 神昏

初起即可见。轻者神思恍惚，迷蒙，嗜睡。重者昏迷或昏愦。有的患者起病时神清，数日后渐见神昏，多数神昏患者常伴有谵妄、躁扰不宁等症状。

2. 半身不遂

轻者仅见偏身肢体力弱或活动不利，重者则完全瘫痪。有单个肢体力弱或瘫痪者，也有一侧肢体瘫痪不遂者；患者起病可仅为偏身力弱，而进行性加重，直至瘫痪不遂，或起病即见偏身瘫痪。急性期，患者半身不遂多见患肢松懈瘫软。少数为肢体强痉拘急。后遗症期，多遗有患肢强痉挛缩，尤以手指关节僵硬、屈伸不利最为严重。

3. 口舌歪斜

多与半身不遂共见，伸舌时多歪向瘫痪侧肢体，常伴流涎。

4. 言语謇涩或不语

轻者仅见言语迟缓不利，吐字不清，患者自觉舌体发僵；重者不语。部分患者在病发之前，常伴有一时性的言语不利，旋即恢复正常。

本病发病前常有先兆症状。如素有眩晕、头痛、耳鸣，突然出现一过性言语不利或肢体麻木，视物昏花，甚则晕厥，一日内发作数次，或几日内多次复发。若骤然内风旋动，痰火交织发病者,于急性期可出现呕血、便血、壮热、喘促、顽固性呃逆,甚至厥而不复,瞳孔或大或小,病情危笃,多难救治。

## 三、诊断

(1)以神志恍惚、迷蒙,甚至昏迷或昏愦,半身不遂,口舌歪斜,舌强言謇或不语,偏身麻木为主症。

(2)多急性起病。

(3)病发多有诱因,病前常有头晕、头痛、肢体麻木、力弱等先兆症。

(4)好发年龄为40岁以上。

(5)血压、脑脊液检查、眼底检查、颅脑CT等检查,有助于诊断。

诊断时,在中风病病名诊断的基础上,还要根据有无神识昏蒙诊断为中经络与中脏腑两大类。

中风病的急性期是指发病后两周以内,中脏腑类最长可至1个月;恢复期是发病两周或1个月至半年以内;后遗症期系发病半年以上者。

## 四、鉴别诊断

**1. 口僻**

俗称吊线风,主要症状是口眼歪斜,多伴有耳后疼痛,因口眼歪斜有时伴流涎、言语不清。多由正气不足,风邪入中脉络,气血痹阻所致,不同年龄均可罹患。中风病口舌歪斜者多伴有肢体瘫痪或偏身麻木,病由气血逆乱,血随气逆,上扰脑窍而致脑髓神机受损,且以中老年人为多。

**2. 痫病**

痫病与中风病中脏腑均有卒然昏仆的见症。而痫病为发作性疾病,昏迷时四肢抽搐,口吐涎沫,双目上视,或作异常叫声,醒后一如常人,且肢体活动多正常,发病以青少年居多。

**3. 厥证**

厥证神昏常伴有四肢逆冷,一般移时苏醒,醒后无半身不遂、口舌歪斜、言语不利等症。

**4. 痉病**

以四肢抽搐,项背强直,甚至角弓反张为主症。病发亦可伴神昏,但无半身不遂、口舌歪斜、言语不利等症状。

**5. 痿病**

痿病以手足软弱无力、筋脉弛缓不收、肌肉萎缩为主症,起病缓慢,起病时无突然昏倒不省人事,口舌歪斜,言语不利。以双下肢或四肢为多见,或见有患肢肌肉萎缩,或见筋惕肉眴。中风病亦有见肢体肌肉萎缩者,多见于后遗症期由半身不遂而废用所致。

## 五、辨证论治

**(一)辨证要点**

**1. 了解病史及先兆**

中老年人平素体质虚衰或素有形肥体丰,而常表现有眩晕、头痛,或一过性肢麻、口舌歪斜、言语謇涩。多有气候骤变,烦劳过度,情志相激,跌仆努力等诱因。若急性起病,以半身不遂、口舌歪斜、言语謇涩为首发症状者一般诊断不难。但若起病即见神志障碍者,则需深入了解病史和体检。

2. 辨中经络与中脏腑

临床按脑髓神机受损的程度与有无神识昏蒙分为中经络与中脏腑两大类型。两者根本区别在于:中经络一般无神志改变,表现为不经昏仆而突然发生口眼歪斜、言语不利、半身不遂;中脏腑者,以出现突然昏仆、不省人事、半身不遂、口舌歪斜、舌强言謇或不语、偏身麻木、神志恍惚或迷蒙为主症,并常遗留后遗症。中经络者,病位较浅,病情较轻;中脏腑者,病位较深,病情较重。

3. 辨病性

中风病性为本虚标实,急性期多以标实证候为主,根据临床表现注意辨别病性属火、风、痰、血的不同。平素性情急躁易怒,面红目赤,口干口苦,发病后甚或项背身热,躁扰不宁,大便秘结,小便黄赤,舌红苔黄则多属火热为患;若素有头痛、眩晕等症,突然出现半身不遂,甚或神昏、抽搐、肢体痉强拘急,属内风动越;素来形肥体丰,病后咯痰较多或神昏,喉中痰鸣,舌苔白腻,属痰浊壅盛为患;若素有头痛,痛势较剧,舌质紫暗,多属瘀血为患。恢复期及后遗症期,多表现为气阴不足,阳气虚衰。如肢体瘫痪,手足肿胀,口角流涎,气短自汗,多属气虚;若兼有畏寒肢冷,为阳气虚衰的表现;若兼有心烦少寐,口干咽干,手足心热,舌红少苔,多属阴虚内热。

4. 辨闭证、脱证

闭证为闭者邪气内闭清窍,症见神昏、牙关紧闭、口噤不开、肢体痉强,属实证,根据有无热象,又有阳闭、阴闭之分。阳闭为痰热闭阻清窍,症见面赤身热,气粗口臭,躁扰不宁,舌苔黄腻,脉象弦滑而数;阴闭为湿痰内闭清窍,症见面白唇暗,静卧不烦,四肢不温,痰涎壅盛,舌苔白腻,脉象沉滑或缓。阳闭和阴闭可相互转化,当依据临床表现、舌象、脉象的变化综合判断。脱证是五脏真阳散脱于外,症见昏愦无知,目合口开,四肢松懈瘫软,手撒肢冷汗多,二便自遗,鼻息低微,为中风危候。另外,临床上尚有内闭清窍未开而外脱虚象已露,即所谓"内闭外脱"者,此时往往是疾病安危演变的关键时机,应引起高度重视。

5. 辨病势

顺逆临床注意辨察患者之"神",尤其是神志和瞳孔的变化。中脏腑者,起病即现昏愦无知,多为实邪闭窍,病位深,病情重。如患者渐至神昏,瞳孔变化,甚至呕吐、头痛、项强者,说明正气渐衰,邪气日盛,病情加重。虽中脏腑,如神志逐渐转清,半身不遂未再加重或有恢复者,病由重转轻,病势为顺,预后多好。若目不能视,或瞳孔大不等,或突见呃逆频频,或突然昏愦、四肢抽搐不已,或背腹骤然灼热而四肢发凉及至手足厥逆,或见戴阳及呕血症,均属病势逆转,难以挽救。

## (二)治疗原则

中风病急性期标实症状突出,急则治其标,治疗当以祛邪为主,常用平肝息风、清化痰热、化痰通腑、活血通络、醒神开窍等治疗方法。闭、脱二证当分别治以祛邪开窍醒神和扶正固脱、救阴回阳。内闭外脱则醒神开窍与扶正固本可以兼用。在恢复期及后遗症期,多为虚实夹杂,邪实未清而正虚已现,治宜扶正祛邪,常用育阴息风、益气活血等法。

## （三）分证论治

1. 中经络

1）风痰瘀血，痹阻脉络

[证候]半身不遂，口舌㖞斜，舌强言謇或不语，偏身麻木，头晕目眩；舌质暗淡，舌苔薄白或白腻，脉弦滑。

[证候分析]痰瘀阻滞脉络，风痰瘀阻脉络，故半身不遂，口舌㖞斜，舌强言謇或不语，偏身麻木；风痰上扰，清窍失养故头晕目眩；舌质暗淡，舌苔薄白或白腻，脉弦滑系风痰夹瘀之象。

[治法]活血化瘀，化痰通络。

[代表方]桃红四物汤合涤痰汤。

方中桃红四物汤活血化瘀通络；涤痰汤涤痰开窍。瘀血症状突出，舌质紫暗或有瘀斑，可加重桃仁、红花等药物剂量，以增强活血化瘀之力。舌苔黄腻，烦躁不安等有热象者，加黄芩、栀子以清热泻火。头晕、头痛加菊花、夏枯草以平肝息风；若大便不通，可加大黄通腑泻热凉血，大黄用量宜轻，以涤除痰热积滞为度，不可过量。本型也可选用现代经验方化痰通络汤，方中半夏、茯苓、白术健脾化湿；胆南星、天竺黄清化痰热；天麻平肝息风；香附疏肝理气，调畅气机，助脾运化；配丹参活血化瘀；大黄通腑泻热凉血。

2）肝阳暴亢，风火上扰

[证候]半身不遂，偏身麻木，舌强言謇或不语，或口舌㖞斜，眩晕头痛，面红目赤，口苦咽干，心烦易怒，尿赤便干；舌质红或红绛，脉弦有力。

[证候分析]阴虚阳亢，经脉失养，阴虚生内风，故半身不遂，偏身麻木，舌强言謇或不语，或口舌㖞斜；肝阳上扰头面，故眩晕头痛，面红目赤；肝胆相表里，少阳郁热，故口干、口苦；胆火扰心则心烦易怒；热伤津液，故尿赤便干；舌质红或红绛，脉弦有力乃肝阳上亢之象。

[治法]平肝息风，清热活血，补益肝肾。

[代表方]天麻钩藤饮。

方中天麻、钩藤平肝息风；生石决明镇肝潜阳；黄芩、栀子清热泻火；川牛膝引血下行；益母草活血利水；杜仲、桑寄生补益肝肾；夜交藤、茯神安神定志。伴头晕、头痛加菊花、桑叶，疏风清热；心烦易怒加丹皮、郁金，凉血开郁；便干便秘加生大黄。若症见神志恍惚，迷蒙者，为风火上扰清窍，由中经络向中脏腑转化，可配合灌服牛黄清心丸或安宫牛黄丸以开窍醒神。

3）痰热腑实，风痰上扰

[证候]半身不遂，口舌㖞斜，言语謇涩或不语，偏身麻木，腹胀便干便秘，头晕目眩，咯痰或痰多；舌质暗红或暗淡，苔黄或黄腻，脉弦滑或偏瘫侧脉弦滑而大。

[证候分析]阳明腑实，腑气不通，痰热阻滞脉络，经脉不通，肢体失养，故半身不遂，口舌㖞斜，言语謇涩或不语，偏身麻木，腹胀便干便秘，咯痰或痰多；痰瘀阻滞，上扰清空，故头晕目眩；质暗红或暗淡，苔黄或黄腻，脉弦滑或偏瘫侧脉弦滑而大为痰热腑实，风痰上扰之候。

[治法]通腑化痰。

[代表方]大承气汤加味。

方中生大黄荡涤肠胃，通腑泄热；芒硝咸寒软坚；枳实泄痞；厚朴宽满。可加瓜蒌、胆南星清热化痰；加丹参活血通络。热象明显者，加栀子、黄芩；年老体弱津亏者，加生地、麦冬、玄参。

本型也可选用现代经验方星蒌承气汤,方中大黄、芒硝荡涤肠胃,通腑泄热;瓜蒌、胆南星清热化痰。若大便多日未解,痰热积滞较甚而出现躁扰不宁,时清时寐,谵妄者,此为浊气不降,携气血上逆,犯于脑窍而为中脏腑证,按中脏腑的痰热内闭清窍论治。

针对本证腑气不通,而采用化痰通腑法,一可通畅腑气,祛瘀达络,敷布气血,使半身不遂等症进一步好转;二可清除阻滞于胃肠的痰热积滞,使浊邪不得上扰神明,气血逆乱得以纠正,达到防闭防脱之目的;三可急下存阴,以防阴劫于内,阳脱于外。

4)气虚血瘀

[证候]半身不遂,口舌歪斜,口角流涎,言语謇涩或不语,偏身麻木,面色㿠白,气短乏力,心悸,自汗,便溏;舌质暗淡,舌苔薄白或白腻,脉沉细、细缓或细弦。

[证候分析]久病体虚,阳气亏虚,气不行血,瘀滞脉络,故半身不遂,口舌歪斜,口角流涎,言语謇涩或不语,偏身麻木;气虚则见面色㿠白,气短乏力,心悸,自汗,便溏;舌质暗淡,舌苔薄白或白腻,脉沉细、细缓或细弦乃气虚血瘀之象。

[治法]益气活血,扶正祛邪。

[代表方]补阳还五汤。

本方重用黄芪补气,配当归养血,合赤芍、川芎、桃仁、红花、地龙以活血化瘀通络。中风病恢复期和后遗症期多以气虚血瘀为基本病机,故此方亦常用于恢复期和后遗症期的治疗。气虚明显者,加党参、太子参以益气通络;言语不利,加远志、石菖蒲、郁金以祛痰利窍;心悸、喘息,加桂枝、炙甘草以温经通阳;肢体麻木加木瓜、伸筋草、防己以舒筋活络;上肢偏废者,加桂枝以通络;下肢瘫软无力者,加川断、桑寄生、杜仲、牛膝以强壮筋骨;小便失禁加桑螵蛸、益智仁以温肾固涩;血瘀重者,加莪术、水蛭、鬼箭羽、鸡血藤等破血通络之品。

5)阴虚风动

[证候]半身不遂,口舌歪斜,舌强言謇或不语,偏身麻木,烦躁失眠,眩晕耳鸣,手足心热;舌质红绛或暗红,少苔或无苔,脉细弦或细弦数。

[证候分析]肝肾阴虚,肝阳偏亢,成上实下虚之候,阴虚生内风,内风旋动,夹痰瘀阻脉,故半身不遂,口舌歪斜,舌强言謇或不语,偏身麻木;肝肾阴虚,虚火亢盛,故眩晕耳鸣,手足心热;舌质红绛或暗红,少苔或无苔,脉细弦或细弦数乃阴虚之象。

[治法]滋养肝肾,潜阳息风。

[代表方]镇肝熄风汤。

方中怀牛膝补肝肾,并引血下行;龙骨、牡蛎、代赭石镇肝潜阳;龟甲、白芍、玄参、天冬滋养阴液,以制亢阳;茵陈、麦芽、川楝子清泄肝阳,条达肝气;甘草、麦芽和胃调中。并可配以钩藤、菊花息风清热。挟有痰热者,加天竺黄、竹沥、川贝母以清化痰热;心烦失眠者,加黄芩、栀子以清心除烦,加夜交藤、珍珠母以镇心安神;头痛重者,加生石决明、夏枯草以清肝息风。

2.中腑脏

1)痰热内闭清窍(阳闭)

[证候]起病骤急,神昏或昏愦,半身不遂,鼻鼾痰鸣,肢体强痉拘急,项背身热,躁扰不宁,频繁抽搐;舌质红绛,舌苔黄腻或干腻,脉弦滑数。

[证候分析]肝阳暴亢,气血上逆,痰火壅盛,清窍被扰,故起病骤急,神昏或昏愦,半身不

遂,鼻鼾痰鸣,肢体强痉拘急,项背身热,躁扰不宁;肝主筋,筋脉失养,故频繁抽搐;舌质红绛,舌苔黄腻或干腻,脉弦滑数乃痰热内闭清窍之象。

[治法]清热化痰,醒神开窍。

[代表方]羚角钩藤汤配合安宫牛黄丸。

羚羊角为清肝息风主药;桑叶疏风清热;钩藤、菊花平肝息风;生地清热凉血;白芍柔肝养血;川贝母、竹茹清热化痰;茯神养心安神;甘草调和诸药。安宫牛黄丸可辛凉透窍。

2)痰湿蒙塞心神(阴闭)

[证候]素体阳虚,突发神昏,半身不遂,肢体松懈,瘫软不温,甚则四肢逆冷,面白唇暗,痰涎壅盛;舌质暗淡,舌苔白腻,脉沉滑或沉缓。

[证候分析]痰浊偏盛,风痰上扰,内闭心神,故突发神昏,半身不遂,肢体松懈,瘫软不温,甚则四肢逆冷,痰涎壅盛;阳虚失于温煦,则四肢逆冷,面白唇暗;舌质暗淡,舌苔白腻,脉沉滑或沉缓乃痰浊上蒙清窍之象。

[治法]温阳化痰,醒神开窍。

[代表方]涤痰汤配合苏合香丸。

方中半夏、陈皮、茯苓健脾燥湿化痰;胆南星、竹茹清化痰热;石菖蒲化痰开窍;人参扶助正气。苏合香丸芳香化浊,开窍醒神。寒象明显,加桂枝温阳化饮;兼有风象者,加天麻、钩藤平肝息风。

3)元气败脱,神明散乱(脱证)

[证候]突然神昏或昏愦,肢体瘫软,手撒肢冷汗多,重则周身湿冷,二便失禁;舌痿,舌质紫暗,苔白腻,脉沉缓、沉微。

[证候分析]阳气暴脱,精去神脱,阴竭阳亡,故突然神昏或昏愦,肢体瘫软,手撒肢冷汗多,重则周身湿冷,二便失禁;舌痿,舌质紫暗,苔白腻,脉沉缓、沉微乃阴阳脱衰之象。

[治法]益气回阳固脱。

[代表方]参附汤。

方中人参大补元气,附子温肾壮阳,二药合用以奏益气回阳固脱之功。汗出不止加山萸肉、黄芪、龙骨、牡蛎以敛汗固脱;兼有瘀象者,加丹参。

## 六、其他疗法

1. 单方验方

水蛭 50 g,郁金 20 g,川芎 30 g,丹参 30 g,共研粉。每次 10 g,每日 3 次。本方行气活血化瘀,适用于缺血性中风病急性期及恢复期。

2. 针灸治疗

针灸治疗以经络辨证为主,局部取穴与循经远端取穴配合应用处方,注意不同时期应用不同的手法,并注意根据病变部位的不同而选择不同的穴位。上肢不遂选用内关、极泉、尺泽、曲池、手三里、合谷、肩髃针刺,平补平泻;下肢不遂选用环跳、阳陵泉、阴陵泉、风市、委中、三阴交、足三里针刺,平补平泻;闭证选用素髎、百会、内关、十宣、太冲针刺,泻法;脱证选用关元、气海、神阙灸法,内关、百会针刺,补法。失语加刺津金、玉液点刺。

## 七、验案举隅

**案1**

张某,男,66岁。

**初诊**(2021年10月22日):右侧肢体活动不利5年余,加重2日。既往有高血压病史多年,2019年6月初发中风,2016年3月突发癫痫,2020年4月中风复发。查头颅CT示:左侧多发性脑梗死,右侧大脑出血。诊见:行路站立不稳,难以自主,右腿麻木,右手活动欠灵,有时足肿,大便干结;苔黄薄腻,舌质暗,脉细滑。近来血压不稳定。

**辨证**:风痰瘀阻,痰热腑实。

**治法**:活血化瘀,祛痰通腑。

**处方**:酒大黄(后下)5 g,桃仁10 g,水蛭6 g,地龙10 g,制胆南星、炙僵蚕各10 g,豨莶草10 g,石斛10 g,生地黄15 g,牛膝15 g,桑寄生、续断各15 g。

**二诊**(2021年10月30日):大便通畅,但小便有时失控。守前方加益智仁、乌药各10 g,以补肾通利。

**三诊**(2021年11月30日):右下肢仍乏力,但不麻,走路站立尚稳,右手活动尚灵,头不昏,便秘;苔黄腻,质暗红,脉小弦滑。复查CT示:梗死灶明显缩小。仍风痰瘀阻、肠腑燥热为患。**处方**:生大黄(后下)10 g,芒硝(分冲)6 g,桃仁10 g,水蛭5 g,地龙10 g,豨莶草15 g,红花10 g,石斛、牛膝各12 g,炙僵蚕、石菖蒲、天麻各10 g。

**随访**:上方加减服用半年余,肢体活动明显改善。间断服药,调理善后。

**案2**

蒋某,男,69岁。

**诊治日期**:2021年7月22日。近期自感体力下降,动则气短、气喘,纳呆,夜间多涎,每日夜尿二三次,大便每日三四次,且多不成形。既往有脑梗死病史,现右侧肢体活动较左侧欠佳;舌暗红、苔白腻,脉沉细。

**辨证**:脾肾两虚。

**治法**:补益脾肾。

**处方**:麸炒白术10 g,升麻7 g,北柴胡7 g,当归10 g,党参片10 g,陈皮10 g,炙黄芪30 g,炙甘草9 g,麸炒苍术14 g,丹参14 g,炒六神曲14 g,广藿香14 g,麸炒山药14g。7剂。

**疗效**:右侧肢体活动基本恢复,气短气虚症状消失。

## 八、转归预后

中风病的病死率与病残率均高,其转归预后与体质的强弱、正气的盛衰、邪气的浅深、病情的轻重及治疗的正确及时与否、调养是否得当等关系密切。

中经络无神志障碍,而以半身不遂为主,病情轻者,3～5日即可稳定并进入恢复期,半月左右可望痊愈;病情重者,如调治得当,约于2周后进入恢复期,预后较好。在做好一般护理的基础上要根据各证候的病机特点重视辨证施护。但有少数中经络重症,可在3～7日内恶化,不仅偏瘫加重,甚至出现神志不清而成中脏腑之证。中脏腑者神志一直昏迷,一般预后不佳。中脏腑之闭证,经抢救治疗而神志转清,预后较好。如由闭证转为脱证,是病情恶化之象,尤其在出现呃逆、抽搐、戴阳、呕血、便血、四肢厥逆等变证时,预后更为恶劣。中风病后遗症多属本虚标实,往往恢复较慢且难于完全恢复。若偏瘫肢体由松弛转为拘挛,伴舌强语謇,或时时抽搐,甚或神志失常,多属正气虚乏,邪气日盛,病势转重。若时有头痛、眩晕、肢体麻木,则有复中的危险,应注意预防。

## 九、预防与调摄

中风病的预防,在于慎起居、节饮食、远房帏、调情志。慎起居,是生活要有规律,注意劳逸适度,重视进行适宜的体育锻炼。节饮食是指避免过食肥甘厚味、烟酒及辛辣刺激食品。远房帏是指节制性生活。调情志是指经常保持心情舒畅,稳定情绪,避免七情伤害。

重视先兆症的观察,并积极进行治疗是预防中风病发生的关键。加强护理是提高临床治愈率、减少并发症、降低死亡率和病残率的重要环节。急性期患者宜卧床休息,尤其是中脏腑患者要密切观察病情,重点注意神志、瞳神、气息、脉象等情况,以了解闭、脱的转化。保持呼吸道通畅和肠道的通畅。防止肺部、口腔、皮肤、会阴等部位感染。语言不利者,宜加强语言训练,循序渐进。病情稳定后,可配合推拿及功能训练,并指导患者自我锻炼,促进患肢功能的恢复。

## 十、结语

中风病属危急重病,临床极为常见。其病因以积损正衰为主,病位在脑,常涉及心、肝、肾、脾,其病机多由气血逆乱,导致脑脉痹阻或血溢脑脉之外。临床按脑髓神机受损的程度与有无神识昏蒙分为中经络与中脏腑两大类。论其病性,多为本虚标实,在本为肝肾阴虚,气血衰少;在标为风火相煽,痰湿壅盛,瘀血阻滞,气血逆乱。治疗方面,结合病类(中经络、中脏腑的不同)、病期(急性期、恢复期、后遗症期的不同)及证候特点,而采用活血化瘀、化痰通络、平肝息风、清化痰热、通腑化痰、益气活血、育阴息风、醒神开窍、回阳固脱等法。中风病的治疗,宜采用综合疗法,注意康复训练。本病在未发之前,如有中风先兆,必须积极防治。

## 十一、文献摘要

《灵枢·刺节真邪》:"虚邪偏客于身半,其入深,内居营卫,营卫稍衰,则真气去,邪气独留,发为偏枯。"

《金匮要略·中风历节病脉证并治》:"邪在于络,肌肤不仁;邪在于经,即重不胜;邪入于腑,即不识人;邪入于脏,舌即难言,口吐涎。"

《医经溯洄集·中风辨》:"三子之论,河间主乎火,东垣主乎气,丹溪主乎湿……以予观之,昔人、三子之论,皆不可偏废。但三子以相类中风之病,视为中风而立论,故使后人狐疑而不能决。殊不知因于风者,真中风也!因于火、因于气、因于湿者,类中风而非中风也!"

《景岳全书·非风》:"非风一证,即时人所谓中风证也。此证多见卒倒,卒倒多由昏愦,本皆内伤积损颓败而然,原非外感风寒所致。"

《证治汇补·中风》:"平人手指麻木,不时眩晕,乃中风先兆,须预防之,宜慎起居,节饮食,远房帏,调情志。"

《医学衷中参西录·治内外中风方》:"内中风之证,曾见于《内经》。而《内经》初不名为内中风,亦不名为脑充血,而实名之为煎厥、大厥、薄厥……盖肝为将军之官,不治则易怒,因怒生热,煎耗肝血,遂致肝中所寄之相火,掀然暴发,挟气血而上冲脑部,以致昏厥。"

(牛永亮)

## 第五节 失眠

失眠是由于情志、饮食内伤,病后及年迈,禀赋不足,心虚胆怯等病因,引起心神失养或心神不安,从而导致经常不能获得正常睡眠为特征的病证。主要表现为睡眠时间、深度的不足,以及不能消除疲劳、恢复体力与精力,轻者入睡困难,或寐而不酣,时寐时醒,或醒后不能再寐,重则彻夜不寐。

失眠是临床常见病证之一,虽不属于危重疾病,但常妨碍人们正常生活、工作、学习和健康,并能加重或诱发心悸、胸痹、眩晕、头痛、中风等病证。顽固性的失眠,给患者带来长期的痛苦,甚至形成对安眠药物的依赖,而长期服用安眠药物又可引起医源性疾病。中医药通过调整人体脏腑气血阴阳的功能,常能明显改善睡眠状况,且不引起药物依赖及医源性疾患,因而颇受欢迎。

失眠在《内经》中称为"目不瞑""不得眠""不得卧",并认为失眠原因主要有两种:一是其他病证影响,如咳嗽、呕吐、腹满等,使人不得安卧;二是气血阴阳失和,使人不能入寐,如《素问·病能论》曰:"人有卧而有所不安者,何也……脏有所伤及,精有所寄,则安,故人不能悬其病也。"《素问·逆调论》还记载有"胃不和则卧不安"是指"阳明逆不得从其道""逆气不得卧,而息有音者",后世医家延伸为凡脾胃不和,痰湿、食滞内扰,以致寐寝不安者均属此。《难经》最早提出"不寐"这一病名,《难经·四十六难》认为,老人不寐的病机为"血气衰,肌肉不滑,荣卫之道涩,故昼日不能精,夜不得寐也"。汉代张仲景在《伤寒论》及《金匮要略》中记载了用黄连阿胶汤及酸枣仁汤治疗失眠,至今临床仍有应用价值。《古今医统大全·不得卧》较详细地分析了失眠的病因病机,并对临床表现及其治疗原则作了较为详细的论述。张景岳《景岳全书·不寐》较全面地归纳和总结了不寐的病因病机及其辨证施治方法,"寐本乎阴,神其主也,神安则寐,神不安则不寐。其所以不安者,一由邪气之扰,一由营气之不足耳",还认为"饮浓茶则不寐,心有事亦不寐者,以心气之被伐也"。《景岳全书·不寐·论治》中指出:"无邪而不寐者,……宜以养营气为主治……即有微痰微火皆不必顾,只宜培养气血,血气复则诸症自退,若兼顾而杂治之,则十曝一寒,病必难愈,渐至元神俱竭而不可救者有矣""有邪而不寐者,去其邪而神自安也。"《医宗必读·不得卧》将失眠原因概括为五个方面:"一曰气盛,一曰阴虚,一曰痰滞,一曰水停,一曰胃不和。"《医效秘传·不得眠》将病后失眠病机分析为:"夜以阴为主,阴气盛则目闭而安卧,若阴虚为阳所胜,则终夜烦扰而不眠也。心藏神,大汗后则阳气虚,故不眠。

心主血,大下后则阴气弱,故不眠,热病邪热盛,神不精,故不眠。新瘥后,阴气未复,故不眠。若汗出鼻干而不得眠者,又为邪入表也。"

失眠是以不能获得正常睡眠,以睡眠时间、深度及消除疲劳作用不足为主的一种病证。由于其他疾病而影响睡眠者,不属本篇讨论范围。西医的神经官能症、更年期综合征等以失眠为主要临床表现时,可参考本节内容论治。

## 一、病因病机

**1. 情志所伤或情志不遂**

情志为病,肝气郁结,肝郁化火,邪火扰动心神,心神不安而不寐。或由五志过极,心火内炽,心神扰动而不寐。或由思虑太过,损伤心脾,心血暗耗,神不守舍,脾虚生化乏源,营血亏虚,不能奉养心神,即《类证治裁·不寐》之所谓:"思虑伤脾,脾血亏损,经年不寐。"

**2. 饮食不节**

饮食不节,脾胃受损,宿食停滞,壅遏于中,胃气失和,阳气浮越于外而卧寐不安,如《张氏医通·不得卧》云:"脉滑数有力不得卧者,中有宿滞痰火,此为胃不和则卧不安也。"或由过食肥甘厚味,酿生痰热,扰动心神而不眠。或由饮食不节,脾胃受伤,脾失健运,气血生化不足,心血不足,心失所养而失眠。

**3. 病后、年迈久病血虚**

病后虚损、产后失血、年迈血少等,引起心血不足,心失所养,心神不安而不寐。正如《景岳全书·不寐》所说:"无邪而不寐者,必营气之不足也,营主血,血虚则无以养心,心虚则神不守舍。"

**4. 禀赋不足,心虚胆怯**

素体阴盛,兼因房劳过度,肾阴耗伤,不能上奉于心,水火不济,心火独亢;或肝肾阴虚,肝阳偏亢,火盛神动,心肾失交而神志不宁。如《景岳全书·不寐》所说:"真阴精血不足,阴阳不交,而神有不安其室耳。"亦有因心虚胆怯,暴受惊恐,神魂不安,以致夜不能寐或寐而不酣,如《杂病源流犀烛·不寐多寐源流》所说:"有心胆惧怯,触事易惊,梦多不祥,虚烦不寐者。"

综上所述,失眠的病因虽多,但以情志、饮食或气血亏虚等内伤病因居多,由这些病因引起心、肝、胆、脾、胃、肾的气血失和,阴阳失调,其基本病机以心血虚、胆虚、脾虚、肾阴亏虚进而导致心失所养及由心火偏亢、肝郁、痰热、胃失和降进而导致心神不安两方面为主。其病位在心,但与肝、胆、脾、胃、肾关系密切。失眠虚证多由心脾两虚,心虚胆怯,阴虚火旺,引起心神失养所致。失眠实证则多由心火炽盛,肝郁化火,痰热内扰,引起心神不安所致。但失眠久病可表现为虚实兼夹,或为瘀血所致,故清代王清任用血府逐瘀汤治疗。

## 二、临床表现

失眠以睡眠时间不足,睡眠深度不够及不能消除疲劳、恢复体力与精力为主要证候特征。其中睡眠时间不足者可表现为入睡困难,夜寐易醒,醒后难以再睡,严重者甚至彻夜不寐。睡眠深度不够者常表现为夜间时醒时寐,寐则不酣,或夜寐梦多。由于睡眠时间及深度质量的不够,致使醒后不能消除疲劳,表现为头晕、头痛、神疲乏力、心悸、健忘,甚至心神不宁等。由于个体差异,对睡眠时间和质量的要求亦不相同,故临床判断失眠不仅要根据睡眠的时间和质量,更重要的是以能否消除疲劳、恢复体力与精力为依据。

## 三、诊断

(1)轻者入睡困难或睡而易醒,醒后不寐,连续3周以上,重者彻夜难眠。
(2)常伴有头痛头昏、心悸健忘、神疲乏力、心神不宁、多梦等。
(3)经各系统及实验室检查,未发现有妨碍睡眠的其他器质性病变。

## 四、辨证论治

### (一)辨证要点

1. 辨脏腑

失眠的主要病位在心,由于心神失养或不安,神不守舍而失眠,但与肝、胆、脾、胃、肾的阴阳气血失调相关。如急躁易怒而失眠,多为肝火内扰;遇事易惊,多梦易醒,多为心胆气虚;面色少华,肢倦神疲而失眠,多为脾虚不运,心神失养;嗳腐吞酸,脘腹胀满而失眠,多为胃腑宿食,心神被扰;胸闷,头重目眩,多为痰热内扰心神;心烦心悸,头晕健忘而失眠,多为阴虚火旺,心肾不交,心神不安等。

2. 辨虚实

失眠虚证,多属阴血不足,心失所养,临床特点为体质瘦弱,面色无华,神疲懒言,心悸健忘,多因脾失运化,肝失藏血,肾失藏精所致。实证为火盛扰心,临床特点为心烦易怒,口苦咽干,便秘溲赤,多因心火亢盛或肝郁化火所致。

### (二)治疗原则

在补虚泻实,调整脏腑气血阴阳的基础上辅以安神定志是本病的基本治疗方法。实证宜泻其有余,如疏肝解郁,降火涤痰,消导和中。虚证宜补其不足,如益气养血、健脾、补肝、益肾。实证日久,气血耗伤,亦可转为虚证,虚实夹杂者,治宜攻补兼施。安神定志法的使用要结合临床,分别选用养血安神、镇惊安神、清心安神等具体治法,并注意配合精神治疗,以消除紧张焦虑,保持精神舒畅。

### (三)分证论治

1. 心火偏亢

[证候]心烦不寐,躁扰不宁,怔忡,口干舌燥,小便短赤;口舌生疮,舌尖红,苔薄黄,脉细数。

[证候分析]心火亢盛,邪热扰神,故心烦不寐,躁扰不宁,怔忡;热伤津液,故口干舌燥,小便短赤;舌为心之苗,心火上炎,故口舌生疮;舌尖红,苔薄黄,脉细数乃心火亢盛之象。

[治法]清心泻火,宁心安神。

[代表方]朱砂安神丸。

方中朱砂性寒可胜热,重镇安神;黄连清心泻火除烦;生地、当归滋阴养血,养阴以配阳。

可加黄芩、栀子、连翘,加强本方清心泻火之功。本方宜改丸为汤,朱砂用少量冲服。

若胸中懊侬、胸闷泛恶,加豆豉、竹茹,宜通胸中郁火;若便秘溲赤,加大黄、淡竹叶、琥珀,引火下行,以安心神。

2. 肝郁化火

[证候]急躁昂怒,不寐多梦,甚至彻夜不眠,伴有头晕头胀,目赤耳鸣,口干而苦,便秘溲赤;舌红苔黄,脉弦而数。

[证候分析]肝气郁结,肝血不足,神失所养,则难以入睡;肝郁化热,郁热内扰,魂不守舍,故不能入睡,即使入睡,也多梦易惊;肝失疏泄,则胸胁胀满,不欲饮食;肝郁化火,则头晕头胀,目赤耳鸣,口干而苦,急躁易怒,善叹息是肝郁之征;舌红苔黄,脉弦数,为肝郁化火之象。

[治法]清肝泻火,镇心安神。

[代表方]龙胆泻肝汤。

方用龙胆草、黄芩、栀子清肝泻火;木通、车前子利小便而清热;柴胡疏肝解郁;当归、生地养血滋阴柔肝;甘草和中。可加朱茯神、生龙骨、生牡蛎镇心安神。若胸闷胁胀,善太息者,加香附、郁金以疏肝解郁。

3. 痰热内扰

[证候]不寐,胸闷心烦,泛恶,嗳气,伴有头重目眩,口苦;舌红苔黄腻,脉滑数。

[证候分析]痰热之邪蕴于脾胃肝胆,循经上炎,则口苦,目眩;痰火内盛,扰乱心神,则心烦,失眠;痰热郁阻气机,则头重,胸闷,恶心,嗳气;舌质红,苔黄腻,脉象滑数,亦为痰热之象。

[治法]清化痰热,和中安神。

[代表方]黄连温胆汤。

方中半夏、陈皮、竹茹化痰降逆;茯苓健脾化痰;枳实理气和胃降逆;黄连清心泻火。若心悸动甚,惊惕不安,加珍珠母、朱砂以镇惊安神定志;若实热顽痰内扰,经久不寐,或彻夜不寐,大便秘结者,可用礞石滚痰丸降火泻热,逐痰安神。

4. 胃气失和

[证候]不寐,脘腹胀满,胸闷嗳气,嗳腐吞酸,或见恶心呕吐,大便不爽;舌苔腻,脉滑。

[证候分析]胃有食滞未化,胃气不和,升降失常,因而胃脘不适,腹胀腹满,恶心,呕吐,嗳腐吞酸;胃不和则卧不安,因而不能安睡;热结大肠则大便秘结;腑气不通则腹胀腹痛;舌苔黄腻或黄糙,脉弦滑或滑数,均系胃气不和,胃肠积热的征象。

[治法]和胃化滞,宁心安神。

[代表方]保和丸。

方中山楂、神曲助消化,消食滞;半夏、陈皮、茯苓降逆和胃;莱菔子消食导滞;连翘散食滞所致的郁热。可加远志、柏子仁、夜交藤以宁心安神。

5. 阴虚火旺

[证候]心烦不寐,心悸不安,腰酸足软,伴头晕,耳鸣,健忘,遗精,口干津少,五心烦热;舌红少苔,脉细而数。

[证候分析]心阴不足,阴虚生内热,心神为热所扰,故心烦,不寐,手足心发热;阴虚津液不能内守,则见盗汗;心阴不足,虚火上炎,故口渴咽干,口舌糜烂;舌质红,脉细数,为阴虚

火旺之征。

[治法]滋阴降火,清心安神。

[代表方]六味地黄丸合黄连阿胶汤。

六味地黄丸滋补肾阴;黄连、黄芩直折心火;芍药、阿胶、鸡子黄滋养阴血。两方共奏滋阴降火之效。若心烦心悸,梦遗失精,可加肉桂引火归元,与黄连共用即为交泰丸以交通心肾,则心神可安。

6. 心脾两虚

[证候]多梦易醒,心悸健忘,神疲食少,头晕目眩,伴有四肢倦怠,面色少华;舌淡苔薄,脉细无力。

[证候分析]心脾两虚,营血不足,不能奉养心神,致使心神不安,因而不寐,多梦,醒后不易入睡;血虚不能上荣于面,所以面色少华而萎黄;血不养心则心悸,心慌,神疲乏力;脾气亏虚则饮食无味,食后腹胀,不思饮食,或饮食减少;舌淡脉缓弱,为气虚血少之征。

[治法]补益心脾,养心安神。

[代表方]归脾汤。

方用人参、白术、黄芪、甘草益气健脾;当归补血;远志、酸枣仁、茯神、龙眼肉补心益脾,安神定志;木香行气健脾,使全方补而不滞。若心血不足,加熟地、芍药、阿胶以养心血;失眠较重,加五味子、柏子仁有助养心宁神,或加夜交藤、合欢皮、龙骨、牡蛎以镇静安神。若脘闷、纳呆、苔腻,加半夏、陈皮、茯苓、厚朴以健脾理气化痰;若产后虚烦不寐,形体消瘦,面色㿠白,易疲劳,舌淡,脉细弱,或老人夜寐早醒而无虚烦之证,多属气血不足,治宜养血安神,亦可用归脾汤合酸枣仁汤。

7. 心胆气虚

[证候]心烦不寐,多梦易醒,胆怯心悸,触事易惊,伴有气短自汗,倦怠乏力;舌淡,脉弦细。

[证候分析]心气虚则心神失养,神魂不安,因而终日惕惕,虚烦不眠,眠后惊醒,心悸,气短,自汗;胆气虚则遇事易惊,胆怯恐惧;舌质淡,脉弦细,为心胆气虚、血虚的表现。

[治法]益气镇惊,安神定志。

[代表方]安神定志丸合酸枣仁汤。

前方重于镇惊安神,后方偏于养血清热除烦,合用则益心胆之气,清心胆之虚热而定惊、安神宁心。方中人参益心胆之气;茯苓、茯神、远志化痰宁心;龙齿、石菖蒲镇惊开窍宁神;酸枣仁养肝、安神、宁心;知母泻热除烦;川芎调血安神。若心悸甚,惊惕不安者,加生龙骨、生牡蛎、朱砂。

## 五、其他疗法

1. 单方验方

(1)龙眼肉、丹参、川芎各9 g,以水2碗煎成半碗,服用。

(2)酸枣仁15 g,石菖蒲、远志、郁金各10 g,以水500 mL煎成100 mL,于睡前服用。

(3)小麦60 g,大枣15枚,甘草30 g,加水4碗煎成1碗,临睡前服。

(4)核桃仁10 g,黑芝麻10 g,桑椹20 g,共搅成泥状,加蜂蜜少许,临睡前服用。

(5)酸枣仁30 g,柏子仁10 g,水煎,蜂蜜调服。

2.外治法

黄连、肉桂适量,共研细末,敷脐,纱布盖之,适用于心肾不交之不寐。

3.针灸治疗

(1)毫针刺法:主穴选择四神聪、神门、三阴交、支沟。心脾两虚者,加心俞、脾俞、足三里;阴虚火旺者,加太溪、大陵、肾俞、心俞;肝郁化火者,加肝俞、大陵、行间;胃腑失和者,加中脘、足三里、内关;心胆气虚者,加心俞、胆俞、阳陵泉、丘墟。平补平泻法。

(2)穴位按摩法:取涌泉、太溪、失眠、神门,按揉穴位各3~5分钟。

## 六、验案举隅

**案1**

李某某,女,45岁。

**诊疗日期**:2020年10月22日。近6年来,入睡困难,睡眠浅短,易苏醒,口干口苦,食纳、小便尚可,大便秘结,两日一解;舌质淡,苔腻,脉沉细。

辨证:肝脾郁热。

治法:疏肝健脾,解郁清热。

处方:柴胡15 g,姜半夏10 g,党参15 g,炙甘草10 g,黄芩10 g,生姜15 g,大枣4枚,桂枝10 g,白芍15 g,龙骨(先煎)30 g,牡蛎(先煎)30 g,酒大黄6 g,合欢皮15 g,合欢花15 g。7剂,水煎服。

随访:药后入睡困难程度减轻,排便正常。

**案2**

王某,女,35岁。

**诊疗日期**:2022年10月15日。诉失眠伴心情烦躁月余,入睡困难,平素心情抑郁,食纳欠佳,二便正常;舌质淡,苔白,脉沉弦。

辨证:肝气郁结。

治法:疏肝解郁,安神助眠。

处方:柴胡15 g,白芍15 g,川芎10 g,枳壳10 g,陈皮10 g,香附10 g,炙甘草10 g,龙骨(先煎)30 g,牡蛎(先煎)30 g,郁金10g。7剂,水煎服。

随访:药后入睡困难程度减轻,食欲增强。

**案3**

患者贺某某,女,50岁。

**诊疗日期**:2022年11月15日。2年来入睡困难,倦怠乏力,颈部疼痛不适,烦躁易怒,食纳欠佳,二便基本正常;舌质淡红,苔厚腻,脉沉弦滑。

辨证:痰热扰心。

治法:清热化痰,和中安神。

处方:黄连 8 g,枳实 10 g,陈皮 10 g,姜半夏 10 g,茯苓 15 g,炙甘草 10 g,大枣 4 枚,竹茹 20 g,生姜 15 g,龙骨(先煎)30 g,牡蛎(先煎)30 g,合欢皮 20 g,合欢花 20 g,夜交藤 10 g。7 剂,水煎服。

随访:药后颈部疼痛减轻,入睡困难程度减轻。

**案 4**

王某某,男,38 岁。

初诊(2024 年 1 月 10 日):近 1 年来入睡困难,无其他特殊不适,食纳、二便正常;舌淡苔腻,脉沉弦。

辨证:肝经郁滞。

治法:疏肝解郁,安神助眠。

处方:柴胡 15 g,法半夏 10 g,炙甘草 10 g,黄芩 15 g,桂枝 10 g,白芍 10 g,龙骨(先煎)30 g,牡蛎(先煎)30 g,合欢皮 20 g,合欢花 20 g。7 剂。

二诊(2024 年 1 月 15 日):入睡较前稍改善,近日情绪烦躁易怒,晨起口干口苦,偶感头痛;舌淡苔腻,脉沉弦。予原方加夜交藤 20 g。7 剂。

三诊(2024 年 1 月 26 日):症状较前好转,小便不畅,彩超检查提示前列腺肥大;舌淡苔腻,脉沉弦细。仍宗原意,予原方加三棱 10 g、莪术 10 g、小茴香 10 g。7 剂。

## 七、转归预后

失眠一病除部分病程短,病情单纯者治疗收效较快外,大多属病程较长,病情复杂,治疗难以速效,而且病因不除或治疗失当,易使病情更加复杂。属心脾两虚证者,如饮食不当;或过用滋腻之品,易致脾虚加重,化源不足,气血更虚,又食滞内停,往往导致虚实错杂。

本病的预后一般较好。

## 八、预防与调摄

养成良好的生活习惯,如按时睡觉,不经常熬夜,睡前不饮浓茶、咖啡和抽烟等,保持心情愉快及加强体质锻炼等对失眠的防治有重要作用。

本病因属心神病变,故尤应注意精神调摄,做到喜恶有节,解除忧思焦虑,保持精神舒畅;养成良好的生活习惯,并改善睡眠环境;劳逸结合等,对于提高治疗失眠的效果,改善体质及提高工作、学习效率,均有促进作用。

## 九、结语

失眠多为情志所伤,久病体虚,饮食不节,劳逸失度等引起阴阳失调,阳不入阴而发病。病位主要在心,涉及肝、胆、脾、胃、肾。病性有虚实之分,且虚多实少。其实证者,多因心火偏亢,肝郁化火,痰热内扰,胃气失和,引起心神不安所致,治当清心泻火,清肝泻火,清化痰热,和中导滞,佐以安神宁心,常用朱砂安神丸、龙胆泻肝汤、黄连温胆汤、保和丸等。其虚证者,多由阴虚火旺,心脾两虚,心胆气虚引起心神失养所致,治当滋阴降火,补益心脾,益气镇惊,佐以养心安神,常用六味地黄丸合黄连阿胶汤、归脾汤、安神定志丸合酸枣仁汤等。

## 十、文献摘要

《素问·逆调论》:"阳明者胃脉也,胃者,六腑之海,其气亦下行,阳明逆,不得从其道,故不得卧也。"

《古今医统大全·不得卧》:"痰火扰乱,心神不宁,思虑过伤,火炽痰郁而致不眠者多矣。有因肾水不足,真阴不升而心阳独亢,亦不得眠。有脾倦火郁,夜卧遂不疏散,每至五更随气上升而发躁,便不成寐,此宜快脾发郁,清痰抑火之法也。"

《景岳全书·不寐》:"如痰如火,如寒气水气,如饮食忿怒之不寐者,此皆内邪滞逆之扰也……思虑劳倦,惊恐忧疑,及别无所累而常多不寐者,总属真阴精血之不足,阴阳不交,而神有不安其室耳。"

《景岳全书·不寐》引徐东皋曰:"痰火扰乱,心神不宁,思虑过伤,火炽痰郁而致不眠者多矣。有因肾水不足,真阴不升,而心阳独亢者,亦不得眠……有体气素盛偶为痰火所致,不得眠者,宜先用滚痰丸,次用安神丸清心凉膈之类。有体素弱,或因劳过,或因病后,此为不足,宜用养血安神之类。凡病后及妇人产后不得眠者,此皆气虚而心脾二脏不足,虽有痰火,亦不宜过于攻,治仍当以补养为君,或佐以清痰降火之药"。

《类证治裁·不寐》:"阳气自动而之静,则寐;阴气自静而之动,则寤;不寐者,病在阳不交阴也。"

《灵枢·大惑论》:"黄帝曰:人之善忘者,何气使然?岐伯曰:上气不足,下气有余,肠胃实而心肺虚,虚则营卫留下,久之不以时上,故善忘也。"

《重订严氏济生方·惊悸怔忡健忘门》:"夫健忘者,常常喜忘也。盖脾主意与思,心亦主思,思虑过度,意舍不精,神宫不职,使人健忘。治之之法,当理心脾,使神意清宁,思则得之矣。"

《丹溪心法·健忘》:"健忘,精神短少者多,亦有痰者。戴云:健忘者,为事有始无终,言谈不知首尾,此以为病名,非比生成之愚顽不知人事者……此证皆由忧思过度,损其心胞,以致神舍不清,遇事多忘,乃思虑过度,病在心脾。治之以归脾汤,须兼理心脾,神宁意定,其证自除也。"

(牛永亮)

# 第六节 痴呆

痴呆,多由七情内伤,久病年老等病因,导致髓减脑消,神机失用而致,是以呆傻愚笨为主要临床表现的一种神志疾病。其轻者可见寡言少语,反应迟钝,善忘等症;重则表现为神情淡漠,终日不语,哭笑无常,分辨不清昼夜,外出不知归途,不欲食,不知饥,二便失禁等,生活不能自理。

呆者,痴也,不慧也,不明事理之谓也。本病在心脑病证中较为常见,可发于各个年龄阶段,但以老年阶段最常见。据国外资料,在65岁以上老人中,明显痴呆者约占2‰~5‰,80岁以上者增加到15%～20%,如以轻中度痴呆合并估计,则要超过上述数字2～3倍之多。近年来国人平均寿命明显延长,老年人在人口构成中所占比例逐渐增高,今后本病的发生率必将增高。本病属疑难病证,中医药治疗具有一定疗效,尤其是近几年来,对本病开展了前瞻性多途径临床研究,疗效有较大提高。

古医籍中有关痴呆的专论较少,与本病有关的症状、病因病机、治疗预后等认识散在于历代医籍的其他篇章中。如《灵枢·天年》所说:"六十岁,心气始衰,苦忧悲,血气懈惰,故好卧……八十岁,肺气衰,魄离,故言善误。"从年老脏腑功能减退推论本病,与现代老年痴呆相似。明代以前,对痴呆的认识不很明确,至明代《景岳全书·杂证谟》首次立"癫狂痴呆"专论,澄清了过去含混不清的认识。指出了本病由多种病因渐致而成,且临床表现具有"千奇百怪""变易不常"的特点,并指出本病病位在心及肝胆二经,对预后则认为本病"有可愈者,有不可愈者,都在乎胃气元气之强弱",至今仍对临床有指导意义。清代陈士铎《辨证录》亦立有"呆病门",对呆病症状描述甚详,且分析其成因在于肝气之郁,而最终转为胃气之衰的病理转化过程,其主要病机在于肝郁乘脾。胃衰痰生,积于胸中,弥漫心窍,使神明受累,髓减脑消而病。陈氏并提出本病以开郁逐痰、健胃通气为主的治法。立有洗心汤、转呆丹、还神至圣汤等,对临床治疗有一定参考价值。

本节所讨论的内容以成年人痴呆为主,小儿先天性痴呆不在讨论之列。西医的多种与痴呆为表现的疾病如阿尔茨海默病、血管性痴呆、正常压脑积水、脑肿瘤、麻痹性痴呆、中毒性脑病等,但不包括老年抑郁症、老年精神病,当上述疾病出现类似本节的证候者,可参考本节论治。

## 一、病因病机

病因以内因为主,由于七情内伤,久病不复,年迈体虚等致气血不足,肾精亏虚,痰瘀阻痹,渐使脑髓空虚,脑髓失养。其基本病机为髓减脑消,神机失用。其病位在脑,与心肝脾肾功能失调密切相关。其证候特征以气血、肾精亏虚为本,以痰浊、瘀血之实邪为标,临床多见虚实夹杂之证。

1. 脑髓空虚

脑为元神之府,神机之源,一身之主。由于年老肾衰,久病不复等,导致脑髓空虚,则神机失用,而使智能、思维活动减退,甚至失常。

2. 气血不足

心为君主之官而主神明。多因年迈久病,耗伤气血,或脾胃虚衰,气血生化乏源,导致心之气血虚衰,神明失养而心神涣散,呆滞善忘。

3. 肾精亏损

肾主骨生髓而通于脑,脑为髓海。年老、久病,致肾精亏损,脑髓失充,神机失控,阴阳失司而呆滞愚钝,动作笨拙。

4. 痰瘀痹阻

七情所伤,肝郁气滞,气机不畅则血涩不行,气滞血瘀,蒙蔽清窍,或肝郁气滞,横逆犯脾,脾胃功能失调,不能转输运化水湿,酿生痰湿,痰蒙清窍;痰郁久化火,扰动心神,均可使神明失用。或瘀血内阻,脑脉不通,脑气不得与脏气相接,或日久生热化火,神明被扰,则性情烦乱,忽哭忽笑,变化无常。

总之,本病的发生,不外乎虚、痰、瘀,并且三者互为影响。虚指气血亏虚,脑脉失养;阴精亏空,髓减脑消。痰指痰浊中阻,蒙蔽清窍;痰火互结,上扰心神。瘀指瘀血阻痹,脑脉不通;瘀血阻滞,蒙蔽清窍。

## 二、临床表现

本病的临床表现纷繁多样,总以渐进加重的善忘前事、呆傻愚笨及性情改变为其共有特征。

1. 善忘

善忘往往是最早出现的症状,并渐进加重,初期可见患者对近事遗忘;平时经过的事情,似是而非,记忆不全,常不自觉地进行虚构而被认为"说谎"。进而发展为近事及远事记忆能力均减退,甚至不能记起自己的年龄、出生年份等。

2. 呆傻

呆傻愚笨表现为对周围事物漠不关心,思维迟钝;注意力集中困难,渐至计算力明显下降;动作笨拙,时常发生错穿衣服、系错钮扣等现象,重者不能自理。

3. 性情改变

情绪变化无常,不能自控,不修边幅,自私多疑。或表现抑郁,闭门独处,寡言少语;或表现亢奋,忽哭忽笑,言辞颠倒。重者表现为攻击行为,妄想,幻听幻视等。

## 三、诊断

(1)智能缺损,其严重程度足以妨碍工作学习和日常生活。轻度:工作学习和社交能力下降,尚保持独立生活能力;中度:除进食、穿衣及大小便可自理外,其余生活靠他人帮助;重度:个人生活完全不能自理。

(2)记忆近事能力减弱,对新近发生的事件常有遗忘。

(3)抽象概括能力明显减退;或判断力明显减退;或失语、失用、失认,计算、构图困难等。

(4)性格改变,孤僻,表情淡漠,语言啰嗦重复,自私狭隘,顽固固执,或无理由的欣快,易于激动或暴怒,道德伦理缺乏,不知羞耻等。

(5)起病隐袭,发展缓慢,渐进加重,病程一般较长。但也有少数病例起病较急。

(6)精神检查、颅脑 CT 和 MRI 检查等有助于诊断。

## 四、鉴别诊断

1. 郁证

痴呆的神志异常需与郁证中的脏躁证相鉴别。脏躁多发于青中年女性,多在精神因素的刺激下呈间歇性发作,不发作时可如常人,且无智能、人格方面的变化。而痴呆可见于任何年龄,尤多见于中老年人,男女发病无明显差别,且病程迁延,其心神失常症状不能自行缓解,并伴有明显的智力、记忆力、计算力及人格情感的变化。

2.癫病

癫病以沉默寡言、情感淡漠、语无伦次、静而多喜为特征,俗称"文痴",以成年人多见。而痴呆则属智能活动障碍,是以神情呆滞、愚笨迟钝为主要临床表现的神志疾病,多发于老年人。另一方面,痴呆的部分症状可自制,治疗后有不同程度的恢复。重症痴呆患者与癫病在精神症状上有许多相似之处,临床难以区分。精神检查、CT、MRI检查等有助于鉴别。

3.健忘

健忘是指记忆力差,遇事善忘的一种病证。而痴呆则以神情呆滞,反应迟钝,动作笨拙为主要表现,其不知前事或问事不知等表现,与健忘之"善忘前事"有根本区别。痴呆根本不知前事,而健忘则晓其事而易忘,且健忘不伴有神志障碍。健忘可以是痴呆的早期临床表现,这时可不予鉴别。由于外伤、药物所致健忘,一般经治疗后可以恢复。精神检查、CT、MRI检查有助于两者的鉴别。

## 五、辨证论治

### (一)辨证要点

辨明虚实与主病之脏腑。本虚者,辨明是气血亏虚,还是阴精衰少;标实者,辨明是痰浊或痰火为病,还是瘀血为患。本虚标实,虚实夹杂者,应分清主次。并注意结合脏腑辨证,详辨主要受病之脏腑。

### (二)治疗原则

虚者补之,实者泻之,因而补虚益损,解郁散结是其治疗大法。同时在用药上应重视血肉有情之品的应用,以填精补髓。此外,移情易性,智力和功能训练与锻炼有助于康复与延缓病情。对脾肾不足,髓海空虚之证,宜培补先天、后天,使脑髓得充,化源得滋。凡痰浊、瘀血阻滞者,当化痰活血,配以开窍通络,使气血流通,窍开神醒。

### (三)分证论治

1.髓海不足

[证候]智能减退,记忆力和计算力明显减退,头晕耳鸣,懒情思卧,齿枯发焦,腰酸骨软,步行艰难;舌瘦色淡,苔薄白,脉沉细弱。

[证候分析]肾主骨生髓,肾精亏虚,不能充养脑髓,髓减脑消,神机失用,故智能减退,记忆力和计算力明显减退,头晕耳鸣,懒情思卧,齿枯发焦,腰酸骨软,步行艰难;舌瘦色淡,苔薄白,脉沉细弱系年老体弱、肾虚之象。

[治法]补肾益髓,填精养神。

[代表方]七福饮。

方中重用熟地以滋阴补肾,以补先天之本;人参、白术、炙甘草益气健脾,用以强壮后天之本;当归养血补肝;远志、杏仁宣窍化痰。本方填补脑髓之力尚嫌不足,可选加鹿角胶、龟甲胶、阿胶、紫河车等血肉有情之品,以填精补髓。还可以本方制蜜丸或膏滋以图缓治,也可用河车大造丸大补精血。

2. 脾肾两虚

[证候]表情呆滞,沉默寡言,记忆减退,失认失算,口齿含糊,词不达意,伴气短懒言,肌肉萎缩,食少纳呆,口涎外溢,腰膝酸软,或四肢不温,腹痛喜按,泄泻;舌质淡白,舌体胖大,苔白,或舌红,苔少或无苔,脉沉细弱。

[证候分析]先天不足、后天失养,肾精亏虚,清窍失养,故情呆滞,沉默寡言,记忆减退,失认失算,口齿含糊,词不达意;脾气不足,故气短懒言,肌肉萎缩,食少纳呆,口涎外溢,腰膝酸软,或四肢不温,腹痛喜按,泄泻;舌质淡白,舌体胖大,苔白,或舌红,苔少或无苔,脉沉细弱系脾肾俩虚之象。

[治法]补肾健脾,益气生精。

[代表方]还少丹。

方中熟地、枸杞子、山萸肉滋阴补肾;肉苁蓉、巴戟天、小茴香温补肾阳;杜仲、怀牛膝、楮实子补益肝肾;人参、茯苓、山药、大枣益气健脾而补后天;远志、五味子、石菖蒲养心安神开窍。如见气短乏力较著,甚至肌肉萎缩,可配伍紫河车、阿胶、川断、杜仲、鸡血藤、何首乌、黄芪等以益气养血。若脾肾两虚,偏于阳虚者,出现四肢不温,形寒肢冷,五更泄泻等症,方用金匮肾气丸温补肾阳,再加紫河车、鹿角胶、龟甲胶等血肉有情之品,填精补髓。若伴有腰膝酸软,颧红盗汗,耳鸣如蝉,舌瘦质红,少苔,脉弦细数者,是为肝肾阴虚,可用知柏地黄丸滋养肝肾。

3. 痰浊蒙窍

[证候]表情呆钝,智力衰退,或哭笑无常,喃喃自语,或终日无语,伴不思饮食,脘腹、胀痛,痞满不适,口多涎沫,头重如裹;舌质淡,苔白腻,脉滑。

[证候分析]怪病痰作祟,痰浊蒙闭清窍,清窍失养,故表情呆钝,智力衰退,或哭笑无常,喃喃自语,或终日无语;痰湿困脾,则不思饮食,脘腹、胀痛,痞满不适,口多涎沫,头重如裹;舌质淡,苔白腻,脉滑系痰湿所致。

[治法]健脾化浊,豁痰开窍。

[代表方]洗心汤。

方中人参、甘草益气;半夏、陈皮健脾化痰;附子协助参、草以助阳气,俾正气健旺则痰浊可除;茯神、酸枣仁宁心安神;石菖蒲芳香开窍;神曲和胃。脾气亏虚明显者,可加党参、茯苓、黄芪、白术、山药、麦芽、砂仁等健脾益气之品,以截生痰之源。若头重如裹、哭笑无常、喃喃自语、口多涎沫者,痰浊壅塞较著,重用陈皮、半夏,配伍胆南星、莱菔子、佩兰、白豆蔻、全瓜蒌、贝母等豁痰理气之品。若痰郁久化火,蒙蔽清窍,扰动心神,症见心烦躁动,言语颠倒,歌笑不休,甚至反喜污秽等,宜用涤痰汤涤痰开窍,并加黄芩、黄连、竹沥以增强清化热痰之力。

4. 瘀血内阻

[证候]表情迟钝,言语不利,善忘,易惊恐,或思维异常,行为古怪,伴肌肤甲错,口干不欲饮,双目暗晦;舌质暗或有瘀点瘀斑,脉细涩。

[证候分析]久病气虚,气虚血瘀,瘀阻脑络,脑络失养,故表情迟钝,言语不利,善忘,易惊恐,或思维异常,行为古怪;血瘀故见肌肤甲错,口干不欲饮,双目暗晦;舌质暗或有瘀点瘀斑,脉细涩。

[治法]活血化瘀,开窍醒脑。

[代表方]通窍活血汤。

方中麝香芳香开窍,并活血散结通络;桃仁、红花、赤芍、川芎活血化瘀;大枣、葱白、生姜散达升腾,使行血之品能上达巅顶,外彻肌肤。常加石菖蒲、郁金开窍醒脑。如久病气血不足,加党参、黄芪、熟地、当归以补益气血。瘀血日久,瘀血不去,新血不生,血虚明显者,可加当归、鸡血藤、三七以养血活血。瘀血日久,郁而化热,症见头痛、呕恶、舌红苔黄等,加丹参、丹皮、夏枯草、竹茹等清热凉血、清肝和胃之品。

## 六、其他疗法

1. 单方验方

(1)苏心汤(《辨证录》):白芍、当归、人参、茯苓、半夏、炒栀子、柴胡、附子、生枣仁、吴茱萸、黄连。用于呆病气血两虚而兼痰郁者。

(2)华佗治痴呆神方:人参30 g,柴胡30 g,当归30 g,半夏30 g,生枣仁30 g,菖蒲30 g,茯苓90 g,白芍120 g,甘草15 g,天南星15 g,神曲15 g,郁金15 g,附子3 g。水10碗,煎取1碗,强饮之。适用于痴呆以抑郁表现为突出者。

2. 针灸治疗

(1)针刺疗法:可取大椎、安眠、足三里、内关,强刺激,每日1次,10日为1个疗程。休息3~4日后重复治疗。

(2)穴位注射疗法:取复方当归注射液4 mL,分注于两侧肾俞、膈俞、脾俞穴,隔日1次。配穴为足三里、三阴交、合谷。适用于老年性痴呆。

## 七、验案举隅

王某,男,68岁,退休教师。

**初诊**(2022年1月24日):1993年12月突然出现严重近事遗忘,曾被诊断为"两侧额叶及左侧颞叶缺血"。4年内反复发作多次,逐渐表情淡漠,对外物反应迟钝,又被诊断为"一过性失忆"。刻诊:患者对自己的病情难以叙述,由其妻子代诉。发作性遗忘频作,近期记忆力明显减退,郁郁寡欢,反应迟钝,伴见头昏乏力、胸闷易烦、口干;舌苔薄黄,唇舌紫暗,脉细滑。

辨证:肝肾不足,痰瘀上蒙,心神失用。

治法:补益肝肾,化痰祛瘀,养心安神。

处方:制首乌12 g,制黄精12 g,枸杞子10 g,大麦冬10 g,太子参10 g,明天麻10 g,海藻10 g,炙僵蚕10 g,炙水蛭3 g,鬼箭羽10 g,石菖蒲6 g,炙远志5 g,丹参12 g。60剂。

**二诊**(2022年3月24日):上方连进60剂,精神转佳,反应对答较前明显改善,能简单表述病情,头昏不著,但仍有近事善忘,夜卧后手麻,晨起口干,尿频,唇舌紫暗消退;舌苔薄黄,质暗,脉细。此为肝肾之虚渐复,痰瘀上蒙渐化之象。仍宗原意,予上方加火麻仁15 g,改水蛭4 g。60剂。

**三诊**(2022年5月22日):又服药2个月,健忘未发作,头昏乏力不著,但口干,口角流涎,烦躁,手麻;苔中部淡黄腻,质紫,脉细滑。此乃肝肾阴虚,痰瘀阻络兼心经郁热之证。治当补肝肾,化痰瘀,佐以清泄心经郁热。处方:制首乌12 g,生地黄12 g,大麦冬10 g,石斛15 g,太子参15 g,桃仁10 g,熟大黄4 g,炙水蛭3 g,栀子10 g,黄连3 g,知母10 g,丹参15 g。14剂。

随访:药后病情稳定,自觉无明显不适。为巩固疗效,仍以补益肝肾、化痰祛瘀为法,以善其后。

按:患者年过七旬,为老年之体,肝肾渐亏,脑髓渐空,脑神失养。故见心神失用之健忘呆钝,伴有头昏乏力,胸闷、唇舌紫暗为痰瘀之征,结合本病特点,是为痰瘀蒙蔽脑窍。予拟标本兼治,补益肝肾以治其本,化痰祛瘀以治其标。

## 八、转归预后

本病的虚实之间可以转化,属实证的痰浊、瘀血日久,若耗伤气血,损及心脾肝肾,或脾气不足,生化无源;或心失所养,神明失用;或肝肾不足,阴精匮乏,脑髓失养,转化为虚实夹杂之证。而虚证病久,气血亏乏,脏腑功能受累,气血运行失司,或积湿为痰,或留滞为瘀,也可见虚中夹实之证。故临床以虚实夹杂多见。

痴呆的病程多较长,患者积极接受治疗,部分精神症状可有改善,但不易根治。治不及时及治不得法的重症患者,则预后较差。

## 九、预防与调摄

精神调摄,智能训练,调节饮食起居既是预防措施,又是治疗的重要环节。

对由其他疾病所致的痴呆,应积极查明病因,及时治疗。良好的环境和有规律的生活习惯及饮食调养等一般处理,颇为重要,适当的医护措施可促进其一般健康水平和延缓其精神衰退进程。医护人员应帮助患者正确认识和对待疾病,解除情志因素。对轻症患者应进行耐心细致的智能训练,使之逐渐掌握一定的生活及工作技能;对重症患者则应注意生活照顾,防止因大小便自遗及长期卧床引发褥疮、感染等。要防止患者自伤或伤人。

## 十、结语

痴呆属老年常见病。其病因以情志所伤,年迈体虚,久病不复为主,病位在脑,与心肝脾肾相关,基本病机为髓减脑消,神机失用,病性则以虚为本,以实为标,临床多见虚实夹杂证。痴呆的辨证要分清虚实,辨明脏腑。治疗原则虚则补之,以补益气血和补益阴精为主,由于肾与髓密切相关,因而补肾是治疗虚证痴呆不可忽视的一面;实则泻之,以豁痰化瘀为主,又因痰瘀之邪阻滞,脑之神机不用,故应适当配伍开窍通络之法。至于虚实夹杂证,当分清主次,或先祛邪,后扶正;或标本同治,虚实兼顾。主要分为四个证型:髓海不足,治以补肾益精,填精养神,方用七福饮;脾肾两虚,治以补肾健脾,益气生精,方用还少丹;痰浊蒙窍,治以健脾化浊,方用洗心汤;瘀血内阻,治以活血化瘀,开窍醒脑,方用通窍活血汤。此外,在治疗的同时,还应重视精神调摄与智能训练。

## 十一、文献摘要

《素问·五常政大论》:"根于中者,命曰神机,神去则机息。"

《灵枢·海论》:"髓海不足,则脑转耳鸣,胫酸眩冒,目无所见,懈怠安卧。"

《景岳全书·癫狂痴呆》:"痴呆证,凡平素无痰,而或以郁结,或以思虑,或以疑贰,或以惊恐,而渐致痴呆,言辞颠倒,举动不经,或多汗,或善愁,其证则千奇百怪,无所不至,脉必或弦或数,或大或小,变易不常,此其逆气在心或肝胆二经,气有不清而然。"

《辨证录·呆病门》:"大约其始也,起于肝气之郁;其终也,由于胃气之衰。肝郁则木克土,而痰不能化,胃衰则土不制水而痰不能消,于是痰积于胸中,盘踞于心外,使神明不清,而成呆病矣。"

《石室秘录·呆病》:"呆病如痴,而默默不言也,如饥而悠悠如失也……实亦胸腹之中,无非痰气。故治呆无奇法,治痰即治呆也。"

(牛永亮)

# 第五章

# 脾胃系病证

## 一、主要证候及特征

脾胃同居中焦,互为表里,既密不可分,又功能各异。生理上,胃主受纳和腐熟水谷,脾主运化而输布营养精微;脾主升清,胃主降浊,一纳一化,一升一降,共同完成水谷的消化、吸收、输布及生化气血之功能。大小肠为腑,以通降为顺。小肠司受盛、化物和泌别清浊之职,大肠则有传导之能,二者又皆隶属于脾的运化升清和胃的降浊。病理上,实则阳明,虚则太阴。胃病多实,常有寒客热积,饮食停滞之患;脾病多虚,易现气虚、阳虚之疾。胃为阳土,喜润恶燥,因此胃病多热,多燥(津伤);脾为阴土,喜燥恶湿,故脾病多寒、多湿。小肠之疾多表现为脾胃病变,大肠之病则为传导功能失常。若因饮食所伤,情志不遂,寒温不适,诸虫感染,药物损伤,痰饮、瘀血内停,劳逸失度,素禀脾胃虚弱和肝、胆、肾诸病干及,可致脾胃纳运失司,升降失调,大肠传导功能失常而罹患脾胃虚弱、脾阳虚衰、胃阴不足、寒邪客胃、脾胃湿热、胃肠积热、食滞胃肠、湿邪困脾、肝气犯胃、瘀血内停等诸多脾胃系证候。

### (一)脾胃虚弱

1. 主要证候

食少便溏,体倦乏力,少气懒言,脘腹胀满,食后尤甚,面色无华;舌质淡,苔薄白,脉缓弱。

2. 证候特征

本证以脾胃对水谷吸收、运化、输布的功能障碍并兼一般气虚证候为特征。中气下陷与本证有别,中气下陷是在脾胃气虚基础上兼有下坠感或胃下垂、脱肛等脏器下垂证候。

### (二)脾阳证候

1. 主要证候

脘腹隐痛或不适,喜温喜按,腹胀肠鸣,食少,泛吐清水,大便溏薄,面色㿠白,肢冷畏寒,神倦乏力;舌质淡,苔薄白,脉细弱。

2. 证候特征

具有一般脾气虚的表现及脘腹隐痛、喜温喜按、肢冷畏寒等阳虚生内寒的证候特征。

### (三)胃阴不足

1. 主要证候

胃脘不舒或隐痛,饥不欲食,口干唇燥,干呕呃逆,大便干燥;舌红少苔,脉细数。

2. 证候特征

具有舌红少苔,脉细数等一般阴虚的临床表现及饥不欲食、干呕便干等胃纳减少、胃失和降的证候特征。

### (四)寒邪客胃

1. 主要证候

胃脘冷痛,重则拘急作痛,遇寒加剧,得温痛减,口淡不渴,呃逆呕吐;舌淡,苔白滑,脉弦或迟。

2. 证候特征

具备寒邪袭胃的病史和胃脘冷痛拘急、喜热恶冷等证候特征。

### (五)脾胃湿热

1. 主要证候

胸脘痞闷,脘腹胀痛,终日不解,脘中嘈杂灼热,口黏口苦,渴不欲饮,纳呆,食甜则泛酸,大便黏腻不爽,尿黄短少;舌苔白厚腻或黄厚腻,脉濡数或滑数。

2. 证候特征

兼具胸脘痞闷、脘中灼热、口黏口苦、渴不欲饮,舌苔黄腻等脾湿胃热的证候特征。

### (六)胃肠积热

1. 主要证候

脘腹灼痛,吞酸嘈杂,渴喜冷饮,消谷善饥,或食入即吐,口干口臭,大便秘结;舌质红,苔黄燥,脉滑数。

2. 证候特征

具有脘腹灼痛、渴饮、便干等胃肠积热伤津、胃失和降的证候特征。

### (七)食滞胃肠

1. 主要证候

脘腹胀满疼痛,拒按,得食更甚,吐泻后则舒,嗳腐吞酸,厌食,恶心呕吐,吐出物臭秽,泄泻或大便不爽,泻出物臭如败卵;舌苔厚腻,脉滑实。

2. 证候特征

具有暴饮暴食病史和脘腹胀满疼痛、得食更甚、嗳腐吞酸,厌食等食积的证候特征。

### (八)湿邪困脾

1. 主要证候

脘闷纳呆,口中黏腻,肢体困重,口淡不渴,大便稀溏,小便不利;苔白腻,脉濡缓。

2. 证候特征

具有脘闷纳呆、肢体困重、苔白腻等湿邪困脾的证候特征。

### (九)肝气犯胃

1. 主要证候

胃脘胀满,攻撑作痛,脘痛连胁,胸闷嗳气、喜长叹息、恶心呕吐,吞酸嘈杂,忧思恼怒则痛甚;苔薄白,脉弦。

2. 证候特征

具有情志所伤病史及胸胁胀痛、急躁易怒、嗳气叹息等肝胃气滞的证候特征。

### （十）瘀血内停

1. 主要证候

脘腹刺痛，痛处不移，按之痛甚，食后加剧，入夜尤甚，或胃肠有包块；舌质紫暗，脉涩。

2. 证候特征

具有刺痛有定处、舌质紫暗等瘀血的证候特征。

## 二、病机述要

1. 脾胃虚弱

素体脾虚，或久病伤脾，或劳倦过度，或饮食所伤，均可损伤脾胃，导致脾胃虚弱，中气不足，纳运失司，升降失调，而成胃痛、痞满、呕吐、呃逆等病证。

2. 脾阳虚衰

素体阳虚，或脾病日久伤阳，或过服寒凉伤中，或肾阳不足，失于温煦，均可致脾阳虚，中焦虚寒，脾失健运，而成腹痛、呕吐等病证。

3. 胃阴不足

素体阴虚，或年老津亏，或热病日久，损伤津液，或久泻久痢，或吐下太过，伤及阴津，或过食辛辣，或过服辛香燥热之药品，损伤胃阴，以致胃阴不足，胃失濡润，受纳与和降失司，而成胃痛、呕吐、噎膈等病证。

4. 寒邪伤胃

外感寒邪，或脘腹受凉，寒邪内客于胃，或过服寒凉药物，或恣食生冷，导致寒邪伤中，胃腑受寒，胃气失和，而成胃痛、呃逆等病证。

5. 脾胃湿热

素体阳盛，感受湿邪，湿从热化，或嗜食肥甘厚味，或感受湿热之邪，以致脾失健运，胃肠湿热，脾胃纳运失司，升降失调，形成胃痛、腹痛、泄泻等病证。

6. 肠胃积热

素体热盛，或寒郁化热，或过食辛热，或感受热邪，阳明热盛，以致肠胃积热，胃失和降，大肠传导功能失常，而成胃痛、腹痛、便秘等病证。

7. 食滞胃肠

暴饮暴食，或嗜食黏腻，食而不消，食滞胃肠，损伤脾胃，胃失受纳与和降之职，大小肠失传化与分清别浊之功，致成呕吐、泄泻等病证。

8. 湿邪困脾

冒雨涉水，或久卧湿地，或恣食生冷肥甘，以致湿邪内停，困脾碍胃，脾失健运升清，胃失和降，脾胃升降失调，而成痞满、泄泻等病证。

9. 肝气犯胃

忧思恼怒，情志不遂，致肝失疏泄，气机郁滞，肝气犯胃，胃失和降，而成胃痛、呕吐、泄泻等病证。

10.瘀血内停

肝胃气滞,气滞血瘀,或久患者络,或离经之血留滞,以致血络受阻,瘀血内停,而成胃痛、腹痛、噎膈等病证。

## 三、治疗要点

(1)太阴湿土,得阳始运;阳明燥土,得阴自安。所以在治疗脾病时,应酌用健脾祛湿之剂,脾土湿盛者,少用甘润滋腻之品;在治疗胃病时,宜酌用甘凉润降之剂,燥热伤阴者,慎用辛香燥热之药,以防伤阴。

(2)脾以升为健,胃以降为和。故在治疗脾病时,常用健脾、升提之品;在治疗胃病时,习用和中、降逆之药。

(3)脾病多虚、多寒;胃病多实、多热。故疗脾之虚常用健脾、益气、温中之品;疗胃之实多用消导、和胃、泻热之药。

(4)胃以通为补,六腑以通为用,以降为顺。故治疗胃、大肠病证时,常施通降之法。

(5)有胃气则生,无胃气则死。治疗脾胃病时,尤应时时顾护胃气,尽量避免大苦大寒伤脾,大辛大热伤胃。

(6)五脏之邪,皆通脾胃。脾胃系病证也可由他脏病变所致,如肝木克脾土,肾阳不温脾土等,所以在治疗本类病证时,应兼治相关脏腑,全面考虑,整体治疗。

(7)防治脾胃系病证时,应注意生活调摄,特别应注意饮食。宜进易消化的食物,必要时进食流质饮食,慎食油腻、鱼腥、辛辣,忌食生冷、粗硬、醇酒类食物。营养要平衡,避免偏食。进食要有规律,也可遵医嘱少食多餐。要注意饮食卫生,忌食腐馊不洁之食物,可配合食疗加以调养。居处要寒温适宜,避免冷湿,防止外邪侵袭。注意劳逸结合,平时加强体育锻炼,病情较重时,应适当休息,必要时须卧床休息。保持心情舒畅,避免精神刺激。服药时要冷热适宜,对于呕吐患者,应该少量频服。

## 第一节 胃痛

胃痛,又称胃脘痛,是由于胃气阻滞,胃络瘀阻,胃失所养,不通则痛导致的以上腹胃脘部发生疼痛为主症的一种脾胃肠病证。

本病在脾胃系病证中最为多见,人群中发病率较高,中药治疗效果颇佳。

古典医籍中对本病的论述始见于《内经》。如《素问·六元正纪大论》谓:"木郁之发……民病胃脘当心而痛,上支两胁,膈咽不痛,食饮不下。"《素问·至真要大论》也说:"厥阴司天,风淫所胜,民病胃脘当心而痛。"说明胃痛与木气偏胜,肝胃失和有关。《素问·举痛论》还阐发了寒邪入侵,引起气血壅滞不通而作胃痛的机理。《伤寒论·辨厥阴病脉证并治》曰:"厥阴之为病,消渴,气上撞心,心中疼热,饥而不欲食,食则吐蛔,下之,利不止。"其中的"心中疼",即是胃痛,此为后世辨治寒热错杂胃痛提供了有益的借鉴。后世医家因《内经》将胃脘痛当心而痛，往往将心痛与胃痛混为一谈，如《千金要方·卷十三·心腹痛》中有九种心痛，九种心痛是虫心痛、注心痛、风心痛、悸心痛、食心痛、饮心痛、冷心痛、热心痛、去来心痛。这里所说的心痛，实际上多指胃痛而言。《济生方·腹痛门》对胃痛的病因作了较全面的论述，九种心痛"名虽不同，而其所致皆因外感，内沮七情，或饮啖生冷果实之类，使邪气搏于正气，邪正交击，气道闭塞，郁于中焦，遂成心痛"。《和剂局方》《太平圣惠方》《圣济总录》等书，采集了大量医方，其治胃痛，多用辛燥理气之品，如白豆蔻、砂仁、广藿香、木香、檀香、高良姜、干姜等。金元时期，《兰室秘藏·卷二》立"胃脘痛"一门，论其病机，则多系饮食劳倦而致脾胃之虚，又为寒邪所伤导致。论其治法，大旨不外益气、温中、理气、和胃等。《丹溪心法·心脾痛》谓："大凡心膈之痛，须分新久，若明知身受寒气，口吃冷物而得病者，于初得之时，当与温散或温利之药；若病之稍久则成郁，久郁则蒸热，热久必生火……"胃痛亦有属热之说，至丹溪而畅明。胃痛与心痛的混淆引起了明代医家的注意，如明代《证治准绳·心痛胃脘痛》写道："或问丹溪言心痛即胃脘痛然乎？曰心与胃各一脏，其病形不同，因胃脘痛处在心下，故有当心而痛之名，岂胃脘痛即心痛哉？"《医学正传·胃脘痛》更进一步指出前人以胃痛为心痛之非："古方九种心痛……详其所由，皆在胃脘而实不在心也。"从而对两病进行了较为明确的区分。

其后《景岳全书·心腹痛》对胃痛的病因病机、辨证论治进行了较为系统的总结。清代《临证指南医案·胃脘痛》的"久痛入络"之说，《医林改错》《血证论》对瘀血滞于中焦，胀满刺痛者，采用血府逐瘀汤治疗，都作出了自己的贡献。

本病证以胃脘部疼痛为主症，西医的急性胃炎、慢性胃炎、消化性溃疡、胃痉挛、胃下垂、胃黏膜脱垂症等疾病，当其以上腹部胃脘疼痛为主要临床表现时，均可参照本节论治。

## 一、病因病机

胃痛的病因主要为外感寒邪、饮食所伤、情志不遂、脾胃虚弱等。

1. 寒邪客胃

寒属阴邪，其性凝滞收引。胃脘上部以口与外界相通，气候寒冷，寒邪由口吸入，或脘腹受凉，寒邪直中，内客于胃，或服药苦寒太过，或寒食伤中，致使寒凝气滞，胃气失和，胃气阻滞，不通则痛。正如《素问·举痛论》所说："寒气客于肠胃之间，膜原之下，血不得散，小络急引，故痛。"

2. 饮食伤胃

胃主受纳腐熟水谷，其气以和降为顺，故胃痛的发生与饮食不节关系最为密切。若饮食不节，暴饮暴食，损伤脾胃，饮食停滞，致使胃气失和，胃中气机阻滞，不通则痛；或五味过极，辛辣无度，或恣食肥甘厚味，或饮酒如浆，则伤脾碍胃，蕴湿生热，阻滞气机，以致胃气阻滞，不通则痛，皆可导致胃痛。故《素问·痹论》曰："饮食自倍，肠胃乃伤。"《医学正传·胃脘痛》曰："初致病之由，多因纵恣口腹，喜好辛酸，恣饮热酒煎爆，复餐寒凉生冷，朝伤暮损，日积月深……故胃脘疼痛。"

3. 肝气犯胃

脾胃的受纳运化，中焦气机的升降，有赖于肝之疏泄，《素问·宝命全形论》所说的"土得木而达"即是这个意思。所以病理上就会出现木旺克土,或土虚木乘之变。忧思恼怒,情志不遂,肝失疏泄,肝郁气滞,横逆犯胃,以致胃气失和,胃气阻滞,即可发为胃痛。所以《杂病源流犀烛·胃病源流》谓:"胃痛,邪干胃脘病也……唯肝气相乘为尤甚,以木性暴,且正克也。"肝郁日久,又可化火生热,邪热犯胃,导致肝胃郁热而痛。

若肝失疏泄,气机不畅,血行瘀滞,又可形成血瘀,兼见瘀血胃痛。胆与肝相表里,皆属木。胆之通降,有助于脾之运化及胃之和降。《灵枢·四时气》曰:"邪在胆,逆在胃。"若胆病失于疏泄,胆腑通降失常,胆气不降,逆行犯胃,致胃气失和,肝胆胃气机阻滞,也可发生胃痛。

4. 脾胃虚弱

脾与胃相表里,同居中焦,共奏受纳运化水谷之功。脾气主升,胃气主降,胃之受纳腐熟,赖脾之运化升清,所以胃病常累及于脾,脾病常累及于胃。若素体不足,或劳倦过度,或饮食所伤,或过服寒凉药物,或久病脾胃受损,均可引起脾胃虚弱,中焦虚寒,致使胃失温养,发生胃痛。若是热病伤阴,或胃热火郁,灼伤胃阴,或久服香燥理气之晶,耗伤胃阴,胃失濡养,也可引起胃痛。肾为先天之本,阴阳之根,脾胃之阳,全赖肾阳之温煦;脾胃之阴,全赖肾阴之滋养。若肾阳不足,火不暖土,可致脾阳虚,而成脾肾阳虚,胃失温养之胃痛;若肾阴亏虚,肾水不能上济胃阴,可致胃阴虚,而成胃肾阴虚。胃失濡养之胃痛。

此外,若气滞日久,血行瘀滞,或久痛入络,胃络受阻,或胃出血后,离经之血未除,以致瘀血内停,胃络阻滞不通,均可引起瘀血胃痛。《临证指南医案·胃脘痛》早已有关于这种病机的论述:"胃痛久而屡发,必有凝痰聚瘀。"若脾阳不足,失于健运,湿邪内生,聚湿成痰成饮,蓄留胃脘,又可致痰饮胃痛。

本病病因,初则多由外邪、饮食、情志不遂所致,病因多单一,病机也单纯,常见寒邪客胃、饮食停滞、肝气犯胃、肝胃郁热、脾胃湿热等证候,表现为实证;久则常见由实转虚,如寒邪日久损伤脾阳,热邪日久耗伤胃阴,多见脾胃虚寒、胃阴不足等证候,则属虚证。因实致虚,或因虚致实,皆可形成虚实并见证,如胃热兼有阴虚,脾胃阳虚兼见内寒,以及兼夹瘀、食、气滞、痰饮等。本病的病位在胃,与肝脾关系密切,也与胆肾有关。基本病机为胃气阻滞,胃络瘀阻,胃失所养,不通则痛。

## 二、临床表现

胃痛的部位在上腹部胃脘处,俗称心窝部。其疼痛的性质表现为胀痛、隐痛、刺痛、灼痛、闷痛、绞痛等,常因病机的不同而异,其中尤以胀痛、隐痛、刺痛常见。可有压痛,按之其痛或增或减,但无反跳痛。其痛有呈持续性者,也有时作时止者。其痛常因寒暖失宜,饮食失节,情志不舒,劳累等诱因而发作或加重。本病证常伴有食欲不振、恶心呕吐、吞酸嘈杂等症状。

## 三、诊断

(1) 上腹胃脘部疼痛及压痛。

(2) 常伴有食欲不振,胃脘痞闷胀满,恶心呕吐,吞酸嘈杂等胃气失和的症状。

(3) 发病常由饮食不节、情志不遂、劳累、受寒等诱因引起。

(4)上消化道 X 线钡餐透视、纤维胃镜及病理组织学等检查,查见胃、十二指肠黏膜炎症、溃疡等病变,有助于诊断。

## 四、鉴别诊断

1. 痞满

胃痛与痞满的病位皆在胃脘部,且胃痛常兼胀满,痞满时有隐痛,应加以鉴别。胃痛以疼痛为主,痞满以痞塞满闷为主;胃痛者胃脘部可有压痛,痞满者则无压痛。

2. 心痛

胃处腹中之上部,心居胸中之下部,故《医学正传·胃脘痛》谓:"胃之上口,名曰贲门,贲门与心相连。"《证治准绳·心痛胃脘痛》说:"然胃脘逼近于心,移其邪上攻于心,为心痛者亦多。"心与胃的位置很近,胃痛可影响及心,表现为连胸疼痛,心痛亦常涉及心下,出现胃痛的表现,故应高度警惕,防止胃痛与心痛,尤其是防止胃痛与真心痛之间发生混淆。胃痛多发生于青壮年,疼痛部位在上腹胃脘部,其位置相对较低,疼痛性质多为胀痛、隐痛,痛势一般不剧,其痛与饮食关系密切,常伴有吞酸、嗳气、恶心呕吐等胃肠病症状,纤维胃镜及病理组织学等胃的检查异常;心痛多发生于老年,其痛在胸膺部或左前胸,其位置相对较高,疼痛性质多为刺痛、绞痛,有时剧痛,且痛引肩背及手少阴循行部位,痛势较急,饮食方面一般只与饮酒、饱食关系密切,常伴有心悸、短气、汗出、脉结代等心脏病症状,心电图等心脏检查可见异常。

3. 胁痛

肝气犯胃所致的胃痛常攻撑连胁而痛,胆病的疼痛有时发生在心窝部附近,胃痛与胁痛有时也易混淆,应予鉴别。但胃痛部位在中上腹胃脘部,兼有恶心嗳气、吞酸嘈杂等胃失和降的症状,纤维胃镜等检查多有胃的病变;而胁痛部位在上腹两侧胁肋部,常伴恶心、口苦等肝胆病症状,B超等检查多可查见肝胆疾病。

4. 腹痛

胃处腹中,与肠相连,从大范围看腹痛与胃痛均为腹部的疼痛,胃痛常伴腹痛的症状,腹痛亦常伴胃痛的症状,故有心腹痛的提法,因此胃痛需与腹痛相鉴别。胃痛在上腹胃脘部,位置相对较高;腹痛在胃脘以下,耻骨毛际以上的部位,位置相对较低。胃痛常伴脘闷、嗳气、泛酸等胃失和降、胃气上逆之症;而腹痛常伴有腹胀、矢气、大便性状改变等腹疾症状。相关部位的X线检查、纤维胃镜或肠镜检查、B超检查等有助于鉴别诊断。

## 五、辨证论治

### (一)辨证要点

1. 辨寒热

寒证胃痛多见胃脘冷痛,因饮冷受寒而发作或加重,得热则痛减,遇寒则痛增,伴有面色㿠白、口和不渴、舌淡、苔白等证;热证胃痛多见胃脘灼热疼痛,进食辛辣燥热食物易于诱发或加重,喜冷恶热,胃脘得凉则舒,伴有口干口渴、大便干结、舌红、苔黄少津、脉数等症。

2. 辨虚实

虚证胃痛多见于久病体虚者,其胃痛隐隐,痛势徐缓而无定处,或摸之莫得其所,时作时止,痛而不胀或胀而时减,饥饿或过劳时易诱发疼痛或致疼痛加重,揉按或得食则疼痛减轻,伴有食少乏力、脉虚等症;实证胃痛多见于新病体壮者,其胃痛兼胀,表现胀痛、刺痛,痛势急剧而拒按,痛有定处,食后痛甚,伴有大便秘结、脉实等症。

3. 辨气血

初痛在气,久痛在血。胃痛且胀,以胀为主,痛无定处,时痛时止,常由情志不舒引起,伴胸脘痞满,喜叹息,得嗳气或矢气则痛减者,多属气分;胃痛久延不愈,其痛如刺如锥,持续不解,痛有定处,痛而拒按,伴食后痛增、舌质紫暗、舌下脉络紫暗迂曲者,多属血分。

## (二)治疗原则

胃痛的治疗,以理气和胃止痛为基本原则。旨在疏通气机,恢复胃腑和顺通降之性,通则不痛,从而达到止痛的目的。胃痛属实者,治以祛邪为主,根据寒凝、食停、气滞、郁热、血瘀、湿热之不同,分别用温胃散寒、消食导滞、疏肝理气、泄热和胃、活血化瘀、清热化湿诸法;属虚者,治以扶正为主,根据虚寒、阴虚之异,分别用温中益气、养阴益胃之法。虚实并见者,则扶正祛邪之法兼而用之。

## (三)分证论治

1. 寒邪客胃

[证候]胃痛暴作,甚则拘急作痛,得热痛减,遇寒痛增,口淡不渴,或喜热饮;苔薄白,脉弦紧。

[证候分析]寒邪犯胃或饮食生冷,寒凝胃脘,阳气被遏,气机郁滞,故胃痛暴作;胃无热邪,故不渴;热能胜寒,故喜热饮欠;弦脉主痛,紧脉主寒。

[治法]温胃散寒,理气止痛。

[代表方]良附丸。

良附丸是治疗寒邪客胃,寒凝气滞的基础方。方中高良姜温胃散寒,香附行气止痛。若寒重,或胃脘突然拘急掣痛拒按,甚则隆起如拳状者,可加吴茱萸、干姜、丁香、桂枝;气滞重者,可加木香、陈皮;若郁久化热,寒热错杂者,可用半夏泻心汤,辛开苦降,寒热并调;若见寒热身痛等表寒证者,可加紫苏、生姜,或加香苏散疏风散寒,行气止痛;若兼见胸脘痞闷不食,嗳气呕吐等寒夹食滞症状者,可加枳壳、神曲、鸡内金、半夏以消食导滞,温胃降逆;若胃寒较轻者,可局部温熨,或服生姜红糖汤即可散寒止痛。

2. 饮食停滞

[证候]暴饮暴食后,胃脘疼痛,胀满不消,疼痛拒按,得食更甚,嗳腐吞酸,或呕吐不消化食物,其味腐臭,吐后痛减,不思饮食或厌食,大便不爽,得矢气或便后稍舒;舌苔厚腻,脉滑有力。

[证候分析]暴饮暴食,饮食停滞,阻塞胃气,故胀痛;宿食不化,浊气上逆,故嗳腐吞酸,甚则呕吐宿食;食积阻滞,胃失通降,致肠腑传导失司,故大便不爽;苔厚腻、脉滑为宿食停滞之象。

[治法]消食导滞,和胃止痛。

[代表方]保和丸。

本方用山楂、神曲、莱菔子消食导滞,健胃下气;半夏、陈皮、茯苓健脾和胃,化湿理气;连翘散结清热,共奏消食导滞和胃之功。本方为治疗饮食停滞的通用方,均可加入谷芽、麦芽、隔山消、鸡内金等味。若脘腹胀甚者,可加枳实、厚朴、槟榔行气消滞;若食积化热者,可加黄芩、黄连清热泻火;若大便秘结,可合用小承气汤;若胃痛急剧而拒按,大便秘结,苔黄燥者,为食积化热成燥,可合用大承气汤通腑泄热,荡积导滞。

3. 肝气犯胃

[证候] 胃脘胀满,攻撑作痛,脘痛连胁,胸闷嗳气,喜长叹息,大便不畅,得嗳气、矢气则舒,遇烦恼郁怒则痛作或痛甚;苔薄白,脉弦。

[证候分析] 肝气郁结,横逆犯胃,胃气阻滞,不通则痛;情志怫郁,气郁加重,故痛作或加重;嗳气、矢气则气郁暂得缓解,故嗳气、矢气则舒;气滞肠腑传导不利,则大便不畅;善太息,脉弦为肝郁气滞之象。

[治法] 疏肝理气,和胃止痛。

[代表方] 柴胡疏肝散。

柴胡疏肝散为疏肝理气之要方。方中柴胡、白芍、川芎、香附疏肝解郁,陈皮、枳壳、甘草理气和中,诸药合用共奏疏肝理气、和胃止痛之效。若胀重可加青皮、郁金、木香助理气解郁之功;若痛甚者,可加川楝子、延胡索理气止痛;嗳气频作者,可加半夏、旋覆花,亦可用沉香降气散降气解郁。

4. 肝胃郁热

[证候] 胃脘灼痛,痛势急迫,喜冷恶热,得凉则舒,心烦易怒,泛酸嘈杂;口干口苦,舌红少苔,脉弦数。

[证候分析] 肝气郁结,日久化热,邪热犯胃,故胃脘灼痛;肝胃郁热,胃逆上冲,故烦躁易怒,嘈杂泛酸;肝胆互为表里,肝热夹胆火上乘,故口干口苦;舌红苔黄为里热之象;脉见弦数,乃肝胃郁热之征。

[治法] 疏肝理气,泄热和中。

[代表方] 丹栀逍遥散合左金丸。

方中柴胡、当归、白芍、薄荷解郁柔肝止痛,丹皮、栀子清肝泄热,白术、茯苓、甘草、生姜和中健胃。左金丸中黄连清泄胃火,吴茱萸辛散肝郁,以补原方之未备。若为火邪已伤胃阴,可加麦冬、石斛。肝体阴而用阳,阴常不足,阳常有余,郁久化热,易伤肝阴,此时选药应远刚用柔,慎用过分香燥之品,宜选用白芍、香橼、佛手等理气而不伤阴的解郁止痛药,也可与金铃子、郁金等偏凉性的理气药,或与白芍、甘草等柔肝之品配合应用。若火热内盛,灼伤胃络,而见吐血,并出现脘腹灼痛痞满、心烦便秘、面赤舌红、脉弦数有力等症者,可用《金匮要略》泻心汤,苦寒泄热,直折其火。

5. 瘀血停滞

[证候] 胃脘疼痛,痛如针刺刀割,痛有定处,按之痛甚,食后加剧,入夜尤甚,或见吐血、黑便;舌质紫暗或有瘀斑,脉涩。

[证候分析] 瘀血内阻,胃络壅滞,不通则痛;瘀血有形,故痛有定处,痛时持久;进食则动其瘀,故食后痛甚;血属阴,故夜间瘀血加重;瘀血内阻,血不循经,故见吐血黑便;舌质紫暗,有瘀斑,脉涩为血瘀之象。

[治法] 活血化瘀,理气止痛。

[代表方]失笑散合丹参饮。

方中五灵脂、蒲黄、丹参活血化瘀止痛,檀香、砂仁行气和胃。如痛甚可加延胡索、三七粉、三棱、莪术,并可加理气之品,如枳壳、木香、郁金;若血瘀胃痛,伴吐血、黑便时,当辨寒热虚实,参考血证有关内容论治。

6.脾胃湿热

[证候]胃脘灼热疼痛,嘈杂泛酸,口干口苦,渴不欲饮,口甜粘浊,食甜食则冒酸水,纳呆恶心,身重肢倦,小便色黄,大便不畅;舌苔黄腻,脉象滑数。

[证候分析]邪热犯胃,故胃痛急迫。

灼热;热结湿阻,胃气上逆,故泛酸嘈杂,纳呆恶心;舌红,苔黄,脉数为里热之象;苔腻,脉滑为湿浊阻滞之征。

[治法]清热化湿,理气和中。

[代表方]清中汤。

方中黄连、栀子清热化湿,半夏、茯苓、白豆蔻健脾祛湿,陈皮、甘草理气和胃。热盛便秘者,加金银花、蒲公英、大黄、枳实;气滞腹胀者,加厚朴、大腹皮。若寒热互结,干噫食臭,心下痞硬,可用半夏泻心汤加减。

7.胃阴亏虚

[证候]胃脘隐隐灼痛,似饥而不欲食,口燥咽干,口渴思饮,消瘦乏力,大便干结;舌红少津或光剥无苔,脉细数。

[证候分析]阴虚则生内热,虚火消谷则似饥,胃虚不能消磨水谷则不欲食;胃阴不足,胃失濡养,则嘈杂;胃虚不运,通除降失施,故脘痞不舒或干呕呃逆;津不上承,则口干;津不下行,则便干;舌红少津,脉细田数为阴虚火旺之象。

[治法]养阴益胃,和中止痛。

[代表方]益胃汤合芍药甘草汤。

方中沙参、麦冬、生地、玉竹养阴益胃,芍药、甘草和中缓急止痛。若胃阴亏损较甚者,可酌加干石斛;若兼饮食停滞,可加神曲、山楂等消食和胃;若痛甚者可加香橼、佛手;若脘腹灼痛,嘈杂反酸,可加左金丸;若胃热偏盛,可加生石膏、知母、芦根清胃泄热,或用清胃散;若日久肝肾阴虚,可加山茱萸、玄参滋补肝肾;若日久胃阴虚难复,可加乌梅、山楂肉、木瓜等酸甘化阴。

8.脾胃虚寒

[证候]胃痛隐隐,绵绵不休,冷痛不适,喜温喜按,空腹痛甚,得食则缓,劳累或食冷或受凉后疼痛发作或加重,泛吐清水,食少,神疲乏力,手足不温,大便溏薄;舌淡苔白,脉虚弱。

[证候分析]脾胃虚寒,不能温运,故胃脘隐痛,空腹为甚,劳累受凉易发;脾运迟缓,水饮停留,胃虚通降无权,故泛呕清水、宿食;脾阳不达四肢,则手足不温;大便溏薄,舌淡胖,脉沉弱,为中虚有寒,脾阳虚弱之象。

[治法]温中健脾,和胃止痛。

[代表方]黄芪建中汤。

方中黄芪补中益气,小建中汤温脾散寒,和中缓急止痛。泛吐清水较重者,可加干姜、吴茱萸、半夏、茯苓等温胃化饮;如寒盛者可用附子理中汤,或大建中汤温中散寒;若脾虚湿盛者,可合二陈汤;若兼见腰膝酸软、头晕目眩、形寒肢冷等肾阳虚证者,可加附子、肉桂、巴戟天、仙茅,或合用肾气丸、右归丸之类助肾阳以温脾和胃。

## 六、其他疗法

1. 单方验方

(1)白芍30 g,炙甘草10 g,蜂蜜20 g,水煎服。治疗虚寒胃痛。

(2)鸡内金、九香虫、香橼各10 g,共研细末。每次1~2 g,用于食滞胃痛。

2. 外治法

热熨法:取桂枝60 g,研为细末,用粗盐炒热后,再用纱布包扎,趁热熨中脘、气海穴,每次10~20分钟。或取吴茱萸50 g,白芥子30 g,拌匀,用绢布包成数包,蒸20分钟左右,趁热以药包熨脘腹、脐下、足心,药包冷则更换,每日2次,每次30分钟,以疼痛缓解为度。

## 七、验案举隅

### 案1

张某,女,63岁。

**初诊**(2019年7月22日):胃脘疼痛持续3周不愈,时剧时缓,痛势隐约如刺,甚则剧痛如锥,痛涉胸胁,胀结不舒,食少;舌苔薄白,脉细弦。

**辨证**:肝气犯胃。

**治法**:疏肝和胃,理气止痛。

**处方**:柴胡疏肝散合金铃子散出入。柴胡15 g,白芍15 g,川芎10 g,枳壳10 g,陈皮10 g,炙甘草10 g,香附10 g,延胡索15 g,川楝子10 g。7剂。

**二诊**(2019年7月31日):又增口干、口苦之症;舌质淡,苔白腻,脉弦。予原方加黄芩10 g、麦冬15 g。7剂。

**三诊**(2019年8月09日):出现反酸、嗳气之症;舌质淡,苔白腻,脉弦。予原方加黄连6 g、吴茱萸2 g。7剂。

**随访**:经治胃痛症状消失。

### 案2

李某,女,35岁。

**初诊**(2019年9月22日):间断胃痛,不思饮食,倦怠乏力,面色萎黄,大便溏薄;舌淡苔白,脉虚弱。

**辨证**:脾胃气虚。

**治法**:健脾益气,和胃止痛。方选六君子汤。

**处方**:六君子汤加味。党参15 g,茯苓15 g,白术15 g,炙甘草10 g,陈皮10 g,法半夏10 g,延胡索15 g,细辛3 g。7剂。

**二诊**(2019年9月30日)纳谷不馨,反酸、嗳气。予原方加丁香3 g、焦神曲15 g、焦麦芽15 g、焦山楂15 g。7剂。

**随访**:经治胃痛症状消失,气血恢复。

**案3**

张某,男,15岁。

**诊疗日期**:2019年8月22日。间断胃脘部疼痛3月,每于情志刺激发作。刻诉:手足心出汗,口干口苦,压力大,情绪急躁易怒、低落,眠可,二便调;舌红,苔薄白,脉缓。查体:心、肺、腹部未明显异常,余阴性。

**辨证**:胃脘痛(肝郁脾虚证)。

**治法**:疏肝健脾,和胃止痛。

**处方**:麸炒枳壳14 g,北柴胡14 g,白芍14 g,甘草片10 g,女贞子10 g,墨旱莲10 g,陈皮10 g,厚朴14 g,麸炒苍术14 g,麸炒山药14 g,炒酸枣仁14 g,郁金10 g,合欢花7 g,玫瑰花7 g,麸炒薏苡仁14 g。7剂。

**随访**:药后情绪平稳,胃痛症状减轻。

## 八、转归预后

病之初多属实证,表现为寒凝、食积、气滞之候;病情发展,寒邪郁久化热,或食积日久,蕴生湿热,或气郁日久化火,气滞而致血瘀,可出现寒热互结等复杂证候;且日久耗伤正气,则可由实转虚,而转为阳虚、阴虚,或转为虚劳之证。某些病例尚可因气滞血瘀,瘀久生痰,痰瘀互结,内生积块;或因血热妄行,久瘀伤络,或脾不统血,引起吐血、便血等,皆属胃痛的常见转归。胃痛预后一般较好,实证治疗较易,邪气去则胃气安;虚实并见者则治疗难度较大,且经常反复发作。若影响进食,化源不足,则正气日衰,形体消瘦。若伴有吐血、便血,量大难止,兼见大汗淋漓、四肢不温、脉微欲绝者,为气随血脱的危急之候,如不及时救治,亦可危及生命。

## 九、预防与调摄

对胃脘痛患者,要重视生活调摄,尤其是饮食与精神方面的调摄。饮食以少食多餐,营养丰富,清淡易消化为原则,不宜饮酒及过食生冷、辛辣食物,切忌粗硬饮食,暴饮暴食,或饥饱无常;应保持精神愉快,避免忧思恼怒及情绪紧张;注意劳逸结合,避免劳累,病情较重时,需适当休息,这样可减轻胃痛和减少胃痛发作,进而达到预防胃痛的目的。

## 十、结语

胃痛以上腹胃脘部疼痛为主要临床特征。需与痞满、心痛、胁痛等相鉴别。本病常由外感寒邪,饮食伤胃,情志不遂,脾胃虚弱,以及气滞、瘀血、痰饮等病因所致,可一种病因单独致病,也可多种病因共同致病。病变部位主要在胃,与肝脾关系密切,与胆肾也有关。基本病机为胃气阻滞,胃络瘀阻,胃失所养,不通则痛。本病之初病机较单纯,多为寒邪客胃、饮食停滞、肝气犯胃、肝胃郁热、脾胃湿热等,属实证;久则常由实转虚,而见脾胃虚寒、胃阴不足等,属虚证。也有起病即见脾胃虚寒者,也属虚证。病久因实致虚,或因虚致实,以及多种因素相互影响,可以形成寒热虚实并见的复杂证候。辨证方面以辨寒、热、虚、实,以及在气、在血为要点,治法上常以理气和胃止痛为基本原则。应遵叶天士"忌刚用柔"和"忌刚用柔"之说,理气不可损伤胃阴。本病预后一般较好,转归主要有胃脘积块和便血、吐血等。对胃痛患者,要特别强调饮食和精神方面的调摄,它是治疗及预防不可或缺的措施。

## 十一、文献摘要

《灵枢·邪气脏腑病形》:"胃病者,腹胀,胃脘当心而痛,上支两胁,膈咽不通,食饮不下,取之三里也。"

《三因极一病证方论·九痛叙论》:"夫心痛者……以其痛在中脘,故总而言之曰心痛,其实非心痛也……若十二经络外感六淫,则其气闭塞,郁于中焦,气与邪争,发为疼痛,属外所因;若五脏内动,泊以七情,则其气痞结,聚于中脘,气与血搏,发为疼痛,属内所因;饮食劳逸,触忤非类,使脏气不平,痞隔于中,食饮遁注,变乱肠胃,发为疼痛,属不内外因。"

《景岳全书·心腹痛》:"胃脘痛证,多有因食,因寒,因气不顺者,然因食因寒,亦无不皆关于气。盖食停则气滞,寒留则气凝。所以治痛之要,但察其果属实邪,皆当以理气为主。"

《临证指南医案·胃脘痛》:"初病在经,久痛入络,以经主气,络主血,则可知其治血之当然也,凡气既久阻,血也因病,循行之脉络自痹,而辛香理气,辛柔和血之法,实为对待必然之理。"

《顾氏医镜·胃脘痛》:"须知拒按者为实,可按者为虚;痛而胀闭者多实,不胀不闭者多虚;喜寒者多实,爱热者多虚;饱则甚者多实,饥则甚者多虚;脉实气粗者多实,脉少气虚者多虚;新病年壮者多实,久病年老者多虚;补而不效者多实,攻而愈剧者多虚。必以望、闻、问、切四者详辨,则虚实自明。"

(杭共存)

# 第二节 痞满

痞满是由表邪内陷,饮食不节,痰湿阻滞,情志失调,脾胃虚弱等导致脾胃功能失调,升降失司,胃气壅塞而成的以胸脘痞塞满闷不舒,按之柔软,压之不痛,视之无胀大之形为主要临床特征的一种脾胃病证。本证按部位可划分为胸痞、心下痞等,心下即胃脘部,故心下痞又可称为胃痞。本节主要讨论胃痞。

胃痞是脾胃肠病证中较为常见的病证,中医药治疗本病具有较好的疗效。

胃痞在《内经》称为痞、满、痞满、痞塞等,如《素问·异法方宜论》的"脏寒生满病",《素问·五常政大论》的"备化之纪……其病痞",以及"卑监之纪……其病留满痞塞"等都是这方面的论述。《伤寒论》对本病证的理法方药论述颇详,如谓"但满而不痛者,此为痞""心下痞,按之濡",提出了痞的基本概念,并指出该病病机是正虚邪陷、升降失调,并拟定了寒热并用,辛开苦降的治疗大法,其所创诸泻心汤乃治痞满之祖方,一直为后世医家所赏用。《诸病源候论·痞噎病诸候》提出"八痞""诸痞"之名,包含了胃痞在内,论其病因有风邪外入,忧恚气积,坠堕内损,概况病机有营卫不和,阴阳隔绝,血气壅塞,不得宣通。并对痞作了初步的解释:"痞者,塞也。言腑脏痞塞不宣通也。"东垣所倡脾胃内伤之说,及其理法方药多为后世医家所借鉴,尤其是《兰室秘藏·卷二》之辛开苦降,消补兼施的消痞丸、枳实消痞丸更是后世治痞的名方。《丹溪心法·痞》将痞满与胀满作了区分:"胀满内胀而外亦有形,痞则内觉痞闷,而外无胀急之形。"在治疗上丹溪特别反对一见痞满便滥用利药攻下,认为中气重伤,痞满更甚。《景岳全书·痞满》对本病的辨证颇为明晰:"痞者,痞塞不开之谓;满者,胀满不行之谓。盖满则近胀,而痞则不必胀也。所以痞满一证,大有疑辨,则在虚实二字,凡有邪有滞而痞者,实痞也;无物无滞而痞者,虚痞也。有胀有痛而满者,实满也;无胀无痛而满者,虚满也。实痞、实满者可散可消;虚痞、虚满者,非大加温补不可。"《类证治裁·痞满》将痞满分为伤寒之痞和杂病之痞,把杂病之痞又分作胃口寒滞停痰,饮食寒凉伤胃,脾胃阳微,中气久虚,精微不化,脾虚失运,胃虚气滞等若干证型,分寒热虚实之不同而论治,对临床很有指导意义。

西医学中的慢性胃炎、胃神经官能症、胃下垂、消化不良等疾病,当这些疾病出现以胃脘部痞塞、满闷不舒为主要表现时,可参考本节论治。

## 一、病因病机

脾胃同居中焦,脾主升清,胃主降浊,共司水谷的纳运和吸收,清升浊降,纳运如常,则胃气调畅。若因表邪内陷入里,饮食不节,痰湿阻滞,情志失调,或脾胃虚弱等各种原因导致脾胃损伤,升降失司,胃气壅塞,即可发生痞满。

1.表邪入里

外邪侵袭肌表,治疗不得其法,滥施攻里泻下,脾胃受损,外邪乘虚内陷入里,结于胃脘,阻塞中焦气机,升降失司,胃气壅塞,遂成痞满。如《伤寒论》所云:"脉浮而紧,而复下之,紧反入里,则作痞,按之自濡,但气痞耳。"

2.食滞中阻

暴饮暴食,或恣食生冷粗硬,或偏嗜肥甘厚味,或嗜浓茶烈酒及辛辣过烫饮食,损伤脾胃,以致食谷不化,阻滞胃脘,升降失司,胃气壅塞,而成痞满。如《类证治裁·痞满》云:"饮食寒凉,伤胃致痞者,温中化滞。"

3.痰湿阻滞

脾胃失健,水湿不化,酿生痰浊,痰气交阻于胃脘,则升降失司,胃气壅塞,而成痞满。如《兰室秘藏·中满腹胀》曰:"脾湿有余,腹满食不化。"

4.情志失调

多思则气结,暴怒则气逆,悲忧则气郁,惊恐则气乱等造成气机逆乱,升降失职,形成痞满。其中尤以肝郁气滞,横犯脾胃,致胃气阻滞而成之痞满为多见。即如《景岳全书·痞满》所谓:"怒气暴伤,肝气未平而痞。"

5.脾胃虚弱

素体脾胃虚弱,中气不足,或饥饱不匀,饮食不节,或久病损及脾胃,纳运失职,升降失调,胃气壅塞,而生痞满。此正如《兰室秘藏·中满腹胀》所论述的因虚生痞满:"或多食寒凉,及脾胃久虚之人,胃中寒则胀满,或脏寒生满病。"

胃痞的病机有虚实之分,实即实邪内阻,包括外邪入里,饮食停滞,痰湿阻滞,肝郁气滞等；虚即中虚不运,责之脾胃虚弱。实邪之所以内阻,多与中虚不运,升降无力有关；反之,中焦转运无力,最易招致实邪的侵扰,两者常常互为因果。如脾胃虚弱,健运失司,既可停湿生饮,又可食滞内停；而实邪内阻,又会进一步损伤脾胃,终至虚实并见。另外,各种病邪之间,各种病机之间,亦可互相影响,互相转化,形成虚实互见,寒热错杂的病理变化,为痞证的病机特点。总之,胃痞的病位在胃,与肝脾有密切关系。基本病机为脾胃功能失调,升降失司,胃气壅塞。

## 二、临床表现

本病证以自觉胃脘痞塞、满闷不舒为主要临床表现,其痞按之柔软,压之不痛,视之无胀大之形。常伴有胸膈满闷、饮食减少、得食则胀、嗳气稍舒,大便不调,消瘦等症。发病和加重常与诸如暴饮暴食,恣食生冷粗硬,嗜饮浓茶烈酒,过食辛辣等饮食因素,以及情志、起居、冷暖失调等诱因有关。多为慢性起病,时轻时重,反复发作,缠绵难愈。

## 三、诊断

(1)以胃脘痞塞、满闷不舒为主要临床表现,其痞按之柔软,压之不痛,视之无胀大之形。
(2)常伴有胸膈满闷、饮食减少、得食则胀、嗳气则舒等症。
(3)发病和加重常与饮食、情志、起居、冷暖失调等诱因有关。
(4)多为慢性起病,时轻时重,反复发作,缠绵难愈。
(5)纤维胃镜检查、上消化道 X 线检查、胃液分析等的异常,有助于本病的诊断。

## 四、鉴别诊断

1. 胃痛

胃痛与胃痞的病位皆在胃脘部,且胃痛常兼胀满,胃痞时有隐痛,应加以鉴别。胃痛以疼痛为主,胃痞以痞塞满闷为主；胃痛者胃脘部可有压痛,胃痞者则无压痛。

2. 鼓胀

鼓胀与胃痞同为腹部病证,且均有胀满之苦,鼓胀早期易与胃痞混淆。鼓胀腹部胀大膨隆,胀大之形外现；胃痞则自觉满闷痞塞,外无胀大之形。鼓胀按之腹皮急；胃痞胃脘部按之柔软。鼓胀有胁痛、黄疸、积聚等疾病病史；胃痞可有胃痛、嘈杂、吞酸等胃病病史。B 型超声波和纤维胃镜等检查,有助于二病证的鉴别。

3. 胸痹

心痛胸痹心痛可有脘腹满闷不舒,胃痞常伴有胸膈满闷,但二者有病在心胸和病在胃脘之不同,应予区别。胸痹心痛属胸阳痹阻,心脉瘀阻,心脉失养为患,以胸痛、胸闷、短气为主症,伴有心悸、脉结代等症状；胃痞系脾胃功能失调,升降失司,胃气壅塞所致,以胃脘痞塞满闷不舒为主症,多伴饮食减少、得食则胀、嗳气则舒等症状。心电图和纤维胃镜等检查有助于鉴别诊断。

## 五、辨证论治

### （一）辨证要点

辨寒热虚实痞满绵绵，得热则舒，遇寒则甚，口淡不渴，苔白，脉沉者，多为寒；痞满势急，胃脘灼热，得凉则舒，口苦便秘，口渴喜冷饮，苔黄，脉数者，多为热；痞满时减复如故，喜揉喜按，不能食或食少不化，大便溏薄，久病体虚者，多属虚；痞满持续不减，按之满甚或硬，能食便秘，新病邪滞者，多属实。痞满寒热虚实的辨证，还应与胃痛互参。

### （二）治疗原则

胃痞的基本病机是脾胃功能失调，升降失司，胃气壅塞。因此，其治疗原则是调理脾胃，理气消痞。实者分别施以泻热、消食、化痰、理气，虚者则重在补益脾胃。对于虚实并见之候，治疗宜攻补兼施，补消并用。治疗中应注意理气不可过用香燥，以免耗津伤液，对于虚证，尤当慎重。

### （三）分证论治

1. 实痞

1) 邪热内陷

[证候]胃脘痞满，灼热急迫，按之满甚，心中烦热，咽干口燥，渴喜饮冷，身热汗出，大便干结，小便短赤；舌红苔黄，脉滑数。

[证候分析]湿热内蕴，困阻脾胃，气机不利，故脘腹痞闷，或嘈杂不舒；湿热中阻，气机不利，升降失司，故恶心呕吐，口干不欲饮，口苦；脾为湿困，纳运失职，故纳少；舌红苔黄腻，脉滑数为湿热壅盛之象。

[治法]泻热消痞，理气开结。

[代表方]大黄黄连泻心汤。

方中大黄泻热消痞开结，黄连清泻胃火，使邪热得除，痞气自消。可酌加金银花、蒲公英以助泻热，加枳实、厚朴、木香等以助行气消痞之力。若便秘心烦者，可加全瓜蒌、栀子以宽中开结，清心除烦；口渴欲饮者，可加花粉、连翘以清热生津。

2) 饮食停滞

[证候]胃脘痞满、按之尤甚，嗳腐吞酸，恶心呕吐，厌食，大便不调；苔厚腻，脉弦滑。

[证候分析]饮食停滞，胃腑失和，气机郁滞，故脘腹痞闷而胀，进食尤甚，拒按；食滞胃脘，胃失和降，故嗳腐吞酸，恶食呕吐；食滞作腐，气机不畅，故大便不调，矢气频作，臭如败卵；舌苔厚腻，脉滑为食积停滞之象。

[治法]消食导滞，行气消痞。

[代表方]保和丸。

方中山楂、神曲、莱菔子消食导滞，半夏、陈皮行气开结，茯苓健脾利湿，连翘清热散结，全方共奏消食导滞，行气消痞之效。若食积较重，脘腹胀满者，可加枳实、厚朴以行气消积；若食积化热、大便秘结者，可加大黄、槟榔以清热导滞通便；若脾虚食积、大便溏薄者，可加白术、黄芪以健脾益气。

3)痰湿内阻

[证候]脘腹痞满,闷塞不舒,胸膈满闷,头重如裹,身重肢倦,恶心呕吐,不思饮食,口淡不渴,小便不利;舌体胖大,边有齿痕,苔白厚腻,脉沉滑。

[证候分析]痰浊阻滞,脾失健运,气机不畅,故脘腹痞塞不舒,胸膈满闷;湿邪困脾,清阳不升,清窍失养,故头晕目眩;湿邪困脾,胃失和降,故身重困倦,呕恶纳呆,口淡不渴;气化不利,故小便不利;舌苔白厚腻,脉沉滑为痰浊中阻之象。

[治法]燥湿化痰,理气宽中。

[代表方]二陈汤合平胃散。

方中苍术、半夏燥湿化痰,厚朴、陈皮宽中理气,茯苓、甘草健脾和胃,共奏燥湿化痰、理气宽中之功。可加前胡、桔梗、枳实以助其化痰理气。若气逆不降,噫气不除者,可加旋覆花、代赭石以化痰降逆;胸膈满闷较甚者,可加薤白、菖蒲、枳实、瓜蒌以理气宽中;咯痰黄稠,心烦口干者,可加黄芩、栀子以清热化痰。

4)肝郁气滞

[证候]胃脘痞满闷塞,脘腹不舒,胸膈胀满,心烦易怒,喜太息,恶心嗳气,大便不爽,常因情志因素而加重;苔薄白,脉弦。

[证候分析]肝气犯胃,胃气郁滞,古故脘腹痞闷;肝气郁结,气机不舒,故胸胁胀满,心烦易怒,善太息;肝气犯胃,胃失和险降,故呕恶嗳气;胆胃不和,气逆于上,故呕吐苦水;肠胃不和,气机郁滞,故大便不爽;舌质淡红,苔薄白,脉弦为肝气郁滞之象。

[治法]疏肝解郁,理气消痞。

[代表方]越鞠丸。

方中香附、川芎疏肝理气,活血解郁;苍术、神曲燥湿健脾,消食除痞;栀子泻火解郁。本方为通治气、血、痰、火、湿、食诸郁痞满之剂。若气郁较甚,胀满明显者,可加柴胡、郁金、枳壳,或合四逆散以助疏肝理气;若气郁化火,口苦咽干者,可加龙胆草、川楝子,或合左金丸,以清肝泻火;若气虚明显,神疲乏力者,可加党参、黄芪等以健脾益气。

2.虚痞

1)脾胃虚弱

[证候]胃脘痞闷,胀满时减,喜温喜按,食少不饥,身倦乏力,少气懒言,大便溏薄;舌质淡,苔薄白,脉沉弱或虚大无力。

[证候分析]素体虚弱,中焦失养,健运失职,升降失司,故胃脘痞闷,胀满时减,喜温喜按,食少不饥,身倦乏力,少气懒言,大便溏薄;舌质淡,苔薄白,脉沉弱或虚大无力均为脾胃虚弱之象。

[治法]健脾益气,升清降浊。

[代表方]补中益气汤。

方中人参、黄芪、白术、甘草等补中益气,升麻、柴胡升举阳气,当归、陈皮理气化滞,使脾气得复,清阳得升,胃浊得降,气机得顺,虚痞自除。若痞满较甚,可加木香、砂仁、枳实以理气消痞,或可选用香砂六君子汤以消补兼施。若脾阳虚弱,畏寒怕冷者,可加肉桂、附子、吴茱萸以温阳散寒;湿浊内盛,苔厚纳呆者,可加茯苓、薏苡仁以淡渗利湿;若水饮停胃,泛吐清水痰涎,可加吴茱萸、生姜、半夏以温胃化饮;若属表邪内陷,与食、水、痰相合,或因胃热而过食寒凉,或因寒郁化热而致虚实并见,寒热错杂,而出现心下痞满,按之柔软,喜温喜按,呕恶欲吐,口渴心烦,肠鸣下利,舌质淡红,苔白或黄,脉沉弦者,可用半夏泻心汤加减,辛开苦降,寒热并用,补泻兼施;若中虚较甚,则重用炙甘草以补中气,有甘草泻心汤之意;若水热互结,心下痞满,干噫食臭,肠鸣下利者,则加生姜以化饮;则有生姜泻心汤之意。

## 六、其他疗法

(1)取白萝卜适量,煮汤服。顺气化痰,消除胃痞,适用于痰湿内阻证。
(2)丁香3 g,草果3 g,吴茱萸3 g,水煎服。适用于胃痞喜热喜按者。

## 七、验案举隅

**案1**

刘某某,女,31岁。

初诊(2023年11月09日):3年来胃脘部偶感嘈杂不适,进食生冷刺激食物后加重,伴反酸、嗳气,口干口苦,食纳欠佳,夜休差;舌淡,苔白腻,脉沉弦。

辨证:肝经郁热,兼寒邪客胃,脾胃虚弱。

治法:疏肝解郁,温胃散寒,健脾除湿,和胃消痞。

处方:柴桂龙牡汤加炒麦芽30 g、黄连6 g、制吴茱萸2 g。7剂。

二诊(2023年11月16日):胃脘部嘈杂不适,偶有胀痛、嗳气,口干口苦,倦怠乏力,心慌,气短,夜休时易惊醒,大便黏腻不爽;舌淡,苔白腻,脉沉弦。处方:六君子汤加柴胡15 g、白芍15 g、枳实10 g、厚朴10 g、黄芩10 g、藿香14 g、木香6 g、黄连6 g、制吴茱萸2 g、炒麦芽30 g。7剂。

三诊(2023年11月24日):胃脘部嘈杂、胀满不适好转,嗳气,反酸,口干口苦,入睡困难,睡后易醒;舌淡,苔白腻,脉沉弦。处方:六君子汤加柴胡15 g、白芍15 g、黄芩10 g、生姜15 g、大枣4枚、黄连6 g、制吴茱萸2 g、炒麦芽30 g。7剂。

随访:药后胃部疼痛减轻,食欲增强。

**案2**

李某某,女,50岁。

初诊(2023年10月27日):3年前饮食生冷食物后上腹部胀满不适,反酸、烧心,口干,无口苦,嗳气,不思饮食,大便秘结,便后不爽,夜休差;舌质淡,苔白腻,脉沉细。

辨证:肝火犯胃。

治法:健脾益气,疏肝泻热。

处方:六君子汤加黄连6 g、制吴茱萸2 g、焦神曲15 g、焦山楂15 g、焦麦芽15 g、槟榔10 g、大腹皮10 g、合欢皮15 g、合欢花15 g。7剂。

二诊(2023年11月6日):胃脘胀痛、口干、反酸好转,烦躁易怒,嗳气,不思饮食;舌质淡,苔白腻,脉沉细。处方:六君子汤加柴胡15 g、白芍15 g、枳实10 g、厚朴10 g、木香8 g、火麻仁

30 g、焦山楂 15 g、焦神曲 15 g、焦麦芽 15 g、炒鸡内金 15 g。7 剂。

三诊(2023 年 12 月 25 日):胃脘胀痛,口干,嗳气,不思饮食,烦躁易怒,自汗,便秘,二三日一行;舌质淡,苔白腻,脉沉细。处方:六君子汤加柴胡 15 g、白芍 15 g、枳实 10 g、白术 30 g、厚朴 10 g、木香 8 g、大黄 10 g、大腹皮 15 g、槟榔 10 g、焦神曲 15 g、焦麦芽 15 g、焦山楂 15 g、鸡内金 15 g。7 剂。

四诊(2024 年 1 月 4 日):胃脘胀满,反酸,不思饮食,咽干;舌质淡,苔白腻,脉沉细。处方:六君子汤加焦神曲 15 g、焦麦芽 15 g、焦山楂 15 g、鸡内金 15 g、黄连 6 g、制吴茱萸 2 g、大腹皮 15 g、槟榔 10 g、大黄 5 g、藿香 14 g、炒苍术 15 g、厚朴 10 g。7 剂。随访:药后排便正常,食欲增强。

**案 3**

王某某,女,52 岁。

初诊(2024 年 2 月 5 日):4 个月前餐后感胃脘部胀满不适,每于进食生冷刺激食物及过饱后复发。近来自感倦怠乏力,口干口苦,烦躁易怒,自汗,食纳欠佳,二便尚可;舌质淡,苔白腻,脉沉细。

辨证:脾胃虚弱。

治法:健脾益气,消食通腑。

处方:六君子汤加柴胡 15 g、白芍 15 g、浮小麦 30 g、黄芩 10 g、枳实 10 g、厚朴 10 g。7 剂,水煎服。

二诊(2024 年 2 月 20 日):胃脘部胀满,反酸,嗳气,口干口苦,自汗,大便干,小便正常;舌质淡,苔白腻,脉沉细。处方:六君子汤加柴胡 15 g、白芍 15 g、枳实 10 g、厚朴 10 g、海螵蛸 30 g、浙贝母 10 g、大腹皮 15 g、槟榔 10 g、黄芩 10 g。7 剂,水煎服。

随访:药后疲倦感消失,食欲增强。

## 七、转归预后

胃痞一般预后良好,只要保持心情舒畅,饮食有节,并坚持治疗,多能治愈。但胃痞多为慢性过程,常反复发作,经久不愈,所以贵在坚持治疗。若久病失治,或治疗不当,常使病程迁延,并可渐渐发展为胃痛、胃癌等疾患。

## 八、预防与调摄

对胃痞患者,要重视生活调摄,尤其是饮食与精神方面的调摄。饮食以少食多餐,营养丰富,清淡易消化为原则,不宜饮酒及过食生冷、辛辣食物,切忌粗硬饮食,暴饮暴食,或饥饱无常;应保持精神愉快,避免忧思恼怒及情绪紧张;注意劳逸结合,避免劳累,病情较重时,需适当休息。

## 九、结语

痞满是由表邪内陷,饮食不节,痰湿阻滞,情志失调,脾胃虚弱等导致脾胃功能失调,升降失司,胃气壅塞而成的以胸脘痞塞,满闷不舒,按之柔软,压之不痛,视之无胀大之形为主要临床特征的一种脾胃病证。诊断中应强调排除胃癌,并与胃痛、胸痹相鉴别。病位在胃脘,与肝脾关系密切。病机有虚实之异,且多虚实并见。基本病机为脾胃功能失调,升降失司,胃气壅塞。辨证以辨寒热虚实为要点,并应与胃痛的辨证要点互参。治疗原则是调理脾胃,理气消痞,并按虚实而治,勿犯虚虚实实之戒。

## 十、文献摘要

《素问·至真要大论》:"太阳之复,厥气上行……心胃生寒,胸膈不利,心痛痞满。"

《伤寒论·辨太阳病脉证并治下》:"伤寒五六日,呕而发热者,柴胡汤证具,而以他药下之,柴胡证仍在者,复与柴胡汤。此虽已下之,不为逆,必蒸蒸而振,却发热汗出而解。若心下……但满而不痛者,此为痞,柴胡不中与之,宜半夏泻心汤。""心下痞,按之濡,其脉关上浮者,大黄黄连泻心汤主之。""伤寒发汗,若吐;若下,解后,心下痞硬,噫气不除者,旋覆代赭汤主之。""病发于阴而反下之,因作痞。"

《诸病源候论·痞噎病诸候》:"夫八痞者,荣卫不和,阴阳隔绝,而风邪外入,与卫气相搏,血气壅塞不通而成痞也。痞者,塞也。言府藏滞塞不宣通也。由忧恚气积,或坠堕内损所致。其病腹内气结胀满,时时壮热是也。其名有八,故云八痞。"

《丹溪心法·痞》:"痞与否同,不通泰也。"

《医学正传·痞满》:"故胸中之气,因虚而下陷于心之分野,故心下痞。宜升胃气,以血药兼之。若全用利气之药导之,则痞尤甚。痞甚而复下之,气愈下降,必变为中满鼓胀,皆非其治也。"

《证治汇补·痞满》:"大抵心下痞闷,必是脾胃受亏,浊气挟痰,不能运化为患。初宜舒郁化痰降火,二陈、越鞠、芩连之类;久之固中气,参、术、苓、草之类,佐以他药。有痰治痰,有火治火,郁则兼化。若妄用克伐,祸不旋踵。又痞同湿治,惟宜上下分消其气,如果有内实之症,庶可疏导。"

《类证治裁·痞满》:"伤寒之痞,从外之内,故宜苦泄;杂病之痞,从内之外,故宜辛散。……痞虽虚邪,然表气入里,热郁于心胸之分,必用苦寒为泻,辛甘为散,诸泻心汤所以寒热互用也。杂病痞满,亦有寒热虚实之不同。"

(杭共存)

## 第三节 腹痛

腹痛是指胃脘以下,耻骨毛际以上部位发生疼痛为主要表现的一种脾胃肠病证。多种原因导致脏腑气机不利,经脉气血阻滞,脏腑经络失养,皆可引起腹痛。文献中的"脐腹痛""小腹痛""少腹痛""环脐而痛""绕脐痛"等,均属本病范畴。

腹痛为临床常见的病证,各地皆有,四季皆可发生。

《内经》已提出寒邪、热邪客于肠胃可引起腹痛,如《素问·举痛论》曰:"寒气客于肠胃之间,膜原之下,血不得散,小络引急,故痛……热气留于小肠,肠中痛,瘅热焦渴,则坚干不得出,故痛而闭不通矣。"并提出腹痛的发生与脾胃大小肠等脏腑有关。《金匮要略·腹满寒疝宿食病脉证治》对腹痛的病因病机和症状论述颇详,并提出了虚证和实证的辨证要点,如谓:"病者腹满,按之不痛为虚,痛者为实,可下之。舌黄未下者,下之黄自去。"

"腹满时减,复如故,此为寒,当与温药。"前条还明确指出了攻下后"黄苔"消退与否是验证肠胃积滞是否清除的标志。同时还创立了许多行之有效的治法方剂,如治疗"腹中寒气,雷鸣切痛,胸胁逆满,呕吐"的附子粳米汤,治疗"心胸中大寒痛,呕不能食,腹中寒,上冲皮起,出见有头足,上下痛而不可触近"的大建中汤等。《诸病源候论·腹痛病诸候》首次将腹痛作为单独证候进行论述,并有急慢腹痛之论。《医学发明·泻可去闭葶苈大黄之属》篇,明确提出了"痛则不通"的病理学说,并在治疗上确立了"痛随利减,当通其经络,则疼痛去矣"的治疗大法,对后世产生很大影响。

内科腹痛作为临床上的常见症状,可见于西医学许多疾病中,如急慢性胰腺炎、胃肠痉挛、不完全性肠梗阻、结核性腹膜炎、腹型过敏性紫癜、肠易激综合征、消化不良性腹痛等,当这些疾病以腹痛为主要表现,并能排除外科、妇科疾病时,均可参考本节论治。

## 一、病因病机

腹内有肝、胆、脾、肾、大肠、小肠、膀胱等诸多脏腑,并是足三阴、足少阳、手阳明、足阳明、冲、任、带等诸多经脉循行之处,因此,腹痛的病因病机也比较复杂。凡外邪入侵,饮食所伤,情志失调,跌仆损伤,以及气血不足,阳气虚弱等原因,引起腹部脏腑气机不利,经脉气血阻滞,脏腑经络失养,均可发生腹痛。

1. 外邪入侵

六淫外邪,侵入腹中,可引起腹痛。伤于风寒,则寒凝气滞,导致脏腑经脉气机阻滞,不通则痛。因寒性收引,故寒邪外袭,最易引起腹痛。如《素问·举痛论》曰:"寒气客于肠胃,厥逆上出,故痛而呕也。寒气客于小肠,小肠不得成聚,故后泄腹痛矣。"若伤于暑热,外感湿热,或寒邪不解,郁久化热,热结于肠,腑气不通,气机阻滞,也可发为腹痛。

2. 饮食所伤

饮食不节,暴饮暴食,损伤脾胃,饮食停滞;恣食肥甘厚腻辛辣,酿生湿热,蕴蓄肠胃;误食馊腐,饮食不洁,或过食生冷,致寒湿内停等,均可损伤脾胃,腑气通降不利,气机阻滞,而发生腹痛。如《素问·痹论》曰:"饮食自倍,肠胃乃伤。"

3. 情志失调

抑郁恼怒,肝失条达,气机不畅;或忧思伤脾,或肝郁克脾,肝脾不和,气机不利,均可引起脏腑经络气血郁滞,引起腹痛。如《证治汇补·腹痛》谓:"暴触怒气,则两胁先痛而后入腹。"若气滞日久,还可致血行不畅,形成气滞血瘀腹痛。

4. 瘀血内阻

跌仆损伤,络脉瘀阻,或腹部手术,血络受损,或气滞日久,血行不畅,或腹部脏腑经络疾病迁延不愈,久患者络,皆可导致瘀血内阻,而成腹痛。《血证论·瘀血》云:"瘀血在中焦,则腹痛胁痛;瘀血在下焦,则季胁、少腹胀满刺痛,大便色黑。"

**5. 阳气虚弱**

素体脾阳不足,或过服寒凉,损伤脾阳,内寒自生,渐至脾阳虚衰,气血不足,或肾阳素虚,或久病伤及肾阳,而致肾阳虚衰,均可致脏腑经络失养,阴寒内生,寒阻气滞而生腹痛。正如《诸病源候论·久腹痛》所说:"久腹痛者,脏腑虚而有寒,客于腹内,连滞不歇,发作有时。发则肠鸣而腹绞痛,谓之寒中。"

综上所述,腹痛的病因病机,不外寒、热、虚、实、气滞、血瘀等6个方面,但其间常常相互联系,相互影响,相因为病,或相兼为病,病变复杂。如寒邪客久,郁而化热,可致热邪内结腹痛;气滞日久,可成血瘀腹痛等。腹痛的部位在腹部,脏腑病位或在脾,或在肠,或在气在血,或在经脉,需视具体病情而定,所在不一。形成本病的基本病机是脏腑气机不利,经脉气血阻滞,脏腑经络失养,不通则痛。

## 二、临床表现

腹痛部位在胃脘以下,耻骨毛际以上,疼痛范围可以较广,也可局限在大腹、胁腹、少腹,或小腹。疼痛性质可表现为隐痛、胀痛、冷痛、灼痛、绞痛、刺痛等,腹部外无胀大之形,腹壁按之柔软,可有压痛,但无反跳痛,其痛可呈持续性,亦可时缓时急,时作时止,或反复发作。疼痛的发作和加重,常与饮食、情志、受凉、劳累等诱因有关。起病或缓或急,病程有长有短,常伴有腹胀、嗳气、矢气,以及饮食、大便异常等脾胃症状。

## 三、诊断

(1)以胃脘以下,耻骨毛际以上部位的疼痛为主要表现,腹壁按之柔软,可有压痛,但无肌紧张及反跳痛。

(2)常伴有腹胀、矢气,及饮食、大便的异常等脾胃症状。

(3)起病多缓慢,腹痛的发作和加重,常与饮食、情志、受凉、劳累等诱因有关。

(4)腹部X线、B超、结肠镜、大便常规等有关实验室检查有腹部相关脏腑的异常。能排除外科、妇科腹痛,以及其他内科病证中出现的腹痛症状。

## 四、鉴别诊断

**1. 胃痛**

胃处腹中,与肠相连,腹痛与胃痛从大范围看均为腹部的疼痛,腹痛常伴胃痛的症状,胃痛亦时伴腹痛的表现,故有心腹痛的提法,因此二者需要鉴别。胃痛在上腹胃脘部,位置相对较高;腹痛在胃脘以下,耻骨毛际以上灼部位,位置相对较低。胃痛常伴脘闷、嗳气、泛酸等胃失和降、胃气上逆之症;而腹痛常伴有腹胀、矢气、大便性状改变等肠疾症状。相关部位的X线检查、纤维胃镜或肠镜检查、B超检查等有助于鉴别诊断。

**2. 与内科其他疾病中的腹痛相鉴别**

许多内科疾病中出现的腹痛,为多种疾病的一个症状,其临床表现均以该病的特征为主。

如痢疾虽有腹痛,但以里急后重,下痢赤白脓血为特征;积聚虽有腹痛,但以腹中有包块为特征,而腹痛则以腹痛为特征,鉴别不难。但若这些内科疾病以腹痛为首发症状时,仍应注意鉴别,必要时应作有关检查。

3. 与外科腹痛相鉴别

外科腹痛多在腹痛过程中出现发热,即先腹痛后发热,其热势逐渐加重,疼痛剧烈,痛处固定,压痛明显,伴有腹肌紧张和反跳痛,血象常明显升高,经内科正确治疗,病情不能缓解,甚至逐渐加重者,多为外科腹痛。而内科腹痛常先发热后腹痛,疼痛不剧,压痛不明显,痛无定处,腹部柔软,血象多无明显升高,经内科正确治疗,病情可逐渐得到控制。

另外,若为女性患者,还应与妇科腹痛相鉴别。妇科腹痛多在小腹,与经、带、胎、产有关,伴有诸如痛经、流产、异位妊娠、输卵管破裂等经、带、胎、产的异常。若疑为妇科腹痛,应及时进行妇科检查,以明确鉴别诊断。

## 五、辨证论治

### (一)辨证要点

1. 辨寒热

虚实腹痛拘急冷痛,疼痛暴作,痛无间断,腹部胀满,肠鸣切痛,遇冷痛剧,得热则痛减者,为寒痛;腹痛灼热,时轻时重,腹胀便秘,得凉痛减者,为热痛;痛势绵绵,喜揉喜按,时缓时急,痛而无形,饥则痛增,得食痛减者,为虚痛;痛势急剧,痛时拒按,痛而有形,疼痛持续不减,得食则甚者,为实痛。

2. 辨在气在血

腹痛胀满,时轻时重,痛处不定,攻撑作痛,得暖气矢气则胀痛减轻者,为气滞痛;腹部刺痛,痛无休止,痛处不移,痛处拒按,入夜尤甚者,为血瘀痛。

3. 辨急缓

突然发病,腹痛较剧,伴随症状明显,因外邪入侵,饮食所伤而致者,属急性腹痛;发病缓慢,病程迁延,腹痛绵绵,痛势不甚,多由内伤情志,脏腑虚弱,气血不足所致者,属慢性腹痛。

4. 辨部位

诊断腹痛,辨其发生在哪一位置往往不难,辨证时主要应明确与脏腑的关系。大腹疼痛,多为脾胃、大小肠受病;胁腹、少腹疼痛,多为厥阴肝经及大肠受病;小腹疼痛,多为肾、膀胱病变;绕脐疼痛,多属虫病。

### (二)治疗原则

腹痛的治疗以"通"为大法,进行辨证论治:实则泻之,虚则补之,热者寒之,寒者热之,滞者通之,瘀者散之。腹痛以"通"为治疗大法,系据腹痛,痛则不通,通则不痛的病理生理而制定的。肠腑以通为顺,以降为和,肠腑病变而用通利,因势利导,使邪有出路,腑气得通,腹痛自止。但通常所说的治疗腹痛的通法,属广义"通",并非单指攻下通利,而是在辨明寒热虚实而辨证用药的基础上适当辅以理气、活血、通阳等疏导之法,标本兼治。如《景岳全书·心腹痛》曰:"凡治心腹痛证,古云痛随利减,又曰通则不痛,此以闭结坚实者为言。若腹无坚满,痛无结聚,则此说不可用也。其有因虚而作痛者,则此说更如冰炭。"《医学真传·腹痛》谓:"夫通则不痛,理也。但通之之法,各有不同,调气以和血,调血以和气通也;下逆者使之上行,中结者使之旁达,亦通也;虚者助之使通,寒者温之使通,无非通之之法也。若必以下泄为通,则妄矣。"

### (三)分证论治

**1. 寒邪内阻**

[证候]腹痛急起,剧烈拘急,得温痛减,遇寒尤甚,恶寒身蜷,手足不温,口淡不渴,小便清长,大便自可;苔薄白,脉沉紧。

[证候分析]本证为寒凝气滞,中阳被遏,脉络痹阻。因寒为阴邪,其性收引凝滞而主疼痛。寒邪内侵,气机被遏,故腹痛急暴,怕冷蜷卧;遇寒则气机凝滞愈显而痛甚,得温则气机稍畅而痛减;若寒凝气滞,腑气闭阻则便结;若寒伤中阳,运化失健,则便溏;口淡不渴,小便清利,舌苔淡白,脉沉紧,均为里寒之象。

[治法]温里散寒,理气止痛。

[代表方]良附丸合正气天香散。

方中高良姜、干姜、紫苏温中散寒,乌药、香附、陈皮理气止痛。若腹中雷鸣切痛,胸胁逆满,呕吐,为寒气上逆者,用附子粳米汤温中降逆;若腹中冷痛,周身疼痛,内外皆寒者,用乌头桂枝汤温里散寒;若少腹拘急冷痛,寒滞肝脉者,用暖肝煎暖肝散寒;若腹痛拘急,大便不通,寒实积聚者,用大黄附子汤以泻寒积;若脐中痛不可忍,喜温喜按者,为肾阳不足,寒邪内侵,用通脉四逆汤温通肾阳。

**2. 湿热积滞**

[证候]腹部胀痛,痞满拒按,得热痛增,遇冷则减,胸闷不舒,烦渴喜冷饮,大便秘结,或溏滞不爽,身热自汗,小便短赤;苔黄燥或黄腻,脉滑数。

[证候分析]本证属湿热内结,气机壅滞,腑气不通。湿热积滞内结,气机壅滞不通,故腹痛拒按,胀满不适;邪热壅结,腑气不畅,肠道失濡,故大便秘结;若湿热积滞阻滞肠中,脾运失常,则可见大便溏滞而不爽;邪热伤津,则烦渴引饮,舌苔黄燥;如有宿食停滞,胃气失于和降,则兼见胸脘痞闷,恶心呕吐,嗳腐吞酸;身热,小便黄赤,舌苔黄腻,脉象滑数,均为湿热内蕴之征。

[治法]通腑泄热,行气导滞。

[代表方]大承气汤。

方中大黄苦寒泄热,攻下燥屎;芒硝咸寒润燥,软坚散结;厚朴、枳实破气导滞,消痞除满,四味相合,有峻下热结之功。本方适宜热结肠中,或热偏盛者。若燥结不甚,大便溏滞不爽,苔黄腻,湿象较显者,可去芒硝,加栀子、黄芩、黄柏苦寒清热燥湿;若少阳阳明合病,两胁胀痛,大便秘结者,可用大柴胡汤;若兼食积者,可加莱菔子、山楂以消食导滞;病程迁延者,可加桃仁、赤芍以活血化瘀。

**3. 饮食停滞**

[证候]脘腹胀痛,疼痛拒按,嗳腐吞酸,厌食,痛而欲泻,泻后痛减,粪便奇臭,或大便秘结;舌苔厚腻,脉滑。多有伤食史。

[证候分析]本证总为宿食内停,气机不畅,升降失调。宿食停滞肠胃,有形实邪内阻,不通则痛,故脘腹胀满,疼痛拒按;宿食不化,浊气上逆,则嗳腐吞酸,恶食呕恶;食滞中阻,运化无权,升降失司,故腹痛欲泻;泻后有形之邪外排,食积稍减,腑气渐通,故泻后痛减;若宿食燥结,

腑气不通,则便结难行;舌苔厚腻,脉滑实,均属食积之征。

[治法]消食导滞。

[代表方]枳实导滞丸。

方中大黄、枳实、神曲消食导滞,黄芩、黄连、泽泻清热化湿,白术、茯苓健脾和胃。尚可加木香、莱菔子、槟榔以助消食理气之力。若食滞较轻,脘腹胀闷者,可用保和丸消食化滞;若食积较重,也可用枳实导滞丸合保和丸化裁。

4. 气机郁滞

[证候]脘腹疼痛,胀满不舒,痛引两胁,时聚时散,攻窜不定,得嗳气矢气则舒,遇忧思恼怒则剧;苔薄白,脉弦。

[证候分析]肝气郁结,气机逆乱为本证的主要病机。情志不调,肝失疏泄,气机逆乱,腑气不畅,郁结于中,故腹痛胀满;气为无形,游移走窜,故痛无定处;肝脉布两胁,循行于少腹,肝气自郁于本经,故可见两胁、少腹疼痛;嗳气或矢气后,气机稍得疏通,故疼痛稍减;遇怒则肝郁更甚,胀痛加剧;苔薄白,脉弦为肝郁之象。

[治法]疏肝解郁,理气止痛。

[代表方]柴胡疏肝散。

方中柴胡、枳壳、香附、陈皮疏肝理气,芍药、甘草缓急止痛,川芎行气活血。若气滞较重,胁肋胀痛,加川楝子、郁金以助疏肝理气止痛之功;若痛引少腹睾丸,加橘核、川楝子以理气散结止痛;若腹痛肠鸣,气滞腹泻,可用痛泻要方以疏肝调脾,理气止痛;若少腹绞痛,阴囊寒疝,可用天台乌药散以暖肝温经,理气止痛;若肠胃气滞,腹胀肠鸣较著,矢气即减者,可用四逆散合五磨饮子疏肝理气降气,调中止痛。

5. 瘀血阻滞

[证候]腹痛如锥如刺,痛势较剧,腹内或有结块,痛处固定而拒按,经久不愈;舌质紫暗或有瘀斑,脉细涩。

[证候分析]本证为瘀血内停,气机阻滞,脉络不通。血属有形,瘀积不散,壅阻脉络,故腹部刺痛,痛处固定而拒按;"初病在气,久痛入络",故病程较长,经久不愈;舌紫暗,脉细涩属瘀血内阻之征。

[治法]活血化瘀,理气止痛。

[代表方]少腹逐瘀汤。

方中当归、川芎、赤芍等养血活血,蒲黄、五灵脂、没药、延胡索化瘀止痛,小茴香、肉桂、干姜温经止痛。若瘀热互结者,可去肉桂、干姜,加丹参、赤芍、丹皮等化瘀清热;若腹痛气滞明显者,加香附、柴胡以行气解郁;若腹部术后作痛,可加泽兰、红花、三棱、莪术,并合用四逆散以增破气化瘀之力;若跌仆损伤作痛,可加丹参、王不留行,或吞服三七粉、云南白药以活血化瘀;若少腹胀满刺痛,大便色黑,属下焦蓄血者,可用桃核承气汤活血化瘀,通腑泄热。

6. 中虚脏寒

[证候]腹痛绵绵,时作时止,痛时喜按,喜热恶冷,得温则舒,饥饿劳累后加重,得食或休息后减轻,神疲乏力,气短懒言,形寒肢冷,胃纳不佳,大便溏薄,面色不华;舌质淡,苔薄白,脉沉细。

[证候分析]此证属虚痛,其病机可归纳为脾胃虚弱,中阳不振,气血不足,脉络失于温养。中虚脏寒,气血化源不足,经脉失于温养,故腹痛绵绵,时作时止,喜热喜按;饥饿劳累后正气更虚,阳气不振,故腹痛加重;食后或休息后正气稍复,故腹痛有所减轻;脾阳不振,运化无权则纳差,便溏;神疲乏力,气短懒言,面色无华,为脾阳虚弱,中气不足所致;舌苔淡白,脉象沉细乃中焦虚寒之象。

[治法]温中补虚,缓急止痛。

[代表方]小建中汤。

方中桂枝、饴糖、生姜、大枣温中补虚,芍药、甘草缓急止痛。尚可加黄芪、茯苓、人参、白术等助益气健脾之力,加吴茱萸、干姜、川椒、乌药等助散寒理气之功;若产后或失血后,症见血虚者,可加当归养血止痛;食少、饭后腹胀者,可加谷麦芽、鸡内金健胃消食;大便溏薄者,可加芡实、山药健脾止泻;若寒偏重,症见形寒肢冷、肠鸣便稀、手足不温者,则用附子理中汤温中散寒止痛;腰酸膝软,夜尿增多者,加补骨脂、肉桂温补肾阳;若腹中大寒痛,呕吐肢冷,可用大建中汤温中散寒。

## 六、其他疗法

1. 单方验方

(1)小茴香 9 g,乌药 6 g,干姜 6 g,水煎服。用于寒证腹痛。

(2)白芍 15 g,炙甘草 10 g,香附 10 g,水煎服。治疗气滞腹痛。

2. 外治法

(1)花椒 30 g,葱白 1 撮,盐 30 g,吴茱萸 30 g,共炒热,布包,趁热敷熨痛处。适用于寒性腹痛。

(2)丁香、桂枝、吴茱萸各 3 g,敷于神阙穴,胶布敷盖。每日更换,用于寒凝气滞之腹痛。

3. 针灸治疗

体针:①寒证、虚证取天枢、气海、关元、足三里穴。②热证取天枢、气海、承山、足三里、内庭穴。③食滞痛取中脘、足三里、脾俞、胃俞、大肠俞穴。④气滞血瘀腹痛取期门、中脘、气海、足三里、血海、膈俞、肝俞穴。

## 七、验案举隅

曹某,男,65 岁。

初诊(2020 年 1 月 31 日):患者嗜酒数十年,1995 年 3 月突发满腹剧烈疼痛,腹部 CT 等检查后被诊断为胰腺癌。行动脉灌注化疗,疼痛一度消失。1 个月后腹痛又起,位在右胁及剑突下,初为隐痛,后转为阵发性剧痛,并放射到背部腰肾区,曾用多种中西医疗法,效果不著。同年 12 月 8 日腹部 CT 复查提示:胰腺癌动脉灌注化疗后改变,胰头、肝右后叶占位(310 mm × 214 mm)。考虑胰腺癌肝转移。刻诊:形体消瘦,面色萎黄,疲劳乏力,需家属扶持来诊。诉腹痛阵作,痛势有时甚剧,腰背疼痛,食纳不馨,腹部气胀,睡眠欠安,口干;舌质偏红,苔黄腻,脉弦滑。

辨证:肝经湿热。

治法:清化湿热,祛瘀散结,疏肝解郁。

处方:黄连4 g,吴茱萸5 g,赤芍15 g,白花蛇舌草20 g,炒延胡索15 g,川楝子10 g,莪术10 g,三棱10 g,炙僵蚕10 g,生甘草10 g,半枝莲、半边莲、藤梨根各10 g。7剂。

二诊(2020年2月14日):药后腹痛显减,发作次数亦少,右侧腰背部疼痛基本控制,但有束带感,二便调,口干较佳;舌暗红,苔薄黄腻,脉弦缓滑。证属湿热瘀阻,肝胃不和。上方去甘草,加姜黄10 g,香附10 g,天花粉10 g,活血行气,滋阴养胃。

三诊(2020年4月24日):因腹痛大减,平时基本不发作,遂思想麻痹,活动过多,近两日病情有反复,腹痛隐隐,矢气频频;舌质偏暗,苔黄薄腻,脉弦缓。证属肝脾不和,湿热阻滞。原方加黄芩10 g。7剂。

四诊(2020年7月10日):前方一直服用至今,胁、腹、腰背疼痛完全缓解已2个半月,精神振作,生活自理,无明显不适。7月3日再次腹部CT平扫及增强复查提示:胰头、肝右叶占位(119 mm×310 mm),腹后腔未见淋巴结肿大,病情无进展。病灶获得控制稳定,症状缓解。嘱原方继续服用,定期随访。

## 八、转归预后

腹痛的转归及预后决定于其所属疾病的性质和患者的体质。一般来说体质好,病程短,正气尚足者预后良好;体质较差,病程较长,正气不足者预后较差;身体日渐消瘦,正气日衰者难治。若腹痛急暴,伴大汗淋漓,四肢厥冷,脉微欲绝者为虚脱之象,如不及时抢救则危殆立至。腹痛预防与调摄的大要是节饮食,适寒温,调情志。寒痛者要注意保温,虚痛者宜进食易消化食物,热痛者忌食肥甘厚味和醇酒辛辣,食积者注意节制饮食,气滞者要保持心情舒畅。

## 九、结语

腹痛可由多种病因引起,且相互兼杂,互为因果,共同致病,以寒热虚实、在气在血为辨证纲领,以脏腑气机不利、经脉气血阻滞、脏腑经络失养、不通则痛为基本病机。腹痛病位在腹,诊断时应注意与胃痛,尤其是外科腹痛、妇科腹痛等相鉴别。腹痛有大腹、胁腹、少腹、小腹之分,病变涉及脾、大小肠、肝胆、肾、膀胱等多脏腑,并涉及多经脉,在辨证时应综合考虑。腹痛的治疗以"通"为大法,进行辨证论治。实则泻之,虚则补之,热者寒之,寒者热之,滞者通之,瘀者散之,不得认为"通"即是单纯攻下。

## 十、文献摘要

《灵枢·邪气脏腑病形》:"大肠病者,肠中切痛而鸣濯濯,冬日重感于寒即泄,当脐而痛……小肠病者,小腹痛,腰脊控睾而痛,时窘其后。"

《金匮要略·血痹虚劳病脉证并治》:"虚劳里急,悸,衄,腹中痛,梦失精,四肢酸疼,手足烦热,咽干口燥,小建中汤主之。"

《金匮要略·腹满寒疝宿食病脉证并治》:"寒疝绕脐痛,若发则白汗出,手足厥冷,其脉沉紧者,大乌头煎主之。""寒疝腹中痛,及胁痛里急者,当归生姜羊肉汤主之。"

《伤寒论·辨太阴病脉证并治》:"太阴之为病,腹满而吐,食不下,自利益甚,时腹自痛。若下之,必胸下结硬。""本太阳病,医反下之,因而腹满时痛者,属太阴也,桂枝加芍药汤主之;大实痛者,桂枝加大黄汤主之。"

《寿世保元·腹痛》:"治之皆当辨其寒热虚实,随其所得之证施治。若外邪者散之,内积者逐之,寒者温之,热者清之,虚者补之,实者泻之,泄则调之,闭则通之,血则消之,气则顺之,虫则迫之,积则消之,加以健理脾胃,调养气血,斯治之要也。"

《景岳全书·心腹痛》:"痛有虚实,凡三焦痛证,惟食滞、寒滞、气滞者最多,其有因虫,因火,因痰,因血者,皆能作痛。大都暴痛者,多有前三证;渐痛者,多由后四证。……可按者为虚,拒按者为实;久痛者多虚,暴痛者多实;得食稍可者为虚,胀满畏食者为实;痛徐而缓,莫得共处者多虚,痛剧而坚,一定不移者为实。"

(杭共存)

# 第四节 呕吐

呕吐是由于胃失和降、胃气上逆所致的以饮食、痰涎等胃内之物从胃中上涌,自口而出为临床特征的一种病证。对呕吐的释名,前人有两说:一说认为有物有声谓之呕,有物无声谓之吐,无物有声谓之干呕;另一说认为呕以声响名,吐以吐物言,有声无物曰呕,有物无声曰吐,有声有物曰呕吐。呕与吐常同时发生,很难截然分开,因此无细分的必要,故近世多并称为呕吐。

## 一、病因病机

呕吐是内科常见病证,中医治疗有较好的疗效。

《内经》对呕吐的病因论述颇详。如《素问·举痛论》曰:"寒气客于肠胃,厥逆上出,故痛而呕也。"《素问·六元正纪大论》曰:"火郁之发,……疡痱呕逆。"《素问·至真要大论》曰:"燥淫所胜……民病喜呕,呕有苦""厥阴司天,风淫所胜,……食则呕""久病而吐者,胃气虚不纳谷也。"若脾阳不振,不能腐熟水谷,以致寒浊内生,气逆而呕;或热病伤阴,或久呕不愈,以致胃阴不足,胃失濡养,不得润降,而成呕吐。如《证治汇补·呕吐》所谓:"阴虚成呕,不独胃家为病,所谓无阴则呕也。"

另外,饮食所伤,脾胃运化失常,水谷不能化生精微,反成痰饮,停积胃中,当饮邪随胃气上逆之时,也常发生呕吐。正如《症因脉治·呕吐》所说:"痰饮呕吐之因,脾气不足,不能运化水谷,停痰留饮,积于中脘,得热则上炎而呕吐,遇寒则凝塞而呕吐矣。"

呕吐的病因是多方面的,且常相互影响,兼杂致病,如外邪可以伤脾,气滞可致食停,脾虚可以成饮等。呕吐的病机无外乎虚实两大类,实者由外邪、饮食、痰饮、气郁等邪气犯胃,致胃失和降,胃气上逆而发;虚者由气虚、阳虚、阴虚等正气不足,使胃失温养、濡润,胃失和降,胃气上逆所致。一般来说,初病多实,日久损伤脾胃,中气不足,可由实转虚;脾胃素虚,复为饮食所伤,或成痰生饮,则因虚致实,出现虚实并见的复杂病机。但无论邪气犯胃,或脾胃虚弱,发生呕吐的基本病机都在于胃失和降,胃气上逆。《济生方·呕吐》云:"若脾胃无所伤,则无呕吐之患。"《温病条辨·中焦篇》也谓:"胃阳不伤不吐。"呕吐的病位在胃,与肝脾有密切的关系。

呕吐的病因虽多,但不外乎虚实两端。虚者因胃腑自亏,失于和降;实者因外邪、饮食、痰饮、郁气、瘀血等犯于胃,胃气上逆。其基本病机是胃失和降,胃气上逆。呕吐的病变部位在胃,并于脾、肝有关,虚证多涉及脾,实则多因于肝。多因饮食不慎、寒暖失宜、情志不畅,以及特殊气味、晕车晕船、药物反应、妊娠等因素而诱发。

## 二、临床表现

呕吐的临床表现不尽一致,常有恶心之先兆,其作或有声而无物吐出,或吐物而无声,或吐物伴有声音;或食后即吐,或良久复出;或呕而无力,或呕吐如喷;或呕吐新入之食,或呕吐不消化之宿食,或呕吐涎沫,或呕吐黄绿苦水;呕吐之物有多有少。呕吐常有诱因,如饮食不节,情志不遂,寒暖失宜,以及闻及不良气味等因素,皆可诱发呕吐,或使呕吐加重。本病常伴有恶心厌食,胸脘痞闷不舒,吞酸嘈杂等症。呕吐多偶然发生,也有反复发作者。

## 三、诊断

(1)具有饮食、痰涎、水液等胃内之物从胃中上涌,自口而出的临床特征。也有干呕无物者。

(2)常伴有脘腹不适,恶心纳呆,泛酸嘈杂等胃失和降之症。

(3)起病或缓或急,常先有恶心欲吐之感,多由饮食、情志、寒温不适,闻及不良气味等因素而诱发,也有由服用化学药物、误食毒物所致者。

(4)上消化道 X 线检查、纤维胃镜检查、呕吐物的实验室检查等,有助于脏腑病变的诊断。

## 四、鉴别诊断

1. 反胃

反胃与呕吐同系胃部病变,同系胃失和降,胃气上逆,同有呕吐,故反胃亦可归属呕吐范畴,但反胃又有其特殊的临床表现和病机,因此呕吐应与反胃相区别。反胃病机为胃之下口障碍,幽门不放,多系脾胃虚寒所致,症状特点是食停胃中,经久复出,朝食暮吐,暮食朝吐,宿谷不化,食后或吐前胃脘胀满,吐后转舒,呕吐与进食时间相距较长,吐出量一般较多;呕吐的病机为胃失和降,胃气上逆,症状特点是呕吐与进食无明确的时间关系,吐出物多为当日之食,呕吐量有大有小,食后或吐前胃脘并非一定胀满。

2. 噎膈

噎膈虽有呕吐症状,但其病位在食管、贲门,病机为食管、贲门狭窄,贲门不纳,症状特点是饮食咽下过程中梗塞不顺,初起并无呕吐,后期格拒时出现呕吐,系饮食不下或食入即吐,呕吐与进食时间关系密切,因食停食管,并未入胃,故吐出量较小,多伴胸膈疼痛,噎膈病情较重,病程较长,治疗困难,预后不良;呕吐病位在胃,病机为胃失和降,胃气上逆,症状特点是进食顺利,食已入胃,呕吐与进食无明确的时间关系,呕吐量有大有小,可伴胃脘疼痛。

## 五、辨证论治

### （一）辨证要点

#### 1. 辨虚实

《景岳全书·呕吐》曾谓："呕吐一证，最当详辨虚实。实者有邪，去其邪则愈；虚者无邪，则全由胃气之虚也。所谓邪者，或暴伤寒凉，或暴伤饮食，或因胃火上冲，或因肝气内逆，或以痰饮水气聚于胸中，或以表邪传里，聚于少阳、阳明之间，皆有呕证，此皆呕之实邪也。所谓虚者，或其本无内伤，又无外感，而常为呕吐者，此即无邪，必胃虚也。或遇微寒，或遇微劳，或遇饮食少有不调，或肝气微逆，即为呕吐者，总胃虚也。凡呕家虚实，皆以胃气为言。"实证呕吐多由外邪、饮食、情志所伤，起病较急，常突然发生，病程较短，呕吐量多，呕吐如喷，吐物多酸腐臭秽，或伴表证，脉实有力。虚证呕吐，常因脾胃虚寒、胃阴不足所致，起病缓慢，或见于病后，病程较长，吐物不多，呕吐无力，吐物酸臭不甚，常伴有精神萎靡，倦怠乏力等虚弱证候，脉弱无力。

#### 2. 辨呕吐物

吐出物常能直接反映病因和病变的脏腑，以及寒热虚实，所以临证时应仔细询问，亲自观察呕吐物。若呕吐物酸腐难闻，多为食积化热；吐黄水苦水，多为胆热犯胃；吐酸水绿水，多为肝气犯胃；吐痰浊涎沫，多为痰饮停胃；泛吐清水，多为胃中虚寒，或有虫积；只呕吐少量粘沫，多属胃阴不足。

#### 3. 辨应止应吐

临证见呕吐患者，并非都要止呕，应区别不同情况，给予正确处理。一般来说，呕吐一证，多为病理反应，可用降逆止呕之剂，在祛除病因的同时，和胃止呕，而收邪去呕止之效。但若属人体自身祛除有害物质的一种保护性反应，如胃中有食积、痰饮、痈脓而致呕吐者，此时不应止呕，待有害物质排除，再辨证治疗；若属误食毒物所致的呕吐，应按中毒治疗，这类呕吐应予解毒，并使邪有出路，邪去毒解则呕吐自止，止呕则留邪，于机体有害。若属服药不当产生的毒性反应，则应减量或停药，除非呕吐剧烈，否则亦不必止呕。

#### 4. 辨可下与禁下

呕吐之病一般不宜用下法，呕吐可排除痈脓等有害物质，遇此种呕吐，或可涌吐，而不宜下；兼表邪者，下之则邪陷入里，不宜下；脾胃虚者，下之则伤脾胃，不宜下；若胃中无有形实邪，也不宜下，否则徒伤胃气，故仲景有"患者欲吐者，不可下之"之戒。若确属胃肠实热，大便秘结，腑气不通，而致浊气上逆，气逆作呕者，可用下法，通其便，折其逆，使浊气下降，呕吐自止。如《金匮要略·呕吐哕下利病脉证治》曰："哕而腹满，视其前后，知何部不利，利之即愈。""食已即吐者，大黄甘草汤主之。"可见呕吐原则上禁下，但在辨证上有灵活性，应辨证论治。

### （二）治疗原则

根据呕吐胃失和降，胃气上逆的基本病机，其治疗原则为和胃降逆止呕。但应分虚实辨证论治，实者重在祛邪，分别施以解表、消食、化痰、理气之法，辅以和胃降逆之品以求邪去胃安呕止之效；虚者重在扶正，分别施以益气、温阳、养阴之法，辅以降逆止呕之药，以求正复胃和呕止之功；虚实并见者，则予攻补兼施。

### （三）分证论治

1. 实证

1）外邪犯胃

[证候]呕吐食物,吐出有力,突然发生,起病较急,常伴有恶寒发热,胸脘满闷,不思饮食;舌苔白,脉濡缓。

[证候分析]本证为外邪犯胃,中焦气滞,浊气上逆。多见于夏秋季节,因风寒或暑湿秽浊之邪外袭,亦可因过食寒凉生冷,邪扰胃腑,浊气上逆,故突然呕吐;湿浊中阻,气机不利,则胸脘满闷,频频泛恶;邪留胸膈肓,扰及胃腑,则心中懊憹;邪郁肌表,营卫不和,则恶寒发热,头身酸痛;舌苔白腻,脉水濡为湿浊内蕴,阻于中焦之象。

[治法]疏邪解表,和胃降逆。

[代表方]藿香正气散。

方中藿香、紫苏、白芷芳香化浊,疏邪解表;厚朴、大腹皮理气除满;白术、茯苓、甘草健脾化湿;陈皮、半夏和胃降逆,共奏疏邪解表,和胃降逆止呕之功。若风邪偏重,寒热无汗,可加荆芥、防风以疏风散寒;若见胸闷腹胀嗳腐,为兼食滞,可加鸡内金、神曲、莱菔子以消积化滞;若身痛,腰痛,头身困重,苔厚腻者,为兼外湿,可加羌活、独活、苍术以除湿健脾;若暑邪犯胃,身热汗出,可用新加香薷饮以解暑化湿;若秽浊犯胃,呕吐甚剧,可吞服玉枢丹以辟秽止呕;若风热犯胃、头痛身热可用银翘散去桔梗之升提,加陈皮、竹茹疏风清热,和胃降逆。

2）饮食停滞

[证候]呕吐物酸腐,脘腹胀满拒按,嗳气厌食,得食更甚,吐后反快,大便或溏或结,气味臭秽;苔厚腻,脉滑实。

[证候分析]本证为食积内停,气机受阻,胃气上逆。其发生多有明确的暴饮暴食病因,亦可见于食物中毒。食滞内停,浊气上逆,故呕吐酸腐,或吐出带有未消化的食物残渣;食滞中焦,气机不利,则脘腹胀满,嗳气厌食;吐后邪有去路,故吐后反快;积滞内阻,脾胃升降失常,肠腑传导失司,故大大便臭秽,或秘或溏;舌苔厚腻,脉象滑实均为食滞内停之征。

[治法]消食化滞,和胃降逆。

[代表方]保和丸。

方中神曲、山楂、莱菔子消食化滞,陈皮、半夏、茯苓和胃降逆,连翘清散积热。尚可加谷芽、麦芽、鸡内金等消食健胃;若积滞化热,腹胀便秘,可用小承气汤以通腑泄热,使浊气下行,呕吐自止;若食已即吐,口臭干渴,胃中积热上冲,可用竹茹汤清胃降逆;若误食不洁、酸腐食物,而见腹中疼痛,胀满欲吐而不得者,可因势利导,用压舌板探吐祛邪。

3）痰饮内停

[证候]呕吐物多为清水痰涎,胸脘满闷,不思饮食,头眩心悸,或呕而肠鸣;苔白腻,脉滑。

[证候分析]本证为痰饮内停,胃气上逆。多见于饮食伤胃,脾失健运,水谷不归正化,酿生痰饮,积于中脘,饮邪上逆者。脾不运化,饮停于胃,胃气上逆,故呕吐清水痰涎;中阳不运,生痰积饮,停于中脘,胃气不降,则胸脘痞闷,脘中辘辘有声,不思饮食;水饮中阻,清阳不升,浊阴不降,故头眩;水饮凌心,则心悸;舌苔白滑腻,脉滑为痰饮内停之征。

[治法]温化痰饮,和胃降逆。

[代表方]小半夏汤合苓桂术甘汤。

方中生姜、半夏和胃降逆,茯苓、桂枝、白术、甘草温脾化饮。尚可加吴茱萸、陈皮温脾燥湿以化饮。若气滞腹痛,可加厚朴、枳壳行气除满;若脾气受困,脘闷不食,可加砂仁、白豆蔻、苍术开胃醒脾;若痰浊蒙蔽清阳,头晕目眩,可用半夏白术天麻汤以健脾燥湿,化痰息风;若痰郁化热,烦闷口苦,可用黄连温胆汤以清热化痰,和胃止呕;若胃脘胀满,胃中有振水声,可暂加甘遂细末0.5g,装入胶囊,早晨空腹温开水冲服,每日1次,连服2～3日。

4) 肝气犯胃

[证候]呕吐吞酸,嗳气频作,胸胁胀满,烦闷不舒,每因情志不遂而呕吐吞酸更甚;舌边红,苔薄白,脉弦。

[证候分析]本证为肝气不舒,横逆犯胃,胃失通降。多与情志刺激或精神紧张有关,肝郁气滞,横逆犯胃,胃失和降,酸头为肝味,随胃气上逆,故呕吐吞酸,或干呕泛恶,嗳气频频;情志不畅,肝气自郁于本经,气机不利,故胸胁胀痛,烦闷不舒;舌边红,苔薄腻或微黄,脉弦为气滞肝旺之征。

[治法]疏肝理气,和胃止呕。

[代表方]四逆散合半夏厚朴汤。

方中柴胡、枳壳、白芍疏肝理气,厚朴、紫苏行气开郁,半夏、茯苓、生姜、甘草和胃降逆止呕。尚可加橘皮、旋覆花、竹茹、炙枇杷叶等以增强和胃降逆之力;若气郁化火,心烦咽干,口苦吞酸者,可合左金丸以清热止呕;若兼腑气不通,大便秘结,可用大柴胡汤清热通腑;若气滞血瘀,胁肋刺痛,可加丹参、郁金、当归、延胡索等活血化瘀止痛。

2. 虚证

1) 脾胃虚弱

[证候]饮食稍有不慎,或稍有劳倦,即易呕吐,时作时止,胃纳不佳,脘腹痞闷,口淡不渴,面白少华,倦怠乏力;舌质淡,苔薄白,脉濡弱。

[证候分析]本证为脾胃气虚,纳运无力,不能受谷。其病程较长,多呈慢性过程,脾胃气虚,运化无力,虚气上逆,则饮食稍有不慎即吐,时发时止;脾胃气虚,不能腐熟运化,湿浊内生,阻滞气机,故食入难化,脘腹痞闷,不思饮食;脾虚生湿,水谷不化则便溏;脾虚生化乏源,气血不足,不能温养养,故面色少华,倦怠乏力,四肢不温;舌质淡,苔薄白,脉濡弱为脾胃气虚,运化不力之象。

[治法]益气健脾,和胃降逆。

[代表方]香砂六君子汤。

方中人参、茯苓、白术、甘草健脾益气,砂仁、木香理气和中,陈皮、半夏和胃降逆。尚可加丁香、吴茱萸以和胃降逆。若脾阳不振,畏寒肢冷,可加干姜、附子,或用附子理中丸温中健脾;若胃虚气逆,心下痞硬,干噫食臭,可用旋覆代赭汤降逆止呕;若中气大亏,少气乏力,可用补中益气汤补中益气;若病久及肾,肾阳不足,腰膝酸软,肢冷汗出,可用附子理中汤加肉桂、吴茱萸等温补脾肾。

2) 胃阴不足

[证候]呕吐反复发作,但呕吐量不多,或仅吐唾涎沫,时作干呕,口燥咽干,胃中嘈杂,似饥而不欲食;舌红少津,脉细数。

[证候分析]胃阴不足,胃失濡润,胃失和降,故时时干呕,恶心,反复发作;阴虚内热,灼津成痰,故泛吐黏液;胃阴不足,虚热内扰,不能承受水谷,故嘈杂,似饥而不欲食,或稍食即胀;阴虚津亏,无以上承则口干咽燥;舌红少津,苔少,脉细数乃津液耗伤,阴虚内热之征。

[治法]滋养胃阴,和胃降逆。

[代表方]麦门冬汤。

方中人参、麦冬、粳米、甘草滋养胃阴,半夏降逆止呕,大枣补脾和胃生津。若阴虚甚,五心烦热,可加石斛、花粉、知母养阴清热;若呕吐较甚,可加橘皮、竹茹、枇杷叶以降逆止呕;若阴虚便秘,可加火麻仁、瓜蒌仁、白蜜润肠通便。

## 六、其他疗法

1. 单方验方

(1)取生姜汁 3~5 滴滴舌;或用鲜生姜 1 片咀嚼,姜汁咽下,姜渣含在口中。功能温胃散寒、降逆止呕,用于寒邪犯胃、痰饮内阻、脾胃虚寒之呕吐。

(2)乌梅肉 120 g,蜂蜜 120 g,吴茱萸 30 g,竹茹 60 g 熬膏,日服 3 次,每次服 20 mL,功能养阴益胃、降逆止呕,用于胃阴不足之呕吐。

2. 外治法

(1)吴茱萸、白芥子各 9 g,研细末,姜汁调糊,敷中脘,功能暖肝散寒、和胃降逆,治寒性呕吐。

(2)生姜、半夏、桂枝各 50 g,共炒热,布包,熨胃脘、脐中及脐下等处。功能温化痰饮、和胃止呕,适用于胃寒呕吐。

3. 针灸治疗

主穴:中脘、内关、足三里。加减:热吐加合谷、曲池;寒吐加上脘、胃俞;痰饮加膻中、丰隆、阴陵泉;食积者配公孙;肝郁配太冲、肝俞、阳陵泉;中气虚者兼用脾俞、隐白、章门,灸百会。手法:寒者留针多灸;热则疾出不灸;肝气犯胃者泻足厥阴经穴,补足阳明经穴;中虚宜兼补脾气。

4. 穴位注射

中脘、内关、足三里各穴位注射 1 mL 维生素 $B_6$。治疗呕吐,7 日 1 次。

## 七、转归预后

一般来说,实证呕吐,病程短,病情轻,易治愈;虚证及虚实并见者,则病程长,病情重,反复发作,时作时止,较为难治。若失治误治,由轻转重,久病久吐,脾胃衰败,化源不足,易生变证。所以,呕吐应及时诊治,防止后天之本受损。避免风寒暑湿之邪或秽浊之气的侵袭,避免精神刺激,避免进食腥秽之物,不可暴饮暴食,忌食生冷辛辣香燥之晶。呕吐剧烈者,应卧床休息。

## 八、结语

呕吐的病因有外邪、饮食、情志、脏腑虚弱。呕吐的病位在胃。病机分虚实两类,实者为邪气犯胃,虚者为脾胃虚弱,也多虚实并见者,基本病机为胃失和降,胃气上逆。在临床上应注意与反胃、噎膈相鉴别。辨证要点以辨虚实和呕吐物为主。其治疗原则为和胃降逆止呕。但应分虚实辨证论治,实者重在祛邪,分别施以解表、消食、化痰、理气之晶;虚者重在扶正,分别施以益气、温阳、养阴之法,均辅以和胃降逆之品。

## 九、文献摘要

《素问·脉解》:"太阳所谓病胀者……食则呕者,物盛满而上溢,故呕也。"

《灵枢·四时气》:"邪在胆,逆在胃,胆液泄,则成苦,胃气逆,则呕苦,故曰呕胆。"

《伤寒论·辨太阳病脉证并治》:"太阳病,过经十余日,反二三下之,后四五日,柴胡证仍在者,先与小柴胡汤;呕不止,心下急,郁郁微烦者,为未解也,与大柴胡汤下之则愈。"

《金匮要略·呕吐哕下利病脉证并治》:"呕而胸满者,茱萸汤主之。""呕而肠鸣,心下痞者,半夏泻心汤主之。""诸呕吐,谷不得下者,小半夏汤主之。""食已即吐者,大黄甘草汤主之。"

《诸病源候论·呕哕候》:"呕吐者,皆由脾胃虚弱,受于风邪所为也。"

《三因极一病证方论·呕吐叙论》:"呕吐虽本于胃,然所因亦多端,故有饮食寒热气血之不同,皆使人呕吐。"

《医学正传·呕吐》:"外有伤寒,阳明实热太甚而吐逆者;有内伤饮食,填塞太阴,以致胃气不得宣通而吐者;有胃热而吐者;有胃寒而吐者;有久病气虚,胃气衰甚,闻谷气则呕哕者;有脾湿太甚,不能运化精微,致清痰留饮郁滞上中二焦,时时恶心吐清水者,宜各以类推而治之,不可执一见也。"

《症因脉治·呕吐论》:"秦子曰:呕以声响名,吐以吐物言。有声无物曰呕,有物无声曰吐,有声有物曰呕吐,皆阳明胃家所主。"

(杭共存)

# 第五节 呃逆

呃逆,古称"哕",又称"哕逆",是指胃气上逆动膈,以气逆上冲,喉间呃呃连声,声短而频,令人不能自止为主要临床表现的病证。

《内经》首先提出本病病位在胃,并与肺有关;病机为气逆,与寒气有关。如《素问·宣明五气》谓:"胃为气逆为哕。"《灵枢·口问》曰:"谷入于胃,胃气上注于肺。今有故寒气与新谷气,俱还入于胃,新故相乱,真邪相攻,气并相逆,复出于胃,故为哕。"并提出了预后及简易疗法,如《素问·宝命全形论》谓:"病深者,其声哕。"《灵枢·杂病》谓:"哕,以草刺鼻,嚏,嚏而已;无息,而疾迎引之,立已;大惊之,亦可已。"《金匮要略·呕吐哕下利病脉证治》将其分为属寒、属虚热、属实三证论治,为后世按寒热虚实辨证论治奠定了基础。

西医的单纯性膈肌痉挛即属呃逆,胃肠神经官能症、胃炎、胃扩张、胃癌、肝硬化晚期、脑血管病、尿毒症,以及胃、食管手术后等其他疾病所引起的膈肌痉挛,均可参考本节论治。

## 一、病因病机

呃逆的病因有饮食不当,情志不遂,脾胃虚弱等。

**1. 饮食不当**

进食太快太饱,过食生冷,过服寒凉药物,致寒气蕴蓄于胃,胃失和降,胃气上逆,并可循手太阴之脉上动于膈,使膈间气机不利,气逆上冲于喉,发生呃逆。如《丹溪心法·咳逆》曰:"咳逆为病,古谓之哕,近谓之呃,乃胃寒所生,寒气自逆而呃上。"若过食辛热煎炒,醇酒厚味,或过用温补之剂,致燥热内生,腑气不行,胃失和降,胃气上逆动膈,也可发为呃逆。如《景岳全书·呃逆》曰:"皆其胃中有火,所以上冲为呃。"

**2. 情志不遂**

恼怒伤肝,气机不利,横逆犯胃,胃失和降,胃气上逆动膈;或肝郁克脾,或忧思伤脾,脾失健运,滋生痰浊,或素有痰饮内停,复因恼怒气逆,胃气上逆挟痰动膈,皆可发为呃逆。正如《古今医统大全·咳逆》所说:"凡有忍气郁结积怒之人,并不得行其志者,多有咳逆之证。"

**3. 正气亏虚或素体不足**

年高体弱,或大病久病,正气未复,或吐下太过,虚损误攻等,均可损伤中气,使脾胃虚弱,胃失和降,或胃阴不足,不得润降,致胃气上逆动膈,而发生呃逆。若病深及肾,肾失摄纳,冲气上乘,挟胃气上逆动膈,也可导致呃逆。如《证治汇补·呃逆》提出:"伤寒及滞下后,老人、虚人、妇人产后,多有呃症者,皆病深之候也。"

呃逆的病位在膈,病变关键脏腑为胃,并与肺、肝、肾有关。胃居膈下,肺居膈上,膈居肺胃之间,肺胃均有经脉与膈相连;肺气、胃气同主降,若肺胃之气逆,皆可使膈间气机不畅,逆气上出于喉间,而生呃逆;肺开窍于鼻,刺鼻取嚏可以止呃,故肺与呃逆发生有关。产生呃逆的主要病机为胃气上逆动膈。

## 二、临床表现

呃逆的主要表现是喉间呃呃连声,声音短促,频频发出,患者不能自制。临床所见以偶发者居多,为时短暂,多在不知不觉中自愈;有的则屡屡发生,持续时间较长。呃声有高有低,间隔有疏有密,声出有缓有急。发病因素与饮食不当、情志不遂、受凉等有关。本病常伴胸膈痞闷,胃脘嘈杂灼热,嗳气等症。

## 三、诊断

(1)临床表现以喉间呃呃连声,声短而频,令人不能自止为主症。
(2)常伴胸膈痞闷,胃脘嘈杂灼热,嗳气,情绪不安等症。
(3)多有饮食不当、情志不遂、受凉等诱发因素,起病较急。
(4)呃逆控制后,作胃钡剂X线透视及内窥镜等检查,有助于诊断。

## 四、鉴别诊断

**1. 干呕与呃逆**

同有胃气上逆的病机,同有有声无物的临床表现,二者应予鉴别。呃逆的特点是气从膈间上逆,气冲喉间,其声短促而频发;干呕的特点为胃气上逆,冲咽而出,其声长而浊,多伴恶心,属于呕吐病,不难鉴别。

2.嗳气与呃逆

也同属胃气上逆,有声无物之证,然呃逆的特点为声短而频,令人不能自制;嗳气的特点则是声长而沉缓,多可自控。

## 五、辨证论治

### (一)辨证要点

1.辨病情

轻重呃逆有轻重之分,轻者多不需治疗,重者才需治疗,故需辨识。若属一时性气逆而作,无反复发作史,无明显兼证者,属轻者;若呃逆反复发作,持续时间较长,兼证明显,或出现在其他急慢性疾病过程中,则属较重者,需要治疗。若年老正虚,重病后期及急危患者,呃逆时断时续,呃声低微,气不得续,饮食难进,脉细沉弱,则属元气衰败、胃气将绝之危重症。

2.辨寒热

虚实呃声沉缓有力,胃脘不舒,得热则减,遇寒则甚,面青肢冷,舌苔白滑,多为寒证;呃声响亮,声高短促,胃脘灼热,口臭烦渴,面色红赤,便秘溲赤,舌苔黄厚,多为热证;呃声时断时续,呃声低长,气出无力,脉虚弱者,多为虚证;呃逆初起,呃声响亮,声频有力,连续发作,脉实者,多属实证。

### (二)治疗原则

呃逆一证,总由胃气上逆动膈而成,故治疗原则为理气和胃、降逆止呃,并在分清寒热虚实的基础上,分别施以祛寒、清热、补虚、泻实之法。对于重危病症中出现的呃逆,急当救护胃气。

### (三)分证论治

1.实证

1)胃中寒冷

[证候]呃声沉缓有力,胸膈及胃脘不舒,得热则减,遇寒则甚,进食减少,口淡不渴;舌苔白,脉迟缓。

[证候分析]本证由寒邪蕴蓄中焦,胃失和降,上逆动膈所致。寒邪阻遏中焦,肺胃之气失于和降,故膈间及胃脘不舒;胃气上冲喉间,故呃声沉缓有力;寒气遇热则易于流通,遇寒则益增邪势,故得热则减,遇寒愈甚;食少,口不渴,苔白润,脉迟缓均为寒邪阻遏之象。

[治法]温中散寒,降逆止呃。

[代表方]丁香散。

方中丁香、柿蒂降逆止呃,高良姜、甘草温中散寒。若寒气较重,胸脘胀痛,加吴茱萸、肉桂、乌药散寒降逆;若寒凝食滞,脘闷嗳腐,加莱菔子、槟榔、半夏行气导滞;若寒凝气滞,脘腹痞满,加枳壳、厚朴、陈皮;若气逆较甚,呃逆频作,加刀豆子、旋覆花、代赭石以理气降逆;若外寒致呃,可加紫苏、生姜。

2)胃火上逆

[证候]呃声洪亮有力,冲逆而出,口臭烦渴,多喜饮冷,脘腹满闷,大便秘结,小便短赤;苔

黄燥,脉滑数。

[证候分析]本证多因热邪蕴积于胃肠,胃火上冲所致。嗜食辛辣炙博醇酒,或过用温补之剂,胃肠蕴积食热,郁而化火,胃火上冲动膈,故呃声洪亮;阳明热盛,灼伤胃津,则口臭烦渴而喜冷饮;邪热内郁,津伤肠燥,故大便秘结,小溲黄赤;苔黄燥,脉滑数,皆为胃热内盛,津伤液耗之征。

[治法]清热和胃,降逆止呃。

[代表方]竹叶石膏汤。

方中竹叶、生石膏清泻胃火,人参(易沙参)、麦冬养胃生津,半夏和胃降逆,粳米、甘草调养胃气。可加竹茹、柿蒂以助降逆止呃之力。若腑气不通,痞满便秘者,可用小承气汤通腑泄热,亦可再加丁香、柿蒂,使腑气通,胃气降,呃逆自止;若胸膈烦热,大便秘结,可用凉膈散。

3)气机郁滞

[证候]呃逆连声,常因情志不畅而诱发或加重,胸胁满闷,脘腹胀满,纳减嗳气,肠鸣矢气;苔薄白,脉弦。

[证候分析]本证由肝气横逆犯胃,胃气逆而致。七情所伤,肝失调达,气机郁结,逆乘肺胃,胃气上冲,故呃逆连声;情志抑有恼怒则肝郁更重,故呃逆常因情志不畅而诱发或加重;气逆于上,则胸闷,嗳气木郁克土,脾运失司,故纳减;脘乃胃之所属,胁为肝之分野,肝胃不和,则脘胁胀闷;气多流窜,下趋肠道,故肠鸣矢气;脉弦为气滞肝郁之征。

[治法]顺气解郁,降逆止呃。

[代表方]五磨饮子。

方中木香、乌药解郁顺气,枳壳、沉香、槟榔宽中行气。可加丁香、代赭石降逆止呃,川楝子、郁金疏肝解郁。若心烦口苦,气郁化热,加栀子、黄连泄肝和胃;若气逆痰阻,昏眩恶心,可用旋覆代赭汤降逆化痰;若痰涎壅盛,胸胁满闷,便秘,苔浊腻,可用礞石滚痰丸泻火逐痰;若瘀血内结,胸胁刺痛,久呃不止,可用血府逐瘀汤活血化瘀。

2.虚证

1)脾肾阳虚

[证候]呃声低长无力,气不得续,泛吐清水,脘腹不舒,喜温喜按,面色㿠白,手足不温,食少乏力,大便溏薄;舌质淡,苔薄白,脉细弱。

[证候分析]本证由脾肾阳虚,脾失健运,肾失摄纳,虚气上逆动膈所致。脾胃阳气受损,虚气上逆,则呃声低沉无力,气不得续,或泛吐清水;中焦阳虚,失于温养,故脘腹不舒,喜温喜按;中焦阳气不足,不能运化、腐熟水谷,则食少便溏;脾虚失运,气血生化之源不足,可见面色㿠白无华;阳虚气不外布,故手足不温;病久及肾,致肾阳亦虚,则腰膝酸冷,终至肾气不能摄纳,呃声断续而病转严重;舌淡苔白,脉沉细弱为阳衰气弱之征。

[治法]温补脾胃,和中降逆。

[代表方]理中汤。

方中人参、白术、甘草甘温益气,干姜温中散寒。可加吴茱萸、丁香温胃平呃,内寒重者,可加附子、肉桂。若嗳腐吞酸,夹有食滞,可加神曲、麦芽;若脘腹胀满,脾虚气滞,可加香附、木香;若呃声难续,气短乏力,中气大亏,可用补中益气汤;若病久及肾,肾失摄纳,腰膝酸软,呃声难续,可分肾阴虚、肾阳虚而用金匮肾气丸、七味都气丸。

2)胃阴不足

[证候]呃声短促而不得续,口干咽燥,烦躁不安,不思饮食,或食后饱胀,大便干结;舌质红,苔少而干,脉细数。

[证候分析]本证因胃阴耗伤,濡润失司,难以和降所致。胃阴不足,胃失濡润,气失和降,故呃声短促难续;虚热内扰心神,则烦躁不安;液耗津伤,不能上承、下濡,故口干咽燥,大便干结难行;舌干红,苔少,脉细数属津液亏耗之征。

[治法]益胃养阴,和胃止呃。

[代表方]益胃汤。

方中沙参、麦冬、玉竹、生地甘寒生津,滋养胃阴。可加炙枇杷叶、柿蒂、刀豆子以助降逆止呃之力。若神疲乏力,气阴两虚,可加人参、白术、山药;若咽喉不利,胃火上炎,可用麦门冬汤;若日久及肾,腰膝酸软,五心烦热,肝肾阴虚,相火挟冲气上逆,可用大补阴丸加减。

## 六、其他疗法

1. 单方验方

(1)柿蒂10 g,丁香5 g,水煎服,每日3次。用于各种类型的呃逆。

(2)刀豆子(杵碎)10 g,枇杷叶6 g,竹茹15 g水煎服。适用于热性呃逆。

(3)高良姜、吴茱萸、荜澄茄各等份,研末,每次3 g。水煎备量,入醋少许内服。用于寒邪袭胃之呃逆。

(4)丁香7 g,柿蒂10 g,人参20 g,白术15 g,水煎服,用于虚呃。

2. 针灸治疗

(1)实呃:取内关、合谷、膈俞穴。寒呃加中脘、足三里;热呃加内庭;痰呃加丰隆、阴陵泉、行间;肝郁加太冲。中强刺激,泻法,留针作间歇捻转,中脘穴可用隔姜灸。

(2)虚呃:取胃俞、脾俞、膻中、内关、足三里穴。阴虚加三阴交,太溪;虚寒加关元,灸神阙。胃俞、足三里用补法;膻中、神阙以艾卷雀啄法灸之;内关平补平泻;三阴交用补法;关元用隔姜灸法。

## 七、验案举隅

刘某,男,28岁。

初诊(2023年8月13日:经常呃逆已经数年,进食或空腹皆有发作,发时连续频作,时有胃胀,口干,胃中有灼热感;舌质偏红,苔中部薄黄腻,脉细滑。前用理气利和 胃降逆治之,呃逆曾经控制2周,以后又有发作,持续至今,发作次数频多,口干时苦,偶有胃胀长;舌质偏红,苔淡黄薄腻,脉细滑。

辨证:肝郁气滞,胃气上逆。

治法:疏肝和胃,理气降逆。

处方:醋柴胡15 g,炒白芍15 g,炒枳壳10 g,炙甘草10 g,制香附10 g,公丁香5 g,柿蒂

10 g,代赭石(先煎)20 g,旋覆花(包煎)10 g,陈皮 10 g,竹茹 15 g,黄连 5 g,吴茱萸 5 g,苏梗 10 g,厚朴花 10 g,法半夏 10 g。7 剂。

二诊(2023 年 8 月 20 日):呃逆经治以来发作减少,但仍有发作,临晚较多,大便尚调。治宗原意,处方:醋柴胡 15g,炒白芍 15g,炒枳壳 10 g,炙甘草 10 g,制香附 10 g,公丁香 5 g,柿蒂 10 g,代赭石(先煎)20 g,旋覆花(包煎)10 g,陈皮 10 g,竹茹 15 g,苏梗 10 g,厚朴花 10 g,黄连 5 g,法半夏 10 g,麦冬 15 g。7 剂。

三诊(2023 年 8 月 28 日):呃逆近来基本不发,曾进食呕吐 2 次,稍有泛酸,有时嗳气,大便尚调;舌质暗,苔淡黄薄腻,脉细滑。肝胃失和、胃气上逆之证,再予疏肝和胃、理气降逆治之。上方去麦冬,加藿香 10 g、吴茱萸 5 g、丹参 30 g。7 剂。

随访:呃逆基本治愈,胃胀感灼热感消失,康复如初。

## 八、转归预后

呃逆一证,病情轻重差别极大,一时性呃逆,大多轻浅,只需简单处理;可不药而愈。持续性或反复发作者,服药后也多治愈。若慢性危重病证后期出现呃逆者,多为病情恶化,胃气将绝,元气欲脱的危候。应保持精神舒畅,避免过喜、暴怒等精神刺激;注意避免外邪侵袭;饮食宜清淡,忌食生冷、辛辣,避免饥饱失常。发作时应进食易消化饮食,半流饮食。

## 九、结语

呃逆以喉间呃呃连声,声短而频,令人不能自止为主要表现。病因主要是饮食不当,情志不遂,脾胃虚弱等,呃逆的病位在膈,病变关键脏腑为胃,与肺、肝、肾有关。主要病机为胃气上逆动膈。治疗原则为理气和胃,降逆止呃,并在分清寒热虚实的基础上,分别施以祛寒、清热、补虚、泻实之法。对于重危病证中出现的呃逆,急当救护胃气。

## 十、文献摘要

《金匮要略·呕吐哕下利病脉证治》:"干呕、干哕,若手足厥者,橘皮汤主之。""哕逆者,橘皮竹茹汤主之。""哕而腹满,视其前后,知何部不利,利之则愈。"

《景岳全书·呃逆》:"哕者呃逆也,非咳逆也,咳逆者咳嗽之甚者也,非呃逆也;干呕者无物之吐即呕也,非哕也;噫者饱食之息即嗳气也,非咳逆也。后人但以此为鉴,则异说之疑可尽释矣。""然致呃之由,总由气逆,气逆于下,则直冲于上,无气则无呃,无阳亦无呃,此病呃之源所以必由气也。""然病在气分,本非一端,而呃之大要,亦惟三者而已,则一曰寒呃,二曰热呃,三曰虚脱之呃。寒呃可温可散,寒去则气自舒也;热呃可降可清,火静而气自平也;惟虚脱之呃,则诚危殆之证,其或免者亦万幸矣。"

《证治汇补·呃逆》:"火呃,呃声大响,乍发乍止,燥渴便难,脉数有力;寒呃,朝宽暮急,连续不已,手足清冷,脉迟无力;痰呃,呼吸不利,呃有痰声,脉滑有力;虚呃,气不接续,呃气转大,脉虚无力;瘀呃,心胸刺痛,水下即呃,脉芤沉涩。治当降气化痰和胃为主,随其所感而用药。气逆者,疏导之;食停者,消化之;痰滞者,涌吐之;热郁者,清下之;血瘀者,破导之;若吐若下后,服凉药过多者,当温补;阴火上冲者,当平补;虚而挟热者,当凉补。"

(杭共存)

## 第六节 便秘

便秘是指由于大肠传导功能失常导致的以大便排出困难,排便时间或排便间隔时间延长为临床特征的一种大肠病证。

便秘既是一种独立的病证,也是一个在多种急慢性疾病过程中经常出现的症状,本节仅讨论前者。中医药对本病证有着丰富的治疗经验和良好的疗效。

《内经》中已经认识到便秘与脾胃受寒,肠中有热和肾病有关,如《素问·厥论》曰:"太阴之厥,则腹满䐜胀,后不利。"《素问·举痛论》曰:"热气留于小肠,肠中痛,瘅热焦渴,则坚干不得出,故痛而闭不通矣。"《灵枢·邪气脏腑病形》曰:"肾脉微急,为不得前后。"仲景对便秘已有了较全面的认识,提出了寒、热、虚、实不同的发病机制,设立了承气汤的苦寒泻下,麻子仁丸的养阴润下,厚朴三物汤的理气通下,以及蜜煎导诸法,为后世医家认识和治疗本病确立了基本原则,有的方药至今仍为临床治疗便秘所常用。李东垣强调饮食劳逸与便秘的关系,并指出治疗便秘不可妄用泻药,如《兰室秘藏·大便结燥门》谓:"若饥饱失节,劳役过度,损伤胃气,及食辛热厚味之物,而助火邪,伏于血中,耗散真阴,津液亏少,故大便燥结。""大抵治病,不可一概用巴豆、牵牛之类下之,损其津液,燥结愈甚,复下复结,极则以至引导于下而不通,遂成不救。"程钟龄的《医学心悟·大便不通》将便秘分为"实秘、虚秘、热秘、冷秘"四种类型,并分别列出各类的症状、治法及方药,对临床有一定的参考价值。

西医的功能性便秘,即属本病范畴;肠易激综合征、肠炎恢复期、直肠及肛门疾病所致之便秘、药物性便秘、内分泌及代谢性疾病所致的便秘,以及肌力减退等所致的便秘,可参照本节论治。

### 一、病因病机

便秘的病因是多方面的,其中主要的有外感寒热之邪,内伤饮食情志,病后体虚,阴阳气血不足等。本病病位在大肠,并与脾胃肺肝肾密切相关。脾虚使胃肠传送无力,糟粕内停,致大肠传导功能失常,而成便秘;胃与肠相连,胃热炽盛,下传大肠,燔灼津液,大肠热盛,燥屎内结,可成便秘;肺与大肠相表里,肺之燥热下移大肠,则大肠传导功能失常,而成便秘;肝主疏泄气机,若肝气郁滞,则气滞不行,腑气不能畅通;肾主五液而司二便,若肾阴不足,则肠道失润,若肾阳不足则大肠失于温煦而传送无力,大便不通,均可导致便秘。其病因病机归纳起来,大致可分如下几个方面。

1. 肠胃积热

素体阳盛,或热病之后,余热留恋,或肺热肺燥,下移大肠,或过食醇酒厚味,或过食辛辣,或过服热药,均可致肠胃积热,耗伤津液,肠道干涩失润,粪质干燥,难于排出,形成所谓"热秘"。如《景岳全书·秘结》曰:"阳结证,必因邪火有余,以致津液干燥。"

2.气机郁滞

忧愁思虑,脾伤气结;或抑郁恼怒,肝郁气滞;或久坐少动,气机不利,均可导致腑气郁滞,通降失常,传导失职,糟粕内停,不得下行,或欲便不出,或出而不畅,或大便干结而成气秘。如《金匮翼·便秘》曰:"气秘者,气内滞而物不行也。"

3.阴寒积滞

恣食生冷,凝滞胃肠;或外感寒邪,直中肠胃;或过服寒凉,阴寒内结,均可导致阴寒内盛,凝滞胃肠,传导失常,糟粕不行,而成冷秘。如《金匮翼·便秘》曰:"冷秘者,寒冷之气,横于肠胃,凝阴固结,阳气不行,津液不通。"

4.气虚阳衰

饮食劳倦,脾胃受损;或素体虚弱,阳气不足;或年老体弱,气虚阳衰;或久病产后,正气未复;或过食生冷,损伤阳气;或苦寒攻伐,伤阳耗气,均可导致气虚阳衰,气虚则大肠传导无力,阳虚则肠道失于温煦,阴寒内结,便下无力,使排便时间延长,形成便秘。如《景岳全书·秘结》曰:"凡下焦阳虚,则阳气不行,阳气不行则不能传送,而阴凝于下,此阳虚而阴结也。"

5.阴亏血少

素体阴虚;津亏血少,或病后产后,阴血虚少;或失血夺汗,伤津亡血;或年高体弱,阴血亏虚;或过食辛香燥热,损耗阴血,均可导致阴亏血少,血虚则大肠不荣,阴亏则大肠干涩,肠道失润,大便干结,便下困难,而成便秘。如《医宗必读·大便不通》说:"更有老年津液干枯,妇人产后亡血,及发汗利小便,病后血气未复,皆能秘结。"

上述各种病因病机之间常常相兼为病,或互相转化,如肠胃积热与气机郁滞可以并见,阴寒积滞与阳气虚衰可以相兼;气机郁滞日久化热,可导致热结;热结日久,耗伤阴津,又可转化成阴虚等等。然而,便秘总以虚实为纲,冷秘、热秘、气秘属实,阴阳气血不足所致的虚秘则属虚。虚实之间可以转化,可由虚转实,可因虚致实,而虚实并见。归纳起来,形成便秘的基本病机是邪滞大肠,腑气闭塞不通或肠失温润,推动无力,导致大肠传导功能失常。

## 二、临床表现

本病主要临床特征为大便排出困难,排便时间或(及)排便间隔时间延长,粪质多干硬。其表现或粪质干硬,排出困难,排便时间、排便间隔时间延长,大便次数减少,常三五日、七八日,甚至更长时间解一次大便,每次解大便常需半小时或更长时间,常伴腹胀腹痛、头晕头胀、嗳气食少、心烦失眠等症;或粪质干燥坚硬,排出困难,排便时间延长,常由于排便努挣导致肛裂、出血,日久还可引起痔疮,而排便间隔时间可能正常;或粪质并不干硬,也有便意,但排便无力,排出不畅,常需努挣,排便时间延长,多伴有汗出、气短乏力、心悸头晕等症状。由干燥屎内结,可在左下腹扪及质地较硬的条索状包块,排便后消失。本病起病缓慢,多属慢性病变过程,多发于中老年和女性。

## 三、诊断

(1)大便排出困难,排便时间或(及)排便间隔时间延长,粪质多干硬。起病缓慢,多属慢性病变过程。

（2）常伴有腹胀腹痛、头晕头胀、嗳气食少、心烦失眠、肛裂、出血、痔疮及汗出、气短乏力、心悸头晕等症状。

（3）发病常与外感寒热，内伤饮食情志，脏腑失调，坐卧少动，年老体弱等因素有关。

（4）纤维结肠镜等有关检查，常有助于便秘的诊断和鉴别诊断。

## 四、鉴别诊断

积聚、便秘均可在腹部出现包块。但便秘者，常出现在左下腹，而积聚的包块在腹部各处均可出现；便秘多可扪及条索状物，积聚则形状不定；便秘之包块排便后消失，积聚之包块则与排便无关。

## 五、辨证论治

### （一）辨证要点

辨寒热虚实粪质干结，排出艰难，舌淡苔白滑，多属寒；粪质干燥坚硬，便下困难，肛门灼热，舌苔黄燥或垢腻，则属热；年高体弱，久病新产，粪质不干，欲便不出，便下无力，心悸气短，腰膝酸软，四肢不温，舌淡苔白，或大便干结，潮热盗汗，舌红无苔，脉细数，多属虚；年轻气盛，腹胀腹痛，嗳气频作，面赤口臭，舌苔厚，多属实。

### （二）治疗原则

根据便秘实证邪滞大肠，腑气闭塞不通；虚证肠失温润，推动无力，导致大肠传导功能失常的基本病机，其治疗当分虚实而治，原则是实证以祛邪为主，据热、冷、气秘之不同，分别施以泻热、温散、理气之法，辅以导滞之品，标本兼治，邪去便通；虚证以养正为先，依阴阳气血亏虚的不同，主用滋阴养血、益气温阳之法，酌用甘温润肠之药，标本兼治，正盛便通。六腑以通为用，大便干结，解便困难，可用下法，但应在辨证论治基础上以润下为基础，个别证型虽可暂用攻下之药，也以缓下为宜，以大便软为度，不得一见便秘，便用大黄、芒硝、巴豆、牵牛之属。

### （三）分证论治

1. 实秘

1）肠胃积热

[证候]大便干结，腹胀腹痛，面红身热，口干口臭，心烦不安，小便短赤；舌红苔黄燥，脉滑数。

[证候分析]素体阳盛，或喜食辛辣燥热，好食肥甘厚味，或过饮烈酒，多服温热滋补之品，或外感热证，热邪伤肺，肺胃之津不能下达大肠，致使胃肠积热，耗伤津液，肠道干涩，故大便秘结。热盛于内，积热上蒸故见面红身热，口干烦渴；热移膀胱，故见小便短赤；舌苔黄燥，脉象滑实为热结津伤之象。本证热结日久伤阴或耗伤正气，可合并阴虚、气虚之证。

[治法]泻热导滞，润肠通便。

[代表方]麻子仁丸。

方中大黄、枳实、厚朴通腑泄热,火麻仁、杏仁、白蜜润肠通便,芍药养阴和营。此方泻而不峻,润而不腻,有通腑气而行津液之效。若津液已伤,可加生地、玄参、麦冬以养阴生津;若兼郁怒伤肝,易怒目赤,加服更衣丸以清肝通便;若燥热不甚,或药后通而不爽,可用青麟丸以通腑缓下,以免再秘。

本病可用番泻叶3～9 g开水泡服,代茶随意饮用。

2)气机郁滞

[证候]大便干结,或不甚干结,欲便不得出,或便而不畅,肠鸣矢气,腹中胀痛,胸胁满闷,嗳气频作,饮食减少;舌苔薄腻,脉弦。

[证候分析]多因情志不畅,忧愁多虑,气郁不畅,肝失条达,气机阻塞,肝木侮土,胃肠失和所致。气郁化火,腑气不通,浊气不降,大肠气机不畅,传导不利而致便秘。气滞于内,故见胸胁满闷,脘腹胀痛;腑气不降,故见肠鸣矢气,排便不畅;苔白,脉细弦为气滞之象。本证气郁日久化火,或耗伤正气,或推行乏力,可并见热结、气虚、血瘀之证。

[治法]顺气导滞。

[代表方]六磨汤。

方中木香调气,乌药顺气,沉香降气,大黄、槟榔、枳实破气行滞。可加厚朴、香附、柴胡、莱菔子、炙枇杷叶以助理气之功。若气郁日久,郁而化火,可加黄芩、栀子、龙胆草清肝泻火;若气逆呕吐,可加半夏、旋覆花、代赭石;若七情郁结,忧郁寡言,加白芍、柴胡、合欢皮疏肝解郁;若跌仆损伤,腹部术后,便秘不通,属气滞血瘀者,可加桃仁、红花、赤芍之类活血化瘀。

3)阴寒积滞

[证候]大便艰涩,腹痛拘急,胀满拒按,胁下偏痛,手足不温,呃逆呕吐;舌苔白腻,脉弦紧。

[证候分析]多因外感阴寒之邪,或内伤久病,阳气耗伤,或过服生冷寒凉,伐伤阳气,阴寒内盛所致。寒凝于内,糟粕固于肠间,而失去正常传导功能,故见排便困难,发为冷秘。阴寒内盛,温煦失权,故见小便清长,喜热怕冷,少腹冷痛;舌淡苔白润,脉沉迟为寒凝之象。阳虚为寒凝之根本,故寒凝证多伴阳虚之证。

[治法]温里散寒,通便导滞。

[代表方]大黄附子汤。

方中附子温毕散寒,大黄荡除积滞,细辛散寒止痛。可加枳实、厚朴、木香助泻下之力,加干姜、小茴香以增散寒之功。

2.虚秘

1)气虚

[证候]粪质并不干硬,也有便意,但临厕排便困难,需努挣方出,挣得汗出短气,便后乏力,体质虚弱,面白神疲,肢倦懒言,舌淡苔白,脉弱。

[证候分析]脾主运化,脾气虚弱,运化失职,糟粕内停,大肠传导无力,故虽有便意而临厕努挣;肺气虚弱,固摄无权,故汗出气短;脾气虚弱,化源不足,故见神疲气怯,肢倦懒言;舌淡苔薄白,脉弱为气虚之多象。本证若气虚日久,阳气耗伤,可见并见阳虚之证。

[治法]补气润肠,健脾升阳。

[代表方]黄芪汤。

方中黄芪大补脾肺之气,为方中主药,火麻仁、白蜜润肠通便,陈皮理气。若气虚较甚,可加人参、白术,"中气足则便尿如常",气虚甚者,可选用红参;若气虚下陷脱肛,则用补中益气汤;若肺气不足,可加用生脉散;若日久肾气不足,可用大补元煎。

2)血虚

[证候]大便干结,排出困难,面色无华,心悸气短,健忘,口唇色淡;舌淡苔薄,脉细。

[证候分析]妇女产后,或大失血者,阴血丢失,络脉失养,不能下润大肠,肠道干涩,故见大便干结;血虚亦可致气虚,气血双虚,大肠推动乏力,以致大肠失去正常的传导功能,无力使大肠糟粕排出,也可致便秘。血虚则面色淡白无华,唇甲淡白,舌淡、脉细涩;心血不足,故有心悸健忘;肝血不足,故头头晕目眩。本证多与气虚、阴虚并存。

[治法]养血润肠。

[代表方]润肠丸。

方中当归、生地滋阴养血,火麻仁、桃仁润肠通便,枳壳引气下行。可加玄参、何首乌、枸杞子养血润肠。若兼气虚,可加白术、党参、黄芪益气生血;若血虚已复,大便仍干燥,可用五仁丸润滑肠道。

3)阴虚

[证候]大便干结,如羊屎状,形体消瘦,头晕耳鸣,心烦失眠,潮热盗汗,腰酸膝软;舌红少苔,脉细数。

[证候分析]年老体弱,或久病之后,阴液耗伤,尤其形体干瘦阴精亏虚者,使全身脏腑失去濡养,其阴精亏虚,肠燥失养,干涩不畅,可致大便干结,状如羊屎。阴液不能上承,则口干少津;阴虚火旺,可见颧红面赤;肾阴不足,故见潮热盗汗,腰膝酸软,眩晕耳鸣;舌红苔少,舌淡、脉细小数均为阴虚之象。阴虚日久,阴血暗伤,可伴有血虚便秘之证。

[治法]滋阴润肠通便。

[代表方]增液汤。

方中玄参、麦冬、生地滋阴润肠,生津通便。可加芍药、玉竹、石斛以助养阴之力,加火麻仁、柏子仁、瓜蒌仁以增润肠之效。若胃阴不足,口干口渴,可用益胃汤;若肾阴不足,腰酸膝软,可用六味地黄丸。

4)阳虚

[证候]大便或干或不干,皆排出困难,小便清长,面色㿠白,四肢不温,腹中冷痛,得热痛减,腰膝冷痛;舌淡苔白,脉沉迟。

[证候分析]气虚阳虚之体,或过食寒凉,损伤脾阳,脾阳不足,运化失职,津液不能正常运化输布,故见大便秘结。脾阳不振,阳气不能达于四末,故见畏寒肢冷;或年老体弱,命门火衰,下焦虚寒,故见少腹冷痛,或腰脊冷重,面色青淡;肾阳亏损,下焦温煦失权,阴液不得温而不能蒸发,故见小便清长,大便干或不干。本证多伴有寒凝证和气虚证。

[治法]温阳润肠。

[代表方]济川煎。

方中肉苁蓉、牛膝温补肾阳,润肠通便;当归养血润肠;升麻、泽泻升清降浊;枳壳宽肠下气。可加肉桂以增温阳之力。若老人虚冷便秘,可用半硫丸;若脾阳不足,中焦虚寒,可用理中汤加当归、芍药;若肾阳不足,尚可选用金匮肾气丸或右归丸。

便秘尚有外导法,如《伤寒论》中的蜜煎导法,对于大便干结坚硬者,皆可配合使用。

## 六、其他疗法

(1)蔓荆子 60 g,火麻仁 30 g,水煎服,每日 3 次。用于习惯性便秘。

(2)白术 30 g,枳实 15 g,厚朴 10 g,水煎服,每日 3 次。用于习惯性便秘。

## 七、验案举隅

**案 1**

王某某,女,57 岁。

**诊治日期**:2023 年 5 月 28 日。近 10 年来大便干结,二三日一解,排便时腹胀,便后仍不畅,口干口苦,食纳尚可,小便正常;舌质淡,苔白腻,脉沉弦。

**辨证**:肝郁脾虚,腑气不畅。

**治法**:疏肝健脾,理气通腑。

**处方**:柴胡 15 g,酒大黄 6 g,枳实 10 g,黄芩 10 g,姜半夏 10 g,白芍 15 g,生姜 15 g,西洋参 15 g,茯苓 20 g,白术 20 g,炙甘草 6 g,陈皮 10 g。7 剂。

**随访**:药后便秘症状减轻,食欲增强。

**案 2**

李某,女,40 岁。

**初诊**(2023 年 12 月 19 日):9 年来反复大便干结,3 日 1 解,自行口服乳果糖口服液后大便基本正常。近 5 日大便未解,伴心情烦躁,月经量少,脱发、白发,食纳尚可,小便正常;舌质淡,苔白腻,脉沉细。

**辨证**:气虚秘。

**治法**:补气润肠,健脾升阳。

**处方**:归脾汤加西洋参 15 g、火麻仁 30 g、大腹皮 15 g、槟榔 10 g、制首乌 10 g。7 剂。

**二诊**(2023 年 23 月 28 日):大便干结,2 日 1 解,口干,月经量少,脱发;舌质淡,苔白腻,脉沉细。处方:六君子汤加火麻仁 30 g、枳实 10 g、大黄 10 g、炒杏仁 10 g、白芍 15 g、厚朴 10 g、大腹皮 15 g、槟榔 10 g、制首乌 10 g。7 剂。

**随访**:排便逐渐恢复正常,月经量恢复如初。

**案 3**

李某,女,61 岁。

**初诊**(2023 年 10 月 27 日):近 13 年来,排便困难、时间延长,10 日 1 解,腹部胀满,烦躁易怒,失眠,食纳欠佳,小便正常;舌质淡,苔白腻,脉沉细。

**辨证**:气虚秘。

**治法**:补气润肠,疏肝通腑。

**处方**:六君子汤加乌药 10 g、枳壳 10 g、酒大黄 6 g、槟榔 10 g、香附 10 g、沉香 6 g、木香

6 g、焦神曲 15 g、焦麦芽 15 g、焦山楂 15 g、炒鸡内金 15 g、龙骨(先煎)30 g、牡蛎(先煎)30 g。7 剂。

二诊(2023 年 11 月 3 日):便秘、腹胀好转,食纳改善,失眠;舌质淡,苔白腻,脉沉细。处方:原方加合欢皮 15 g、合欢花 15 g。7 剂。

三诊(2023 年 11 月 9 日):便秘改善,失眠,食纳欠佳;舌质淡,苔白腻,脉沉细。处方:六君子汤加乌药 10 g、枳实 14 g、木香 10 g、大黄 6 g、焦神曲 15 g、焦麦芽 15 g、焦山楂 15 g、炒鸡内金 15 g、合欢皮 15 g、合欢花 15 g、沉香 10 g。7 剂。

四诊(2023 年 11 月 16 日):便秘较前改善,夜休入睡困难,睡后易醒,不思饮食;舌质淡,苔白腻,脉沉细。予原方加龙骨(先煎)10 g、牡蛎(先煎)30 g、桂枝 10 g。7 剂。

## 八、转归预后

由于腑气不通,浊气不降,便秘常可引起腹胀、腹痛、头晕头胀、食欲减退、睡眠不安等症,便秘日久,可引起肛裂、痔疮。便秘一病,若积极治疗,并结合饮食、情志、运动等调护,多能在短期内治愈,年老体弱及产后病后等体虚便秘,多为气血不足,阴寒凝聚,治疗宜缓缓图之,难求速效。应注意饮食调节,便干量少者,适当多食富含纤维素的粗粮、蔬菜、水果,避免辛辣燥火之食。增加体力活动,加强腹肌锻炼,避免久坐少动。应保持心情舒畅,戒忧思恼怒。养成定时排便的习惯。

## 九、结语

便秘是临床上的常见病证,以大便排出困难,排便时间或(及)排便间隔时间延长,大多粪质干硬为临床特征。诊断时应与积聚相鉴别。便秘的病因主要有外感寒热之邪,内伤饮食情志,病后体虚,阴阳气血不足等。本病病位在大肠,并与脾胃肺肝肾密切相关。形成便秘的基本病机是邪滞大肠,腑气闭塞不通或肠失温润,推动无力,导致大肠传导功能失常。辨证以寒热虚实为要点。其治疗当分虚实而治,原则是实证以祛邪为主,据热、冷、气秘之不同,分别施以泻热、温散、理气之法,辅以导滞之品;虚证以养正为先,依阴阳气血亏虚的不同,主用滋阴养血、益气温阳之法,酌用甘温润肠之药。大便干结,解便困难,可用下法,但注意应在辨证论治基础上辅以下法,并以润下为基础,个别证型虽可暂用攻下之药,也以缓下为宜,以大便软为度,不得一见便秘,便用大黄、芒硝、巴豆、牵牛之属,以防愈下愈结。

## 十、文献摘要

《伤寒论·辨脉法》:"问曰:脉有阳结阴结者,何以别之?答曰:其脉浮而数,能食不大便者,此为实,名曰阳结也;期十七日当剧;其脉沉而迟,不能食,身体重,大便反硬,名曰阴结也,期十四日当剧。"

《金匮要略·五脏风冷积聚病脉证并治》:"趺阳脉浮而涩,浮则胃气强,涩则小便数,浮涩相搏,大便则坚,其脾为约,麻子仁丸主之。"

《兰室秘藏·大便结燥门》:"治病必究其源,不可一概以牵牛、巴豆之类下之。损其津液,燥结愈甚,复下复结,极则以至导引于下而不通,遂成不救。"

《重订严氏济生方·秘结论治》:"夫五秘者,风秘、气秘、湿秘、寒秘、热秘是也。更发汗利小便,及妇人新产亡血,陡耗津液,往往皆令人秘结。"

《景岳全书·秘结》:"秘结证,凡属老人、虚人、阴脏人及产后、病后、多汗后,或小水过多,或亡血失血大吐大下之后,多有病为燥结者,盖此非气血之亏,即津液之耗。凡此之类,皆须详察虚实,不可轻用芒硝、大黄、巴豆、牵牛、芫花、大戟等药,及承气、神芎等剂。虽今日暂得痛快,而重虚其虚,以致根本日竭,则明日之结,必将更甚,愈无可用之药矣。"

《万病回春·大便闭》:"身热烦渴,大便不通者,是热闭也;久患者虚,大便不通者,是虚闭也;因汗出多大便不通者,精液枯竭而闭也;风证大便不通者,是风闭也;老人大便不通者,是血气枯燥而闭也;虚弱并产妇及失血、大便不通者,血虚而闭也;多食辛热之物,大便不通者,实热也。"

《谢映庐医案·便闭门》:"治大便不通,仅用大黄、巴霜之药,奚难之有?但攻法颇多,古人有通气之法,有逐血之法,有疏风润燥之法,有流行肺气之法,气虚多汗,则有补中益气之法;阴气凝结,则有开冰解冻之法,且有导法、熨法。无往而非通也,岂仅大黄、巴霜哉。"

(杭共存)

# 第六章 肝胆系病证

## 一、主要证候及特征

肝位于右胁,主疏泄,性刚强,喜条达而恶抑郁;又主藏血,具贮藏和调节血液的功能;开窍于目。肝病常见的证候有肝气郁结、肝火上炎、肝阴不足、肝血亏虚、瘀血阻络等。胆为六腑之一,内寄相火,并藏精汁,又称奇恒之腑,其气以通降为顺,有助胃腐熟水谷之功。胆病常见的证候有胆腑郁热、胆腑气滞、胆内结石等。胆附于肝,与肝相表里,胆管起源于肝,胆液为肝之余气,足厥阴肝经与足少阳胆经相通,所以胆的病变与肝密切相关,胆病可以及肝,肝病可以及胆,可致肝胆同病,发为肝胆气郁、肝胆湿热等证。肝胆证候以实证多见。肝木疏土,肝随脾升,胆随胃降,肝木生于肾水,长于脾土,故肝胆病与脾、胃、肾等脏腑关系密切,临床证候如肝脾不调、肝肾阴虚、胆胃郁热等即属之。

肝胆主要证候如下。

### (一)肝气郁结

1. 主要证候

情志抑郁,胸胁或少腹胀闷窜痛,善太息,得嗳气则舒,或见梅核气,或见瘿瘤,妇女可见乳房胀痛、月经不调;苔薄白,脉弦。

2. 证候特征

本证特征有两个方面:一是有情志不遂史和情志抑郁症状;二是有两胁及肝经循行部位胀闷窜痛的气滞证候。

### (二)肝火上炎

1. 主要证候

急躁易怒,失眠多梦,胁肋灼痛,面红目赤,头晕胀痛,耳鸣如潮,便秘尿黄,或见吐血、衄血;舌红苔黄,脉弦数。

2. 证候特征

该证以急躁易怒,胁肋灼痛及火性炎上的面红目赤等肝经实热证候为特征。

### (三)肝阴不足

1. 主要证候

胁肋隐痛或有灼热感,劳累则加重,头晕耳鸣,两目干涩,口干咽燥,五心烦热;舌红少津,脉弦细数。

2. 证候特征

本证以胁肋隐痛,目干口干,五心烦热等肝阴虚或兼内热的证候为特征。

### (四)肝血亏虚

1. 主要证候

胁肋隐痛,头晕目眩,两目干涩,手足麻木,妇女月经不调,甚至闭经,面色不华,眼睑唇;舌色淡,脉弦细。

2. 证候特征

以胁肋隐痛,面色不华,眼睑唇舌色淡等肝血虚证候为特征。本证与肝阴不足不同,肝阴不足常兼内热,而本证则常兼气虚。

### (五)肝胆湿热

1. 主要证候

胁肋胀痛灼热,脘腹胀满,厌食油腻,或进食油腻食物病情则加重,口苦泛恶,大便溏垢,小便短赤,或有黄疸;舌红苔黄腻,脉弦滑数。

2. 证候特征

本证以胁痛,脘腹胀闷,厌油口苦,苔黄腻等肝胆湿热证为特征。

### (六)瘀血阻络

1. 主要证候

胁肋刺痛,痛处固定而拒按,胁下积块,面色晦暗,或头颈胸臂等处可见红点赤缕;舌质紫暗或有瘀斑,脉涩。

2. 证候特征

瘀血阻络证以胁肋刺痛,痛处固定而拒按,胁下积块,舌质紫暗或有瘀斑等肝胆瘀血病变为特征。

## 二、病机述要

肝胆病证的基本病机为肝失疏泄,胆失通降。常见的病机类型有:

(1)肝郁气滞。情志不遂,郁怒恚怒伤肝,导致肝失疏泄,肝郁气滞,进而可病及于胆,肝胆疏泄无权,形成肝胆气滞,而成胁痛、胆胀等肝胆病症。

(2)肝火上炎。肝郁气滞,久郁化火,火热燔灼,气滞火灼于肝胆,而成胁痛等病症。

(3)肝阴不足。素体阴液不足,或久病耗伤,或肾水不足,水不涵木,或肝郁化火,火盛伤阴,以致肝阴不足,肝失所养,而成胁痛、鼓胀等病症。

(4)肝血亏虚。或久病体弱,或慢性失血,或思虑劳倦,脾伤失运,气血生化不足,以致肝血亏虚,引起胁痛等病症。

(5)肝热。湿热侵袭,注于肝胆,或恣食肥甘厚味,或偏嗜醇酒辛辣,生湿蕴热,湿热熏蒸,致使肝胆失于疏泄,胆液不循常道,而成胁痛、黄疸、鼓胀等病症。

(6)瘀血阻络。肝病迁延,久患者络,或气郁日久,气滞血瘀,或跌仆闪挫,致使瘀血阻于肝胆,形成胁痛、黄疸、鼓胀等病症。

### 三、治疗要点

(1)肝病多实,如气滞、郁火、血瘀等,所以治疗肝病宜疏肝理气、清肝泻火、活血化瘀,着重祛邪,祛邪即可保肝。应注意疏肝理气不可过用干燥,以防伤阴;清肝泄火不可过用苦寒,以防损伤脾胃;活血化瘀宜兼用疏肝理气,以增活血之力。

(2)肝病之虚,一般分为阴虚和血虚。血虚宜补养气血,阴虚宜滋阴或兼降火。

(3)胆病多实,如气郁、胆郁、结石等,所以治疗胆病宜理气、利胆、排石。胆从肝治,治胆应合用疏肝之法。胆腑宜通,胆随胃降,其利胆排石可合用和降通腑之法。

(4)肝胆同病多湿热,治宜清热利湿,疏肝利胆;若为疫毒挟湿热内侵,肝胆同病,治宜清热解毒,清热利湿,应适当配伍疏肝利胆,通腑化瘀之品。

(5)肝胆与脾胃肾关系密切,在治疗肝胆病的同时,应兼顾相关脏腑。如肝郁脾虚,治宜疏肝调脾;肝肾阴虚,治宜滋养肝肾;肝胃不和,治宜疏肝和胃降逆等。

(6)防治肝胆病证,应避免强烈的精神刺激,增强战胜疾病的信心,解除不必要的顾虑,安心静养;避免过食肥甘,尤其要避免饮酒过度,黄疸、鼓胀患者更应禁酒;食盐有凝涩之弊,鼓胀患者,应限制食盐的摄入,给予低盐饮食,尿量减少时,则给予无盐饮食。

(王孝郎)

## 第一节 黄疸

黄疸是由于感受湿热疫毒等外邪,导致湿浊阻滞,脾胃肝胆功能失调,胆液不循常道,随血泛溢引起的以目黄、身黄、尿黄为主要临床表现的一种肝胆病证。

黄疸为临床常见病证之一,男女老少皆可罹患,但以青壮年居多。历代医家对本病均很重视,古代医籍多有记述,现代研究也有长足进步,中医药治疗本病有较好疗效,对其中某些证候具有明显的优势。

《内经》已有黄疸之名,并对黄疸的病因、病机、症状等都有了初步的认识,如《素问·平人气象论》云:"溺黄赤,安卧者,黄疸……目黄者曰黄疸。"《素问·六元正纪大论》云:"溽暑湿热相薄,争于左之上,民病黄瘅而为胕肿。"《灵枢·经脉》云:"是主脾所生病者……黄疸,不能卧。"《金匮要略》将黄疸立为专篇论述,并将其分为黄疸、谷疸、酒疸、女劳疸和黑疸等五疸。《伤寒论》还提出了阳明发黄和太阴发黄,说明当时已认识到黄疸可由外感、饮食和正虚引起,病机有湿热、瘀热在里、寒湿在里,相关的脏腑有脾胃肾等,并较详细地记载了黄疸的临床表现,创制了茵陈蒿汤、茵陈五苓散等多首方剂,体现了泻下、解表、清化、温化、逐瘀、利尿等多种退黄之法,这些治法和方剂仍为今天所喜用,表明汉代对黄疸的辨证论治已有了较高的水平。《诸病源候论·黄病诸候》提出了一种卒然发黄,命在顷刻的"急黄"。《外台秘要·温病及黄疸》引《必效》曰:"每夜小便中浸白帛片,取色退为验。"最早用实验检测的比色法来判断治疗后黄疸病情的进退。宋代韩祗和的《伤寒微旨论》除论述了黄疸的"阳证"外,还特设《阴黄证篇》,

并首创用温热药治疗阴黄。

元代罗天益所著《卫生宝鉴·发黄》总结了前人的经验,进一步明确湿从热化为阳黄,湿从寒化为阴黄,将阳黄和阴黄的辨证论治系统化,执简驭繁,对临床实践指导意义较大,至今仍被采用。《景岳全书·黄疸》中载有胆黄证,认为其发病与"胆液泄"有关,提示了黄疸与胆液的关系。《杂病源流犀烛·诸疸源流》认识到了黄疸的传染性及其严重性:"又有天行疫疠,以致发黄者,俗谓之瘟黄,杀人最急。"

本病与西医所述黄疸意义相同,大体相当于西医的肝细胞性黄疸、阻塞性黄疸、溶血性黄疸、病毒性肝炎、肝硬化、胆石症、胆囊炎、钩端螺旋体、某些消化系统肿瘤,以及出现黄疸的败血症等,当这些疾病以黄疸为主要表现者,均可参照本节论治。

## 一、病因病机

黄疸的病因主要有外感时邪,饮食所伤,脾胃虚弱及肝胆结石、积块瘀阻等,其发病往往是内外因相因为患。

1. 外感时邪

外感湿浊、湿热、疫毒等时邪自口而入,蕴结于中焦,脾胃运化失常,湿热熏蒸于脾胃,累及肝胆,以致肝失疏泄,胆液不循常道,随血泛溢,外溢肌肤,上注眼目,下流膀胱,使身目小便俱黄,而成黄疸。若疫毒较重者,则可伤及营血,内陷心包,发为急黄。

2. 饮食所伤

饥饱失常或嗜酒过度,皆能损伤脾胃,以致运化功能失职,湿浊内生,随脾胃阴阳盛衰或从热化或从寒化,熏蒸或阻滞于脾胃肝胆,致肝失疏泄,胆液不循常道,随血泛溢,浸淫肌肤而发黄。如《金匮要略·黄疸病脉证并治》曰:"谷气不消,胃中苦浊,浊气下流,小便不通……身体尽黄,名曰谷疸。"

3. 脾胃虚弱

素体脾胃虚弱,或劳倦过度,脾伤失运,气血亏虚,久之肝失所养,疏泄失职,而致胆液不循常道,随血泛溢,浸淫肌肤,发为黄疸。若素体脾阳不足,病后脾阳受伤,湿由内生而从寒化,寒湿阻滞中焦,胆液受阻,致胆液不循常道,随血泛溢,浸淫肌肤,也可发为黄疸。

此外,肝胆结石、积块瘀阻胆道,胆液不循常道,随血泛溢,也可引起黄疸。

黄疸的发病,从病邪来说,主要是湿浊之邪,故《金匮要略·黄疸病脉证并治》有"黄家所得,从湿得之"的论断;从脏腑病位来看,不外脾胃肝胆,而且多是由脾胃累及肝胆。黄疸的发病是由于内外之湿阻滞于脾胃肝胆,导致脾胃运化功能失常,肝失疏泄,或结石、积块瘀阻胆道,胆液不循常道,随血泛溢而成。病理属性与脾胃阳气盛衰有关,中阳偏盛,湿从热化,则致湿热为患,发为阳黄;中阳不足,湿从寒化,则致寒湿为患,发为阴黄。至于急黄则为湿热夹时邪疫毒所致,也与脾胃阳气盛衰相关。不过,正如《丹溪心法·疸》所言:"疸不用分其五,同是湿热。"临床以湿从热化的阳黄居多。阳黄和阴黄之间在一定条件下也可相互转化,阳黄日久,热泄湿留,或过用寒凉之剂,损伤脾阳,则湿从寒化而转为阴黄;阴黄重感湿热之邪,又可发为阳黄。

## 二、临床表现

本病的证候特征是目黄、身黄、小便黄,其中以目黄为主要特征。患病初起,目黄、身黄不一定出现,而以恶寒发热、食欲不振、恶心呕吐、腹胀肠鸣、肢体困重等类似感冒的症状为主,三五日后,才逐渐出现目黄,随之出现尿黄与身黄。亦有先出现胁肋剧痛,然后发黄者。病程或长或短。发黄程度或浅或深,其色或鲜明或晦暗,急黄者,其色甚则如金。急黄患者还可出现壮热神昏、衄血吐血等症。常有饮食不节,与肝炎患者接触,或服用损害肝脏的药物等病史。

## 三、诊断

(1)以目黄、身黄、小便黄为主症,其中目黄为必具的症状。
(2)常伴脘腹胀满,纳呆呕恶,胁痛,肢体困重等症。
(3)常有饮食不节,与肝炎患者接触,或服用损害肝脏的药物等病史,以及过度疲劳等诱因。
(4)血清总胆红素、直接胆红素、尿胆红素、尿胆原、血清丙氨酸转氨酶和天冬氨酸转氨酶,以及肝胆B超、CT、胆囊造影等检查,有助于诊断与鉴别诊断。

## 四、鉴别诊断

1. 萎黄

黄疸与萎黄均有身黄,故需鉴别。黄疸的病因为感受时邪,饮食所伤,脾胃虚弱,砂石、积块瘀阻等;萎黄的病因为大失血,久病脾虚等。黄疸的病机是湿浊阻滞,脾胃肝胆功能失调,胆液不循常道,随血泛溢;萎黄的病机是脾虚不能化生气血,或失血过多,致气血亏虚,肌肤失养。黄疸以目黄、身黄、小便黄为特征;萎黄以身面发黄且干萎无泽为特征,双目和小便不黄,伴有明显的气血亏虚证候,如眩晕耳鸣,心悸少寐等。二者的鉴别以目黄的有无为要点。

2. 黄胖

黄胖多与虫证有关,诸虫尤其是钩虫居于肠内,久之耗伤气血,脾虚生湿,致肌肤失养,水湿渐停,而引起面部肿胖色黄,身黄带白,但眼目不黄。《杂病源流犀烛·诸疸源流黄胖》对此论述颇详:"黄胖宿病也,与黄疸暴病不同。盖黄疸眼目皆黄,无肿状;黄胖多肿,色黄中带白,眼目如故,或洋洋少神。虽病根都发于脾,然黄疸则由脾经湿热郁蒸而成;黄胖则湿热未甚,多虫与食积所致,必吐黄水,毛发皆直,或好食生米茶叶土炭之类。"二者的鉴别也以目黄的有无为要点。

## 五、辨证论治

### (一)辨证要点

1. 辨阳黄与阴黄

阳黄由湿热所致,起病急,病程短,黄色鲜明如橘色,伴有湿热证候;阴黄由寒湿所致,起病缓,病程长,黄色晦暗如烟熏,伴有寒湿诸候。

2.辨阳黄中湿热的偏重

阳黄属湿热为患,由于感受湿与热邪程度的不同,机体反应的差异,故临床有湿热孰轻孰重之分。区别湿邪与热邪的孰轻孰重,目的是同中求异,使治疗分清层次,各有重点。辨证要点是:热重于湿的病机为湿热而热偏盛,病位在脾胃肝胆而偏重于胃;湿重于热的病机是湿热而湿偏盛,病位在脾胃肝胆而偏重于脾。相对来说,热重于湿者以黄色鲜明,身热口渴,口苦便秘,舌苔黄腻,脉弦数为特点;湿重于热者则以黄色不如热重者鲜明,口不渴,头身困重,纳呆便溏,舌苔厚腻微黄,脉濡缓为特征。

3.辨急黄

急黄为湿热夹时邪疫毒,深入营血,内陷心包所致。在证候上,急黄与一般阳黄不同,急黄起病急骤,黄疸迅速加深,其色如金,并现壮热神昏;吐血衄血等危重症候,预后较差。

## (二)治疗原则

根据本病湿浊阻滞,脾胃肝胆功能失调,胆液不循常道,随血外溢的病机,其治疗大法为祛湿利小便,健脾疏肝利胆。故《金匮要略》有"诸病黄家,但利其小便"之训。并应依湿从热化、寒化的不同,分别施以清热利湿和温中化湿之法;急黄则在清热利湿基础上,合用解毒凉血开窍之法;黄疸久病应注意扶助正气,如滋补脾肾、健脾益气等。

## (三)分证论治

1.阳黄

1)湿热兼表

[证候]黄疸初起,目白睛微黄或不明显,小便黄,脘腹满闷,不思饮食,伴有恶寒发热、头身重痛、乏力;舌苔黄腻,脉浮弦或弦数。

[证候分析]湿热偏盛,内壅中焦,运化失职,胆汁泛溢,邪郁于表,故疸初起,目白睛微黄或不明显,小便黄,脘腹满闷,不思饮食,伴有恶寒发热、头身重痛、乏力;舌苔黄腻,脉浮弦或弦数系湿热兼加表证。

[治法]清热化湿,佐以解表。

[代表方]麻黄连翘赤小豆汤合甘露消毒丹。

本方意在解除表邪,芳香化湿,清热解毒。二方中麻黄、薄荷辛散外邪,使邪从外解;连翘、黄芩清热解毒;藿香、白蔻仁、石菖蒲芳香化湿;赤小豆、梓白皮、滑石、木通渗利小便;杏仁宣肺化湿;茵陈清热化湿,利胆退黄;生姜、大枣、甘草调和脾胃;川贝母、射干可去而不用。

表证轻者,麻黄、薄荷用量宜轻,取其微汗之意;目白睛黄甚者,茵陈用量宜大;热重者酌加金银花、栀子、板蓝根清热解毒。并可加郁金、丹参以疏肝调血。

2)热重于湿

[证候]初起目白睛发黄,迅速至全身发黄,色泽鲜明,右胁疼痛而拒按,壮热口渴,口干口苦,恶心呕吐,脘腹胀满,大便秘结,小便赤黄、短少;舌红,苔黄腻或黄糙,脉弦滑或滑数。

[证候分析]本证为湿热熏蒸,困遏脾胃,壅滞肝胆,胆汁泛溢。因热为阳邪,热重于湿,故身目黄色鲜明,身热口渴心烦;湿热蕴结,脾胃运化失健,气机阻滞,故纳差,恶心,脘胀;湿热阻于肝胆之络,故见胁痛;中焦湿热,下注膀胱,气化不利,则小便短赤;影响腑气不通则大便秘

结;舌红苔黄腻,脉弦数或滑数,均为湿热壅盛之象。

[治法]清热利湿,通腑化瘀。

[代表方]茵陈蒿汤。

方中茵陈味苦微寒,入肝、脾、膀胱经,为清热利湿、疏肝利胆退黄的要药;栀子清泄三焦湿热,利胆退黄;大黄通腑化瘀,泄热解毒,利胆退黄;茵陈配栀子,使湿热从小便而去;茵陈配大黄,使瘀热从大便而解,三药合用,共奏清热利湿,通腑化瘀,利胆退黄和解毒之功。本方可酌加升麻、连翘、大青叶、虎杖、田基黄、板蓝根等清热解毒;郁金、金钱草、丹参以疏肝利胆化瘀;车前子、猪苓、泽泻等以渗利湿邪,使湿热分消,从二便而去。

3) 湿重于热

[证候]身目发黄如橘,无发热或身热不扬,右胁疼痛,脘闷腹胀,头重身困,嗜卧乏力,纳呆便溏,厌食油腻,恶心呕吐,口粘不渴,小便不利;舌苔厚腻微黄,脉濡缓或弦滑。

[证候分析]本证为湿遏热伏,困遏中焦,胆汁不循常道。因湿为阴邪,湿重于热,热被湿遏,故身目色黄而不鲜,身热不扬;湿困中焦,浊邪不化,脾胃运化失常,故见食欲减退,胸脘痞满,恶心呕吐;湿邪内阻,清阳不得发越,故头重身困;湿热郁于肝经,故胁肋胀痛;湿热夹滞,阻于大小肠,故见大便溏垢,小便短黄;湿重热轻,则舌苔厚腻微黄,脉濡数或弦滑。

[治法]健脾利湿,清热利胆。

[代表方]茵陈四苓汤。

方用茵陈清热利湿,利胆退黄,用猪苓、茯苓、泽泻淡渗利湿,炒白术健脾燥湿。若右胁疼痛较甚,可加郁金、川楝子、佛手以疏肝理气止痛;若脘闷腹胀,纳呆厌油,可加陈皮、藿香、佩兰、厚朴、枳壳等以芳香化湿理气。茵陈四苓汤适用于湿邪偏重较明显者,若湿热相当者,尚可选用甘露消毒丹。该方用茵陈、滑石、木通清热利湿,利胆退黄,引湿热之邪从小便而出;黄芩、连翘清热燥湿解毒;石菖蒲、白蔻仁、藿香、薄荷芳香化湿,行气悦脾。原方中贝母、射干的主要作用是清咽散结,可去之。本方诸药配合,不仅利湿清热,芳香化湿,利胆退黄,而且调和气机,清热透邪,使壅遏之湿热毒邪消退。若湿困脾胃,便溏尿少,口中甜者,可加厚朴、苍术;纳呆或无食欲者,再加炒麦芽、鸡内金以醒脾消食。

4) 胆腑郁热

[证候]身目发黄鲜明,右胁剧痛且放射至肩背,壮热或寒热往来,伴有口苦咽干,恶心呕吐,便秘,尿黄;舌红苔黄而干,脉弦滑数。

[证候分析]本证因湿热或砂石阻滞,月肝胆失疏,脾胃不和,胆汁外溢。湿热瘀结胆腑,通降失司,胆汁不循常道,故身发黄疸而胁痛;胆经热炽,故身热,口干,口苦,咽干,或见寒热往来;胆胃不和,故恶心呕吐,纳呆;腑气不通,膀胱不利,则腹胀,便秘,尿赤;舌红苔黄,脉弦滑数为肝胆湿热热之象。

[治法]清热化湿,疏肝利胆。

[代表方]大柴胡汤。

方中柴胡、黄芩、半夏、生姜和解少阳,和胃降逆;大黄、枳实通腑泻热,利胆退黄;白芍和脾敛阴,柔肝利胆;大枣养胃。胁痛重者,可加郁金、枳壳、木香;黄疸重者,可加金钱草、厚朴、茵陈、栀子;壮热者,可加金银花、蒲公英、虎杖;呃逆恶心者,加炒莱菔子。

5）疫毒发黄

[证候]起病急骤,黄疸迅速加深,身目呈深黄色,胁痛,脘腹胀满,疼痛拒按,壮热烦渴,呕吐频作,尿少便结,烦躁不安,或神昏谵语,或衄血尿血,皮下紫斑,或有腹水,继之嗜睡昏迷;舌质红绛,苔黄褐干燥,脉弦大或洪大。本证又称急黄。

[证候分析]此证为湿热疫毒炽盛,壅阻肝胆,燔灼阳明。疫毒火热熏灼肝胆,胆汁泛溢,故黄疸急起,迅速加深,胁痛拒按;热盛耗津,则高热烦躁,小便短赤;热燔阳明,运化无权,腑热内熏,则厌食呕吐,脘腹复胀满,便秘;热扰神明,故烦躁不安;舌黄苔糙,舌边尖红,脉弦数或洪大,均为火热毒邪炽盛之候。

[治法]清热解毒,凉血开窍。

[代表方]千金犀角散。

本方主药犀角(以水牛角代之)是清热解毒凉血之要药,配以黄连、栀子、升麻则清热解毒之力更大;茵陈清热利湿,利胆退黄。可加生地黄、玄参、石斛、丹皮清热解毒,养阴凉血。若热毒炽盛,乘其未陷入昏迷之际,急以通涤胃肠热毒为要务,不可犹豫,宜加大剂量清热解毒药如金银花、连翘、土茯苓、蒲公英、大青叶、黄柏、生大黄,或用五味消毒饮,重用大黄。如已出现躁扰不宁,或伴出血倾向,需加清营凉血解毒药,如神犀丹之类,以防内陷心包,出现昏迷。如热入营血,心神昏乱,肝风内动,法宜清热凉血、开窍息风,急用温病"三宝":躁扰不宁,肝风内动者用紫雪丹;热邪内陷心包,谵语或昏愦不语者用至宝丹;热毒炽盛,湿热蒙蔽心神,神志时清时昧者,急用安宫牛黄丸。

2．阴黄

1）寒湿阻遏

[证候]身目俱黄,黄色晦暗不泽或如烟熏,右胁疼痛,痞满食少,神疲畏寒。腹胀便溏,口淡不渴;舌淡苔白腻,脉濡缓或沉迟。

[证候分析]此证为中阳不振,寒湿滞留,肝胆失于疏泄。寒湿均为阴邪,阻滞胆汁排泄,故身目发黄而晦暗;寒湿困中,运化失健,故见纳减、脘闷腹胀、便溏;寒湿损伤中阳,气血不足,故见神疲乏力、畏寒;舌淡苔白腻,为阳虚湿浊不化,脉濡缓或沉迟,为寒湿内留之象。

[治法]温中化湿,健脾利胆。

[代表方]茵陈术附汤。

方中茵陈除湿利胆退黄,附子、干姜温中散寒,佐以白术、甘草健脾和胃。胁痛或胁下积块者,可加柴胡、丹参、泽兰、郁金、赤芍以疏肝利胆,活血化瘀。便溏者加茯苓、泽泻、车前子;黄疸日久,身倦乏力者加党参、黄芪。

2）脾虚湿郁

[证候]多见于黄疸久郁者。症见身目俱黄,黄色较淡而不鲜明,胁肋隐痛,食欲不振,肢体倦怠乏力,心悸气短,食少腹胀,大便溏薄;舌淡苔薄白,脉濡细。

[证候分析]久病及脾,运化失司,湿毒郁结中焦,气机不利,肝胆失于疏泄,胆汁泛溢,故多见于黄疸久郁者。症见身目俱黄,黄色较淡而不鲜明,胁肋隐痛,食欲不振,肢体倦怠乏力,心悸气短,食少腹胀,大便溏薄;舌淡苔薄白,脉濡细乃中焦虚弱之象。

[治法]健脾益气,祛湿利胆。

[代表方]六君子汤加茵陈、柴胡。

方中人参、茯苓、白术、甘草健脾益气,陈皮、半夏健脾燥湿,茵陈、柴胡利湿疏肝利胆,诸药合用,共奏健脾益气、疏肝利胆、祛湿退黄之功。血虚者可加当归、地黄养血,湿重苔腻者可少加猪苓、泽泻。

3)脾虚血亏

[证候]面目及肌肤发黄,黄色较淡,面色不华,脸白唇淡,心悸气短,倦怠乏力,头晕目眩;舌淡苔白,脉细弱。

[治法]补养气血,健脾退黄。

[代表方]小建中汤。

方中桂枝配生姜、大枣辛甘生阳,白芍配甘草酸甘化阴,饴糖缓中健脾。并酌加茯苓、泽泻以利湿退黄,黄芪、党参以补气,白术以健脾,当归、阿胶以养血。

## 六、其他疗法

1. 单方验方

(1)大青叶 30 g,连翘 15 g,水煎服,每日 3 次,用于湿热阳黄。

(2)茵陈 15~30 g,板蓝根 30 g,龙胆草 10 g,水煎服,连服 15 日左右,用于湿热阳黄。

2. 外治法

通关法:瓜蒂、丁香、赤小豆各 7 枚为末,吹少许入鼻,少时黄水流出,隔日 1 次,用于阴黄。

## 七、验案举隅

李某,男,63 岁,干部。

初诊(2021 年 9 月 15 日):反复乏力、纳差、尿黄 7 个月,加重 1 月余。2021 年 8 月 3 日住入某人民医院,住院检查肝功能严重异常,皮肤、巩膜高度黄染,诊为"病毒性肝炎,乙、戊重叠型,慢性重型"。经西医常规治疗 1 月余,病情无明显改善,于 9 月 15 日求中医诊治。诊见:面色晦暗,一身黄染,色黄不鲜,目睛深黄,口干苦,脘痞腹胀,恶心,大便溏烂,尿黄,右上腹时有隐痛,无明显触痛、叩痛,腹部膨满,肌肤未见明显瘀点、瘀斑;舌紫,苔薄腻,脉右濡、左小弦滑。

辨证:慢肝久病,肝脾两伤,湿遏热郁,久病络瘀,湿甚于热。

治法:理气化湿,清热解毒,祛瘀退黄。

处方:藿香、佩兰各 15 g,茵陈 30 g,炒苍术 15 g,厚朴 10 g,法半夏 10 g,陈皮 10 g,竹茹 15 g,炒黄芩 10 g,白蔻仁(后下)10 g,白茅根 30 g,赤芍 15 g,车前子 30 g,炒六曲 10 g。7 剂。

二诊(2021 年 9 月 22 日):治疗 1 周,病情有所改善,复查肝功能多项指标均有下降,ALT 136.7 U/L,AST 185.2 U/L,TBIL 428 μmol/L,A/G 1.3,PT 18.4 s。但面目仍然暗黄,胃痞腹胀减轻,腰部时有酸楚不适,大便日 2 次,尿黄,间有鼻衄,食纳稍有改善;舌质紫暗,苔薄腻,脉濡滑。证属湿遏热伏,气机失宣,久病络瘀。予上方去陈皮、竹茹、黄芩,加郁金 10 g,煨草果 5 g,姜黄 10 g,垂盆草 30 g,凤尾草 30 g,猪苓 15 g,茯苓 15 g,熟大黄 5 g,大腹皮 10 g,厚朴 10 g。7 剂。

三诊(2021年10月1日):黄疸稳步退去。10月5日复查肝功能,ALT 102.6 U/L,AST 85.1 U/L,TBIL 270.7 μmol/L,A/G1.3。自觉症状较前有所改善,目睛仍然浑浊,近因饮食失调,一度腹泻、身热,经治基本控制,但仍腹胀不舒,大便溏烂欠畅,尿黄转淡,口苦而黏,曾见左鼻衄;苔腻渐化,质紫,脉右濡、左小弦滑。证属肝热脾湿,瘀郁难化,湿重于热。仍当理气化湿,清热解毒,祛瘀退黄。处方:藿、苏梗各15 g,茵陈30 g,炒苍术15 g,厚朴10 g,青、陈皮各10 g,郁金10 g,煨木香6 g,煨草果5 g,青蒿10 g,黄芩10 g,赤芍15 g,垂盆草30 g,熟大黄5 g,凤尾草10 g,白茅根30 g,炒六曲10 g,车前子30 g。7剂。

四诊(2021年10月10日):病情稳步好转,黄疸明显减轻,查肝功能,ALT,78,U/L,AST 72 U/L,TBIL 76.8 μmol/L。面色晦滞改善,体重增加,腹胀不显,食纳可,尿黄,大便成形,口稍干,左侧鼻衄间作、量不多,下肢瘙痒明显,自觉怕冷;黄薄腻,脉弱滑。湿热虽化而未尽,血分瘀毒内郁,肝脾两伤。处方:茵陈30 g,炒苍术15 g,厚朴10 g,郁金10 g,青、陈皮各10 g,黄芩10 g,赤芍15 g,白茅根30 g,熟大黄5 g,苦参10 g,地肤子15 g,丹皮10 g,丹参30 g,猪、茯苓各15 g,凤尾草10 g,虎杖15 g,太子参10 g,枸杞子10 g。7剂。

随访:此后出院,继续调治,日渐康复。

## 八、转归预后

本病的转归与黄疸的性质、体质强弱、治疗护理等因素有关。阳黄、阴黄、急黄虽性质不同,轻重有别,但在一定条件下可互相转化。阳黄若患者体质差,病邪重,黄疸日益加深,迅速出现热毒炽盛症状可转为急黄;阳黄也可因损伤脾阳,湿从寒化,转为阴黄;阴黄重感湿热之邪,又可发为阳黄;急黄若热毒炽盛,内陷心包,或大量出血,可出现肝肾阳气衰竭之候;阴黄久治不愈,可转为积聚、鼓胀。

一般来说,阳黄预后良好,唯急黄邪入心营,耗血动血,预后多不良。至于阴黄,若阳气渐复,黄疸渐退,则预后较好;若阴黄久治不愈,化热伤阴动血,黄疸加深,转变为鼓胀重症则预后不良;急黄病死率高,若出现肝肾阳气衰竭之候,预后极差。

## 九、预防与调摄

本病病程相对较长,除了药物治疗以外,精神状态、生活起居、休息营养等,对本病有着重要的辅助治疗意义。

1. 精神调摄

由于本病易于迁延、反复甚至恶化,因此,患病后一般思想顾虑较重,多虑善怒,致使病情加重。所以,医患结合,讲清道理,使患者从自身疾病的束缚中解脱出来,而不要为某些症状的显没而惶惶不安,忧虑不宁。

2. 饮食有节

患病后食欲减退、恶心呕吐、腹胀等症明显,所以调节饮食为主要的辅助疗法。既往强调高糖、高蛋白、高热量、低脂肪饮食,以保证营养供应,但应注意要适度,不可过偏。阳黄患者适合软食或半流饮食,以起到补脾缓肝的作用;禁食酒、辛热及油腻之品。阴黄患者也应进食富于营养而易消化的饮食,禁食生冷、油腻、辛辣之晶,不吃油炸、坚硬的食物,避免损伤血络。黄疸恢复期,更忌暴饮暴食,以防重伤脾胃,使病情加重。

3.起居有常

病后机体功能紊乱,往往容易疲劳,故在急性期或慢性活动期应适当卧床休息,有利整体功能的恢复;急性期后,根据患者体力情况,适当参加体育锻炼,如练太极拳、气功之类,十分必要。

对于急黄患者,由于发病急骤,传变迅速,病死率高,所以调摄护理更为重要。患者应绝对卧床休息,吃流质饮食,如恶心呕吐频发,可暂时禁食,予以补液。禁辛热、油腻、坚硬的食物,以防助热、生湿、伤络。密切观察病情变化,黄疸加深或皮肤出现紫斑为病情恶化之兆;若烦躁不安,神志恍惚,脉象变为微弱欲绝或散乱无根,为欲脱之征象,应及时抢救。

## 十、结语

黄疸是以目黄、身黄、尿黄为主要特征的一种肝胆病证,其病因主要有外感时邪,湿热疫毒,饮食所伤,脾胃虚弱及肝胆结石、积块瘀阻等,其发病往往是内外因相因为患。其中主要责之于湿邪,病位在脾胃肝胆,而且多是由脾胃累及肝胆。黄疸的基本病机是湿浊阻滞,脾胃肝胆功能失常,或结石、积块瘀阻胆道,致胆液不循常道,随血泛溢而成。病理属性与脾胃阳气盛衰有关。中阳偏盛,湿从热化,则致湿热为患,发为阳黄;中阳不足,湿从寒化,则致寒湿为患,发为阴黄。至于急黄则为湿热夹时邪疫毒所致。阳黄和阴黄之间在一定条件下可以相互转化。辨证要点主要是辨阳黄与阴黄、阳黄湿热的偏重及急黄。治疗大法为祛湿利小便,健脾疏肝利胆。并应依湿从热化、寒化的不同,分别施以清热利湿和温中化湿之法;急黄则应在清热利湿基础上,合用解毒凉血开窍之法;黄疸久病应注意扶助正气,如滋补脾肾、健脾益气等。各证均可适当配伍化瘀之晶。同时要注意清热应护阳,不可过用苦寒;温阻应护阴,不可过用辛燥;黄疸消退之后,有时并不意味着病已痊愈,仍需善后治疗,做到除邪务尽。

## 十一、文献摘要

《素问·平人气象论》:"溺黄赤,安卧者,黄疸……目黄者曰黄疸。"

《灵枢·论疾诊尺》:"身痛面色微黄,齿垢黄,爪甲上黄,黄疸也,安卧,小便黄赤,脉小而涩者,不嗜食。"

《伤寒论·辨阳明病脉证并治》:"阳明病,发热,汗出者,此为热越,不能发黄也。但头汗出,身无汗,齐颈而还,小便不利,渴引水浆者,此为瘀热在里,身必发黄,茵陈蒿汤主之。""伤寒发汗已,身目为黄,所以然者,以寒湿在里不解故也。以为不可下也,于寒湿中求之。""伤寒七八日,身黄如橘子色,小便不利,腹微满者,茵陈蒿汤主之。"

《金匮要略·黄疸病脉证并治》:"黄家所得,从湿得之。"

《诸病源候论·黄病诸候》:"脾胃有热,谷气郁蒸,因为热毒所加,故卒然发黄,心满气喘,命在顷刻,故云急黄也。有得病即身体面目发黄者,有初不知是黄,死后乃身面黄者,其候得病但发热心战者,是急黄也。"

《景岳全书·黄疸》："阳黄证多以脾湿不流,郁热所致,必须清火邪,利小水,火清则溺自清,溺清则黄自退。"

(王孝郎)

## 第二节 胁痛

胁痛是以胁肋部疼痛为主要表现的一种肝胆病证。胁,指侧胸部,为腋以下至第十二肋骨部位的统称。如《医宗金鉴·卷八十九》明确指出:"其两侧自腋而下,至肋骨之尽处,统名曰胁。"《医方考·胁痛门》又谓:"胁者,肝胆之区也。"且肝胆经脉布于两胁,故"胁"现代又指两侧下胸肋及肋缘部,肝胆胰所居之处。

胁痛是肝胆疾病中常见之证,临床有许多病证都是依据胁痛来判断其为肝胆病或系与肝胆有关的疾病。

本病证早在《内经》就有记载,并明确指出胁痛的发生主要是肝胆的病变。如《素问·热论》曰:"三日少阳受之,少阳主胆,其脉循胁络于耳,故胸胁痛而耳聋。"《素问·刺热论》谓:"肝热病者,小便先黄……胁满痛。"《灵枢·五邪》说:"邪在肝,则两胁中痛。"其后,历代医家对胁痛病因的认识,在《内经》的基础上,逐步有了发展。《景岳全书·胁痛》将胁痛病因分为外感与内伤两大类,并提出以内伤为多见。《临证指南医案·胁痛》对胁痛之属久患者络者,善用辛香通络、甘缓补虚、辛泄祛瘀等法,立方遣药,颇为实用,对后世医家影响较大。《类证治裁·胁痛》在叶氏的基础上将胁痛分为肝郁、肝瘀、痰饮、食积、肝虚诸类,对胁痛的分类与辨证论治作出了一定的贡献。

胁痛病证,可与西医多种疾病相联系,如急性肝炎、慢性肝炎、肝硬化、肝寄生虫病、肝癌、急性胆囊炎、慢性胆囊炎、胆石症、慢性胰腺炎、胁肋外伤及肋间神经痛等。以上疾病若以胁痛为主要症状时皆可参考本节论治。

## 一、病因病机

胁痛主要责之于肝胆。因为肝位居于胁下,其经脉循行两胁,胆附于肝,与肝呈表里关系,其脉亦循于两胁。肝为刚脏,主疏泄,性喜条达;主藏血,体阴而用阳。若情志不舒,饮食不节,久病耗伤,劳倦过度,或外感湿热等病因,累及于肝胆,导致气滞、血瘀、湿热蕴结,肝胆疏泄不利,或肝阴不足,络脉失养,即可引起胁痛。

1. 肝气郁结

若情志不舒,或抑郁,或暴怒气逆,均可导致肝脉不畅,肝气郁结,气机阻滞,不通则痛,发为胁痛。如《金匮翼·胁痛统论》说:"肝郁胁痛者,悲哀恼怒,郁伤肝气。"肝气郁结胁痛,日久有化火、伤阴、血瘀之变。故《杂病源流犀烛·肝病源流》又说:"气郁,由大怒气逆,或谋虑不决,皆令肝火动甚,以致胠胁肋痛。"

2. 瘀血阻络

气行则血行,气滞则血瘀。肝郁气滞可以及血,久则引起血行不畅而瘀血停留,或跌仆闪挫,恶血不化,均可致瘀血阻滞胁络,不通则痛,而成胁痛。故《临证指南医案·胁痛》曰:"久病在络,气血皆窒。"《类证治裁·胁痛》谓:"血瘀者,跌仆闪挫,恶血停留,按之痛甚。"

3. 湿热蕴结

外感湿热之邪,侵袭肝胆,或嗜食肥甘醇酒辛辣,损伤脾胃,脾失健运,生湿蕴热,内外之湿热,均可蕴结于肝胆,导致肝胆疏泄不利,气机阻滞,不通则痛,而成胁痛。《素问·刺热论》说:"肝热病者……胁满痛。"《证治汇补·胁痛》也曾谓:胁痛"至于湿热郁火,劳役房色而病者,间亦有之。"

4. 肝阴不足

素体肾虚,或久病耗伤,或劳欲过度,均可使精血亏损,导致水不涵木,肝阴不足,络脉失养,不荣则痛,而成胁痛。正如《金匮翼·胁痛统论》所说:"肝虚者,肝阴虚也,阴虚则脉绌急,肝之脉贯膈布胁肋,阴虚血燥则经脉失养而痛。"

总之,胁痛主要责之于肝胆,且与脾、胃、肾相关。病机转化较为复杂,既可由实转虚,又可由虚转实,而成虚实并见之证;既可气滞及血,又可血瘀阻气,以致气血同病。胁痛的基本病机为气滞、血瘀、湿热蕴结致肝胆疏泄不利,不通则痛,或肝阴不足,络脉失养,不荣则痛。

## 二、临床表现

本病以胁肋部疼痛为主要特征。其痛或发于一侧,或同时发于两胁。疼痛性质可表现为胀痛、窜痛、刺痛、隐痛,多为拒按,间有喜按者。常反复发作,一般初起疼痛较重,久之则胁肋部隐痛时发。

## 三、诊断

(1)以胁肋部疼痛为主要特征。
(2)疼痛性质可表现为胀痛、窜痛、刺痛、隐痛,多为拒按,间有喜按者。
(3)反复发作的病史。
(4)血常规、肝功能、胆囊造影、肝胆B超等实验室检查,有助于诊断。

## 四、鉴别诊断

1. 胸痛

胸痛与胁痛均可表现为胸部的疼痛,故二者需鉴别。不过胁痛部位在胁肋部,常伴恶心、口苦等肝胆病症状,实验室检查多可查见肝胆疾病;而胸痛部位则在整个胸部,常伴有胸闷不舒、心悸短气、咳嗽喘息、痰多等心肺病证候,心电图、胸部X线透视等检查;查多可查见心肺疾病的证据。

2. 胃痛

肝气犯胃所致的胃痛常攻撑连胁而痛,胆病的疼痛有时发生在心窝部附近,胃痛与胁痛有时也易混淆,应予鉴别。但胃痛部位在上腹中部胃脘处,兼有恶心嗳气、吞酸、嘈杂等胃失和降的症状,如有胃痛连胁也是以胃痛为主,纤维胃镜等检查多有胃的病变;而胁痛部位在上腹两侧胁肋部,常伴恶心,口苦等肝胆病症状,肝胆B超等实验室检查多可查见肝胆疾病。

## 五、辨证论治

### (一)辨证要点

**1. 辨外感内伤**

外感胁痛是由湿热外邪侵袭肝胆,肝胆失于疏泄条达而致,伴有寒;热表证,且起病急骤,同时可出现恶心呕吐,目睛发黄,苔黄腻等肝胆湿热症状;内伤胁痛则由肝郁气滞,瘀血内阻,或肝阴不足所引起,不伴恶寒、发热等表证,且起病缓慢,病程较长。

**2. 辨在气在血**

一般说来,气滞以胀痛为主,且游走不定,时轻时重,症状的轻重与情绪变化有关;血瘀以刺痛为主,且痛处固定不移,疼痛持续不已,局部拒按,入夜尤甚,或胁下有积块。

**3. 辨虚实**

实证由肝郁气滞,瘀血阻络,外感湿热之邪所致,起病急,病程短,疼痛剧烈而拒按,脉实有力;虚证由肝阴不足,络脉失养所引起,常因劳累而诱发,起病缓,病程长,疼痛隐隐,悠悠不休而喜按,脉虚无力。

### (二)治疗原则

胁痛的治疗着眼于肝胆,分虚实而治。实证宜理气、活血通络、清热祛湿;虚证宜滋阴养血柔肝。临床上还应据"不通则痛""通则不痛"的理论,以及肝胆疏泄不利的基本病机,在各证中适当配伍疏肝理气,利胆通络之品。

### (三)分证论治

**1. 肝气郁结**

[证候]胸胁胀痛,走窜不定,甚则连及胸肩背,且情志不舒则痛增,胸闷,善太息,得嗳气则舒,饮食减少,脘腹胀满;舌苔薄白,脉弦。

[证候分析]情志失调,肝失条达,气机郁滞,肝胆络脉失和,故胸胁胀满窜痛,甚则引及胸背肩臂;情志变化最易引起肝气失畅,故疼痛因情志变化而增减;肝气乘脾犯胃,故胸闷腹胀,嗳气纳少;弦脉为肝病之象。

[治法]疏肝理气。

[代表方]柴胡疏肝散。

方中柴胡疏肝解郁,香附、枳壳、陈皮理气除胀,川芎活血行气通络,白芍、甘草缓急止痛,全方共奏疏肝理气止痛之功。若气滞及血,胁痛重,酌加郁金、川楝子、延胡索、青皮以增强理气活血止痛之功;若兼见心烦急躁,口干口苦,尿黄便干,舌红苔黄,脉弦数等气郁化火之象,酌加栀子、黄芩、胆草等清肝之品;若伴胁痛、肠鸣、腹泻,为肝气横逆。脾失健运之证,酌加白术、茯苓、泽泻、薏苡仁以健脾止泻;若伴有恶心呕吐,是为肝胃不和、胃失和降,酌加半夏、陈皮、藿香、生姜等以和胃降逆止呕。

**2. 瘀血阻络**

[证候]胸胁刺痛,痛处固定而拒按,疼痛持续不已,入夜尤甚,或胁下有积块,或面色晦暗;

舌质紫暗;脉沉弦。

[证候分析]跌仆损伤,或胁痛日久,由气及血,均可导致瘀血停滞,肝胆络脉痹阻,则见胁肋刺痛,痛有定处、拒按;入夜阴气偏盛,血行缓慢,故胁痛较甚;若瘀血结于胁下,则见积块;舌紫暗,脉沉涩均属瘀血之征。

[治法]活血化瘀,理气通络。

[代表方]血府逐瘀汤。

方用桃仁、红花、当归、生地黄、川芎、赤芍活血化瘀而养血,柴胡行气疏肝,桔梗开肺气,枳壳行气宽中,牛膝通利血脉、引血下行。若瘀血严重,有明显外伤史,应以逐瘀为主,方选复元活血汤。方以大黄、桃仁、红花、穿山甲活血祛瘀、散结止痛,当归养血祛瘀,柴胡疏肝理气,天花粉消肿化痰,甘草缓急止痛、调和诸药。还可加三七粉另服,以助祛瘀生新之效。

3.湿热蕴结

[证候]胁肋胀痛,触痛明显而拒按,或引及肩背,伴有脘闷纳呆,恶心呕吐,厌食油腻,口干口苦,腹胀尿少,或有黄疸;舌苔黄腻,脉弦滑。

[证候分析]湿热阻滞脉络,不通则通,胁肋为肝经所过之处,故胁肋胀痛,触痛明显而拒按,或引及肩背;湿热困脾,故脘闷纳呆,恶心呕吐,厌食油腻,口干口苦,腹胀尿少;舌苔黄腻,脉弦滑乃湿热壅结之象。

[治法]清热利湿,理气通络。

[代表方]龙胆泻肝汤。

方中龙胆草、栀子、黄芩清肝泄火,柴胡疏肝理气,木通、泽泻、车前子清热利湿,生地、当归养血清热益肝。可酌加郁金、半夏、青皮、川楝子以疏肝和胃,理气止痛。若见便秘腹胀满,为热重于湿,肠中津液耗伤,可加大黄、芒硝以泄热通便存阴;若目睛发黄,尿黄、发热口渴,可加茵陈、黄柏、金钱草以清热除湿、利胆退黄;久延不愈,可加三棱、莪术、丹参、当归尾等活血化瘀。对于湿热蕴结的胁痛,祛邪务必要早,除邪务尽,以防湿热胶固,酿成热毒,导致治疗的困难。

4.肝阴不足

[证候]胁肋隐痛,绵绵不已,遇劳加重,口干咽燥,两目干涩,心中烦热,头晕目眩;舌红少苔,脉弦细数。

[证候分析]肝阴亏虚,肝经失养,不荣则通,故胁肋隐痛,绵绵不已,遇劳加重;阴不制阳,津液亏虚,故口干咽燥,两目干涩,心中烦热;清窍失养故头晕目眩;舌红少苔,脉弦细数系阴虚阳亢之象。

[治法]养阴柔肝,佐以理气通络。

[代表方]一贯煎。

本方为柔肝的著名方剂。组方原则宗叶氏"肝为刚脏,非柔润不能调和"之意,在滋阴补血以养肝的基础上少佐疏调气机,通络止痛之品,宜于肝阴不足,络脉不荣的胁肋作痛。方中生地、枸杞子滋养肝肾,沙参、麦冬、当归滋阴养血柔肝,川楝子疏肝理气止痛。若两目干涩、视物昏花,可加草决明、女贞子;头晕目眩甚者,可加钩藤、天麻、菊花;若心中烦热、口苦甚,可加栀子、丹参。

肝阴不足所致胁痛,除久病体虚、失血等原因外,尚有因使用香燥理气之品太过所致者。一般说来,气滞作胀作痛,病者苦于疼痛胀急,但求一时之快,医者不察病起于虚,急于获效,以致香燥理气太过而伤肝阴,应引以为戒。

## 六、其他疗法

(1)郁金、枳壳各10 g,延胡索15 g。水煎服,每日2次。具有活血行气止痛作用,用于气滞血瘀胁痛。

(2)酒大黄8 g,延胡索15 g,炮山甲12 g,川楝子10 g。水煎服,每日2次。具有活血通络止痛之功,适用于跌仆损伤之胁痛。

(3)茵陈30 g,金钱草30 g,姜黄10 g,黄芩15 g。水煎服,每日2次,具有清热利胆、和络止痛作用,用于肝胆湿热之胁痛。

(4)白芍30 g,甘草10 g。水煎服,每日2次,具有养血柔肝止痛作用,适用于血虚络滞,胁肋拘急作痛。

## 七、验案举隅

刘某,女,52岁。

**初诊**(2021年5月7日):有乙型肝炎病史5年,肝功能轻度异常,迭进中西药物,病情难以控制。近来复查B超提示,慢性肝损害;HBV-M:HBsAg(+)、HBeAg(+)、HBcAb(+)、Pre S2(+)。肝功能检查示:ALT 98 U/L,AST 75 U/L。刻诊:肝区、胁背部隐痛不适,尿黄,两目干涩;舌苔薄黄腻,舌质暗红,脉细涩。

**辨证**:肝肾阴虚兼湿热。

**治法**:滋阴养肝,清化解毒。

**处方**:北沙参10 g,麦冬15 g,生地12 g,枸杞子10 g,当归10 g,丹皮10 g,丹参15 g,川楝子10 g,炒延胡索15 g,姜黄10 g,醋柴胡15 g,制香附10 g,黄芩10 g,夏枯草10 g,九香虫5 g,桑寄生15 g。7剂。

**二诊**(2021年1月21日):诸症改善,仍予原方治疗。

**随访**:以上方化裁,连续服用半年余,除两目仍有轻微干涩外,其余症状基本消失。复查肝功能正常,HBV-M:HBsAg、HBcAb(+)。仍予滋阴养肝、清化解毒方药调理,以巩固疗效。

## 八、转归预后

肝郁胁痛如久延不愈,或治疗不当,日久气滞血瘀,可转化为瘀血胁痛;湿热蕴结胁痛日久不愈,热邪伤阴,可转化为肝阴不足胁痛;邪伤正气,久病致虚,各实证胁痛皆可转化为虚实并见之证;而虚证胁痛,若情志失调,或重感湿热之邪,也可转化为阴虚气滞,或阴虚湿热之虚实并见证。若失治误治,久延不愈,个别病例也可演变为积聚,甚者转为鼓胀重证。

无论外感或内伤胁痛,只要调治得法,一般预后良好。若治疗不当,转为积聚、鼓胀者,治疗较为困难。

## 九、预防与调摄

胁痛皆与肝的疏泄功能失常有关。所以,精神愉快,情绪稳定,气机条达,对预防与治疗有着重要的作用。胁痛属于肝阴不足者,应注意休息,劳逸结合,多食蔬菜、水果、瘦肉等清淡而富有营养的食物。胁痛属于湿热蕴结者,尤应注意饮食,要忌酒,忌辛辣肥甘之品,生冷不洁之品也应注意。

## 十、结语

胁痛为临床常见病,主要证型有肝气郁结、瘀血阻络、湿热蕴结、肝阴不足等,病位在肝胆,基本病机为气滞、血瘀、湿热蕴结,肝胆疏泄不利,不通则痛,或肝阴不足,络脉失养,不荣则痛。以辨外感内伤、在气在血和虚实为辨证要点。胁痛的治疗着眼于肝胆,分虚实而治。实证宜理气、活血通络、清热祛湿;虚证宜滋阴养血柔肝。临床上还应据"不通则痛""通则不痛"的理论,以及肝胆疏泄不利的基本病机,在各证中适当配伍疏肝利胆,理气通络之品。但应注意,对于香燥理气之品,不宜过量服用。

## 十一、文献摘要

《素问·脏气法时论》:"肝病者,两胁下痛引少腹,令人善怒。"

《灵枢·经脉》:"胆足少阳之脉……是动则病口苦,善太息,心胁痛,不能转侧。"

《金匮要略·痰饮咳嗽病脉证并治》:"水在肝,胁下支满,嚏而痛。"

《丹溪心法·胁痛》:"胁痛,肝火盛,木气实,有死血,有痰流注。"

《景岳全书·胁痛》:"胁痛之病,本属肝胆二经,以二经之脉皆循胁肋故也。""胁痛有内伤、外感之辨,凡寒邪在少阳经,乃病为胁痛,耳聋而呕,然必有寒热表证者,方是外感;如无表证,悉属内伤。但内伤胁痛者十居八九,外感胁痛则间有之耳。"

《症因脉治·胁痛》:"内伤胁痛之因,或痰饮、悬饮,凝结两胁,或死血停滞胁肋,或恼怒郁结,肝火攻冲,或肾水不足……皆成胁肋之痛矣。"

(王孝郎)

# 第三节 胆胀

胆胀是指胆腑气郁,胆失通降所引起的以右胁胀痛为主要临床表现的一种疾病。

胆胀多发生于40岁至65岁年龄组,女性多于男性,且以偏肥胖体型为多见。当今胆胀的发病率呈上升趋势,其原因可能与人们饮食结构的变化有关。中医药治疗本病效果较好,远期疗效尤其是减少复发的疗效更为显著。

胆胀病始见于《内经》。《灵枢·胀论》载:"胆胀者,胁下痛胀,口中苦,善太息。"不仅提出了病名,而且对症状描述也很准确。《伤寒论》中虽无胆胀之名,但其所论述的一些症状,如《辨太阳病脉证并治》中的"呕不止,心下急,郁郁微烦者",《辨少阳病脉证并治》中的"本太阳病,不解,转入少阳者,胁下硬满,干呕不能食,往来寒热"等都类似本病,该书中所立的大柴胡汤、大陷胸汤、茵陈蒿汤等皆为临床治疗胆胀的有效方剂。其后《症因脉治》治疗胆胀的柴胡疏肝饮,《柳州医话》所创的一贯煎也属临床治疗胆胀习用的效方,叶天士《临证指南医案》首载胆胀医案,为后世临床辨证治疗积累了经验。近年来,在辨证治疗胆胀方面取得了不少经验,同时也在古方的基础上创建了一些有效方剂,既往多主张用外科手术治疗的病例,现在也可用中医药综合治疗,取得成功。

胆胀为肝胆系病证中常见的疾病。其临床表现与西医学所称的慢性胆囊炎、慢性胆管炎、胆石症等相似,当这些疾病临床上见有以右胁胀痛、反复发作为主症者,均可参考本节论治。

## 一、病因病机

胆腑内藏精汁。若胆道通降功能正常,在肝胆疏泄作用下,胆液经胆道排入肠中,助脾胃腐熟消化水谷。若因饮食偏嗜,忧思暴怒,外感湿热,虚损劳倦,胆石等原因导致胆腑气机郁滞,或郁而化火,胆液失于通降即可发生胆胀。

1. 胆腑气郁

忧思暴怒,情志不遂,肝脏疏泄失常,累及胆腑,气机郁滞,或郁而化火,胆液通达降泄失常,郁滞于胆,则发为胆胀。

2. 湿热蕴结

饮食偏嗜,过食肥甘厚腻,久则生湿蕴热,或邪热外袭,或感受湿邪化热,或湿热内侵,蕴结胆腑,气机郁滞,胆液通降失常而为之郁滞,气郁胆郁则引起胀痛,痛胀发于右胁,而为胆胀。

3. 胆石阻滞

湿热久蕴,煎熬胆液,聚而为石,阻滞胆道,胆腑气郁,胆液通降失常,郁滞则胀,不通则痛,形成胆胀。

此外,也有由瘀血积块阻滞胆道而致者,其机理同胆石阻滞。

胆胀病病机主要是气滞、湿热、胆石、瘀血等导致胆腑气郁,胆液失于通降。病位在胆腑,与肝胃关系最为密切。日久不愈,反复发作,邪伤正气,正气日虚,加之邪恋不去,痰浊湿热,损伤脾胃,脾胃生化不足,正气愈虚,最后可致肝肾阴虚或脾肾阳虚的正虚邪实之候。

## 二、临床表现

本病以右胁胀痛为主,也可兼有刺痛、灼热痛,久病者也可表现为隐痛,常伴有脘腹胀满、恶心口苦、嗳气、善太息等胆胃气逆之症,病情重者可伴往来寒热、呕吐、右胁剧烈胀痛痛引肩背等症。本病一般起病缓慢,多反复发作,时作时止,部分病例为急性起病。复发者多有诸如过食油腻、恼怒、劳累等诱因。好发年龄多在40岁以上。

## 三、诊断

(1)以右胁胀痛为主症。
(2)常伴有脘腹胀满,恶心口苦,嗳气,善太息等胆胃气逆之症。

（3）起病缓慢，多反复发作，时作时止，复发者多有诸如过食油腻，恼怒，劳累等诱因。好发年龄多在40岁以上，女性多见。

（4）十二指肠引流、肝胆B超检查、腹部X线平片、CT等检查，有助于诊断和鉴别诊断。

## 四、鉴别诊断

### 1.胁痛

胆胀实为一种特殊类型的胁痛，以胆腑气郁，胆失通降而致的右胁胀痛为特征，伴有恶心口苦、嗳气等胆失通降、胆胃气逆之症，常因过食肥腻迅即引起发作，病位局限于胆腑。其余的胁肋疼痛，则为一般的胁痛，病变以肝病为主。

### 2.胃痛

胆胀与胃痛因其疼痛位置相近，症状互兼，常致诊断混淆。胃痛在上腹中部胃脘部；胆胀位于右上腹胁肋部。胃痛常伴嘈杂吞酸，胆胀常伴恶心口苦。胃痛常因暴饮暴食，过食生冷、辛辣而诱发，胆胀常为肥腻饮食而诱发。胃痛任何年龄皆可发病，胆胀多在40岁以上发病。纤维胃镜等检查发现胃的病变，有助于胃痛的诊断；B超等检查发现胆囊病变，则有助于胆胀的诊断。

### 3.真心痛

胆胀与真心痛，二者皆可突然发生，疼痛剧烈，而真心痛则预后凶险，故需仔细鉴别。真心痛疼痛在胸膺部或左前胸，疼痛突然发生而剧烈，且痛引肩背及手少阴循行部位，可由饮酒饱食诱发，常伴有心悸、短气，汗出，身寒肢冷，"手足青至节"，脉结代等心脏病症状，心电图等心脏检查异常；胆胀疼痛则在右胁，痛势多较轻，可由过食肥腻诱发，常伴恶心口苦，嗳气等胆胃气逆之症，B超等胆系检查可见异常。

## 五、辨证论治

### （一）辨证要点

#### 1.辨虚实

起病较急，病程较短，或病程虽长而属急性发作，胀痛持续不解，痛处拒按，口苦发热，苔厚脉实者，多属实。起病较缓，病程较长，胁痛隐隐，胀而不甚，时作时止，或绵绵不休，遇劳则发，苔少脉虚者，多属虚。

#### 2.辨缓急

右胁胀痛，痛势剧烈，甚或绞痛，辗转反侧，呻吟不止，往来寒热，呕吐频繁，苔黄脉数者，则为急证；痛势较缓，无发热呕吐及黄疸者，则病情较缓。

### （二）治疗原则

胆胀的治疗原则为疏肝利胆，和降通腑。临床当据虚实而施治，实证宜疏肝利胆通腑，根据病情的不同，分别合用理气、化瘀、清热、利湿、排石等法；虚证宜补中疏通，根据虚损的差异，合用滋阴或益气温阳等法，以扶正祛邪。

### （三）分证论治

#### 1.肝胆气郁

[证候]右胁胀满疼痛，痛引右肩，遇怒加重，胸闷脘胀，善太息，嗳气频作，吞酸嗳腐；苔白

腻,脉弦大。

[证候分析]抑郁恼怒,情志失调,肝胆气机失于疏泄,故见胁肋胀闷,走窜不定;肝气不畅,气滞络瘀,则见胁痛牵引肩背;肝胃失和,则胸腹胀闷,矢气频作;弦脉主肝胆病变。

[治法]疏肝利胆,理气通降。

[代表方]柴胡疏肝散。

本方以柴胡白芍、川芎疏肝利胆,枳壳、香附、陈皮理气通降止痛,甘草调和诸药。应用时以方中四逆散为主,可加苏梗、青皮、郁金、木香行气止痛。若大便干结,加大黄、槟榔;腹部胀满,加川厚朴、草豆蔻;口苦心烦,加黄芩、栀子;嗳气、呕吐,加代赭石、炒莱菔子;伴胆石加鸡内金、金钱草、海金沙。

2. 气滞血瘀

[证候]右胁刺痛较剧,痛有定处而拒按,面色晦暗,口干口苦;舌质紫暗或舌边有瘀斑,脉弦细涩。

[证候分析]气机阻滞,血行不畅,血脉瘀滞,故右胁刺痛较剧,痛有定处而拒按,面色晦暗,口干口苦;舌质紫暗或舌边有瘀斑,脉弦细涩系气虚血瘀之象。

[治法]疏肝利胆,理气活血。

[代表方]四逆散合失笑散。

方中柴胡、枳实、白芍、甘草疏肝利胆,理气止痛,炒五灵脂、生蒲黄活血化瘀。可酌加郁金、延胡索、川楝子、大黄以增强行气化瘀止痛之效。口苦心烦者,加龙胆草、黄芩;脘腹胀甚者,加枳壳、木香;恶心呕吐者,加半夏、竹茹。

3. 胆腑郁热

[证候]右胁灼热疼痛,口苦咽干,面红目赤,大便秘结,小便短赤,心烦失眠易怒;舌红,苔黄厚而干,脉弦数。

[证候分析]肝胆失疏,气郁化热,热壅滞,故胁肋胀闷;胆络痹阻,则胁痛牵引肩背;郁热内扰,则口干口苦,心烦易怒;肝胃胃失和,腑气不通,故嗳气矢气频多,大便干结不畅;舌苔厚黄,舌红,脉数,均为肝胆有郁热之征。

[治法]清泻肝胆之火,解郁通腑。

[代表方]清胆汤。

方中栀子、黄连、柴胡、白芍、蒲公英、金钱草、瓜蒌清泻肝火,郁金、延胡索、川楝子理气解郁止痛,大黄利胆通腑泻热。心烦失眠,加丹参、炒枣仁;黄疸加茵陈、枳壳;口渴喜饮,加天花粉、麦冬;恶心呕吐,加半夏、竹茹。方中金钱草用量宜大,可用 $30\sim60$ g。

4. 肝胆湿热

[证候]右胁胀满疼痛,胸闷纳呆,恶心呕吐,口苦心烦,大便黏腻,或见黄疸;舌红苔黄腻,脉弦滑。

[证候分析]湿热壅结肝胆,肝胆失于疏泄,故右胁胀满疼痛,胸闷纳呆,恶心呕吐,口苦心烦,大便黏腻,或见黄疸;舌红苔黄腻,脉弦滑乃湿热之象。

[治法]清热利湿,疏肝利胆。

[代表方]茵陈蒿汤。

方中茵陈、栀子、大黄清热利湿,疏通胆腑,疏肝利胆。可加柴胡、黄芩、半夏、郁金疏肝利胆而止痛,或与大柴胡汤同用。胆石者,加鸡内金、金钱草、海金沙、穿山甲利胆排石;小便黄赤者,加滑石、车前子、白通草;苔白腻而湿重者,去大黄、栀子,加茯苓、白蔻仁、砂仁;若痛势较剧,或持续性疼痛阵发性加剧,往来寒热,加黄连、金银花、蒲公英,重用大黄。

5. 阴虚郁滞

[证候]右胁隐隐作痛,或略有灼热感,口燥咽干,急躁易怒,胸中烦热,头晕目眩,午后低热;舌红少苔,脉细数。

[证候分析]阴虚阳亢,阴不制阳,津液亏耗,上实下虚,故右胁隐隐作痛,或略有灼热感,口燥咽干,急躁易怒,胸中烦热,头晕目眩;舌红少苔,脉细数系阴虚阳亢之候。

[治法]滋阴清热,疏肝利胆。

[代表方]一贯煎。

方中生地黄、北沙参、麦冬、当归身、枸杞子滋阴,川楝子疏肝理气止痛。心烦失眠者,加柏子仁、夜交藤、枣仁;兼灼痛者,加白芍、甘草;急躁易怒者,加栀子、青皮、珍珠母;胀痛者,加佛手、香橼皮。

6. 阳虚郁滞

[证候]右胁隐隐胀痛,时作时止,脘腹胀痛,呕吐清涎,畏寒肢凉,神疲乏力,气短懒言;舌淡苔白,脉弦弱无力。

[证候分析]阳气不足,温煦失司,脾阳虚损,升降失职,故胁隐隐胀痛,时作时止,脘腹胀痛,呕吐清涎,畏寒肢凉,神疲乏力,气短懒言;舌淡苔白,脉弦弱无力系阳虚之舌脉。

[治法]温阳益气,疏肝利胆。

[代表方]理中汤加味。

方中党参、白术、茯苓、甘草温阳益气。可加干姜、制附子温阳,加柴胡、白芍、木香以增疏肝利胆之力。腹中冷痛者,加吴茱萸、乌药;胆石者,加金钱草、鸡内金,气血两亏者可选用八珍汤化裁。

## 六、其他疗法

(1)大黄10~20 g,茵陈30 g。泡服,每1~2小时服1次,据病情可每日服5~8次。有利胆通腑泄热作用,适用于湿热壅盛的急性胆囊炎胁胀胁痛者。

(2)金钱草15 g,鸡内金15 g,茵陈蒿15 g。水煎服,每日2次。有清化湿热、利胆化石作用,适用于脾虚食积,湿热砂石内结之胁胀胁痛、小便黄赤之症。

## 七、验案举隅

王某,男,62岁。

初诊(2020年10月27日):右胁胆区发胀、脊背旁侧疼痛数年,嗳气为舒,疲劳乏力,寐差;苔薄黄腻,质暗隐紫、有齿印,脉细。B超检查:胆结石,前列腺增生;胃镜检查提示:慢性浅表性胃炎,反流性胃炎。

辨证：胆胃不和，湿热中阻。

治法：清热化湿，利胆和胃。

处方：醋柴胡 15 g，赤芍药 15 g，炒枳壳 10 g，炙甘草 10 g，片姜黄 10 g，制香附 10 g，蒲公英 15 g，炒延胡索 15 g，川楝子 10 g，九香虫 10 g，黄连 5 g，吴茱萸 3 g，煅瓦楞子 30 g，法半夏 10 g，肉桂（后下）3 g，三棱 10 g，莪术 10 g。7 剂。

二诊（2020 年 11 月 17 日）：右胁、后背胀痛明显好转，但后脊跳动、胸胁隐痛，大便正常；苔黄腻，质暗红，脉细滑。予原方加青皮 10 g、鸡血藤 15 g。7 剂。

## 八、转归预后

本病的转归主要为实证向虚证转化，而成虚实夹杂之证。实证之初多为气郁，在外邪侵袭、饮食不节等条件下可转为郁热或湿热，久则由实转虚，郁热不解，灼耗阴津，致肝肾阴虚，可转化为阴虚郁滞；过服寒凉，过劳伤气，又可转化为气虚郁滞，进而转化为阳虚郁滞，形成虚实并见的证候。若失治误治，可致阴液耗损，阴损及阳导致厥脱。本病久延不愈，胆木克土，还可引起胃痛等病证。

胆胀病患者，如正气充足，一般预后良好，若迁延不愈，则反复发作，殊难根治。若急性发作之时，出现危证、坏证，则预后较差。

## 九、预防与调摄

积极治疗胁痛、黄疸等肝胆疾病及虫病，疗程要足，除邪务尽，病证治愈后要注重调摄，皆为预防胆胀的重要措施。

调摄包括调养心神，保持恬静愉快的心理状态；调节劳逸，做到动静适宜，以使气血流通；调剂饮食，宜清淡为主，多食蔬菜、水果，如萝卜、苦瓜、佛手、苹果等，有利于利胆祛湿，切忌暴饮暴食及食用膏粱厚味，勿酗酒、贪凉、饮冷。注意保暖。

## 十、结语

胆胀是指胆腑气郁，胆失通降所引起的以右胁胀痛为主要临床表现的一种胆病，为临床常见证候之一。本病病机主要是气滞、湿热、胆石、瘀血等导致胆腑气郁，胆失通降。病位在胆腑，与肝胃关系最为密切。临床上应与胃痛、真心痛等病证相鉴别。辨证上以辨虚实和缓急为要点。胆胀的治疗原则为疏肝利胆、和降通腑。临床当据虚实而施治，实证宜疏肝利胆通腑，根据病情的不同，分别合用理气、化瘀、清热、利湿、排石等法；虚证宜补中疏通，根据虚损的差异，合用滋阴或益气温阳等法，以扶正祛邪。应注意疗程要足，除邪务尽。

## 十一、文献摘要

《素问·热论》："三日少阳受之，少阳主胆，其脉循胁络于耳，故胸胁痛而耳聋。"

《症因脉治·腹胀》:"胁肋作痛,口苦太息,胆胀也。胆胀者,柴胡清肝饮。"

(王孝郎)

## 第四节 鼓胀

鼓胀系指肝病日久,肝脾肾功能失调,气滞、血瘀、水停于腹中所导致的以腹胀大如鼓,皮色苍黄,脉络暴露为主要临床表现的一种病证。本病在古医籍中又称单腹胀、臌、蜘蛛蛊等。

鼓胀为临床上的常见病。历代医家对本病的防治十分重视,把它列为"风、痨、鼓、膈"四大顽证之一,说明本病为临床重证,治疗上较为困难。

本病最早见于《内经》,对其病名、症状、治疗法则等都有了概括的认识。如《灵枢·水胀》记载其症状有"腹胀,身皆大,大与肤胀等也,色苍黄,腹筋起",《素问·腹中论》记载其症状是"心腹满,旦食则不能暮食",病机是"饮食不节","气聚于腹",并说"治之以鸡矢醴"。《金匮要略·水气病脉证并治》所论述的石水、肝水等与本病相似,如谓:"肝水者,其腹大,不能自转侧,胁下腹痛。"晋代葛洪在《肘后备急方·治卒大腹水病方》中首次提出放腹水的适应证和方法:"若唯腹大,下之不去,便针脐下二寸,人数分,令水出,孔合,须腹减乃止。"隋代的《诸病源候论·水肿病》在病因上提出了"水毒"可引起鼓胀病,并用"水蛊"名之,说明当时已认识到此病由水中之虫所致。金元时期《丹溪心法·鼓胀》认为本病病机是脾土受伤,不能运化,清浊相混,隧道壅塞,湿热相生而成。此期在治法上有主攻有主补的不同争论,深化了鼓胀的研究。及至明清,多数医家认识到本病病变脏腑重点在脾,确立了鼓胀的病机为气血水互结的本虚标实的病理观,治法上更加灵活多样,积累了宝贵的经验,至今仍有效地指导着临床实践。

根据临床表现,鼓胀多属西医学所指的肝硬化腹水,其中包括肝炎后性、血吸虫性、胆汁性、营养性、中毒性等肝硬化之腹水期,其他如腹腔内肿瘤、结核性腹膜炎等疾病,若出现鼓胀证候时,亦可参考本节论治。

## 一、病因病机

1. 情志所伤

肝主疏泄,性喜条达。若因情志抑郁,肝气郁结,气机不利,则血液运行不畅,以致肝之脉络为瘀血所阻滞。同时,肝气郁结,横逆乘脾,脾失健运,水湿不化,以致气滞、血瘀交阻,水停腹中,形成鼓胀。

2. 酒食不节

嗜酒过度,饮食不节,脾胃受伤,运化失职,酒湿浊气蕴结中焦,土壅木郁,肝气郁结,气滞血阻,气滞、血瘀、水湿三者相互影响,导致水停腹中,而成鼓胀。

3. 感染血吸虫

在血吸虫病流行区,遭受血吸虫感染又未能及时进行治疗,血吸虫内伤肝脾,肝伤则气滞,脾伤则湿聚为水,虫阻脉络则血瘀,诸因素相互作用,终致水停腹中,形成鼓胀。

4. 黄疸、积证失治

黄疸本由湿邪致病,属肝脾损伤之疾,脾伤则失健运,肝伤则肝气郁滞,久则肝脾肾俱损,而致气滞血瘀,水停腹中,渐成鼓胀。积聚之"积证"本由肝脾两伤,气郁与痰血凝聚而成,久则损伤愈重,凝聚愈深,终致气滞、血瘀、水停腹中,发生鼓胀。而且,鼓胀形成后,若经治疗腹水虽消退,而积证未除,其后终可因积证病变的再度加重而再度形成鼓胀,故有"积"是"胀病之根"之说。

5. 脾肾亏虚

肾主气化,脾主运化。脾肾素虚,或劳欲过度,或久病所伤,造成脾肾亏虚,脾虚则运化失职,清气不升,清浊相混,水湿停聚;肾虚则膀胱气化无权,水不得泄而内停,若再与其他诸因素相互影响,则即引发或加重鼓胀。

在鼓胀的病变过程中,肝脾肾三脏常相互影响,肝郁而乘脾,土壅则木郁,肝脾久病则伤肾,肾伤则火不生土或水不涵木。同时气、血、水也常相因为病,气滞则血瘀,血不利而为水,水阻则气滞;反之亦然。气血水结于腹中,水湿不化,久则实者愈实;邪气不断残正气,使正气日渐虚弱,久则虚者愈虚,故本虚标实,虚实并见为本病的主要病机特点。晚期水湿之邪,郁久化热,则可发生内扰或蒙闭心神,引动肝风,迫血妄行,络伤血溢之变。总之,鼓胀的病变部位在肝、脾、肾,基本病机是肝脾肾三脏功能失调,气滞、血瘀、水停于腹中。病机特点为本虚标实。

## 二、临床表现

初起脘腹作胀,腹渐胀大,按之柔软,食后尤甚,叩之呈鼓音及移动性浊音。继则腹部胀满膨隆,高于胸部,仰卧位时腹部胀满以两侧为甚,按之如囊裹水,病甚者腹部膨隆坚满,脐突皮光,四肢消瘦,或肢体浮肿。皮色苍黄,腹部青筋暴露,颈胸部可见赤丝血缕,手部可现肝掌。危重阶段尚可见吐血便血,神昏,痉厥等象。常伴胁腹疼痛,食少,神疲乏力,尿少,出血倾向。起病多缓慢,病程较长,常有黄疸、胁痛、积证的病史,酒食不节、虫毒感染等病因。

## 三、诊断

(1)具鼓胀的证候特征,初起脘腹作胀,腹渐胀大,按之柔软,食后尤甚,叩之呈鼓音及移动性浊音。继则腹部胀满膨隆,高于胸部,仰卧时则腹部胀满两侧尤甚,按之如囊裹水,病甚者腹部膨隆坚满,脐突皮光。腹部青筋暴露,颈胸部出现赤丝血缕,手部出现肝掌。四肢消瘦,面色青黄。

(2)常伴胁腹疼痛,食少,神疲乏力,尿少,出血倾向。

(3)起病多缓慢,病程较长,常有黄疸、胁痛、积证的病史,酒食不节、虫毒感染等病因。

(4)腹部 B 超、X 线食道钡餐造影、腹部 CT 检查、腹水检查,以及血清蛋白、凝血酶原时间等检查,有助于诊断。

## 四、鉴别诊断

1. 水肿

水肿病是指体内水液潴留,泛滥肌肤,引起头面、眼睑、四肢、腹背甚至全身浮肿的一种病证。严重的水肿患者也可出现胸水、腹水,因此需与鼓胀鉴别。

水肿的病因主要是外感风寒湿热之邪,水湿浸渍;疮毒浸淫,饮食劳倦,久病体虚等。病机主要是肺失宣降通调,脾失健运,肾失开合,膀胱气化失常,导致体内水液潴留,泛滥肌肤。其症状是先出现眼睑、头面或下肢浮肿,渐次出现四肢及全身浮肿,病情严重时才出现腹部胀大,腹壁无青筋暴露。

鼓胀病因主要是酒食不节,情志所伤,久病黄疸、积证、血吸虫侵袭,劳倦过度,脾虚等。主要病机是肝脾肾三脏功能失调,气滞、血瘀、水停于腹中。临床上鼓胀先出现腹部胀大,病情较重时才出现下肢浮肿,甚至全身浮肿,腹壁多有青筋暴露。

2. 肠覃

肠覃是一种小腹内生长肿物,而月经又能按时来潮的病证,类似卵巢囊肿。肠覃重症也可表现为腹部胀大膨隆,故需鉴别。肠覃患者仰卧时,前腹叩诊呈浊音,腹两侧呈鼓音,腹部前后膨胀度大于两侧膨胀度,脐下腹围大于脐部或脐上腹围,脐孔有上移现象,腹壁无青筋暴露,妇科检查有助诊断。鼓胀则腹部前后膨胀度多小于两侧膨胀度,脐下腹围小于脐上腹围,脐孔无上移现象,腹壁多有青筋暴露。腹部 B 超、X 线食道钡餐造影、腹部 CT 检查、腹水检查等有助诊断。

## 五、辨证论治

### (一)辨证要点

1. 辨缓急

鼓胀虽然病程较长,但在缓慢病变过程中又有缓急之分。若鼓胀在半月至一月之间不断进展为缓中之急,多为阳证、实证;若鼓胀迁延数月,则为缓中之缓,多属阴证、虚证。

2. 辨虚实的主次

鼓胀虽属虚中夹实,虚实并见,但虚实在不同阶段各有侧重。一般说来,鼓胀初起,新感外邪,腹满胀痛,腹水壅盛,腹皮青筋暴露显著时,多以实证为主;鼓胀久延,外邪已除,腹水已消,病势趋缓,见肝脾肾亏虚者,多以虚证为主。

3. 辨气滞、血瘀、水停的主次

以腹部胀满,按压腹部,按之即陷,随手而起,如按气囊,鼓之如鼓等症为主者,多以气滞为主;腹胀大,内有积块疼痛,外有腹壁青筋暴露,面、颈、胸部出现红丝赤缕者,多以血瘀为主;腹部胀大,状如蛙腹,按之如囊裹水,或见腹部坚满,腹皮绷急,叩之呈浊音者。多以水停为主。以气滞为主者,称为气鼓;以血瘀为主者,称为血鼓;以水停为主者,称为水鼓。

### (二)治疗原则

本病的病机特点为本虚标实,虚实并见,故其治疗宜谨据病机,以攻补兼施为原则,实证为主则着重祛邪治标,根据具体病情,合理选用行气、化瘀、健脾利水之剂,若腹水严重,也可酌情暂行攻逐,同时辅以补虚;虚证为主则侧重扶正补虚,视证候之异,分别施以健脾温肾、滋养肝肾等法,同时兼以祛邪。

### (三)分证论治

1. 气滞湿阻

[证候]腹部胀大,按之不坚,胁下胀满或疼痛,饮食减少,食后腹胀,嗳气后稍减,尿量减

少;舌白腻,脉弦细。

[证候分析]本证为肝郁气滞,脾运不健湿浊中阻。由于肝郁气滞,脾运不健,湿浊中阻,浊气充塞,故腹胀不坚;肝失条达,络气痹阻,故胁下胀满疼痛;气滞中满,脾胃运化失职,故食少易胀,嗳气不适;气壅湿阻,水道不利,故小便短少;脉弦,苔白腻,为肝郁湿阻之象。

[治法]疏肝理气,健脾利水。

[代表方]柴胡疏肝散合胃苓汤。

方中柴胡、枳壳、芍药、川芎、香附疏肝理气解郁;白术、茯苓、猪苓、泽泻健脾利水;桂枝辛温通阳,助膀胱之气化而增强利水乏力;苍术、厚朴、陈皮健脾理气除湿。若苔腻微黄、口干口苦、脉弦数,为气郁化火,可酌加丹皮、栀子;若胁下刺痛不移、面青舌紫、脉弦涩,为气滞血瘀,可加延胡索、丹参、莪术;若见头晕失眠、舌质红、脉弦细数者,可加制首乌、枸杞子、女贞子等。

2.寒湿困脾

[证候]腹大胀满,按之如囊裹水,胸脘胀闷,得热则舒,周身困重,畏寒肢肿,面浮或下肢微肿,大便溏薄,小便短少;舌苔白腻水滑,脉弦迟。

[证候分析]本证为肝郁气滞,脾运不健湿浊中阻。由于肝郁气滞,脾运不健,湿浊中阻,浊气充塞,故腹胀不坚;肝失条达,络气痹阻,故胁下胀满疼痛;气滞中满,脾胃运化失职,故食少易胀,嗳气不适;气壅湿阻,水道不利,故小便短少;脉弦,苔白腻,为肝郁湿阻之象。

[治法]温中健脾,行气利水。

[代表方]实脾饮。

方中附子、干姜、白术温中健脾;木瓜、槟榔、茯苓行气利水;厚朴、木香、草果理气健脾燥湿;甘草、生姜、大枣调和胃气。水肿重者,可加桂枝、猪苓、泽泻;脘胁胀痛者,可加青皮、香附、延胡索、丹参;脘腹胀满者,可加郁金、枳壳、砂仁;气虚少气者,加黄芪、党参。

用麝香 0.1 g,白胡椒粉 0.1 g,拌匀,水调呈糊状,敷脐上,用纱布覆盖,胶布固定,2 日更换 1 次。有温中散寒,理气消胀之功。适用于寒湿困脾证。

3.湿热蕴结

[证候]腹大坚满,脘腹绷急,外坚内胀,拒按,烦热口苦,渴不欲饮,小便赤涩,大便秘结或溏垢,或有面目肌肤发黄;舌边尖红,苔黄腻或灰黑而润,脉弦数。

[证候分析]本证为湿热壅盛,蕴结中焦,浊水内停。由于湿热互结,浊水停聚,故腹大坚满,脘腹胀急;湿热上蒸,浊水内停,故烦热口苦,渴不欲饮;湿热阻于肠胃,故大便秘结或溏垢;湿热下注,气化不利,故小便赤涩;如湿热熏蒸皮肤,则面目、皮肤发黄;舌红,苔黄腻灰黑,脉弦数,均为湿热壅盛,病在肝脾之象。

[治法]清热利湿,攻下逐水。

[代表方]中满分消丸合茵陈蒿汤、舟车丸。

中满分消丸用黄芩、黄连、知母清热除湿;茯苓、猪苓、泽泻淡渗利尿;厚朴、枳壳、半夏、陈皮、砂仁理气燥湿;姜黄活血化瘀;干姜与黄芩、黄连、半夏同用,辛开苦降,除中满,祛湿热;少佐人参、白术、甘草健脾益气,补虚护脾,使水去热清而不伤正,深得治鼓胀之旨。湿热壅盛者,去人参、干姜、甘草,加栀子、虎杖。茵陈蒿汤中,茵陈清热利湿,栀子清利三焦湿热,大黄泄降肠中瘀热。攻下逐水用舟车丸,方中甘遂、大戟、芫花攻逐腹水;大黄、黑丑荡涤泻下,使水从二便分消;青皮、陈皮、槟榔、木香理气利湿;方中轻粉一味走而不守,逐水通便。舟车丸每用3～6g,应视病情与服药反应调整服用剂量。

4. 肝脾血瘀

[证候]腹大坚满,按之不陷而硬,青筋怒张,胁腹刺痛拒按,面色晦暗,头颈胸臂等处可见红点赤缕,唇色紫褐,大便色黑,肌肤甲错,口干饮水不欲下咽;舌质紫暗或边有瘀斑,脉细涩。

[证候分析]本证为肝脾瘀结,络脉滞涩,水气停留。因瘀血阻于肝脾脉络之中,隧道不通,致水气内聚,故腹大坚满,脉络怒张,胁腹刺痛;瘀热蕴阻下焦,病邪日深,入肾则面色晦暗黧黑,入血则赤丝血缕,面、颈、胸、臂出现血痣或蟹爪纹,唇色紫褐;由于水浊聚而不行,故口渴,饮水不能下;大便色黑,乃阴络之血外溢;舌紫红或有紫斑,脉细涩,乃血瘀停滞之象。

[治法]活血化瘀,行气利水。

[代表方]调营饮。

方中川芎、赤芍、大黄、莪术、延胡索、当归活血化瘀利气;瞿麦、槟榔、葶苈子、赤茯苓、桑白皮、大腹皮、陈皮行气利尿;肉桂、细辛温经通阳;甘草调和诸药。大便色黑可加参三七、侧柏叶;积块甚者加穿山甲、水蛭;瘀痰互结者,加白芥子、半夏等;水停过多,胀满过甚者,可用十枣汤以攻逐水饮。

5. 脾肾阳虚

[证候]腹大胀满,形如蛙腹,撑胀不甚,朝宽暮急,面色苍黄,胸脘满闷,食少便溏,畏寒肢冷,尿少腿肿;舌淡胖边有齿痕,苔厚腻水滑,脉沉弱。

[证候分析]本证为脾肾阳虚,不能温运,水湿内聚。脾肾阳气不运,水寒之气不行,故腹大胀满不舒,入暮尤甚;脾阳虚不能运化水谷,故脘闷纳呆;阳气不能敷布于内外,故神倦怯寒,肢冷;若水湿下注,则下肢浮肿;肾阳不足,膀胱气化不行,故小便短少;面色苍黄或呈㿠白,均为脾肾阳虚表现;舌体胖,质紫,苔淡白,脉沉细无力,均为脾肾阳虚,内有瘀血之象。

[治法]温补脾肾,化气行水。

[代表方]附子理中丸合五苓散、济生肾气丸。

偏于脾阳虚者可用附子理中丸合五苓散;偏于肾阳虚者用济生肾气丸,或与附子理中丸交替使用。附子理中丸方用附子、干姜温中散寒;党参、白术、甘草补气健脾除湿。五苓散中猪苓、茯苓、泽泻淡渗利尿;白术苦温健脾燥湿;桂枝辛温通阳化气。济生肾气丸中附子、肉桂温补肾阳,化气行水;熟地、山茱萸、山药、牛膝滋肾填精;茯苓、泽泻、车前子利尿消肿;丹皮活血化瘀。食少腹胀,食后尤甚者,可加黄芪、山药、薏苡仁、白扁豆;畏寒神疲,面色青灰,脉弱无力者,酌加淫羊藿、巴戟天、仙茅;腹筋暴露者,稍加赤芍、泽兰、三棱、莪术等。

6. 肝肾阴虚

[证候]腹大坚满,甚则腹部青筋暴露,形体反见消瘦,面色晦暗,口燥咽干,心烦失眠,齿鼻时或衄血,小便短少;舌红绛少津,脉弦细数。

[证候分析]本证为肝肾阴虚,津液失布,水湿内停。因肝肾阴虚,津液不能输布,水液停聚中焦,血瘀不行,故腹大胀满,甚至青筋暴露,面色晦滞,小便短少;心烦失眠,衄血,均为阴虚内热,热伤阳络之象;阴虚津液不能上承,故口燥;舌红绛少津,苔少或光剥,脉弦细数,均为肝肾阴血亏损之象。

[治法]滋养肝肾,凉血化瘀。

[代表方]六味地黄丸或一贯煎合膈下逐瘀汤。

六味地黄丸中熟地黄、山茱萸、山药滋养肝肾,茯苓、泽泻、丹皮淡渗利湿。一贯煎中生地、沙参、麦冬、枸杞子滋养肝肾,当归、川楝子养血活血疏肝。膈下逐瘀汤中五灵脂、赤芍、桃仁、红花、丹皮活血化瘀,川芎、乌药、延胡索、香附、枳壳行气活血,甘草调和诸药。偏肾阴虚以六味地黄丸为主,合用膈下逐瘀汤;偏肝阴虚以一贯煎为主,合用膈下逐瘀汤。若津伤口干,加石斛、花粉、芦根、知母;午后发热,酌加银柴胡、鳖甲、地骨皮、白薇、青蒿;齿鼻出血,加栀子、芦根、藕节炭;肌肤发黄,加茵陈、黄柏;兼面赤颧红,可加龟甲、鳖甲、牡蛎等。

7. 鼓胀出血

[证候]轻者齿鼻出血,重者病势突变,大量吐血或便血,脘腹胀满,胃脘不适,吐血鲜红或大便油黑;舌红苔黄,脉弦数。

[证候分析]久瘀化热,热迫血行,故齿鼻出血,重者病势突变,大量吐血或便血,吐血鲜红或大便油黑;舌红苔黄,脉弦数乃郁热之象。

[治法]清胃泻火,化瘀止血。

[代表方]泻心汤合十灰散。

泻心汤中大黄、黄连、黄芩大苦大寒,清胃泻火;十灰散凉血化瘀止血。酌加参三七化瘀止血;若出血过多,气随血脱,汗出肢冷,可急用独参汤以扶正救脱。还应中西医结合抢救治疗。

8. 鼓胀神昏

[证候]神志昏迷,高热烦躁,怒目狂叫,或手足抽搐,口臭便秘,尿短赤;舌红苔黄,脉弦数。

[证候分析]鼓胀久病,痰热内生,上蒙清窍,故神志昏迷,高热烦躁,怒目狂叫,或手足抽搐,口臭便秘,尿短赤;舌红苔黄,脉弦数系痰热之象。

[治法]清心开窍。

[代表方]安宫牛黄丸、紫雪丹、至宝丹或用醒脑静注射液。

上方皆为清心开窍之剂,皆适用于上述高热、神昏、抽风诸症,然也各有侧重,热势尤盛,内陷心包者,选用安宫牛黄丸;痰热内闭,昏迷较深者,选用至宝丹;抽搐痉厥较甚者,选用紫雪丹。若症见神情淡漠呆滞,口中秽气,舌淡苔浊腻,脉弦细者,当治以化浊开窍,选用苏合香丸、玉枢丹等。

# 六、其他疗法

1. 单方验方

(1)鲤鱼赤小豆汤:鲤鱼(去鳞及内脏)500 g,赤小豆30 g。同煮,喝汤。

(2)马鞭草、半边莲、半枝莲、石打穿任选1~2味,每味30 g,煎汤内服。

2. 外治疗法

(1)阿魏、硼砂各30 g,共为细末,用白酒适量调匀,敷于患者脐上,外用布带束住,数日一换。有软坚散结之效。

(2)用麝香0.1 g,白胡椒粉0.1 g,拌匀,水调呈稠糊状,敷脐上,用纱布覆盖,胶布固定,2

日更换1次。有温中散寒、理气消胀之功。适用于寒湿困脾证。

## 七、验案举隅

康某,女,52岁。

**初诊**(2021年9月8日):2018年因子宫肌瘤手术输血而感染丙肝,2020年开始发现有肝功能异常,西医曾予注射干扰素3个月未见效果。诊见:肝区胁肋胀痛,脾区亦有胀感,腹胀不和舒,食纳尚可,口稍干,尿黄,大便尚调;苔薄黄腻,质暗红,脉小弦滑。近日复查肝功能,ALT 87 U/L,AST 102 U/L,TBIL 19.9 μmol/L,球蛋白 32.8 g/L;HCV-RNA:$1.6×10^6$/mL;血常规:WBC $3.1×10^9$/L,RBC $3.5×10^{12}$/L,PLT $67×10^9$/L。B超示:肝硬化腹水,胆囊炎,胆囊息肉,脾肿大。

**辨证**:肝肾阴虚,湿热瘀阻。

**治法**:滋养肝肾,养阴利湿。

**处方**:一贯煎合四君子汤、二至丸加减。炙鳖甲(先煎)12 g,北沙参10 g,麦冬15 g,枸杞子10 g,生地12 g,丹参30 g,茵陈30 g,女贞子10 g,旱莲草10 g,太子参10 g,焦白术15 g,茯苓15 g,炙甘草10 g,制香附10 g,郁金10 g,青皮10 g,陈皮10 g,白茅根15 g,炙鸡内金15 g。7剂。

**二诊**(2021年9月15日):肝区隐痛,胃胀隐痛,平卧后腹中气体走窜,矢气不多,小便不畅,大便尚调,晨起咯痰有血丝;苔黄质暗,口唇暗,脉小弦滑。上方加猪苓15 g、泽泻15 g、丝瓜络15 g、白茅30 g、沉香(后下)5 g。7剂。

**三诊**(2021年9月22日):药后脘腹不痛,胀感减轻,但小便灼热,大便稀溏,腿软无力;苔黄质暗红,脉小弦。上方加焦楂、曲各15 g,仙鹤草15 g。7剂。

**四诊**(2021年9月29日):脘腹痛胀未发,肝区稍胀,近周来觉潮热、烘热阵发,出汗,入睡难,小便清长,大便便溏;苔黄,质暗红,脉细弦。复查B超:肝硬化,胆囊炎,脾肿大,未见腹水。初诊方加地骨皮10 g、地锦草12 g、夜交藤20 g、鳖甲(先煎)15 g、泽泻15 g。7剂。

**随访**:在此基础上调治半年,诸症不显,病情稳定。

## 八、转归预后

本病病机以本虚标实为特点,病变极为复杂,概要论之,一般初起多以气滞为主,表现为气滞湿阻证,随着患者体质的变化及失治误治,水湿可从寒化或热化,湿从寒化,则转变为寒湿困脾证;湿从热化,则转变为湿热蕴结证,表现为以实为主;水势壅盛之时,水湿阻气阻血,气滞血瘀益甚,呈现肝脾血瘀证。若经治腹水大减或消失,而病迁延不愈,久则寒水伤阳,或过用寒凉,又可由实为主转变为以虚为主,而成脾肾阳虚之候;热水伤阴,也可由以实为主转变为以虚为主,而成肝肾阴虚之候。如复感外邪或过用滋补壅塞之剂,虚胀也可表现出实胀的症状。

本病初期,虽腹胀大,正气渐虚,但经合理治疗,尚可带病延年;若病至晚期,腹大如瓮,青筋暴露,脐心突起,大便便溏,四肢消瘦,则预后不良;若见吐血、便血、神昏、痉厥,则为危象,预后不良。

## 九、预防与调摄

加强对病毒性肝炎的早期防治,避免与血吸虫、疫水及对肝脏有毒物质的接触,及时治疗黄疸、积证患者。《杂病源流犀烛·肿胀源流》对调摄也有很好的经验:"先令却盐味,厚衣衾,断妄想,禁忿怒。"即注意保暖,避免反复感邪;注意劳逸结合,病情较重时应多卧床休息,腹水较多者可取半卧位,避免劳累;注意营养,避免饮酒过度,病后应忌酒及粗硬饮食,腹水期应忌盐;宜安心静养,避免郁怒伤肝。

## 十、结语

鼓胀为临床四大疑难重症之一,历代医家十分重视。其临床表现以腹胀大膨隆,皮色苍黄,脉络暴露为特征。鼓胀的病变部位在肝、脾、肾,基本病机是肝脾肾三脏功能失调,气滞、血瘀,水停于腹中。临床上注意与水肿和肠覃鉴别。辨证要点在虚实及气滞、血瘀、水停的主次。本病的病机特点为本虚标实,虚实并见,故其治疗宜谨守病机,以攻补兼施为原则。实证为主则着重祛邪,合理选用行气、化瘀、健脾利水之剂,若腹水严重,也可酌情暂行攻逐,同时辅以补虚;虚证为主则侧重在扶正补虚,分别施以健脾温肾,滋养肝肾等法,扶正重点在脾,同时兼以祛邪。还应注意"至虚有盛候,大实有羸状"的特点,切实做到补虚不忘实,泄实不忘虚,切忌一味攻伐,导致正气不支,邪恋不去,出现危象。

## 十一、文献摘要

《素问·腹中论》:"黄帝问曰:有病心腹满,旦食则不能暮食,此为何病?岐伯对曰:名为鼓胀……治之以鸡矢醴,一剂知,二剂已。帝曰:其时有复发者,何也?岐伯曰:此饮食不节,故时有病也。虽然其病且已,时故当病,气聚于腹也。"

《灵枢·水胀》:"鼓胀何如?岐伯曰:腹胀,身皆大,大与肤胀等也,色苍黄,腹筋起,此其候也。"

《金匮要略·水气病脉证并治》:"石水,其脉自沉,外证腹满不喘。""肝水者,其腹大,不能自转侧,胁下腹痛,时时津液微生,小便续通。""脾水者,其腹大,四肢苦重,津液不生,但苦少气,小便难。""肾水者,其腹大,脐肿腰痛,不能溺,阴下湿如牛鼻上汗,其足逆冷,面反瘦。"

《诸病源候论·水肿病诸候》:"此由水毒气结聚于内,令腹渐大,动摇有声,常欲饮水,皮肤粗黑,如似肿状,名水蛊也。"

《格致余论·鼓胀论》:"今令七情内伤,六淫外侵,房劳致虚,脾土之阴受伤,转输之官失职,胃虽受谷不能运化,故阳自升阴自降,而成天地不交之否。于斯时也清浊相混,隧道壅塞,气化浊血瘀郁而为热。热留而久,气化成湿,湿热相生,遂成胀满。经曰鼓胀是也。""此病之起,或三五年,或十余年,根深矣,势笃矣,欲求速效,自求祸耳。""医不察病起于虚,急于作效,倘能希赏。病者苦于胀急,喜行利药,以求一时之快。不知宽得一日半日,其肿愈甚,病邪甚矣,真气伤矣……制肝补脾,殊为切当。"

《丹溪心法·鼓胀》:"朝宽暮急,血虚;暮宽朝急,气虚;终日急,气血皆虚。"

《景岳全书·肿胀》："少年纵酒无节，多成水鼓。盖酒为水谷之液，血亦水谷之液，酒入中焦，必求同类，故直走血分……故饮酒者身面皆赤，此人血之征，亦散血之征，扰乱一番，而血气能无耗损者，未之有也。第年当少壮，则旋耗旋生，固无所觉，及乎血气渐衰，则所生不偿所耗，而且积伤并至，病斯见矣……其有积渐日久，而成水鼓者，则尤多也。"

《医门法律·胀病论》："凡有癥瘕、积块、痞块，即是胀病之根，日积月累，腹大如箕，腹大如瓮，是名单腹胀。"

《寓意草·面议何茂倩令嫒病单腹胀脾虚将绝之候》："……从来肿病，遍身头面俱肿，尚易治，若只单单腹胀，则为难治……而清者不升，浊者不降，互相结聚，牢不可破，实因脾气之衰微所致，而泻脾之药尚敢漫用乎……后人不察，概从攻泻者何耶……其始非不遽消，其后攻之不消矣。其后再攻之如铁石矣。不知者见之，方谓何物邪气，若此之盛。自明者观之，不过为猛药所攻，即以此身之气，转与此身为难者，实有如驱良民为寇之比……明乎此，则有培养一法，补益元气是也；则有招纳一法，升举阳气是也；则有解散一法，开鬼门，洁净府是也。三法虽不言泻，而泻在其中矣。"

（王孝郎）

# 第七章

# 肾系病证

## 一、主要证候及特征

肾为先天之本,藏真阴而寓真阳,主藏精,为人体生长、发育、生殖之源,具充脑、荣发、坚骨固齿之用,有生发、温煦、滋养五脏六腑之功,只宜固藏,不宜泄露,所以肾病的证候特征以虚证为主,故有"肾无实证"之说。肾病常见的证候有肾气不固、肾阳虚衰、肾阴亏虚,以及在虚的基础上形成的本虚标实证阳虚水泛、阴虚火旺等。肾与膀胱相表里,其经络又与膀胱相通,膀胱的气化赖肾气之蒸腾,所以肾的病变常常影响膀胱,而导致膀胱气化失司,引起尿量、排尿次数、排尿时间的改变。膀胱的病变有虚有实,以实为主,实证常见膀胱湿热,以及尿路结石、血瘀、气滞等证候;虚证常由肾虚引起。

### (一)肾气不固

1. 主要证候

男子遗精早泄,女子带下清稀,尿频或遗尿,或尿后余沥,面色苍白,听力减退,腰膝酸软;舌淡,苔薄白,脉细弱。

2. 证候特征

本证以肾虚导致的精关不固和膀胱失约之症为其证候特征。

本证与肾不纳气证的鉴别是:本证为肾的固摄功能减退而表现为遗尿、滑精等排尿、生殖系统的病变;肾不纳气乃肾的纳气功能减退而表现为喘促、呼多吸少等呼吸功能的异常。

### (二)肾阳虚衰

1. 主要证候

形寒肢冷,腰膝酸冷,遗精阳痿,多尿或不禁,面色㿠白,精神萎靡,疲倦无力;舌淡,苔薄白,脉沉细无力。

2. 证候特征

本证系在肾气虚的基础上,又增加了形寒肢冷等阳虚症状。

本证与肾气不固的鉴别是:肾气不固寒象不显著,仅具肾气虚所致的精关不固和膀胱失约见症,而本证尚有形寒肢冷等阳虚症状。

### (三)肾阴亏虚

1. 主要证候

形体瘦弱,腰酸膝软,足跟疼痛,头晕目眩,视力减退,健忘,耳鸣耳聋,咽干舌燥,入夜尤甚,男子遗精,女子经少甚或经闭;舌红,苔少而干,脉沉细。

2. 证候特征

本证以肾之阴精不足及相关部位失于滋养的证候为特征。

### (四)阳虚水泛

1. 主要证候

周身浮肿,下肢为甚,按之如泥,脘腹胀满,腰酸尿少,形寒肢冷;舌淡胖,苔白,脉沉细或沉弦。

2. 证候特征

本证以兼具肾阳虚衰的证候和全身浮肿,下肢为甚之阴水证候为特征。

本证与肾阳虚衰证之鉴别在于本证具有明显的全身浮肿,下肢为甚的阳虚水泛证。

### (五)阴虚火旺

1. 主要证候

腰酸遗精,阳强易举,口咽干痛,眩晕耳鸣,潮热盗汗,颧红唇赤,大便秘结;舌红少苔,脉细数。

2. 证候特征

本证以兼有肾阴亏虚及潮热盗汗,颧红唇赤等阴虚内热证候为特征。

本证与肾阴亏虚证的区别在于本证阴虚内热象较为显著。

### (六)膀胱湿热

1. 主要证候

尿频、尿急、尿短赤、尿涩痛,小腹胀满,或兼有发热腰痛,或有尿血,或尿中有砂石,或尿浊如膏;苔黄腻,脉滑数。

2. 证候特征

本证以尿频、尿急、尿短赤、尿涩痛为基本特征。部分证候可见尿血,或尿道中有砂石,或尿浊如膏,并见舌红、苔黄腻、脉滑数为特征。

本证与膀胱失约证的区别要点在于有虚实之异;彼则小便淋漓不禁,尿清量多,舌淡苔白,脉细弱,此则小便涩痛,尿赤量少,舌红,苔黄腻,脉滑数。

## 二、病机述要

1. 肾气不固

肾主藏精,开窍于二阴。或由年老肾气衰弱,或由年幼肾气不充,或因久病、房劳损伤,以致肾气亏虚,封藏固摄无权,精关不固或膀胱失约,而成遗精、早泄、遗尿等病证。

2. 肾阳虚衰

素体阳虚,或久病伤及肾阳,或年老肾阳渐衰,或房劳过度,斫伐肾阳,致肾阳虚衰,则温煦失职,气化无权或气化不及州都,而成水肿、癃闭、关格等病证;若肾阳虚衰,命门之火不足,精关不固,尚可导致生殖机能减退,而引起滑精、阳痿等病证。

3. 肾阴亏虚

因肾病久延不愈,损伤肾阴;或房室不节,耗伤肾阴,或热病后期,灼伤肾阴;或过服温燥劫阴之品,劫伤肾阴,或五脏之阴伤,穷必及肾,导致肾阴亏虚,皆可致生殖机能减退,引起淋证、滑精等病证,并可致诸多肾病的反复发作或加重。

4. 阳虚水泛

肾主水液。或因外邪侵袭,损伤肾阳,或因久病内伤,肾阳衰惫,或因水湿痰饮伤及肾阳,肾阳虚衰,不能蒸腾气化水液,致水邪犯滥,外溢肌肤,而成水肿等证。

5. 阴虚火旺

因肾病久延不愈,损伤肾阴;或五脏之阴伤,穷必及肾,导致肾阴亏虚;或房室不节,耗伤肾阴,阴虚不能制阳,虚火内动;或热病后期,灼伤肾阴,阴虚则生内热,水亏则火浮,热扰精室,精关不固,可引发遗精等证。

6. 膀胱湿热

"膀胱者,州都之官,津液藏焉,气化则能出矣。"若外感湿热之邪,蕴结膀胱,或饮食不节,湿热内生,下注膀胱,膀胱气化失司,或热蓄膀胱,煎熬尿液,结成砂石,阻塞膀胱、尿道,窒碍气化,则可形成淋证、癃闭、尿浊,进而发展成关格等病证。

## 三、治疗要点

1. 肾病多虚

治宜"培其不足,不可伐其有余"。肾阴亏虚,宜滋养肾阴;肾阳虚衰,宜温补肾阳。但根据阴阳互根的原理,在滋补肾阴的同时,应适当配伍补阳之品,所谓"善补阴者,必于阳中求阴,则阴得阳升而泉源不竭";在温补肾阳的同时,又应适当配伍补阴药物,所谓"善补阳者,必于阴中求阳,则阳得阴助而生化无穷"。

2. 肾虚之证

肾之虚症大要分为阴虚、阳虚两类。阳虚之变,为寒证;阴虚之变,为热证。治疗肾阴虚忌用辛燥,忌过于苦寒,宜施甘润益肾之剂,使虚火降而阴自复,所谓"壮水之主,以制阳光";治疗肾阳虚忌用凉润和表散,宜施甘温助阳之品,使沉寒散而阳能旺,所谓"益火之源,以消阴翳"。若阴阳俱虚,精气两伤,则当两补阴阳。

3. 肾为阴阳之根

肾藏精,"精气夺则虚",肾阴肾阳亏虚,其病往往深重,治此纯虚之证,宜酌情佐以血肉有情之品以填精益髓,资其生化之源。

4. 膀胱与肾互为表里

膀胱虚寒证候,多由肾阳不足,气化失司引起,其治当以温肾化气为法;肾气不固,宜固摄肾气;肾阳虚衰,宜温补肾阳;阳虚水泛,宜温阳化气行水。膀胱湿热证候,治当清热利湿。六腑以通为用,膀胱实证常施利尿、排石、活血、行气等通利之剂。

5. 肾与其他脏腑在病理上的关系

肾与其他脏腑关系非常密切,治疗肾病应从整体出发,即在治疗肾脏的同时,兼治有关脏腑。如肾阴亏虚,可导致水不涵木,肝阳上亢,治当育阴潜阳;肾阳虚衰,火不暖土,治当温补脾肾;水不上济,心火偏旺,心肾不交,治当清心滋肾;或肺虚及肾,肾不纳气,治当补肺温肾纳气等,皆属从整体出发的治则治法。

6. 肾膀胱病证的调摄

肾系疾病患者的调摄也很重要。应慎起居,以预防外感;节制房室,注意休息,避免过劳,以免重伤肾气而加重病情,病情较轻时,也可在医生指导下适当运动,以激发正气,增强抗病能力;注意精神情志的调节,息妄想,戒忿怒,保持精神愉快,可使气血调和,促进疾病的痊愈;饮食上应根据"咸伤肾""淡渗湿"的理论,宜淡不宜咸;同时应适当多食蛋白质有利于某些虚证水肿的消退,但在关格阶段又应根据病情变化限制蛋白质的摄入等,其中有宜有不宜,均应遵医嘱而行。

# 第一节 水肿

水肿是指因感受外邪,饮食失调,或劳倦过度等,使肺失宣降通调,脾失健运,肾失开合,膀胱气化失常,导致体内水液潴留,泛滥肌肤,以头面、眼睑、四肢、腹背,甚至全身浮肿为临床特征的一种病证。

本病发病率较高,中医药治疗具有良好的疗效。

本病在《内经》中称为"水",并根据不同症状分为风水、石水、涌水。《灵枢·水胀》篇对其症状作了详细的描述,如:"水始起也,目窠上微肿,如新卧起之状,其颈脉动,时咳,阴股间寒,足胫肿,腹乃大,其水已成矣。以手按其腹,随手而起,如裹水之状,此其候也。"至其发病原因,《素问·水热穴论》篇指出:"故其本在肾,其末在肺。"《素问·至真要大论》篇又指出:"诸湿肿满,皆属于脾。"可见在《内经》时代,对水肿病已有了较明确的认识。《金匮要略》称本病为"水气",按病因、病证分为风水、皮水、正水、石水、黄汗五类。又根据五脏证候分为心水、肺水、肝水、脾水、肾水。至元代《丹溪心法·水肿》才将水肿分为阴水和阳水两大类,指出:"若遍身肿,烦渴,小便赤涩,大便闭,此属阳水;若遍身肿,不烦渴,大便溏,小便少,不涩赤,此属阴水。"这一分类方法至今对指导临床辨证仍有重要意义。明代《医学入门·杂病分类·水肿》提出疮痍可以引起水肿,并记载了"脓疮搽药,愈后发肿"的现象,清代《证治汇补·水肿》归纳总结了前贤关于水肿的治法,认为治水肿之大法,"宜调中健脾,脾气实,自能升降运行,则水湿自除,此治其本也"。同时又列举了水肿的分治六法:治分阴阳、治分汗渗、湿热宜清、寒湿宜温、阴虚宜补、邪实当攻。分别为完善水肿的病因学说和辨证论治作出了各自的贡献。

西医学中的急、慢性肾小球肾炎,肾病综合征,充血性心力衰竭,内分泌失调,以及营养障碍等疾病出现的水肿,可参考本节论治。

## 一、病因病机

人体水液的运行,有赖于气的推动,即有赖于脾气的升化转输,肺气的宣降通调,心气的推动,肾气的蒸化开合。这些脏腑功能正常,则三焦发挥决渎作用,膀胱气化畅行,小便通利,可维持正常的水液代谢。反之,若因外感风寒湿热之邪,水湿浸渍,疮毒浸淫,饮食劳倦,久病体虚等导致上述脏腑功能失调,三焦决渎失司,膀胱气化不利,体内水液潴留,泛滥肌肤,即可发为水肿。

1. 风邪外袭,肺失通调

风邪外袭,内舍于肺,肺失宣降通调,上则津液不能宣发外达以营养肌肤,下则不能通调水道而将津液的代谢废物变化为尿,以致风遏水阻,风水相搏,水液潴留体内,泛滥肌肤,发为水肿。

2. 湿毒浸淫,内归肺脾

肺主皮毛,脾主肌肉。痈疡疮毒生于肌肤,未能清解而内归肺脾,脾伤不能升津,肺伤失于宣降,以致水液潴留体内,泛滥肌肤,发为水肿。《济生方·水肿》谓:"又有年少,血热生疮,变为肿满,烦渴,小便少,此为热肿。"

3. 水湿浸渍,脾气受困

脾喜燥而恶湿。久居湿地,或冒雨涉水,水湿之气内侵;或平素饮食不节,过食生冷,均可使脾为湿困,而失其运化之职,致水湿停聚不行,潴留体内,泛滥肌肤,发为水肿。

4. 湿热内盛,三焦壅滞

"三焦者,决渎之官,水道出焉。"湿热内侵,久羁不化;或湿郁化热,湿热内盛,使中焦脾胃失其升清降浊之能,三焦为之壅滞,水道不通,以致水液潴留体内,泛滥肌肤,发为水肿。

5. 饮食劳倦,伤及脾胃

饮食失调,或劳倦过度,或久病伤脾,脾气受损,运化失司,水液代谢失常,引起水液潴留体内,泛滥肌肤,而成水肿。

6. 肾气虚衰,气化失常

"肾者水脏,主津液。"生育不节,房劳过度,或久病伤肾,以致肾气虚衰,不能化气行水,遂使膀胱气化失常,开合不利,引起水液潴留体内,泛滥肌肤,而成水肿。

上述各种病因,有单一致病者,亦有兼杂而致病者,从而使病情趋于复杂。本病的病位在肺、脾、肾三脏,与心有密切关系。基本病机是肺失宣降通调、脾失转输、肾失开合、膀胱气化失常,导致体内水液潴留,泛滥肌肤。在发病机理上,肺、脾、肾三脏相互联系,相互影响,如肺脾之病水肿,久必及肾,导致肾虚而使水肿加重;肾阳虚衰,火不暖土,则脾阳也虚,土不制水,则使水肿更甚;肾虚水泛,上逆犯肺,则肺气不降,失其宣降通调之功能,而加重水肿。因外邪、疮毒、湿热所致的水肿,病位多在肺脾;因内伤所致的水肿,病位多在脾肾。因此,肺脾肾三脏与水肿的发病,是以肾为本,以肺为标,而以脾为制水之脏,诚如《景岳全书·肿胀》所云:"凡水肿等证,乃肺脾肾三脏相干之病。盖水为至阴,故其本在肾;水化于气,故其标在肺;水唯畏土,故其制在脾。今肺虚则气不化精而化水,脾虚则土不制水而反克,肾虚则水无所主而妄行。"

此外,瘀血阻滞,三焦水道不利,往往会使水肿顽固难愈。

## 二、临床表现

水肿初起多从眼睑开始,继则延及头面、四肢、腹背,甚者肿遍全身,也有的水肿先从下肢足胫开始,然后及于全身。轻者仅眼睑或足胫浮肿,重者全身皆肿,肿处皮肤绷急光亮,按之凹陷即起,或皮肤松弛,按之凹陷不易恢复,甚则按之如泥。如肿势严重,可伴有胸腹水而见腹部膨胀、胸闷心悸、气喘不能平卧、唇黑、缺盆平、脐突、背平等症。

## 三、诊断

(1)水肿初起多从眼睑开始,继则延及头面、四肢、腹背,甚者肿遍全身,也有先从下肢足胫开始,然后及于全身者。轻者仅眼睑或足胫浮肿;重者全身皆肿,肿处按之凹陷,其凹陷或快或慢皆可恢复。如肿势严重,可伴有胸腹水而见腹部膨胀、胸闷心悸、气喘不能平卧等症。

(2)可有乳蛾、心悸、疮毒、紫癜,感受外邪,以及久病体虚的病史。

(3)尿常规、24小时尿蛋白定量、血常规、血沉、血浆白蛋白、血尿素氮和肌酐、体液免疫、心电图、心功能测定、肾脏B超等检查,有助于诊断和鉴别诊断。

## 四、鉴别诊断

水肿须与鼓胀相鉴别。

水肿是指表现为头面、眼睑、四肢、腹背甚至全身浮肿的一种病证,严重的水肿患者也可出现胸水和腹水;鼓胀以腹水为主,但也可出现四肢,甚则全身浮肿,因此本病需与鼓胀鉴别。

鼓胀的病因主要是酒食不节,情志所伤,久病黄疸、积证、血吸虫侵袭、劳倦过度、脾虚等。主要病机是肝脾肾三脏功能失调,气滞、血瘀、水停于腹中。临床上鼓胀先出现腹部胀大,病情较重时才出现下肢浮肿,甚至全身浮肿,腹壁多有青筋暴露。

水肿的病因主要是外感风寒湿热之邪,水湿浸渍,疮毒浸淫,饮食劳倦,久病体虚等。病机主要是肺失宣降通调,脾失健运,肾失开合,膀胱气化失常,导致体内水液潴留,泛滥肌肤。其症状是先出现眼睑、头面或下肢浮肿,渐次出现四肢及全身浮肿,病情严重时才出现腹部胀大,而腹壁无青筋暴露。

## 五、辨证论治

### (一)辨证要点

辨阳水和阴水 阳水:多因感受风邪、水湿、疮毒、湿热诸邪,导致肺失宣降通调,脾失健运而成。起病较急,病程较短,每成于数日之间。其肿多先起于头面,由上至下,延及全身,或上半身肿甚,肿处皮肤崩急光亮,按之凹陷即起,常兼见烦热口渴,小便赤涩,大便秘结等表、实、热证。阴水:多因饮食劳倦、久病体虚等引起脾肾亏虚、气化不利所致。起病缓慢,多逐渐发生,或由阳水转化而来,病程较长。其肿多先起于下肢,由下而上,渐及全身,或腰以下肿甚,肿处皮肤松弛,按之凹陷不易恢复,甚则按之如泥,不烦渴,常兼见小便少但不赤涩,大便溏薄,神疲气怯等里、虚、寒证。

辨证虽然以阳水、阴水为纲,阳水和阴水有本质区别,但应注意,阳水和阴水之间在一定条件下,亦可互相转化,需用动态的观点进行辨识。如阳水久延不退,正气日虚,水邪日盛,便可转为阴水;反之,若阴水复感外邪,肺失宣降,脾失健运,肿势剧增,又可表现为以实证、热证为主,而先按阳水论治。

### (二)治疗原则

水肿的治疗,《素问·汤液醪醴论》篇提出"去菀陈莝""开鬼门""洁净府"三条基本原则。张仲景宗《内经》之意,在《金匮要略·水气病脉证并治》中提出:"诸有水者,腰以下肿,当利小便;腰以上肿,当发汗乃愈。"辩证地运用了发汗、利小便的两大治法,对后世产生了深远的影响,一直沿用至今。根据上述所论,水肿的治疗原则应分阴阳而治,阳水主要治以发汗、利小便、宣肺健脾,水势壅盛则可酌情暂行攻逐,总以祛邪为主;阴水则主要治以温阳益气、健脾、益肾、补心,兼利小便,酌情化瘀,总以扶正助气化为治。虚实并见者,则攻补兼施。

### (三)分证论治

1. 阳水

1) 风水泛滥

[证候]浮肿起于眼睑,继则四肢及全身皆肿,甚者眼睑浮肿,眼合不能开,来势迅速,多有恶寒发热,肢节酸痛,小便短少等症。偏于风热者,伴咽喉红肿疼痛,口渴;舌质红,脉浮滑数。偏于风寒者,兼恶寒无汗,头痛鼻塞,咳喘;舌苔薄白,脉浮滑或浮紧。如浮肿较甚,此型亦可见沉脉。

[证候分析]风邪袭表,肺失宣降,不能通调水道,下输膀胱,故见恶风、发热、肢节酸楚、小便不利、全身浮肿等;风为阳邪,其性轻扬,风水相搏,推波助澜,故水肿起于面部,迅速遍及全身;若风邪兼热,热蕴局部则见咽喉红肿热痛、舌质红、脉浮数;若风邪兼寒,寒束肌表,卫阳被遏,肺气不宣,则见恶寒、发热、咳喘;若肿势较甚,阳气内遏,则可见脉沉,或沉数,或沉紧。

[治法]疏风清热,宣肺行水。

[代表方]越婢加术汤。

方用麻黄宣散肺气,发汗解表,以去其在表之水气;生石膏解肌清热;白术、甘草、生姜、大枣健脾化湿,有培土制水之意。可酌加浮萍、茯苓、泽泻,以助宣肺利小便消肿之功。若属风热偏盛,可加连翘、桔梗、板蓝根、鲜白茅根以清热利咽,解毒散结,凉血止血;若风寒偏盛,去石膏,加苏叶、桂枝、防风,以助麻黄辛温解表之力;若咳喘较甚,可加杏仁、前胡,以降气定喘;若见汗出恶风,为卫气已虚,则用防己黄芪汤加减,以助卫解表;若表证渐解,身重而水肿不退者,可按水湿浸渍型论治。

鲜浮萍草,数量不拘,煎水洗浴。用于急性肾炎初期,全身浮肿,头面尤剧者。以汗出为佳,汗出后宜避风寒,切勿受凉。

2) 湿毒浸淫

[证候]身发疮痍,甚则溃烂,或咽喉红肿,或乳蛾肿大疼痛,继则眼睑浮肿,延及全身,小便不利,恶风发热;舌质红,苔薄黄,脉浮数或滑数。

[证候分析]脾主肌肉,肺外合皮毛,肌肤乃脾肺二脏所主之域,湿热之邪蕴于肌肤,郁而热盛成毒,毒热腐肉伤血,发为疮痍,甚则脓疮溃烂;湿热邪毒若不能及时清解消散,则内归脾肺,使中焦脾胃不能运化水湿,失其升清降浊之能,肺不能通调水道下输膀胱,水液代谢功能失调,水湿停聚,泛滥横溢,故见小便不利,水肿;风为百病之长,故病之初起多兼夹风邪,是以肿起眼睑,迅速波及全身;其舌质红,苔薄黄,脉浮数或滑数,皆为湿热毒邪夹风之象;苔黄腻是湿热蕴积所致。

［治法］宣肺解毒，利尿消肿。

［代表方］麻黄连翘赤小豆汤合五味消毒饮。

前方中麻黄、杏仁、梓白皮（以桑白皮代）等宣肺行水，连翘清热散结，赤小豆利水消肿；后方以金银花、野菊花、蒲公英、紫花地丁、紫背天葵加强清解湿毒之力。若脓毒甚，当重用蒲公英、紫花地丁；若湿盛糜烂而分泌物多，加苦参、土茯苓、黄柏；若风盛而瘙痒，加白鲜皮、地肤子；若血热而红肿，加丹皮、赤芍；若大便不通，加大黄、芒硝。

3）水湿浸渍

［证候］全身水肿，按之没指，小便短少，身体困重，胸闷腹胀，纳呆，泛恶；苔白腻，脉沉缓。起病较缓，病程较长。

［证候分析］水湿之邪，浸渍皮肤，壅滞不行，留阻中焦，脾为湿困，运化失职，水湿不得运化转输，聚积于内，泛溢肌肤，发为肢体浮肿不退；水湿内聚，三焦决渎失司，膀胱气化失常，所以小便短少；水湿日增而无排出之路，横溢肌肤，故见肿势日甚，按之没指；脾位于中焦，主肌肉四肢，脾为湿困，阳气不得舒展，运化乏力，胃失和降，故见身体困重，胸闷，纳呆，泛恶；舌苔白腻，脉象沉缓等，皆为水湿内盛，脾为湿困之象。

［治法］健脾化湿，通阳利水。

［代表方］胃苓汤合五皮饮。

前方以白术、茯苓健脾化湿，苍术、厚朴、陈皮健脾燥湿，猪苓、泽泻利尿消肿，肉桂温阳化气行水；后方以桑白皮、陈皮、大腹皮、茯苓皮、生姜皮健脾化湿，行气利水。若上半身肿甚而喘，可加麻黄、杏仁、葶苈子宣肺泻水而平喘。

4）湿热壅盛

［证候］遍体浮肿，皮肤崩急光亮，胸脘痞闷，烦热口渴，或口苦口粘，小便短赤，或大便干结；舌红，苔黄腻，脉滑数或沉数。

［证候分析］湿热之邪壅于肌肤之间，三焦水道不利，则遍身浮肿而皮肤崩急发亮；湿热壅滞，气机升降失常，则胸脘痞闷；热盛消耗津液则见烦渴，小便短赤，或大便干结；苔黄腻，脉沉数或濡数，均为湿热之征象。

［治法］分利湿热。

［代表方］疏凿饮子。

方中羌活、秦艽疏风解表，使在表之水从汗而疏解；大腹皮、茯苓皮、生姜协同羌活、秦艽以去肌肤之水；泽泻、木通、椒目、赤小豆，协同商陆、槟榔通利二便，使在里之水邪从下而夺。疏表有利于通里，通里有助于疏表，如此上下表里分消走泄，使湿热之邪得以清利，则肿热自消。若腹满不减，大便不通者，可合己椒苈黄丸，以助攻泻之力，使水从大便而泄；若症见尿痛、尿血，乃湿热之邪下注膀胱，伤及血络，可酌加凉血止血之品，如大小蓟、白茅根等；若肿势严重，兼见气粗喘满，倚息不得平卧，脉弦有力，系胸中有水，可用葶苈大枣泻肺汤合五苓散加杏仁、防己、木通，以泻肺行水，上下分消；若湿热久羁，化燥伤阴，症见口燥咽干、大便干结，可用猪苓汤以滋阴利水。至于攻逐，原为治疗阳水的一种方法，即《内经》"去菀陈莝"之意。但应慎用，只宜于水势壅盛，症见全身高度浮肿、气喘、心悸、腹水、小便不利、大便不通或干结、畏食、脉沉有力，正气尚旺，他法无效的患者。此时应抓住时机，急则治其标，用攻逐之法以直夺其水势，使水邪速从大小便而去,可选用十枣汤。俟水退后,再议调补,以善其后。

黑白丑各65 g,红糖125 g,老姜500 g,大枣60 g,研极细末或捣烂泛丸,每日3次,分3日服完。对于肾病水肿消水效果良好,但不巩固。

2. 阴水

1) 脾阳虚衰

[证候]身肿,腰以下为甚,按之凹陷不易恢复,脘腹胀闷,纳减便溏,食少,面色不华,神倦肢冷,小便短少;舌质淡,苔白腻或白滑,脉沉缓或沉弱。

[证候分析]脾阳不振,命门火衰,不能温运四肢,故畏寒肢冷,腰脊冷痛;脾运虚弱,水气不化,病归于肾,水聚皮下肌肉,故全身浮肿;脾阳亏虚,中焦失运,故纳少便溏;肾不暖土,故五更泄;舌嫩淡胖,边有齿印,脉沉细或沉缓,为阳虚水盛之象。

[治法]温阳健脾,化气利水。

[代表方]实脾饮。

方中干姜、附子、草果仁温阳散寒化气,白术、茯苓、炙甘草、生姜、大枣健脾益气,大腹皮、茯苓、木瓜利水去湿,木香、厚朴、大腹皮理气行水。水湿过盛,腹胀大,小便短少,可加苍术、桂枝、猪苓、泽泻,以增化气利水之力。若症见身倦气短,气虚甚者,可加生黄芪、人参以健脾益气。

尚有一种浮肿,由于长期饮食失调,摄入不足,或脾胃虚弱,失于健运,精微不化,而见面色萎黄,遍体轻度浮肿,晨起头面肿甚,动久坐久下肢肿甚,能食而倦怠无力,大便或溏,身肿而小便正常或反多,脉软弱。此与上述脾阳虚衰,水溢莫制有所不同,乃由脾气虚弱,清阳不升,转输无力所致,治宜益气升阳,健脾化湿,可用参苓白术散加减。加黄芪、桂枝,以助益气升阳化湿之力;阳虚者加附子、补骨脂温肾助阳,以加强气化。并应适当注意营养,可用黄豆、花生佐餐,作为辅助治疗,多可调治而愈。

2) 肾阳衰微

[证候]面浮身肿,腰以下为甚,按之凹陷不起,心悸,气促,腰部冷痛酸重,尿量减少,四肢厥冷,怯寒神疲,面色㿠白或灰滞;舌质淡胖,苔白,脉沉细或沉迟无力。

[证候分析]肾阳虚衰,开合、气化失司,阴盛于下,水湿潴留难去,而致水肿迁延日久,面浮身肿,腰以下尤甚,按之凹陷不起;肾阳虚衰,则腰部冷痛酸重;肾阳为一身阳气之本,肾阳不足,心阳亦亏,则见心悸、气促;阳虚不能温煦形体,则四肢厥冷,怯寒神疲,面色灰滞或㿠白;肾阳不足,膀胱开合不利,则见尿少或尿量增多;舌质淡胖,苔白,脉沉细或沉迟无力亦为阳虚水盛之候。

[治法]温肾助阳,化气行水。

[代表方]济生肾气丸合真武汤。

肾为水火之脏,根据阴阳互根原理,善补阳者,必于阴中求阳,则阳得阴助而生化无穷,故用六味地黄丸以滋补肾阴;用附子、肉桂温补肾阳,两药配合,则补水中之火,温肾中之阳气;用白术、茯苓、泽泻、车前子通利小便;生姜温散水寒之气;白芍开阴结,利小便;牛膝引药下行,直趋下焦,强壮腰膝。若心悸、唇绀、脉虚或结或代,乃水邪上犯,心阳被遏,瘀血内阻,宜重用附子再加桂枝、炙甘草、丹参、泽兰,以温阳化瘀;若先见心悸、气短神疲、形寒肢冷、自汗、舌紫暗、脉虚数或结或代等心阳虚衰证候,后见水肿诸症,则应以真武汤为主,加人参、桂枝、丹参、泽兰等,以温补心肾之阳,化瘀利水。若见喘促、呼多吸少、汗出、脉虚浮而数,是水邪凌肺,肾不纳气,宜重用人参、蛤蚧、五味子、山茱萸、牡蛎、龙骨,以防喘脱之变。

本证缠绵不愈,正气日衰,复感外邪,症见恶寒发热,肿势增剧,小便短少,此时可按风水治疗,但应顾及正气虚衰的一面,不可过用解表药,以麻黄附子细辛汤合五皮饮为主加减,酌加党参、黄芪、菟丝子等补气温肾之药,扶正与祛邪并用。若病至后期,因肾阳久衰,阳损及阴,可导致肾阴亏虚,症见水肿反复发作、精神疲惫、腰酸遗精、口燥咽干、五心烦热、舌红少苔、脉细数,治宜滋补肾阴为主,兼利水湿,但滋阴不宜过于凉腻,以防匡助水邪,伤害阳气,可用左归丸加泽泻、茯苓等治疗。若肾阴久亏,水不涵木,肝肾阴虚,肝阳上亢,上盛下虚,症见面色潮红、头晕头痛、心悸失眠、腰酸遗精、步履飘浮无力或肢体微颤等,治宜育阴潜阳,用左归丸加介类重镇潜阳之品珍珠母、牡蛎、龙骨、鳖甲等治疗。脾阳虚衰证与肾阳虚衰证往往同时出现,而表现为脾肾阳虚,水湿泛滥,因此健脾与温肾两法常同时并进,但需区别脾肾虚的轻重主次,施治当有所侧重。水肿日久,瘀血阻滞,其治疗常配合活血化瘀法,取血行水亦行之意,近代临床上常用益母草、泽兰、桃仁、红花等,实践证明可加强利尿效果。

## 六、其他疗法

(1)麻桂苏蝉白姜汤:麻黄 10 g,桂枝 10 g,苏叶 10 g,蝉蜕 6 g,白术 30 g,生姜 3 g。水煎温服,每日 1 剂,分 2~4 次服。治疗发热水肿。

(2)麻黄 10 g,赤小豆、连翘各 15 g,白茅根 30 g。水煎服,每日 1 剂,分 2 次服。治疗湿毒浸渍水肿。

## 七、验案举隅

张某,男,52 岁。

初诊(2021 年 7 月 18 日):患者两下肢肿胀 20 余年。刻见:下肢皮色暗紫,按之有硬结,手胀麻木,尿量尚可,大便日行 2~3 次,质软不实,上腹部冷,晨起口苦;苔薄黄腻,舌质暗,脉细。B 超提示:胆囊炎,胆结石,前列腺略有增生。血生化检查:AST 86 U/L,CHOL 3.85 mmol/L。

辨证:气血失调,湿热偏盛,血瘀水停,血瘀水停。

治法:行气祛瘀利水,清化湿热。

处方:炒苍术 15 g,黄柏 10 g,生薏苡仁 30 g,木防己 12 g,鸡血藤 15 g,泽兰 15 g,泽泻 15 g,茯苓 15 g,车前子(包煎)30 g,姜黄 10 g,川牛膝 10 g,炮山甲(先煎)15 g。7 剂。

二诊(2021 年 8 月 22 日):下肢肿胀减而未尽,临晚稍显,左侧较重,瘀斑、硬结较前显著减轻,大便日行 1~2 次,质软;苔薄黄,质暗,脉细。予原方加藿香 15 g、红花 10 g、苏木 10 g、焦白术 15 g。7 剂。

三诊(2021 年 8 月 29 日):药后两下肢肿胀基本消退,但临晚稍有肿,内踝上瘀斑转淡;苔薄黄,舌质暗,脉细。7 月 18 日方去炮山甲,加地肤子 15 g、苏木 15 g、丹参 15 g。以善其后。

## 八、转归预后

凡水肿病程较短,或由营养障碍引起的浮肿,只要及时治疗,合理调养。预后一般较好。若病程较长,反复发作,正虚邪恋,则缠绵难愈。若肿势较甚,症见唇黑、缺盆平、脐突、足下平、背平、或见心悸、唇绀、气急喘促不能平卧,甚至尿闭、下血,均属病情危重。如久病正气衰竭,浊邪上泛,出现口有秽味、恶心呕吐;肝风内动,出现头痛、抽搐等症,预后多不良,每易出现脱证,应密切观察病情变化,及时处理。

## 九、预防与调摄

本病水肿较甚,应吃无盐饮食,待肿势渐退后,逐步改为低盐,最后恢复普通饮食。忌食辛辣、烟酒等刺激性食物。若因营养障碍致肿者,不必过于强调忌盐,而应适量进食富于营养之蛋白质类饮食。此外,尚须注意摄生,不宜过度疲劳,尤应节制房室,以防斫伤真元,起居有时,预防外感,加强护理,避免褥疮。

## 十、结语

水肿为常见病,外感内伤均可引起,病理变化主要在肺脾肾三脏,肺失宣降通调,脾失健运,肾失开合,以致体内水液潴留,泛滥肌肤,而成本病,其中以肾脏为本。临床辨证以阴阳为纲,表实热证多为阳水,里虚寒证多为阴水,但要注意二者之间的转化。水肿的治疗原则是分阴阳而治,阳水主要治以发汗、利小便、宣肺健脾,水势壅盛则可酌情暂行攻逐,总以祛邪为主;阴水则主要治以温阳益气、健脾、益肾、补心,兼利小便,酌情化瘀,以扶正为法。虚实并见者,则攻补兼施。在调摄上,应特别注意水肿时忌盐,预防外感,避免过劳等。水肿消退后,还要谨守病机以图本,健脾益气补肾以资巩固,以杜绝其复发。

## 十一、文献摘要

《素问·汤液醪醴论》:"平治于权衡,去宛陈莝,微动四极,温衣,缪刺其处,以复其形,开鬼门,洁净府,精以时服,五阳已布,疏涤五脏,故精自生,形自盛,骨肉相保,巨气乃平。"

《素问·水热穴论》:"勇而劳甚则肾污出,肾汗出逢于风,内不得入于藏府,外不得越于皮肤,客于玄府,行于皮里,传为胕肿,本之于肾,名曰风水。"

《金匮要略·水气病脉证并治》:"风水,其脉自浮,外证骨节疼痛恶风。皮水,其脉亦浮,外证胕肿,按之没指,不恶风,其腹如鼓,不渴,当发其汗。正水,其脉沉迟,外证自喘。石水,其脉自沉,外证腹满不喘。"

《丹溪心法·水肿》:"水肿因脾虚不能制水,水渍妄行,当以参术补脾,使脾气得实,则自健运,自能升降,运动其枢机,则水自行。"

《景岳全书·肿胀》:"水肿证以精血皆化为水,多属虚败,治宜温脾补肾,此正法也。""温补即所以化气,气化而痊愈者,愈出自然;消伐所以逐邪,逐邪而暂愈者,愈出勉强。此其一为真愈，一为假愈，亦岂有假愈而果愈者哉！"

《医门法律·水肿》："经谓二阳结谓之消，三阴结谓之水……三阴者，手足太阴脾肺二脏也。胃为水谷之海，水病莫不本之于胃，经乃以之属脾肺者，何耶？使足太阴脾，足以转输水精于上，手太阴肺足以通调水道于下，海不扬波矣。惟脾肺二脏之气，结而不行，后乃胃中之水日蓄，浸灌表里，无所不到也；是则脾肺之权，可不伸耶。然其权尤重于肾。肾者，胃之关也。肾司开阖，肾气从阳则开，阳太盛则关门大开，水直下而为消；肾气从阴则阖，阴太盛则关门常阖，水不通而为肿。经又以肾本肺标，相输俱受为言，然则水病，以脾肺肾为三纲矣。"

（白惠开）

# 第二节　淋证

淋证是指因饮食劳倦、湿热侵袭而致的以肾虚，膀胱湿热，气化失司为主要病机，以小便频急，滴沥不尽，尿道涩痛，小腹拘急，痛引腰腹为主要临床表现的一类病证。

淋证为临床常见病，中医药治疗类属淋证的尿路结石和肾盂肾炎均有较好的疗效。

淋之名称，始见于《内经》，《素问·六元正纪大论》篇称为"淋闷"，并有"甚则淋""其病淋"等的记载。《金匮要略·五脏风寒积聚病脉证并治》称"淋秘"，该篇并指出淋秘为"热在下焦"。《金匮要略·消渴小便不利淋病脉证并治》描述了淋证的症状："淋之为病，小便如粟状，小腹弦急，痛引脐中。"隋代《诸病源候论·淋病诸候》对本病的病机作了详细的论述，并将本病的病位及发病机理作了高度明确的概括："诸淋者，由肾虚而膀胱热故也。"巢氏这种以肾虚为本，以膀胱热为标的病机理论，已为后世所宗。金元时期《丹溪心法·淋》强调淋证主要由热邪所致："淋有五，皆属乎热。"明代《景岳全书·淋浊》在认同"淋之初病，则无不由乎热剧"的同时，提出"久服寒凉""淋久不止"有"中气下陷和命门不固之证"，并提出治疗时，"凡热者宜清，涩者宜利，下陷者宜升提，虚者宜补，阳气不固者温补命门"，对淋证病因病机的认识更为全面，治疗方法也较为完善。历代医家对淋证的分类进行了探索，《中藏经》首先将淋证分为冷、热、气、劳、膏、砂、虚、实八种，为淋证临床分类的雏形。《诸病源候论·淋病诸候》把淋证分为石、劳、气、血、膏、寒、热七种，而以"诸淋"统之。《备急千金要方·淋闭》提出"五淋"之名，《外台秘要·淋并大小便难病》具体指出五淋的内容："《集验》论五淋者，石淋、气淋、膏淋、劳淋、热淋也。"现代临床仍沿用五淋之名，但有以气淋、血淋、膏淋、石淋、劳淋为五淋者，亦有以热淋、石淋、血淋、膏淋、劳淋为五淋者。按临床实际，热淋、气淋均属常见，故本节拟分为热淋、气淋、血淋、膏淋、石淋、劳淋六淋论治。

西医的泌尿系统感染、泌尿系结石、泌尿系肿瘤、乳糜尿等，当临床表现为淋证时，可参考本节内容论治。

## 一、病因病机

1. 膀胱湿热

多食辛热肥甘之品，或嗜酒过度，酿成湿热，下注膀胱，或下阴不洁，湿热秽浊毒邪侵入膀胱,酿成湿热,或肝胆湿热下注皆可使湿热蕴结下焦,膀胱气化不利,发为热淋;若灼伤脉络,迫血妄行,血随尿出,则发为血淋;若湿热久蕴,煎熬尿液,日积月累,结成砂石,则发为石淋;若湿热蕴结,膀胱气化不利,不能分清别浊,脂液随小便而出,则发为膏淋。

2. 肝郁气滞

恼怒伤肝,肝失疏泄,或气滞不舍,郁于下焦,致肝气郁结,膀胱气化不利,发为气淋。

3. 脾肾亏虚

久淋不愈,湿热耗伤正气,或劳累过度,房室不节,或年老、久病、体弱,皆可致脾肾亏虚。脾虚而中气不足,气虚下陷,则发为气淋;若肾虚而下元不固,肾失固摄,不能制约脂液,脂液下注,随尿而出,则发为膏淋;若肾虚而阴虚火旺,火热灼伤脉络,血随尿出,则发为血淋;病久伤正,遇劳即发者,则为劳淋。

"诸淋者,由肾虚而膀胱热故也。"淋证的病位在肾与膀胱,且与肝脾有关。其病机主要是肾虚,膀胱湿热,气化失司。肾与膀胱相表里,肾气的盛衰,直接影响膀胱的气化与开合。淋证日久不愈,热伤阴,湿伤阳,易致肾虚;肾虚日久,湿热秽浊邪毒容易侵入膀胱,引起淋证的反复发作。因此,肾虚与膀胱湿热在淋证的发生、发展及病机转化中具有重要的意义。淋证有虚有实,初病多实,久病多虚,初病体弱及久病患者,亦可虚实并见。实证多在膀胱和肝,虚证多在肾和脾。

## 二、临床表现

淋证以小便频急,滴沥不尽,尿道涩痛,小腹拘急,痛引腰腹为基本特征。其起病或急或缓,其病程或长或短,长者久淋不已,时作时止,遇劳即发。小便频急者每日小便可达数十次,而每次尿量较少,或伴有发热,小便热赤;或小便排出砂石,排尿时尿流中断,腰腹绞痛难忍;或尿中带血或夹有血块;或小便浑浊如米泔或滑腻如脂膏,种种不一。病久或反复发作后,常伴有低热,腰痛,小腹坠胀,疲劳等症。

## 三、诊断

(1)具有淋证的小便频急,滴沥不尽,尿道涩痛,小腹拘急,痛引腰腹等基本临床特征。尚可有各种淋证各自的特征。

(2)病久或反复发作后,常伴有低热、腰痛、小腹坠胀、疲劳等症。

(3)多见于已婚女性,每因劳累过度,情志变化,感受外邪而诱发。

(4)结合有关检查,如尿常规、尿细菌培养、X线腹部摄片、肾盂造影、双肾及膀胱B超、膀胱镜等,可明确诊断。

## 四、鉴别诊断

1. 癃闭

癃闭以排尿困难,全日总尿量明显减少,点滴而出,甚则小便闭塞不通为临床特征。淋证以小便频急,滴沥不尽,尿道涩痛,小腹拘急,痛引腰腹为特征。其中小便短涩量少、排尿困难与癃闭相似,但癃闭排尿时不痛,每日小便总量远远低于正常,甚至无尿排出;而淋证排尿时疼痛,每日小便总量基本正常。

2. 尿血

血淋和尿血都有小便出血,尿色红赤,甚至尿出纯血等症状。其鉴别的要点是有无尿痛。尿血多无疼痛之感,虽亦间有轻微的胀痛或热痛,但终不若血淋的小便滴沥而疼痛难忍。《丹溪心法·淋》曰:"痛者为血淋,不痛者为尿血。"故一般将痛者称为血淋,不痛者称为尿血。

3. 尿浊

淋证的小便浑浊需与尿浊相鉴别。尿浊虽然小便浑浊,白如泔浆,与膏淋相似,但排尿时尿出自如,无疼痛滞涩感,与淋证不同。以有无疼痛为鉴别要点。

## 五、辨证论治

### (一)辨证要点

1. 辨明淋证

类别由于每种淋证都有不同的病机,其演变规律和治法也不尽相同,在此需要辨明淋证类别。辨识的要点是每种淋证的各自特征。起病急,症见发热、小便热赤、尿时热痛、小便频急症状明显,每日小便可达数十次,每次尿量少者为热淋;小便排出砂石,或尿道中积有砂石,致排尿时尿流突然中断,尿道窘迫疼痛,或砂石阻塞于输尿管或肾盂中,常致腰腹绞痛难忍者为石淋;小腹胀满明显,小便艰涩疼痛,尿后余沥不尽者为气淋;尿中带血或夹有血块,并有尿路疼痛者为血淋;淋证而见小便浑浊如米泔或滑腻如脂膏者为膏淋;久淋,小便淋沥不已,时作时止,遇劳即发者为劳淋。

2. 辨虚实

在区别各种不同淋证的基础上,还需辨识证候的虚实。一般而言,初起或在急性发作阶段,因膀胱湿热、砂石结聚、气滞不利所致,尿路疼痛较甚者,多为实证;淋久不愈,尿路疼痛轻微,见有肾气不足,脾气虚弱之证,遇劳即发者,多属虚证。气淋、血淋、膏淋皆有虚、实及虚实并见之证,石淋日久,伤及正气,阴血亏耗,亦可表现为正虚邪实并见之证。

3. 辨标本

缓急各种淋证之间可以相互转化,也可以同时并存,所以辨证上应区别标本缓急。一般是本着正气为本,邪气为标;病因为本,证候为标;旧病为本,新病为标等标本关系进行分析判断。以劳淋转为热淋为例,从邪与正的关系看,劳淋正虚是本,热淋邪实为标;从病因与证候的关系看,热淋的湿热蕴结膀胱为本,而热淋的证候为标,根据急则治标,缓则治本的原则,当以治热淋为急务,从而确立清热通淋利尿的治法,先用相应的方药,待湿热渐清,转以扶正为主。同样在石淋并发热淋时,则新病热淋为标,旧病石淋为本,如尿道无阻塞等紧急病情,应先治热淋,后治石淋,治愈热淋后,再治石淋。

### (二)治疗原则

实则清利、虚则补益是治疗淋证的基本原则。实证有膀胱湿热者,治宜清热利湿;有热邪灼伤血络者,治宜凉血止血;有砂石结聚者,治宜通淋排石;有气滞不利者,治宜利气疏导。虚证以脾虚为主者,治宜健脾益气;以肾虚为主者,治宜补虚益肾。所以徐灵胎评《临证指南医案·淋浊》时指出:"治淋之法,有通有塞,要当分别,有瘀血积塞住溺管者,宜先通,无瘀积而虚滑者,宜峻补。"

淋证的治法,声有忌汗、忌补之说,如《金匮要略·消渴小便不利淋病脉证并治》说:"淋家不可发汗。"《丹溪心法·淋》说:"最不可用补气之药,气得补而愈胀,血得补而愈涩,热得补而愈盛。"验之临床实际,未必都是如此。淋证往往有恶寒发热,此并非外邪袭表,而是湿热熏蒸,邪正相搏所致,发汗解表,自非所宜。因淋证多属膀胱有热,阴液常感不足,而辛散发表,用之不当,不仅不能退热,反有劫伤营阴之弊。若淋证确由外感诱发,或淋家新感外邪,症见恶寒发热、鼻塞流涕、咳嗽、咽痛者,仍可适当配合辛凉解表之剂。因淋证为膀胱有热,阴液不足,即使感受寒邪,亦容易化热,故应避免辛温之品。至于淋证忌补之说,是指实热之证而言,诸如脾虚中气下陷,肾虚下元不固,自当运用健脾益气,补肾固涩等法治之,不属忌补范围。

### (三)分证论治

1. 热淋

[证候]小便频急短涩,尿道灼热刺痛,尿色黄赤,少腹拘急胀痛,或有寒热,口苦,呕恶,或腰痛拒按,或有大便秘结;苔黄腻,脉滑数。

[证候分析]湿热蕴结下焦,膀胱气化失司,故见小便频数短涩、灼热刺痛、尿色黄赤;火性急迫,故有少腹拘急胀痛;湿热蕴结,邪正相争,可见寒热、口苦、呕恶;腰为肾之腑,湿热犯肾,则有腰痛拒按;热甚波及大肠,则有大便秘结;苔黄腻,脉滑数,均为湿热之征。

[治法]清热解毒,利湿通淋。

[代表方]八正散。

本方的功效是清热解毒,利尿通淋。其中木通、萹蓄、瞿麦、滑石利尿通淋,大黄、栀子、甘草梢清热解毒。若大便秘结、腹胀,可重用生大黄,并加枳实以通腑泄热;若腹满便溏,则去大黄;若伴见寒热、口苦、呕恶,可合用小柴胡汤以和解少阳;若湿热伤阴者,去大黄,加生地、牛膝、白茅根以养阴清热;若小腹胀满,加乌药、川楝子行气止痛;若热毒弥漫三焦,入营入血,又当急则治标,用黄连解毒汤合五味消毒饮,以清热泻火解毒;若头身疼痛、恶寒发热、鼻塞流涕,有表证者,加柴胡、金银花、连翘等宣透热邪。

2. 石淋

[证候]尿中时夹砂石,小便艰涩,或排尿时突然中断,尿道窘迫疼痛,少腹拘急,或腰腹绞痛难忍,痛引少腹,连及外阴,尿中带血;舌红,苔薄黄。若病久砂石不去,可伴见面色少华,精神萎靡,少气乏力,舌淡边有齿印,脉细而弱;或腰腹隐痛,手足心热,舌红少苔,脉细带数。

[证候分析]湿热下注化火,煎熬尿液,结为砂石,瘀积尿道,膀胱气化失司,而为石淋;砂石滞留于肾,肾脏主小便之职失司,郁而不泄,气血郁滞,不通则痛,并且膀胱气化失司,尿出不利,故欲出不能,尿道疼痛拘急,甚至或腰腹绞痛难忍;砂石伤络,则有尿中带血;病久伤正,或有气虚,或有阴虚的虚实夹杂之征。

[治法]清热利尿,通淋排石。

[代表方]石韦散。

方中石韦、冬葵子、瞿麦、滑石、车前子清热利尿,通淋排石。可加金钱草、海金沙、鸡内金等以加强排石消坚的作用。若腰腹绞痛,可加芍药、甘草以缓急止痛;若见尿中带血,可加小蓟、生地、藕节以凉血止血;尿中有血条血块者,加川牛膝、赤芍、血竭以活血祛瘀;若兼有发热,可加蒲公英、黄柏、大黄以清热泻火。石淋日久,虚实并见,当标本兼治,气血亏虚者,宜二神散合八珍汤;阴液耗伤者,宜六味地黄丸合石韦散;肾阳不足者,宜金匮肾气丸合石韦散。

3. 气淋

[证候]实证表现为小便涩痛,淋沥不宣,小腹胀满疼痛;苔薄白,脉多沉弦。虚证表现为尿时涩滞,小腹坠胀,尿有余沥,面白不华;舌质淡,脉虚细无力。

[证候分析]肝主疏泄,循少腹,络阴器,肝郁化火,或气火郁于下焦,或兼湿热侵袭膀胱,气机壅遏不能宣通,故有小便涩滞,淋沥不宣,少腹满痛,甚则胀痛难忍;苔薄白,脉沉弦为肝郁气滞之象。

[治法]实证宜利气疏导,虚证宜补中益气。

[代表方]实证用沉香散,虚证用补中益气汤。

沉香散中沉香、橘皮利气,当归、白芍柔肝,甘草清热,石韦、冬葵子、滑石、王不留行利尿通淋。胸闷胁胀者,可加青皮、乌药、小茴香以疏肝理气;日久气滞血瘀者,可加红花、赤芍、川牛膝以活血化瘀。补中益气汤益气升阳,以治中气不足、气虚下陷之气淋。若小便涩痛,服补益药后,反增小腹胀满,为兼湿热,可加车前草、白茅根、滑石以清热利湿;若兼血虚肾亏,可用八珍汤倍茯苓,加杜仲、枸杞子、怀牛膝,以益气养血,脾肾双补。

4. 血淋

[证候]实证表现为小便热涩刺痛,尿色深红,或夹有血块,疼痛满急加剧,或见心烦;舌苔黄,脉滑数。虚证表现为尿色淡红,尿痛涩滞不明显,腰酸膝软,神疲乏力;舌淡红,脉细数。

[证候分析]血淋乃热伤阴络,血渗入膀胱所致,与心、小肠有关。心火炽盛,热移小肠,下注膀胱,热伤血络,血与溲下,膀胱肌光气化失司,故有小便热涩刺痛,尿色深红;血结成瘀,则溲夹有血块,疼痛满急加剧;热扰心神则心烦;舌红苔黄,脉滑数均为实热的表现。

[治法]实证宜清热通淋,凉血止血;虚证宜滋阴清热,补虚止血。

[代表方]实证用小蓟饮子,虚证用知柏地黄丸。

小蓟饮子方中小蓟、生地、蒲黄、藕节清热凉血止血,小蓟可重用至30g,生地以生者为宜;木通、淡竹叶通淋利小便,降心火;栀子清三焦之湿热;滑石利尿通淋;当归引血归经;生甘草梢泻火而能达茎中以止痛。若热重出血多者,可加黄芩、白茅根、重用生地;若血多痛甚者,可另服参三七、琥珀粉,以化瘀通淋止痛。知柏地黄丸滋阴清热以治血淋虚证,亦可加旱莲草、阿胶、小蓟、地榆等以补虚止血。

5. 膏淋

[证候]实证表现为小便浑浊如米泔水,置之沉淀如絮状,上有浮油如脂,或夹有凝块,或混有血液,尿道热涩疼痛;舌红,苔黄腻,脉濡数。虚证表现为病久不已,反复发作,淋出如脂,小便涩痛反见减轻,但形体日渐消瘦,头昏无力,腰酸膝软;舌淡,苔腻,脉细弱无力。

[证候分析]下焦湿热,内阻脉络,迫使脂液不循常道,下注膀胱。气化不利,不能分清泌浊,故有小便浑浊如脂如膏;热伤阴络,故可见混有血液;湿热下注膀胱,故见尿道热涩疼痛;舌红苔黄腻,脉数乃为湿热的表现。

[治法]实证宜清热利湿,分清泄浊;虚证宜补虚固涩。

[代表方]实证用程氏萆薢分清饮,虚证用膏淋汤。

程氏萆薢分清饮中萆薢、石菖蒲清利湿浊;黄柏、车前子清热利湿;白术、茯苓健脾除湿;莲子心、丹参清心活血通络,使清浊分,湿热去,络脉通,脂液重归其道。莲子心宜改用莲子,可加土茯苓、荠菜以加强清热利湿,分清泄浊之力;若小腹胀,尿涩不畅者,加乌药、青皮;小便夹血者,加小蓟、蒲黄、藕节、白茅根。膏淋汤中党参、山药补脾,地黄、芡实滋肾,白芍养阴,龙骨、牡蛎固摄脂液。若脾肾两虚,中气下陷,肾失固涩者,可用补中益气汤合七味都气丸益气升陷,滋肾固涩。

6. 劳淋

[证候]小便不甚赤涩,但淋沥不已,时作时止,遇劳即发,腰酸膝软,神疲乏力;舌质淡,脉细弱。

[证候分析]诸淋日久,或失治误治,或久病体虚,或劳伤过度,致使脾肾两虚而成。正气虚弱,且湿浊留恋不去,故病程缠绵淋沥不已,而小便赤涩不甚;劳则耗气,故遇劳而发;腰酸膝软,神疲乏力,舌淡,苔白,脉虚弱,为脾肾两虚之征。

[治法]健脾益肾。

[代表方]无比山药丸。

本方有健脾利湿,益肾固涩之功。其中山药、茯苓、泽泻健脾利湿,熟地、山茱萸、巴戟天、菟丝子、杜仲、牛膝、五味子、肉苁蓉、赤石脂益肾固涩。若脾虚气陷,症见小腹坠胀、小便点滴而出,可与补中益气汤同用,以益气升陷;若肾阴亏虚,症见面色潮红、五心烦热、舌红少苔,脉细数,可与知柏地黄丸同用,以滋阴降火;若肾阳虚衰,症见面色少华、畏寒怯冷、四肢欠温、舌淡、苔薄白、脉沉细,可合右归丸以温补肾阳,或用鹿角粉3 g,分2次吞服。

## 六、其他疗法

1. 单方验方

(1)鲜车前草50 g,灯心草5 g,水煎服。用于热淋初起,湿热之邪不盛者。

(2)穿心莲、金钱草各30 g,水煎服。治湿热内盛之淋证。

(3)竹叶10 g,茶叶5 g,甘草5 g。沸水冲泡,每日频饮。用于排尿不适反复发作,但尿检结果正常或轻微异常者。

2. 针灸治疗

体穴肾俞、三阴交、关元,或取中极、关元、三阴交、膀胱俞等穴,强刺激。亦可取列缺穴,用毫针,针尖稍向上斜刺5分,进针时不捻转,待有感应时再行捻转手法,大指向前推捻数次出针。

## 七、验案举隅

李某,女性,41岁,职工。

**诊疗日期**:2020年8月15日。诉"发作性肾绞痛半年余",病情发作时,表现为右侧腰肾区剧痛,时有血尿,排尿疼痛,尿色深黄;舌苔中部黄腻,脉弦滑。肾区有叩击痛,X线检查见右侧输尿管结石 4 枚。

辨证：石淋。湿热蕴结，气滞血瘀，阴络损伤。

治法：清利湿热，行气活血，化石通淋。

处方：金钱草 30 g，海金沙（包煎）15 g，鸡内金 30 g，萹蓄 15 g，石韦 10 g，六一散（包煎）12 g，炮山甲 15 g，王不留行 10 g。7 剂。

随访：药后疼痛减轻，排尿正常。

## 八、转归预后

各种淋证之间，在转归上存在着一定的关系。首先是不同淋证之间和某些淋证本身的虚实之间可相互转化。如实证的热淋、血淋、气淋失治误治，邪伤正气，可以转化为虚证的劳淋，反之虚证的劳淋，重感于邪或七情再伤，也可转化为实证或虚实并见的热淋、血淋、气淋。而当湿热未尽，正气已伤，处于实证向虚证的移行阶段，则表现为虚实并见的证候。又如气淋、血淋、膏淋等淋证本身，都可由实证向虚证或由虚证向实证转化。而石淋由实转虚时，由于砂石未去，则表现为正虚邪实之证。其次是某些淋证间的相互转化或同时兼见，如热淋可转为血淋，血淋也可诱发热淋。又如热淋若热伤血络，可兼血淋；在石淋的基础上，若石动损伤血络，也可兼见血淋；石淋再感湿热之邪，又可兼见热淋；或膏淋并发热淋、血淋等。认识淋证的各种转化关系，对临床灵活运用辨证论治，有实际指导意义。淋证久病不愈，可发展成癃闭和关格。

淋证的预后，往往与其类型和病情轻重有关，一般说来，淋证初起多较易治愈，但少数热淋、血淋有时可发生湿热弥漫三焦，热毒陷入营血，出现高热、神昏、谵语等重危证候。

淋证日久不愈或反复发作，可以转为劳淋，导致脾肾两虚，甚至脾肾衰败，肾亏肝旺，肝风上扰，而出现头晕肢倦，恶心呕吐，不思纳食，烦躁不安，甚则昏迷抽搐等证候。至于淋证日久，尿血绵绵不止，患者面色憔悴，形体瘦削，或少腹扪及肿块，此乃气滞血瘀，进而可导致癥积形成。

## 九、预防与调摄

增强体质，防止情志内伤，消除各种外邪入侵和湿热内生的有关因素，如忍尿，过食肥甘，纵欲过劳，外阴不洁等，是预防淋证发病及病情反复的重要方面。注意妊娠及产后卫生，对防止子淋、产后淋的发生有重要意义。积极治疗消渴、痨瘵等疾患，避免不必要的导尿及泌尿道器械操作，也可减少本病证的发生。淋证应多喝水，饮食宜清淡，忌肥腻香燥、辛辣之品；禁房事；注意适当休息，有助于早日恢复健康。

## 十、结语

淋证是以小便频急，滴沥不尽，尿道涩痛，小腹拘急，痛引腰腹为主要临床表现的一类病证。病因以饮食劳倦，湿热侵袭为主，病位在肾与膀胱，主要病机是肾虚、膀胱湿热，气化失司。本病证初起多实，久则由实转虚，亦可呈现虚实并见的证候，肾虚、膀胱湿热在其发病及病机转化中具有重要的意义。淋证临床症状有两类：一类是膀胱气化失司所引起的证候，另一类是各种淋证的特殊症状。前者是诊断淋证的主要凭证,后者是辨识淋证中不同类别的主要依据。根据后者,目前将淋证分为热淋、石淋、气淋、血淋、膏淋和劳淋六种。在辨证时,除要辨别淋证的不同类别外,还要详审证候的虚实。初起或在急性发作阶段,因膀胱湿热、砂石结聚、气滞不利所致,尿路疼痛较甚者,多为实证;淋久不愈,尿路疼痛轻微,见有肾气不足、脾气虚弱之证,遇劳即发者,多属虚证。实则清利,虚则补益,是治疗淋证的基本原则。实证有膀胱湿热者,治宜清热利湿;有热邪灼伤血络者,治宜凉血止血;有砂石结聚者,治宜通淋排石;有气滞不利者,治宜利气疏导。虚证以脾虚为主者,治宜健脾益气;以肾虚为主者,治宜补虚益肾。由于不同淋证之间和某些淋证本身的虚实之间可以相互转化,或同时兼见,因此在治疗淋证时,要谨守病机,辨证论治。

## 十一、文献摘要

《伤寒论·辨太阳病脉证并治》:"淋家不可发汗,汗出必便血。"

《诸病源候论·淋病诸候》:"诸淋者,由肾虚而膀胱热故也……肾虚则小便数,膀胱热则水下涩,数而且涩,则淋沥不宣,故谓之淋。""石淋者,淋而出石也。肾主水,水结则化为石,故肾客沙石。肾虚为热所乘,热则成淋,其病之状,小便则茎里痛,尿不能卒出,痛引少腹,膀胱里急,沙石从小便道出,甚者塞痛令闷绝。""膏淋者,淋而有肥,状似膏,故谓之膏淋,亦曰肉淋。此肾虚不能制于肥液,故与小便俱出也。""劳淋者,谓劳伤肾气而生热成淋也。肾气通于阴,其状尿留茎内,数起不出,引小腹痛,小便不利,劳倦即发也。""热淋者,三焦有热,气搏于肾,流入于胞而成淋也,其状小便赤涩。""血淋者,是热淋之甚者,则尿血,谓之血淋。心主血,血之行身,通遍经络,循环府藏,劳甚者则散失其常经,溢渗入胞,而成血淋也。""寒淋者,其病状先寒战然后尿是也,由肾气虚弱,下焦受于冷气,入胞与正气交争,寒气胜则战寒而成淋,正气胜战寒解,故得小便也。"

《丹溪心法·淋》:"痛者为血淋,不痛者为尿血……血淋一证,须看血色分冷热,色鲜者,心、小肠实热;色瘀者,肾、膀胱虚冷……若热极成淋,服药不效者,宜减桂枝五苓散加木通、滑石、灯芯、瞿麦各少许,蜜水调下。"

《医宗必读·淋证》:"气淋有虚实之分。"

《金匮翼·诸淋》:"初则热淋、血淋,久则煎熬水液,稠浊如膏如沙如石也。夫散剂利小便,只能治热淋、血淋而已。其膏、沙、石淋,必须开郁行气,破血滋阴方可也。"

《景岳全书·淋浊》:"淋之初,病则无不由乎热剧,无容辨矣。但有久服寒凉而不愈者,又有淋久不止及痛涩皆去,而膏淋不已,淋如白浊者,此惟中气下陷及命门不固之证也。故必以脉以证,而察其为寒为热为虚,庶乎治不致误……治淋之法,大都与治浊相同。凡热者宜清,涩者宜利,下陷者宜升提,虚者宜补,阳气不固者宜温补命门。"

(白惠开)

# 第三节 癃闭

癃闭是由于肾和膀胱气化失司导致的以排尿困难,全日总尿量明显减少、小便点滴而出,甚则闭塞不通为临床特征的一种病证。其中以小便不利,点滴而短少,病势较缓者称为"癃";以小便闭塞,点滴全无,病热较急者称为"闭"。癃和闭虽有区别,但都是指排尿困难,只是轻重程度上的不同,因此多合称为癃闭。

癃闭之名,首见于《内经》,该书对癃闭的病位、病机作了概要的论述,如《素问·宣明五气》篇谓:"膀胱不利为癃,不约为遗溺。"《素问·标本病传论》篇谓:"膀胱病,小便闭。"《灵枢·本输》云:"三焦者……实则闭癃,虚则遗溺,遗溺则补之,闭癃则泻之。"

需要一提的是东汉殇帝姓刘名癃,由于避讳,而将癃改为"淋",或改为"闭"。所以《伤寒论》和《金匮要略》都没有癃闭的名称,只有淋病和小便不利的记载。这一避讳影响极为深远,直至宋元,仍是淋、癃不分。如宋代《三因极一病证方论·淋闭叙论》仍说:"淋,古谓之癃,名称不同也。"元代《丹溪心法》也只有小便不利和淋的记载,而没有癃闭的名称。明代以后,始将淋、癃分开,而各成为独立的疾病。在病因病机和诊治方面,《诸病源候论·便病诸候》提出:"小便不通,由膀胱与肾俱有热故也。""小便难者,此是肾与膀胱热故也。"认为二者系因热的程度不同所致,"热气大盛"则令"小便不通","热势极微",故"但小便难也"。《备急千金要方·膀胱腑》已有了比较成熟的导尿术记载。《丹溪心法·小便不通》认为该病有"气虚、血虚、有痰、风闭、实热"等类型,并根据辨证论治的原则,运用探吐法治疗小便不通。《景岳全书·癃闭》将癃闭的病因归纳为四个方面:①有因火邪结聚小肠、膀胱者,此以水泉干涸而气门热闭不通;②有因热居肝肾者,则或以败精,或以槁血,阻塞水道而不通;③有因真阳下竭,元海无根,气虚而闭者;④有因肝强气逆,妨碍膀胱,气实而闭者。并详细阐述了气虚而闭的病理机转。

癃闭相当于西医学中各种原因引起的尿潴留和无尿症。其神经性尿闭、膀胱括约肌痉挛、尿路结石、尿路肿瘤、尿路损伤、尿道狭窄、老年人前列腺增生症、脊髓炎等病所出现的尿潴留及肾功能不全引起的少尿、无尿症,皆可参考本节论治。

# 一、病因病机

1. 湿热蕴结

过食辛辣肥腻,酿湿生热,湿热不解,下注膀胱,或湿热素盛,肾热下移膀胱,或下阴不洁,湿热侵袭,膀胱湿热阻滞,气化不利,小便不通,或尿量极少,而为癃闭。

2. 肺热气壅

肺为水之上源,热邪袭肺,肺热气壅,肺气不能肃降,津液输布失常,水道通调不利,不能下输膀胱;又因热气过盛,下移膀胱,以致上下焦均为热气闭阻,气化不利,而成癃闭。

3. 脾气不升

劳倦伤脾,饮食不节,或久病体弱,致脾虚清气不能上升,则浊气难以下降,小便因而不通,而成癃闭。故《灵枢·口问》曰:"中气不足,溲便为之变。"

4. 肾元亏虚

年老体弱或久病体虚,肾阳不足,命门火衰,气不化水,是以"无阳则阴无以化",而致尿不得出;或因下焦炽热,日久不愈,耗损津液,以致肾阴亏虚,水府枯竭,而成癃闭。

5. 肝郁气滞

七情所伤,引起肝气郁结,疏泄不及,从而影响三焦水液的运行和气化功能,致使水道通调受阻,形成癃闭。且肝经经脉绕阴器,抵少腹,这也是肝经有病,可导致癃闭的原因。所以《灵枢·经脉》提出:"肝足厥阴之脉………是主肝所生病者……遗溺、闭癃。"

6.尿路阻塞

瘀血败精,或肿块结石,阻塞尿道,小便难以排出,因而形成癃闭。诚如《景岳全书·癃闭》所说:"或以败精,或以槁血,阻塞水道而不通也。"

《素问·灵兰秘典论》篇曰:"膀胱者,州都之官,津液藏焉,气化则能出矣。"小便的通畅,有赖于膀胱的气化,因此,本病的病位在膀胱。《素问·经脉别论》篇又曰:"饮入于胃,游溢精气,上输于脾,脾气散精,上归于肺,通调水道,下输膀胱,水精四布,五经并行。"

水液的吸收、运行、排泄,还有赖于三焦的气化和肺脾肾的通调、转输、蒸化,故癃闭的病位还与三焦、肺脾肾密切相关。上焦之气不化,当责之于肺,肺失其职,则不能通调水道,下输膀胱;中焦之气不化,当责之于脾,脾气虚弱,则不能升清降浊;下焦之气不化,当责之于肾,肾阳亏虚,气不化水,肾阴不足,水府枯竭,均可导致癃闭。肝郁气滞,使三焦气化不利,也会发生癃闭。此外,各种原因引起的尿路阻塞,均可引起癃闭。基本病机可归纳为三焦气化不利,或尿路阻塞,导致肾和膀胱气化失司。

## 二、临床表现

本病以排尿困难,全日总尿量明显减少,甚至小便闭塞不通,点滴全无为主要临床表现。起病或突然发生,或逐渐形成。一般在癃的阶段表现为小便不利,排尿滴沥不尽,或排尿无力,或尿流变细,或尿流突然中断,全日总尿量明显减少;在闭的阶段表现为小便不通,全日总尿量极少,甚至点滴全无,或小便欲解不出,小腹满胀,状如覆碗。尿闭可突然发生,亦可由癃逐渐发展而来。病情严重时,尚可出现头晕、胸闷气促、恶心呕吐、口气秽浊、水肿,甚至烦躁、神昏等症。尿道无疼痛感觉。

## 三、诊断

(1)以排尿困难,全日总尿量明显减少,点滴而出,或小便闭塞不通,点滴全无为临床特征。

(2)多见于老年男性,或产后妇女,手术后患者。常有淋证、水肿病史。

(3)凡小腹胀满,小便欲解不出,触叩小腹部膀胱区明显胀满者,是为尿潴留,若全日小便总量明显减少或不通,无尿意,无小腹胀满,触叩小腹部膀胱区亦无明显充盈征象,则多属肾衰竭。

(4)适当选择肛门指诊、膀胱 B 超、腹部 X 线摄片、膀胱镜、肾功能检查,以明确是肾、膀胱、尿道,或是前列腺等疾病引起的癃闭。

## 四、鉴别诊断

1.淋证

淋证以小便频急,滴沥不尽,尿道涩痛,小腹拘急,痛引腰腹为特征。癃闭以排尿困难,全日总尿量明显减少,点滴而出,甚则小便闭塞不通,点滴全无为临床特征。

其中小便短涩量少,排尿困难与淋证相似,但淋证排尿时疼痛,每日小便总量基本正常;而癃闭排尿时不痛,每日小便总量远远低于正常,甚至无尿排出。

2.关格

关格是小便不通和呕吐并见的一种病证。癃闭主要是指以排尿困难,全日总尿量明显减少,甚则小便闭塞不通为主症的一类病证。二者皆有小便不通,故需鉴别。关格必有呕吐,而癃闭一般无呕吐症状,只以小便量极少或全无为特征。二者的关系是癃闭可发展为关格,而关格不一定都是由癃闭发展而来,还可由水肿、淋证发展而成。

## 五、辨证论治

### (一)辨证要点

1.辨主因

尿热赤短涩,舌红苔黄,脉数者属热;口渴欲饮,咽干,气促者,多为热壅于肺;口渴不欲饮,小腹胀满者,多为热积膀胱;时欲小便而不得出,神疲乏力者,多属虚;年老排尿无力,腰膝酸冷者,为肾虚命门火衰;小便不利兼有小腹坠胀,肛门下坠者,为脾虚中气不足;尿线变细或排尿中断,腰腹疼痛,舌质紫暗者,属尿道阻塞。

2.辨虚实

癃闭的辨证以虚实为纲。因湿热蕴结、浊瘀阻塞、肝郁气滞、肺热气壅所致者,多属实证;因脾虚不升、肾阳亏虚、命门火衰,气化不及州都者,多属虚证。起病急骤,病程较短者,多实;起病较缓,病程较长者,多虚。体质较好,症见尿流窘迫、赤热或短涩、苔黄腻或薄黄、脉弦涩或数,属于实证;体质较差,症见尿流无力、精神疲乏、舌质淡、脉沉细弱者,多属虚证。

### (二)治疗原则

癃闭的治疗应根据"六腑以通为用"的原则,着眼于通,即通利小便。但通之之法,有直接、间接之分,因证候的虚实而异。实证治宜清湿热,散瘀结,利气机而通利水道;虚证治宜补脾肾,助气化,使气化得行,小便自通。同时,还要根据病因病机,及病变在肺在脾在肾的不同,进行辨证论治,不可滥用通利小便之品。此外,尚可根据"上窍开则下窍自通"的理论,用开提肺气法,开上以通下,即所谓"提壶揭盖"之法治疗。

若小腹胀急,小便点滴不下,内服药物缓不济急时,应配合导尿或针灸以急通小便。

### (三)分证论治

1.膀胱湿热

[证候]小便点滴不通,或量少而短赤灼热,小腹胀满,口苦口黏,或口渴不欲饮,或大便不畅;苔根黄腻,舌质红,脉数。

[证候分析]湿热蕴积于膀胱,故大便不利而涩赤,甚则闭而不通;湿热互结,膀胱气化不利,故小腹胀满;湿热内盛,故口苦口黏;津液不布,故但口渴而不欲饮;舌根黄腻,舌质红,脉数,均为下焦湿热所致。

[治法]清热利湿,通利小便。

[代表方]八正散。

方中木通、车前子、萹蓄、瞿麦通闭利小便,栀子清化三焦之湿热,滑石、甘草清利下焦之湿热,大黄通便泻火,清热解毒。若舌苔厚腻,可加苍术、黄柏,以加强其清化湿热的作用;若兼心烦、口舌生疮糜烂,可合导赤散,以清心火、利湿热;若湿热久恋下焦,又可导致肾阴灼伤而出现口干咽燥、潮热盗汗、手足心热、舌光红,可改用滋肾通关丸加生地、车前子、川牛膝等,以滋肾阴、清湿热而助气化;若因湿热蕴结日久,三焦气化不利,症现小便量极少或无尿,面色晦滞,舌质暗红有瘀点、瘀斑,胸闷烦躁,小腹胀满,恶心泛呕,口中尿臭,甚则神昏等,系尿毒入血,上攻于心脑,治宜降浊和胃,清热化湿,通闭开窍,佐以活血化瘀,方用黄连温胆汤加大黄、丹参、生蒲黄、泽兰、白茅根、木通,以及清开灵注射液等。

2.肺热壅盛

[证候]全日总尿量极少或点滴不通,咽干,烦渴欲饮,呼吸急促或咳嗽;苔薄黄,脉数。

[证候分析]肺热壅盛,失于肃降,不能通调水道,下输膀胱,故小便涓滴不通;肺热上壅,气逆不降,故呼吸短促或咳嗽;咽干,烦渴,苔黄,脉数,均为里热内蕴之征。

[治法]清肺热,利水道。

[代表方]清肺饮。

本方出自《证治汇补》,适用于热在上焦肺经气分而导致的渴而小便闭涩不利。肺为水之上源,方中以黄芩、桑白皮清泄肺热,源清而流自洁;麦冬滋养肺阴,上源有水水自流;车前子、木通、栀子、茯苓清热而利小便。可加金银花、连翘、虎杖、鱼腥草等以增清肺解毒之力。若症见心烦、舌尖红、口舌生疮,乃为心火旺盛之征象,可加黄连、竹叶等以清泻心火;若大便不通,可加杏仁、大黄以宣肺通便、通腑泄热;若口渴引饮,神疲气短,为气阴两伤之象,可合大剂生脉散,以益气养阴;若兼表证而见头痛、鼻塞、脉浮,可加薄荷、桔梗以解表宣肺。

3.肝郁气滞

[证候]小便不通,或通而不爽,胁腹胀满,情志抑郁,或多烦易怒;舌红,苔薄黄,脉弦。

[证候分析]七情内伤,气机郁滞,肝气失于疏泄,水液排出受阻,故小便不通或痛而不畅;胁腹胀满,为肝气横逆之故;脉弦,多烦善怒,是肝旺之征;苔薄黄,舌红,是肝郁化火之势。

[治法]疏利气机,通利小便。

[代表方]沉香散。

方用沉香、橘皮疏达肝气,当归、王不留行行气活血,石韦、冬葵子、滑石通利水道,白芍、甘草柔肝缓急。若肝郁气滞症状重,可合六磨汤加减,以增强其疏肝理气的作用;若气郁化火,而见舌红、苔薄黄,可加丹皮、栀子等以清肝泻火。

4.尿道阻塞

[证候]小便点滴而下,或尿细如线,甚则阻塞不通,小腹胀满疼痛;舌质紫暗或有瘀点,脉细涩。

[证候分析]瘀血败精阻塞于内,或瘀结成块,阻塞于膀胱尿道之间,故小便点滴而下,或尿细如线,甚则阻塞不通;小腹胀满疼痛,舌质紫暗或有瘀点,脉涩,均为瘀阻气滞之象。

[治法]行瘀散结,通利水道。

[代表方]代抵当丸。

方中归尾、穿山甲、桃仁、大黄、芒硝通瘀散结,生地凉血滋阴,肉桂助膀胱气化以通尿闭,用量宜小,以免助热伤阴。若瘀血现象较重,可加红花、川牛膝、三棱、莪术以增强其活血化瘀的作用;若病久血虚、面色不华,治宜养血行瘀,可加黄芪、丹参、赤芍;若一时性小便不通、胀闭难忍,可加麝香0.09~0.15g置胶囊内吞服,以急通小便,此药芳香走窜,能通行十二经,传遍三焦,药力较猛,切不可多用,以免伤人正气,孕妇忌服;若由于尿路结石而致尿道阻塞,小便不通,可加用金钱草、鸡内金、冬葵子、萹蓄、瞿麦以通淋利尿排石治疗。

5.脾气不升

[证候]时欲小便而不得出,或量少而不爽利,气短,语声低微,小腹坠胀,精神疲乏,食欲不振;舌质淡,脉弱。

[证候分析]清气不升则浊阴不降,故小便不利;中气不足,故气短语低;中气下陷,升提无力,故小腹坠胀;脾气虚弱,运化无力,故精神疲乏,食欲不振;舌质淡,脉细弱,均为气虚之征。

[治法]益气健脾,升清降浊,化气利尿。

[代表方]补中益气汤合春泽汤。

方中人参、黄芪益气;白术健脾运湿;桂枝通阳,以助膀胱之气化;升麻、柴胡升清气而降浊阴;猪苓、泽泻、茯苓利尿渗湿,诸药配合,共奏益气健脾、升清降浊、化气利尿之功。若气虚及阴,脾阴不足,清气不升,气阴两虚,症见舌质红,可改用补阴益气煎;若脾虚及肾,而见肾虚证候者,可加用济生肾气丸,以温补脾肾、化气利尿;小便涩滞者,可合滋肾通关丸。

6.肾阳衰惫

[证候]小便不通或点滴不爽,排出无力,面色㿠白,神气怯弱,畏寒怕冷,腰膝冷而酸软无力;舌淡,苔薄白,脉沉细而尺弱。

[证候分析]命门火衰,气化不及州都,故小便不通或点滴不爽;排出无力,面色㿠白,神气怯弱,为元气衰惫之征;畏寒,腰膝酸软无力,舌淡,苔白,脉沉细而尺弱等,均是肾阳不足之象。

[治法]温补肾阳,化气利尿。

[代表方]济生肾气丸。

方中肉桂、附子补下焦之阳,以鼓动肾气;六味地黄丸滋补肾阴;牛膝、车前子补肾利水,故本方可温补肾阳、化气行水,使小便得以通利。若兼有脾虚证候,可合补中益气汤或春泽汤,以补中益气、化气行水;若老人精血俱亏,病及督脉,而见形神萎靡、腰脊酸痛,治宜香茸丸,以补养精血、助阳通窍;若因肾阳衰惫,命火式微,致三焦气化无权,浊阴不化,症见小便量少(甚至无尿),头晕头痛,恶心呕吐,烦躁,神昏者,治宜千金温脾汤合吴茱萸汤温补脾肾,和胃降逆。

# 六、转归预后

癃闭若得到及时而有效的治疗,初起病"闭",后转为"癃",尿量逐渐增加,是病情好转的现象,通过治疗完全可能获得痊愈。如果失治或误治,初起病"癃"而后转为病"闭",为病势由轻转重。若病情发展,临床出现头晕头痛、视力模糊、胸闷喘促、恶心呕吐、烦躁、神昏等症,是由癃闭转为关格,若不及时抢救,可以导致死亡。诚如《景岳全书·癃闭》所说:"小水不通是为癃闭,此最危最急症也,水道不通,则上侵脾胃而为胀,外侵肌肉而为肿,泛及中焦则为呕,再及上焦则为喘。数日不通,则奔迫难堪,必致危殆。"一般说来,膀胱有尿者,预后较好。膀胱无水者若病程短,全身状况较好,预后也尚可;若病程较长,全身状况较差者,预后不佳,又见尿毒上攻者,预后极差。

## 七、预防与调摄

锻炼身体,增强抵抗力,保持心情舒畅,切忌忧思恼怒;消除诸如忍尿,压迫会阴部,外阴不洁,过食肥甘辛辣,过量饮酒,贪凉,纵欲过劳等外邪入侵和湿热内生的有关因素;积极治疗淋证和水肿、尿路及尿路周边肿瘤等疾病,对防治癃闭均有重要意义。

## 八、结语

癃闭是以排尿困难,全日总尿量明显减少,点滴而出,甚则小便闭塞不通,点滴全无为临床特征的一类病证。诊断癃闭应确定是膀胱无水症,还是尿潴留。若属膀胱无水症,则应准确测定每日的尿量。本病需与淋证、关格进行鉴别。癃闭的病位在膀胱,但和肾、脾、肺、三焦均有密切的关系。其主要病机为上焦肺之气不化,肺失通调水道,下输膀胱;中焦脾之气不化,脾虚不能升清降浊;下焦肾之气不化,肾阳亏虚,气不化水,或肾阴不足,水府枯竭;肝郁气滞,使三焦气化不利;尿路阻塞,小便不通。癃闭的辨证以辨虚实为主,其治疗应据"六腑以通为用"的原则,着眼于通。但通之法,因证候的虚实而异。实证治宜清湿热,散瘀结,利气机而通利水道;虚证治宜补脾肾,助气化,使气化得行,小便自通。同时,还要根据病因病机及病变在肺在脾在肾的不同,进行辨证论治,不可滥用通利小便之品。内服药物缓不济急时,应配合导尿或针灸以急通小便。

## 九、文献摘要

《素问·奇病论》:"有癃者,一日数十溲,此不足也。"

《素问·六元正纪大论》:"阳明司天之政……民病……癃闭。"

《备急千金要方·膀胱腑》:"胞囊者,肾膀胱候也,贮津液并尿。若脏中热病者,胞涩,小便不通……为胞屈僻,津液不通。以葱叶除尖头,内阴茎孔中深三寸,微用口吹之,胞胀,津液大通,即愈。"

《景岳全书·癃闭》:"夫膀胱为藏水之府,而水之人也,由气以化水,故有气斯有水;水之出也,由水以达气,故有水始有溺,经曰气化则能出矣。盖有化而入,而后有化而出,无化而出,必其无化而人,是以其入其出皆由气化,此即本经气化之义,非单以出者言气化也。然则水中有气,气即水也;气中有水,水即气也。今凡病气虚而闭者,必以真阳下竭,元海无根,水火不交,阴阳否隔,所以气自气而气不化水,水自而水蓄不行。气不化水则水府枯竭者有之,水蓄不行则浸渍腐败者有之,气既不能化,而欲强为通利,果能行乎?阴中已无阳,而再用苦寒之剂能无甚乎……当辨其脏器之寒热。若素无内热之气者,是必阳虚无疑也,或病未至甚,须常用左归、右归、六味、八味等汤丸或壮水以分清,或益火以化气,随宜用之,自可渐杜其源;若病已至甚,则必用八味丸料或加减金匮肾气汤大剂煎服,庶可挽回……若素禀阳脏内热,不堪温补,而小便闭绝者,此必真阴败绝,无阴则阳无以化,水亏证也,治宜补阴抑阳,以化阴煎之类主之;或偏于阳亢而水不制火者,如东垣之用滋肾丸亦可。"

《证治汇补·癃闭》:"有热结下焦,壅塞胞内,而气道涩滞者;有肺中伏热,不能生水,而气化不施者;有脾经湿热,清气郁滞,而浊气不降者;有痰涎阻结,气道不通者;有久病多汗,津液枯耗者;有肝经忿怒,气闭不通者;有脾虚气弱,通调失宜者。一身之气关于肺,肺清则气行,肺浊则气壅。故小便不通,由肺气不能宣布者居多,宜清金降气为主,并参他症治之。若肺燥不能生水,当滋肾涤热。夫滋肾涤热,名为正治;清金润燥,名为隔二之治;燥脾健胃,名为隔三之治。又有水液只渗大肠,小肠因而燥竭者,分利而已。有气滞不通,水道因而闭塞者,顺气为急。实热者,非咸寒则阳无以化。虚寒者,非温补则阴无以生。痰闭者,吐提可法。瘀血者,疏导兼行。脾虚气陷者,升提中气。下焦阳虚者,温补命门。"

(白惠开)

## 第四节 关 格

关格是指由于脾肾阴阳衰惫,气化不利,湿浊毒邪犯胃而致的以小便不通与呕吐并见为临床特征的一种危重病证。本病多由水肿、癃闭、淋证等病证发展而来。

关格之名,始见于《内经》,但其论述的关格,一是指脉象,一是指病理,均非指病证,后张仲景在《伤寒论》中正式作为病名提出,该书《平脉法》篇曰:"关则不得小便,格则吐逆。"认为关格是以小便不通和呕吐为主证的疾病,属于危重证候。近年来,在辨证论治的基础上应用历代治疗关格的通腑降浊法治疗尿毒症,取得了一定的疗效。

本节所论关格,主要是指小便不通并见呕吐者,至于大便不通兼有呕吐,古时亦称关格,但不属本节讨论的范围。西医学中泌尿系统疾病引起的慢性肾功能不全,可参考本节论治。

### 一、病因病机

水肿、癃闭、淋证等病证,在反复感邪、饮食劳倦等因素作用下,或失治误治,使其反复发作,迁延不愈,以致脾肾阴阳衰惫,气化不行,湿浊毒邪内蕴,气不化水,肾关不开,则小便不通;湿浊毒邪上逆犯胃,则呕吐,遂发为关格。脾肾阴阳衰惫是本,湿浊毒邪内蕴是标,故本病病理表现为本虚标实。在本病病变过程中,湿浊内阻中焦,脾胃升降失司,可致腹泻或便秘;湿浊毒邪外溢肌肤,可致皮肤瘙痒,或有霜样析出;湿浊毒邪上熏,可致口中臭秽,或有尿味,舌苔厚腻;湿浊上蒙清窍,可致昏睡或神识不清。随人体禀赋素质的差异,湿浊毒邪在体内又有寒化和热化的不同,寒化则表现为寒浊上犯的证候,热化则表现为湿热内蕴的证候。随着病情的发展,正虚不复,可由虚致损。由于阴阳互根,阳损可以及阴。又因五脏相关,肾病可以累及他脏。肾病及肝,肝肾阴虚,虚风内动,可致手足搐搦,甚至抽搐;肾病及心,邪陷心包,可致胸闷心悸,或心前区痛,甚则神志昏迷;肾病及肺,可致咳喘,胸闷,气短难续,不能平卧。

综上所述,关格的病机往往表现为本虚标实,寒热错杂,病位以肾为主,肾、脾、胃、心、肝、肺同病,其基本病机为脾肾阴阳衰惫,气化不利,湿浊毒邪上逆犯胃。由于标实与本虚之间可以互相影响，使病情不断恶化，因而最终可因正不胜邪，发生内闭外脱，阴竭阳亡的极危之候。

## 二、临床表现

小便不通名曰关，呕吐不止名曰格，关格的临床表现以小便不通与呕吐并见为主症。小便不通发生在前，呕吐出现在后，呕吐出现后则表现为小便不通与呕吐并见的证候。但在其病程中，兼症甚为复杂，可归纳为两个阶段。

1. 前期阶段

在具有水肿、淋证、癃闭等肾病病史及原有疾病症状的基础上，出现面色苍白或晦滞，倦怠乏力，四肢不温，腰脊酸痛，或伴水肿，尿量明显减少，头痛不寐，食欲不振，晨起恶心，偶有呕吐，舌质淡胖，伴有齿印，苔薄白或薄腻，脉沉细或细弱。本阶段以脾肾阳虚为主，但也有部分患者见有头晕眼花、舌质偏红、脉细数等阴虚征象。

2. 后期阶段

前期阶段症状不断加重，也有一部分关格病前期阶段症状并不明显，在重感外邪、手术等因素作用下，可突然出现关格的后期阶段症状。症见恶心呕吐频作，口中秽臭或有尿味，或腹泻，一日数次至十多次不等，便秘，肌肤干燥，甚则肌肤甲错，瘙痒不堪，或皮肤有霜样析出，呼吸缓慢而深，咳喘气促，胸闷心悸，或心前区疼痛，水肿较甚，尿量进一步减少，甚则不通，牙宣，鼻衄，肌衄，呕血，便血，四肢搐搦，狂躁不安，谵语昏睡，甚则神志昏迷，舌苔厚腻或黄腻而干燥，或花剥，脉沉细、细数或结或代。

## 三、诊断

(1) 具有小便不通和呕吐并见的临床特征。
(2) 有水肿、淋证、癃闭等肾病病史。
(3) 结合肾功能、肾脏 B 超和 CT 等检查，有助于明确诊断。

## 四、鉴别诊断

1. 走哺

走哺主要指呕吐伴有大小便不通利为主症的一类疾病。往往先有大便不通，而后出现呕吐，呕吐物可以是胃内的饮食痰涎，也可带有胆汁和粪便，常伴有腹痛，最后出现小便不通，类似于关格。但走哺属实热证，其病位在肠。关格是先有小便不通，而后出现呕吐，病机是脾肾阴阳衰惫为本，湿浊毒邪内蕴为标，属本虚标实之病证，其病位主要在肾。故与关格有本质的区别。《医阶辨证·关格》说："走哺，由于大便不通，浊气上冲，而饮食不得入；关格，由于阴阳之气倒置，上不得入，下不得出。"

2. 癃闭

癃闭主要是指以排尿困难，全日总尿量明显减少，甚则小便闭塞不通，点滴全无为主症的一类病证。关格是小便不通和呕吐并见的一种病证。二者皆有小便不通，故需鉴别。癃闭一般无呕吐症状，而关格必有呕吐。不过癃闭可发展为关格，而关格并非都由癃闭发展而来，亦可由水肿、淋证发展而成。

## 五、辨证论治

### (一)辨证要点

主要应分清本虚标实的主次,本虚主要是脾肾阴阳衰惫,标实主要是湿浊毒邪。若以本虚为主者,又应分清是脾肾阳虚还是肝肾阴虚;以标实为主者,应区分寒湿与湿热的不同。

若由水肿发展而来,症见面色苍白或晦滞、倦怠乏力、畏寒怕冷、四肢不温、尿清、舌质淡胖,伴有齿印者,多偏脾肾阳虚;若由淋证发展而来,症见头晕眼花、肌肤干燥或抽筋、牙宣、鼻衄、肌衄、狂躁不安、舌质偏红而干燥或花剥、脉细数者,多偏肝肾阴虚。阳虚易致湿浊毒邪从寒化,因而湿浊毒邪伴有阳虚证者常属寒湿;阴虚易致湿浊毒邪从热化,因而湿浊毒邪伴有阴虚证者常属湿热。

### (二)治疗原则

关格的治疗应遵循《证治准绳·关格》提出的"治主当缓,治客当急"的原则。所谓主,是指关格之本,即脾肾阴阳衰惫。治主当缓,也就是治疗关格之脾肾阴阳衰惫,应坚持长期调理,缓缓调补脾肾之阴阳。所谓客,是指关格之标,即湿浊毒邪。治客当急,也就是对于关格的湿浊毒邪,要尽快祛除。祛浊分化浊和降浊,湿热浊邪,当清热化浊;寒湿浊邪,当温阳散寒化浊;湿浊毒邪上犯中上二焦者,则宜降浊,使其从大便降泄而去。

### (三)分证论治

1. 脾肾亏虚,湿热内蕴

[证候]小便量极少,其色黄赤,腰酸膝软,倦怠乏力,不思饮食,晨起恶心,偶有呕吐,头痛少寐;苔薄黄腻而干燥,脉细数或濡数。

[证候分析]肾气不足,气化无力,且湿热内蕴膀胱,故见尿少黄赤;湿热内扰,胃失和降,清阳不升,故恶心呕吐,头痛不适;湿热内扰,灼耗津液,且脾肾亏虚,津液失布,不能上承,故见苔薄黄腻而干燥,脉濡数;面色晦滞,腰酸膝软,倦怠乏力,不思纳食,夜寐不安等为脾肾亏虚之象。

[治法]健脾益肾,清热化浊。

[代表方]无比山药丸合黄连温胆汤。

方用山药、茯苓、泽泻以健脾利湿,熟地、山茱萸、巴戟天、菟丝子、杜仲、牛膝、五味子、肉苁蓉以益肾固涩,半夏、陈皮化痰降逆和胃,枳实行气消痰而使痰随气下,竹茹清热化痰,黄连清热除烦。方中赤石脂有酸涩作用,于此证不利,可去之。

2. 脾肾阳虚,寒浊上犯

[证候]小便不通,或尿量极少而色清,面色苍白或晦滞,畏寒怕冷,下肢欠温,泄泻或大便稀溏,呕吐清水;苔白滑,脉沉细。

[证候分析]脾肾阳虚,小便不通、短少、色清;面色晦滞,畏寒怕冷,下肢欠温,腹泻或大便稀溏,苔白滑,脉沉细或濡细为一派阳虚之象;寒湿内扰,胃失和降,故呕吐清水。

[治法]温补脾肾,化湿降浊。

[代表方]温脾汤合吴茱萸汤。

方用附子、干姜温阳散寒,人参、甘草、大枣补脾益气,反佐大黄苦寒降浊,吴茱萸温胃散寒又具下气降浊之功,生姜温胃散寒,和胃止呕。若嗜睡,神识昏迷,可加石菖蒲、远志、郁金芳化开窍,甚则可用苏合香丸以芳香开窍。

3. 肝肾阴虚,肝风内动

[证候]小便量极少,呕恶频作,面部烘热,牙宣鼻衄,头晕头痛,目眩,手足搐搦,或抽筋;舌暗红有裂纹,苔黄腻或焦黑而干,脉弦细数。

[证候分析]肝肾阴虚,津液不足,化源无权,故小便短少;肝肾阴虚,胃失所养,故呕恶频作;肝阳上亢,肝风内动,故见面部烘热,牙宣鼻衄,头晕头痛,目眩,手足搐搦,舌暗红有裂纹,苔黄腻或焦黑而干,脉弦细数。

[治法]滋补肝肾,平肝息风。

[代表方]六味地黄丸合羚羊钩藤汤。

前方用熟地、山茱萸、山药滋补,茯苓、泽泻渗湿降浊,丹皮引血中之浊下行。后方用羚羊角、钩藤凉肝息风、清热解痉,配桑叶、菊花以加强平肝息风之效,白芍、生地养阴增液以柔肝舒筋,贝母、竹茹清热化痰,茯神安神,生甘草调和诸药。甘草与白芍配伍,又能酸甘化阴,舒筋缓急。

4. 肾病及心,邪陷心包

[证候]小便量极少,甚至无尿,胸闷,心悸或心前区疼痛,神识昏蒙,循衣摸床,或神昏谵语,恶心呕吐,面白唇暗,四肢欠温,痰涎壅盛;苔白腻,脉沉缓。

[证候分析]肾病病史,肾虚不足,小便短少,甚则无尿;肾虚不足,不能通调水道,水湿泛滥,上凌心肺,故见胸闷、心悸或心前区疼痛,痰涎壅盛;中扰脾胃,胃失和降,故见恶心呕吐;邪陷心包,故见神识昏蒙,循衣摸床,或神昏谵语;面白唇暗,四肢欠温,苔白腻,脉沉缓为心、肾阳虚之象。

[治法]豁痰降浊,辛温开窍。

[代表方]涤痰汤合苏合香丸。

涤痰汤以半夏、陈皮、茯苓、竹茹燥湿化痰祛浊,生姜和胃降逆,石菖蒲、制南星豁痰开窍,枳实下气以利降浊,人参、甘草扶助已虚之正气。苏合香丸芳香开窍,可用温开水化开灌服,昏迷者,也可用鼻饲管灌入。

若躁狂痉厥,可改服紫雪丹;若症见汗多、面色苍白、手足厥冷、舌质淡、脉细微,为阳虚欲脱,急宜回阳固脱,用参附汤加龙骨、牡蛎;若汗多面色潮红、口干、舌红少苔、脉细数,为阴液耗竭,应重用生脉散或生脉注射液静脉滴注以益气敛阴固脱。

## 六、转归预后

关格的前期阶段,经过积极治疗,预后尚好。而延至后期,湿浊毒邪上犯心肺,出现呼吸缓慢而深,或喘促息微,胸闷心悸,甚则神志昏迷者,病情危笃,预后较差,最终可导致内闭外脱,阴竭阳亡。临证应采取中西医综合治疗措施进行抢救,必要时配合血液透析疗法。

## 七、预防与调摄

积极治疗水肿、淋证、癃闭等病,以及预防感冒、温病的发生是预防关格发生的关键。

在调摄方面,应严格控制蛋白质的摄入量,尽可能选取能为人体充分吸收利用的优质蛋白质,如牛奶、蛋清;适当给予高热量、富含维生素并且易消化的饮食,注意口腔和皮肤清洁,有水肿者应忌盐。

## 八、文献摘要

《景岳全书·关格》:"关格一证,在《内经》本言脉体,以明阴阳离绝之危证也。如《六节藏象论》《终始》篇、《禁服》篇及《脉度》、《经脉》等篇,言之再四,其重可知。自秦越人《三难》曰上鱼为溢,为外关内格,入尺为覆,为内关外格,此以尺寸言关格,已失本经之意矣。又仲景曰在尺为关,在寸为格,关则不得小便,格则吐逆,故后世自叔和、东垣以来,无不以此相传……关格证所伤根本已甚,虽药饵必不可废,如精虚者,当助其精;气虚者,当助其气,其有言难尽悉者,宜于古今补阵诸方中择宜用之,斯固治之之法,然必须远居别室,养静澄心假以岁月,斯可痊愈。若不避绝人事,加意调理,而但靠药饵,则恐一曝十寒,得失相半,终无济于事也。凡患此者不可不知。"

《医门法律·关格》:"治吐逆之格,由中而渐透于上;治不溲之关,由中而渐透于下;治格而且关,由中而渐透于上下。"

《证治汇补·癃闭·附关格》:"既关且格,必小便不通,旦夕之间,陡增呕恶,此因浊邪壅塞三焦,正气不得升降,所以关应下而小便闭,格应上而生呕吐,阴阳闭绝,一日即死,最为危候。"

《重订广温热论·验方妙用》:"溺毒入血,血毒攻心,甚或因毒上脑,其症极危,急宜通窍开闭,利溺逐毒,导赤泻心汤(陶节庵《伤寒六书》方)调入犀珀至宝丹,或导赤散合加味虎杖散(廉臣验方)调入局方来复丹二三钱,尚可幸全一二。此皆治实证之开透法也。"

(白惠开)

# 第五节 遗精

遗精是指因脾肾亏虚,精关不固,或火旺湿热,扰动精室所致的以不因性生活而精液频繁遗泄为临床特征的病证。本病发病因素比较复杂,主要有房室不节,先天不足,用心过度,思欲不遂,饮食不节,湿热侵袭等。有梦而遗精者,称为梦遗;无梦而遗精,甚至清醒时精液自出者,称为滑精。

本病为男科疾病,其发病近年有增多之势,中医药治疗有较好的疗效。本病的记载,始见于《内经》。《灵枢·本神》篇说:"怵惕思虑则伤神,神伤则恐惧,流淫而不止……恐惧而不解则伤精,精伤则骨酸痿厥,精时自下。"叙述了遗精的病因。遗精一证,在汉代《金匮要略·血痹虚劳病脉证并治》中称"失精"和"梦失精",并提出了治疗的方药。《诸病源候论·虚劳病诸候》指出本病的病机有肾气虚弱和见闻感触等:"肾气虚弱,故精溢也。见闻感触,则动肾气,肾藏精,今虚弱不能制于精,故因见闻而精溢出也。"

宋代《普济本事方·膀胱疝气小肠精漏》载有治遗精方四首,该书正式提出了遗精和梦遗的名称。元代《丹溪心法·遗精》认为遗精的病因在肾虚之外,还有湿热:"精滑专主湿热,黄柏、知母降火,牡蛎粉、蛤粉燥湿。"至明代,对遗精的认识渐趋完善。如《医宗必读·遗精》指出五脏之病皆可引起遗精:"苟一脏不得其正,甚则必害心肾之主精者焉。"《景岳全书·遗精》比较全面的归纳出遗精之证有九种,并分别提出了治法方药。

西医的神经衰弱、前列腺炎等引起的遗精,可参考本节论治。

# 一、病因病机

## 1. 君相火旺

劳心过度,心阴暗耗,心火偏亢,心火不能下交于肾,肾水不能上济于心,心肾不交,水亏火旺,扰动精室,,发为遗精。《证治要诀·遗精》谓:"有用心过度,心不摄肾,以致失精者。"《折肱漫录·遗精》说:"梦遗之证,其因不同……非必尽因色欲过度,以致滑泄。大半起于心肾不交,凡人用心太过则火亢于上,火亢则水不升而心肾不交。士子读书过劳,每有此病。"又心有妄想,情动于中,所欲不遂,心神不宁,君火偏亢,相火妄动,扰动精室,也可发为遗精。

## 2. 湿热痰火

下注饮食不节,醇酒厚味,损伤脾胃,酿湿生热,或蕴痰化火,湿热痰火流注于下;或湿热之邪侵袭下焦,湿热痰火扰动精室,发为遗精。《杂病源流犀烛·遗泄源流》云:"有因脾胃湿热,气不化清,而分注膀胱者,亦混浊稠厚,阴火一动,精随而出,此则不待梦而自遗者……有因饮酒厚味太过,痰火为殃者。"《明医杂著·梦遗滑精》云:"梦遗滑精……饮酒厚味,痰火湿热之人多有之。"

## 3. 劳伤心脾

素禀心脾亏虚,或劳心太过,或体劳太过,以致心脾亏虚,气不摄精,发为遗精。《景岳全书·遗精》谓:"有因用心思索过度辄遗者,此中气有不足,心脾之虚陷也。"

## 4. 肾虚不固

先天不足,禀赋素亏;或青年早婚,房室过度;或少年无知,频犯手淫,导致肾精亏虚。若致肾气虚或肾阳虚,则下元虚惫,精关不固,而致滑精。故《景岳全书·遗精》说:"有素禀不足,而精易滑者,此先天元气之单薄也。"若肾阴亏虚,则阴虚而火旺,相火偏盛,扰动精室,精液自出,发为遗精。《医贯·梦遗并滑精论》说:"肾之阴虚则精不藏,肝之阳强则火不秘,以不秘之火,加临不藏之精,有不梦,梦即泄矣。"《证治要诀·遗精》谓:"有色欲太过,而滑泄不禁者。"

本病的发病多由于房室不节,先天不足,用心过度,思欲不遂,饮食不节,湿热侵袭等所致。《素问·六节藏象论》篇说:"肾者主蛰,封藏之本,精之处也。"《景岳全书·遗精》指出:"精之藏制虽在肾,而精之主宰则在心,故精之蓄泄无非听命于心。"故遗精的病位主要在肾和心,并与脾、肝密切相关。病机主要是君相火旺,扰动精室;湿热痰火下注,扰动精室;劳伤心脾,气不摄精;肾精亏虚,精关不固。

## 二、临床表现

不因性生活而精液频繁遗泄,每周2次以上,或在睡中有梦而遗,或在睡中无梦而遗,或有少量精液随尿而外流,甚者可在清醒时自行流出,常伴有头晕、耳鸣、健忘、心悸、失眠、腰酸膝软、精神萎靡、或尿时不爽、少腹及阴部作胀不适等症状。多因劳倦过度,用心太过,恣情纵欲,感触见闻,饮食辛辣等因素诱发。

## 三、诊断

(1)已婚男子不因性生活而精液自出,或在睡眠中发生,或在清醒时发生遗精,每周超过1次;或未婚男子频繁发生精液遗泄,每周超过2次,伴有耳鸣、头昏、健忘、失眠、神倦乏力、腰酸膝软等症,并持续1个月以上者,即可诊断为遗精。

(2)直肠指诊、前列腺B超及精液常规等检查,有助于病因诊断。

## 四、鉴别诊断

### 1. 溢精

成年未婚男子,或婚后夫妻分居者,1个月遗精1~2次,次日并无不适感觉或其他症状,为溢精,属于生理现象,并非病态。《景岳全书·遗精》说:"有壮年气盛,久节房欲而遗者,此满而溢者也。"又说:"至若盛满而溢者,则去者自去,生者自生,势出自然,固无足为意也。"

### 2. 早泄

遗精是没有性交时而精液自行流出,而早泄是在性交之始,甚者在交接之前,精液提前泄出可致不能进行正常的性生活。

### 3. 精浊

精浊是指尿道口时时流出米泔样或者糊状浊物,茎中作痒疼痛,痛甚如刀割样,而遗精是从尿道口流出精液,且无疼痛。

## 五、辨证论治

### (一)辨证要点

#### 1. 审察脏腑

"有梦为心病,无梦为肾病",故一般认为,用心过度,或杂念妄想,君相火旺,因梦而引起的遗精多为心病;禀赋不足,房劳太过,无梦而遗的多为肾病。症见失眠多梦,心悸心烦者,多为心病;症见腰酸膝软,眩晕耳鸣者,多为肾病。但各有例外,临床还必须结合患者的健康情况、发病的新久,以及脉症的资料等,才能正确辨证。

#### 2. 分清虚实

初起以实证为多,日久以虚证为多。实证以君相火旺,湿热痰火下注,扰动精室者为主;虚证则以肾虚不固,劳伤心脾者为主。

## （二）治疗原则

本病应结合脏腑，分虚实而治。实证以清泄为主，心病者兼用安神；虚证以补涩为主，属肾虚不固者，补肾固精；劳伤心脾者，益气摄精；肾阳虚者，温补肾阳；肾阴虚者，滋养肾阴，其中重症患者，宜酌配血肉有情之品以补肾填精。阴虚火旺者，治以滋阴降火。

## （三）分证论治

### 1. 君相火旺

[证候] 少寐多梦，梦中遗精，伴有心中烦热，头晕目眩，精神不振，倦怠乏力，心悸不宁，善恐健忘，口干，小便短赤；舌质红，脉细数。

[证候分析] 本证为君火妄动，相火随之，迫精妄泄。君火动于上，则相火应于下，相火妄动，扰动精室而精液失泄；意淫于外，心火内生，相火扰动，故阳强易举，梦遗失精；君相火旺，心神被扰，则寐少梦多，心悸怔忡，心烦面赤；精不养神以上奉于脑，故头晕目眩，健忘耳鸣；火耗真脏，精去则虚，阴精亏于下，腰府失养，则见腰酸膝软，甚或潮热盗汗，表现为阴虚火旺之证；舌红少苔，脉细数，为心肾阴虚内热之候。

[治法] 清心安神，滋阴清热。

[代表方] 黄连清心饮合三才封髓丹。

心火独亢而梦遗者，用黄连清心饮。方中黄连清心泻火；生地滋阴清热；当归、枣仁和血安神；茯神、远志宁神养心；人参、甘草益气和中；莲子补益心脾，收摄肾气。本证可加栀子、竹叶以助原方清心之力；可加少量肉桂以引火归元，有交泰丸之意，使心肾得交泰，则遗精自止。相火妄动，水不济火者，用三才封髓丹。本方出自《卫生宝鉴》，又名三才封髓丸。方中天冬、熟地、人参为三才汤；黄柏、砂仁、甘草名封髓丹。三才封髓丹用天冬、熟地滋肾养阴，人参、甘草宁心益气，黄柏清热泻火以坚阴，砂仁行滞悦脾以顾护中焦。若久遗伤肾，阴虚火旺明显者，可用知柏地黄丸或大补阴丸以滋阴泻火。

### 2. 湿热下注

[证候] 遗精频作，或有梦或无梦，或尿时有少量精液外流，小便热赤浑浊，或尿涩不爽，口苦或渴，心烦少寐，口舌生疮，大便溏臭，或见脘腹痞闷，恶心；苔黄腻，脉濡数。

[证候分析] 湿热蕴滞，下扰精室，开合失职，故遗精时作；湿热蕴结肝经，则阴茎易举，或茎中痒痛，阴囊湿痒；湿热中阻，脾胃健运无权，升降失职，故脘腹胀闷，纳呆呕恶；湿热下注膀胱，分利失职，则尿浊赤涩不畅；湿热上蒸则口苦；苔黄腻，脉濡数，皆为湿热之象。若湿热遗精久延，耗伤肾精，下元渐伤，湿热未尽，可形成阴虚湿热，虚实夹杂之证。

[治法] 清热利湿。

[代表方] 程氏萆薢分清饮。

方中萆薢、黄柏、茯苓、车前子清热利湿，莲子心、丹参、石菖蒲清心安神，白术健脾利湿。若饮食不节，醇酒厚味损伤脾胃，酿痰化热，宜清热化痰，可用苍白二陈汤加黄柏；若湿热流注肝之经脉，宜苦泄厥阴，用龙胆泻肝汤清热利湿；精中带血，又称血精，可加白茅根、炒蒲黄等清热凉血止血；若患者尿时不爽，少腹及阴部作胀不适，为病久夹有瘀热之征，可加虎杖、败酱草、赤芍、川牛膝等以化瘀清热。

### 3. 劳伤心脾

[证候] 劳累则遗精,心悸不宁,失眠健忘,面色萎黄,四肢困倦,食少便溏;舌淡,苔薄白,脉细弱。

[证候分析] 心脾两虚,气虚神浮,气不摄精,以致遗精,过劳则加重;思虑过度,心血暗耗,神失所藏,则心悸怔忡,健忘失眠;脾伤健运无权,化源不足,形体不充,则见食少便溏,肢倦乏力,面色萎黄;舌淡苔薄,脉弱,均为心脾两虚之征。

[治法] 调补心脾,益气摄精。

[代表方] 妙香散。

方中人参、黄芪益气以生精,山药、茯苓扶脾,远志、辰砂清心安神,木香理气,桔梗升清,麝香开窍,使气充神守,遗精自愈。若中气不升,可加升麻、柴胡,或改用补中益气汤以升提中气。

### 4. 肾虚不固

[证候] 梦遗频作,甚至滑精,腰酸膝软,咽干,心烦,眩晕耳鸣,健忘失眠,低热颧赤,形瘦盗汗,发落齿摇,舌红少苔,脉细数。遗久滑精者,可兼见形寒肢冷,阳痿早泄,精冷,夜尿多或尿少浮肿,尿色清,或余沥不尽,面色㿠白或枯槁无华;舌淡嫩有齿痕,苔白滑,脉沉细。

[证候分析] 本证为肾元虚衰,封藏失职,精关不固。病久不愈,阴精内涸,阴伤及阳,以致下元虚惫,精关不固,则滑泄频作,阴冷精薄;真阴亏耗,五脏之精华不能上荣,则头晕耳鸣,健忘,精神萎靡;肾虚腰府失养,骨髓不充,则腰膝酸软;膀胱失约,则夜尿频多;阳虚失其温煦,则形寒肢冷;舌淡,苔白,脉沉细而弱,均为阴损及阳,元阳已虚之候。

[治法] 补肾益精,固涩止遗。

[代表方] 左归饮合金锁固精丸、水陆二仙丹。

左归饮中熟地、山茱萸、枸杞子补肾益精;山药、茯苓、甘草健脾益气,补后天以补先天。若腰酸膝软者,可用左归丸;若阴损及阳,肾中阴阳俱虚者,治当阴中求阳,则用右归丸。方中熟地、山药、山茱萸、枸杞子、当归补养精血,菟丝子、杜仲壮腰摄精,鹿角胶、肉桂、附子温补肾阳。金锁固精丸、水陆二仙丹功在补肾固涩止遗。方用沙苑蒺藜补肾益精,芡实、莲须、金樱子、龙骨、牡蛎固涩止遗,莲子肉补脾。与左归饮或右归丸同用,有标本兼治之效。若由心肾不交发展而来,在补益肾精时,还应佐以宁心安神之法,可选用斑龙丸、桑螵蛸散加减;若由湿热下注发展而来,仍应泄热分利,并补益肾精,不宜过早施以固涩,以免留邪为患。

## 六、其他疗法

(1) 属湿热者,以车前子30 g,泽泻15 g,水煎服,早晚各1次。

(2) 属肾虚者,用韭菜子20粒,山萸肉12 g,补骨脂10 g,金樱子10 g,水煎服,每日2次。

## 七、验案举隅

李某,男,39岁。

**初诊**(2020年8月20日):近半年来遗精频作,每月遗精少则3～5次、多则近10次,大便偏干,尿黄多沫,纳食尚可;苔黄质偏红,脉细。

辨证：脾肾两虚兼下焦湿热。

治法：清热利湿，补益脾肾。

处方：黄柏 10 g，苦参 10 g，苍术 15 g，败酱草 15 g，牛膝 15 g，生薏苡仁 30 g，川萆薢 15 g，煅龙骨 30 g，煅牡蛎 30 g，金樱子 15 g，莲子 15 g。28 剂。

二诊（2020 年 9 月 22 日）：药后遗精减少，但劳累后则加重，小腹有胀痛感，大便溏薄，每日二三行，偶作腹胀，尿有分叉；苔薄黄，脉细。治予前方加莲须 10 g。28 剂。

随访：以后用此方加减治疗，至 2020 年 12 月 3 日复诊，遗精极少发作，大便有时溏薄，尿有痛感；苔黄薄腻，质暗，脉细滑。继续以原方化裁，以资巩固。

## 八、转归预后

遗精初起，一般以实证多见，日久不愈，可逐渐转变为虚证。在病理演变过程中，还可出现虚实并见之证。阴虚者可兼火旺，肾虚者可兼有湿热痰火。精属阴液，故开始多以伤及肾阴为主，因精与气互生，阴与阳互根真病久往往表现为肾气虚弱，甚则导致肾阳衰惫。因此，遗精日久，可兼见早泄，或导致阳痿。遗精预后较佳，但若调摄不当，或失治，也可致使久延不愈，甚至发展成虚劳。

## 九、预防与调摄

注意调摄心神，排除杂念，对于心有妄想，所欲不遂者，尤为重要，此既是预防措施又是调摄内容。正如《景岳全书·遗精》所说："遗精之始，无不病由乎心……及其既病而求治，则尤当以持心为先，然后随证调理，自无不愈。使不知求本之道，全恃药饵，而欲望成功者，盖亦几希矣！"同时应节制房事，戒除手淫，注意生活起居，避免脑力和体力的过劳，晚餐不宜过饱，养成侧卧习惯，被褥不宜过重，衬裤不宜过紧，以减少局部刺激，并应少食辛辣刺激性食物。

## 十、结语

本病是指以不因性生活而精液频繁遗泄为临床特征的病证。有梦而遗精者，称为梦遗；无梦而遗精，甚至清醒时精液自出者，称为滑精。本病的发病因素比较复杂，主要有房室不节，先天不足，用心过度，思欲不遂，饮食不节，湿热侵袭等。遗精的病位主要在肾和心，并与肝、脾密切相关。病机主要是君相火旺，扰动精室；湿热痰火下注，扰动精室；劳伤心脾，气不摄精；肾精亏虚，精关不固。辨证要点以辨脏腑及辨虚实为主。本病应结合脏腑，分虚实而治，实证以清泄为主，心病者兼用安神；虚证以补涩为主，属肾虚不固者，补肾固精；劳伤心脾者，益气摄精。平时应注意调摄心神，排除杂念，以持心为先，同时应节制房事，戒除手淫。

## 十一、文献摘要

《灵枢·淫邪发梦》："厥气……客于阴器，则梦接内。"

《金匮要略·血痹虚劳病脉证并治》："夫失精家，少腹弦急，阴头寒，目眩，发落，脉极虚芤迟,为清谷,亡血,失精,脉得诸芤动微紧,男子失清,女子梦交,桂枝龙骨牡蛎汤主之。"

《明医杂著·梦遗精滑》:"梦遗、精滑,世人多作肾虚治,而用补肾涩精之药不效,殊不知此症多属脾胃,饮酒厚味,痰火湿热之人多有之。盖肾藏精,精之所生,由脾胃饮食化生,而输归于肾。今脾胃伤于浓厚,湿热内郁,中气浊而不清,则其所化生之精,亦得浊气。肾主闭藏,阴静则宁。今所输之精,既有浊气,则邪火动于肾中,而水不得宁静,故遗而滑也。"

《景岳全书·遗精》:"遗精之证有九:凡有所注恋而梦者,此精为神动也,其因在心;有欲事不遂而梦者,此精失其位也,其因在肾;有值劳倦即遗者,此筋力有不胜,肝脾之气弱也;有因用心思索过度彻遗者,此中气有不足,心脾之虚陷也;有因湿热下流或相火妄动而遗者,此脾肾之火不清也;有无故滑而不禁者,此下元之虚,肺肾之不固也;有素禀不足而精易滑者,此先天元气之单薄也;有久服冷利等剂,以致元阳失守而滑泄者,此误药之所致也;有壮年气盛,久节房欲而遗者,此满而溢者也。凡此之类是皆遗精之病。""治遗精之法,凡心火甚者,当清心降火;相火盛者,当壮水滋阴;气陷者,当升举;滑泄者,当固涩;湿热相乘者,当分利;虚寒冷利者,当温补下元;元阳不足,精气两虚者,当专培根本。"

《医宗必读·遗精》:"古今方论,皆以遗精为肾气虚弱之病,若与他脏不相干涉。不知《内经》言五脏六腑各有精,肾则受而藏之。以不梦而自遗者,心肾之伤居多;梦而后遗者,相火之强为害。若乎五脏各得其职,则精藏而治。苟一脏不得其正,则必害心肾之主者焉。治之之法,独因肾病而遗者,治其肾;由他脏而致者,则他脏与肾两治之。"

(白惠开)

# 第六节 阳痿

阳痿是指青壮年男子,由于虚损、惊恐、湿热等原因,致使宗筋失养而弛纵,引起阴茎痿弱不起,临房举而不坚,或坚而不能持久的一种病证。

《素问·阴阳应象大论》和《灵枢·邪气脏腑病形》称阳痿为"阴痿",《灵枢·经筋》称为"阴器不用",在《素问·痿论》中又称为"筋痿":"思想无穷,所愿不得,意淫于外,入房太甚,宗筋弛纵,发为筋痿。"《内经》把阳痿的病因归之于"气大衰而不起不用""热则纵挺不收""思想无穷,所愿不得"和"入房太甚",认识到气衰、邪热、情志和房劳可引起本病。《诸病源候论·虚劳阴痿候》说:"劳伤于肾,肾虚不能荣于阴器,故痿弱也。"认为本病由劳伤及肾虚引起。《济生方·虚损论治》提出真阳衰惫可致阳事不举。《明医杂著·男子阳痿》指出除命门火衰外,郁火甚也可致阳痿。至明代《景岳全书》立《阳痿》篇,始以阳痿名本病。该书论述其病因病机和治疗都较全面。

西医学中的男子性功能障碍和某些慢性疾病表现以阳痿为主者,可参考本节论治。

## 一、病因病机

1. 命门火衰

房劳太过,或少年误犯手淫,或早婚,以致精气亏虚,命门火衰,发为阳痿,正如《景岳全书

·阳痿》所说："凡男子阳痿不起,多由命门火衰,精气虚冷。"

2. 心脾受损

胃为水谷之海,气血之源。若忧愁思虑不解,饮食不调,损伤心脾,病及阳明冲脉,以致气血两虚,宗筋失养,而成阳痿。《景岳全书·阳痿》说："凡思虑焦劳忧郁太过者,多致阳痿。盖阴阳总宗筋之会……若以忧思太过,抑损心脾,则病及阳明冲脉,……气血亏而阳道斯不振矣。"

3. 恐惧伤肾

大惊卒恐,惊则气乱,恐则伤肾,恐则气下,渐至阳道不振,举而不坚,导致阳痿。《景岳全书·阳痿》说："忽有惊恐,则阳道立痿,亦其验也。"

4. 肝郁不舒

肝主筋,阴器为宗筋之汇。若情志不遂,忧思郁怒,肝失疏泄条达,不能疏通血气而畅达前阴,则宗筋所聚无能,如《杂病源流犀烛·前阴后阴病源流》说："又有失志之人,抑郁伤肝,肝木不能疏达,亦致阴痿不起。"

5. 湿热下注

过食肥甘,伤脾碍胃,生湿蕴热,湿热下注,热则宗筋弛纵,阳事不兴,可导致阳痿,经所谓壮火食气是也。《明医杂著·男子阴痿》按语中谓："阴茎属肝之经络。盖肝者木也,如木得湛露则森立,遇酷热则萎悴。"

阳痿的病因比较复杂,但以房劳太过,频犯手淫为多见。病位在肾,并与脾、胃、肝关系密切。病机主要有上述五种,并最终导致宗筋失养而弛纵,发为阳痿。五者中以命门火衰较为多见,而湿热下注较少,所以《景岳全书·阳痿》说："火衰者十居七八,而火盛者仅有之耳。"

## 二、临床表现

阳痿的临床表现以阴茎痿弱不起,临房举而不坚,或坚而不能持久为主。阳痿常与遗精、早泄并见。常伴有神疲乏力,腰酸膝软,头晕耳鸣,畏寒肢冷,阴囊阴茎冷缩,或局部冷湿,精液清稀冰冷,精少或精子活动力低下,或会阴部坠胀疼痛,小便不畅,滴沥不尽,或小便清白,频多等症。

## 三、诊断

(1) 青壮年男子性交时,由于阴茎不能有效地勃起,无法进行正常的性生活,即可诊为本病。

(2) 多因房事太过,久病体虚,或青少年频犯手淫所致,常伴有神疲乏力、腰酸膝软、畏寒肢冷、或小便不畅、滴沥不尽等症。

(3) 排除性器官发育不全,或药物引起的阳痿。

## 四、鉴别诊断

阳痿须与早泄相鉴别。

早泄是指在性交之始,阴茎可以勃起,但随即过早排精,因排精之后阴茎痿软而不能进行正常的性交。早泄虽可引起阳痿,但阳痿是指性交时阴茎根本不能勃起,或勃起无力,或持续时间过短而不能进行正常的性生活。

## 五、辨证论治

### (一)辨证要点

1. 辨别有火无火

阳痿而兼见面色㿠白,畏寒肢冷,阴囊阴茎冷缩,或局部冷湿,精液清稀冰冷,舌淡,苔薄白,脉沉细者,为无火;阳痿而兼见烦躁易怒,口苦咽干,小便黄赤,舌质红,苔黄腻,脉濡数或弦数者,为有火。其中以脉象和舌苔为辨证的主要依据。

2. 分清脏腑虚实

由于恣情纵欲,思虑忧郁,惊恐所伤者,多为脾肾亏虚,命门火衰,属脏腑虚证;由于肝郁化火,湿热下注,而致宗筋弛纵者,属脏腑实证。

### (二)治疗原则

阳痿的治疗主要从病因病机入手,属虚者宜补,属实者宜泻,有火者宜清,无火者宜温。命门火衰者,真阳既虚,真阴多损,应温肾壮阳,滋肾填精,忌纯用刚热燥涩之剂,宜选用血肉有情温润之品;心脾受损者,补益心脾;恐惧伤肾者,益肾宁神;肝郁不舒者,疏肝解郁;湿热下注者,苦寒坚阴,清热利湿,即《素问·脏气法时论》篇所谓"肾欲坚,急食苦以坚之"的原则。

### (三)分证论治

1. 命门火衰

[证候]阳事不举,精薄清冷,阴囊阴茎冰凉冷缩,或局部冷湿,腰酸膝软,头晕耳鸣,畏寒肢冷,精神萎靡,面色㿠白;舌淡,苔薄白,脉沉细,右尺尤甚。

[证候分析]命门火衰,精气虚冷,宗筋失养。命门内藏真火,乃元阳之本,生命之根,肾精气不足,命门火衰,宗筋失于温煦,则阳事不举;肾精亏耗,髓海空虚,故见头晕耳鸣,健忘,精神萎靡;腰府失养,故腰膝酸软;阳虚失于温煦,则畏寒,面色㿠白;肾阳虚,膀胱气化无权,则小便清长,夜尿频作;舌质淡,苔白,脉沉细迟,均为命门火衰之象。本证久虚不复,阳虚血寒,凝滞为瘀,或肾阳虚衰,气不化水,水湿凝聚为痰,终致瘀血阻络或痰瘀互结,而成虚中夹实之证。

[治法]温肾壮阳,滋肾填精。

[代表方]右归丸合赞育丹。

方中鹿角胶、菟丝子、淫羊藿、肉苁蓉、韭菜子、蛇床子、杜仲、附子、肉桂、仙茅、巴戟天、鹿茸温肾壮阳,熟地、当归、枸杞子、山茱萸滋补肾阴,山药、白术健运脾胃。诸药阴阳相济,可达到"阳得阴助而生化无穷"的目的。尚可加黄狗肾、锁阳、阳起石等以增补肾壮阳之力;加龟甲胶,与方中鹿角胶同用以补肾填精;加砂仁、陈皮以防诸药碍脾。

2. 心脾受损

[证候]阳事不举,精神不振,夜寐不安,健忘,胃纳不佳,面色少华;舌淡,苔薄白,脉细。

[证候分析]心脾两虚,气血乏源,宗筋失养。思虑忧郁损伤心脾,运化失司,气血化源不足,宗筋失养,发为阳痿;气血不足,心神失养,则心悸健忘,失眠多梦;脾胃纳运失职,则食少腹胀,便溏。气血无以充养肌肤,故神疲乏力,面色萎黄;舌淡苔白,脉细弱,均为心脾气血亏虚之象。本型久入延,脾虚不复,气虚及阳,中虚及下,易致肾阳不足,命门火衰。

[治法]补益心脾。

[代表方]归脾汤。

方用党参、黄芪、白术、茯苓、炙甘草健脾益气,枣仁、远志、桂圆肉养心安神,当归补血,诸药合用,共奏益气补血、养心健脾安神之功。

3.恐惧伤肾

[证候]阳痿不举,或举而不坚,胆怯多疑,心悸易惊,夜寐不安,易醒;苔薄白,脉弦细。

[证候分析]肾精破散,心气逆乱,气血不达宗筋。素来胆虚,多疑善虑,突遭不测,或房事时卒受惊恐,惊则气乱,恐则气下精怯,肾精破散,气乱血无帅而不能运于阴部之宗筋,则阳道立痿;心藏神,主血脉,气血逆乱,心神不宁,则心悸易惊,夜多恶梦;苔薄白,脉弦细,乃情志所伤之象。

[治法]益肾宁神。

[代表方]大补元煎。

方中熟地、山茱萸、杜仲、枸杞子益肾,人参、当归、山药、炙甘草补益气血。可加枣仁、远志养心安神;因恐则气下,还可加升麻、柴胡以升阳。

4.肝郁不舒

[证候]阳痿不举,情绪抑郁或烦躁易怒,胸脘不适,胁肋胀闷,食少便溏;苔薄,脉弦。多有情志所伤病史。

[证候分析]肝郁气滞,血行不畅,宗筋月所聚无能。肝主宗筋,郁怒伤肝,疏泄伤肝,疏泄失职,气机不畅,则宗筋失用,发为阳痿;胁乃肝之分野,肝气郁结,经气不利,故胸胁胀满疼痛;肝郁疏泄不及,则精神抑郁,善叹息;疏泄太过则急躁易怒;苔薄白,脉弦,亦为肝郁之象。本证久郁不解,气滞不痛,水津不布,湿浊留滞,郁久化热,湿热浸淫肝经,可转为湿热证。气滞日久,血滞为疠荄,又可形成瘀血阻络。

[治法]疏肝解郁。

[代表方]逍遥散。

方中柴胡、白芍、当归疏肝解郁,养血和血;白术、茯苓、甘草健运脾胃,实土御木。另可加香附、川楝子、枳壳理气调肝;补骨脂、菟丝子、枸杞子补益肝肾。诸药相配,共奏疏肝解郁、理气和中、益肾助阳之功。

5.湿热下注

[证候]阴茎痿软,阴囊湿痒臊臭,下肢酸困,小便黄赤;苔黄腻,脉滑数。

[证候分析]湿热下注肝经,宗筋经络失畅。肝经布胸胁,抵少腹,绕阴器,湿热客于肝经,循经下注阴器,宗筋弛纵,故阳痿,阴囊潮湿,瘙痒坠胀;湿热下注膀胱,则小便黄浊;肝之湿热循经流行,经气不利,故胸胁苦满、少腹、睾丸胀痛;湿热困脾,则肢体困倦,厌食,脘痞腹胀;湿热熏蒸于上,则口苦泛恶;舌红,苔黄腻,脉滑数,均为湿热之征。若湿热留恋,结聚成痰,可致

痰湿下注;或湿热久羁于下,灼伤肾阴,或湿盛伤阳。

[治法]清热利湿。

[代表方]龙胆泻肝汤。

方中龙胆草、黄芩、栀子、柴胡疏肝清热泻火,味苦坚肾;木通、车前子、泽泻清热利湿;当归、生地养阴、活血、凉血,与清热泻火药配伍,泻中有补,使泻火药不致苦燥伤阴。会阴部坠胀疼痛,小便不畅,余沥不尽,可加虎杖、川牛膝、赤芍等活血化瘀。若症见梦中阳举,举则遗精,寐则盗汗,五心烦热,腰酸膝软,舌红,少苔,脉细数,为肝肾阴伤,虚火妄动,治宜滋阴降火,方用知柏地黄丸合大补阴丸加减。

## 六、其他疗法

1. 单方验方

(1)九香虫 120 g,用火文炒黄,研末,每日 2 次,每次 5 g。适用于脾肾亏损或肾虚气滞之阳痿。

(2)地肤子、蛇床子、阳起石等份为末,每服方寸匕(约 4 g),酒调服。适用于命门火衰之阳痿。

2. 针灸治疗

取关元、腰阳关、命门、复溜、足三里、三阴交为主穴,每日 1 次,每次 3～5 穴。具体方法是:①按揉关元穴 1～3 分钟;②按揉腰阳关(以有酸胀感为度)3～5 分钟;③针刺复溜、足三里、三阴交,各约 1～2 分钟。灸神阙,10 次为 1 个疗程。

## 七、验案举隅

李某,男,45 岁,工程师。

**诊疗日期:**2021 年 9 月 15 日。诉阳事不兴 5 年,素体虚弱,不耐严寒酷暑,冬日自觉形寒肢清,夏季尤苦烘热不适,平时常有头昏鼻塞,嗅觉失灵。刻诊:舌淡红,苔薄白,脉细弱。

**辨证:**脾肾阴阳两虚。

**治法:**补益下元,调和阴阳。

**处方:**熟地黄 24 g,山药 12 g,牡丹皮 10 g,茯苓 10 g,泽泻 10 g,肉桂 5 g,附子(先煎)5 g,煅龙骨(先煎)30 g,煅牡蛎(先煎)30 g,炒白芍 15 g,枸杞子 10 g,山萸肉 12 g,淫羊藿 10 g。

**随访:**服药 2 月余,病情向愈,体质增强。

## 八、转归预后

阳痿大多数属功能性病变,经过适当的治疗调养,一般可以得到治愈,预后良好。

## 九、预防与调摄

阳痿由房劳过度引起者,应清心寡欲,戒除手淫;因全身衰弱、营养不良或身心过劳引起者,应适当增加营养或注意劳逸结合,节制性欲;由精神因素引起者,应调节好精神情绪;由器质性病变引起者,应积极治疗原发病;由药物影响性功能而致者,应立即停用。要树立战胜疾病的信心,适当进行体育锻炼,夫妻暂时分床和相互关怀体贴,这些都有辅助治疗作用。

## 十、结语

阳痿是指青壮年男子阴茎痿弱不起,临房举而不坚,或坚而不能持久的病证。阳痿的病因虽然复杂,但以房劳太过,频犯手淫为多见。病位在肾,并与脾、胃、肝关系密切。本病主要是命门火衰、心脾受损、恐惧伤肾、肝郁不舒、湿热下注等,导致宗筋失养而弛纵所致。辨证要点主要是辨别有火无火及分清脏腑虚实。阳痿的治疗主要从病因病机入手,属虚者宜补,属实者宜泻,有火者宜清,无火者宜温。命门火衰者,应温肾壮阳,滋肾填精,忌纯用刚热燥涩之剂,宜选用血肉有情温润之品;心脾受损者,补益心脾;恐惧伤肾者,益肾宁神;肝郁不舒者,疏肝解郁;湿热下注者,苦寒坚阴,清热利湿。节制房室,戒除手淫,调节好情志,都是重要的辅助治疗措施。

## 十一、文献摘要

《素问·五常政大论》:"太阴司天……阴痿,气大衰而不起不用,当其时,反腰脽痛,动转不便也。"

《灵枢·经筋》:"足厥阴之筋……其病……阴器不用,伤于内则不起,伤于寒则阴缩入,伤于热则纵挺不收。"

《重订济生方·虚损论治》:"五劳七伤,真阳衰惫……阳事不举。"

《明医杂著·男子阴痿》:"男子阴痿不起,古方多云命门火衰,精气虚冷,固有之矣。然亦有郁火甚而致痿者,经云壮火食气。"

《景岳全书·阳痿》:"凡惊恐不释者,亦致阳痿。经曰恐伤肾,即此谓也。故凡遇大惊卒恐,能令人遗失小便,即伤肾之验。又或于阳旺之时,忽有惊恐,则阳道立痿,亦其验也。"

《临证指南医案·阳痿》:"又有阳明虚则宗筋纵,盖胃为水谷之海,纳食不旺,精气必虚,况男子外肾,其名为势,若谷气不充,欲求其势之雄壮坚举,不亦难乎?治惟有通补阳明而已。"

(白惠开)

# 第八章 气血津液病证

## 一、主要证候及特征

气与血是人体生命活动的动力源泉,又是脏腑功能活动的产物。脏腑的生理现象、病理变化,均以气血为重要的物质基础。津液是人体正常水液的总称,也是维持人体生理活动的重要物质。津液代谢失常多继发于脏腑病变,而它又会反过来加重脏腑病变,使病情进一步发展。气血津液的运行失常或生成不足,是气血津液病证的基本病机,而其主要的证候有如下几种。

### (一)气虚

1. 主要证候

精神萎顿,倦怠,四肢乏力,眩晕,白汗,易于感冒,面色苍白;舌质淡,脉虚无力。

2. 证候特征

本证表现为一系列元气耗损,脏腑机能减退的症状。随发病脏腑的不同,症状侧重点有所差异。

### (二)气郁

1. 主要证候

精神抑郁,情绪不宁,胸部胀闷,胁肋胀痛,痛无定处,脘闷嗳气,不思饮食,大便不调;苔薄腻,脉弦。

2. 证候特征

本证的轻重程度,常与情志舒畅与否有较密切的关系。本证与气滞的区别是:气郁由精神因素所致,以肝为主要病及之脏;引起气滞的原因很多,病及的脏腑也多,肺、肝、脾、胃等脏腑均可能发生气滞。

### (三)气滞

1. 主要证候

病变脏腑或相应部位出现胀满、疼痛;苔薄腻,脉弦。

2. 证候特征

气滞以胀满、疼痛为主要症状,其疼痛多为胀痛而非刺痛。

## （四）气逆

1. 主要证候

头胀头痛，面红目赤，烦躁易怒，甚则昏厥，或有咯血、吐血。

2. 证候特征

气逆与气滞的区别在于：气滞是局部或全身的气机不畅甚或阻滞；气逆是气机的升降失常而气逆于上，易发生于肺、胃、肝。在本章的病证中，主要为肝气上逆。

## （五）血虚

1. 主要证候

头晕目眩，神疲乏力，失眠健忘，心悸怔忡，面色苍白或萎黄；唇舌色淡，脉细。

2. 证候特征

本证表现一系列血虚失养、脏腑机能减退的症状。其与气虚的主要区别在于，本证面色萎黄不华、唇舌色淡等营血亏虚的表现突出，且常有失血过多的原因存在。

## （六）血瘀

1. 主要证候

病变部位疼痛，痛有定处，或有肿块，或致发热，面色黧黑，肌肤甲错；舌质紫暗，或有瘀点瘀斑，脉涩或弦。

2. 证候特征

血瘀以疼痛为最常见的症状，其痛以痛处固定，多为刺痛，久痛不愈，反复发作为特征。舌象对瘀血的诊断有比较重要的意义。

## （七）津伤化燥

1. 主要证候

口干口渴，唇焦咽燥，鼻干目涩，咯血或衄血，大便秘结，甚或肌肉消瘦；舌质红，舌上少津，少苔甚至无苔。

2. 证候特征

本证以津液亏少，表现一系列干燥不润的症状为特征。

# 二、病机述要

1. 气虚

主要由于饮食失调，水谷精微不充，以致气的来源不足；或因大病久病，年老体弱及疲劳过度等，以致脏腑机能减弱，气的化生不足。由于正气不足，不能正常发挥气的推动、固摄、温煦、卫外等作用，而表现倦怠乏力、精神萎靡、自汗、易于感冒等症。

2. 气郁

由情志内伤所致，肝气郁结，气机不畅，而表现精神抑郁、胸胁胀满疼痛等症，继则常引起血郁、火郁、痰郁和病及脾胃等。

3. 气滞

情志不舒，饮食失调，感受外邪，闪挫跌仆，以及痰浊、瘀血阻滞等多种原因均可导致气滞。

由于气机阻滞,气血运行障碍,以致病变部位或脏腑出现胀满、疼痛。

4. 气逆

多由情志内伤,饮食不节,寒温不适,或痰浊壅阻所致。气逆于上,以属实者为多。肝气上逆而发生头痛头胀、面红、烦躁易怒等症。因肝为刚脏,又为藏血之脏,故肝气上逆之时,甚则可血随气逆,引起咯血吐血,或壅遏清窍而致昏厥。

5. 血虚

常由失血过多,脾胃虚弱,营养不良,久病不愈,以及血液化生障碍等原因所致。由于营血亏虚,脏腑经络失于濡养,而表现头晕眼花、神疲乏力、面色萎黄、唇舌色淡等症。

6. 血瘀

情志不舒,饮食失调,感受外邪,跌仆损伤,以及久病正虚等多种原因均会导致血瘀。由于血行不畅甚至脉络瘀阻,不通则痛,而引起疼痛、积块、壅遏发热等症。

7. 津伤化燥

由素体阴亏,内热亢盛,或热伤津液所致。由于津液亏少,失于滋润,而出现口渴、心烦、唇焦咽燥、鼻干目涩、舌红少苔少津等症。

## 三、治疗要点

1. 辨明病变性质施治

针对气血津液的病变性质进行治疗,补益其亏损不足,纠正其运行失常。如气虚宜补气益气,气郁宜理气解郁,气滞宜理气行气,气逆宜顺气降逆,血虚宜补血养血,血瘀宜活血化瘀,津伤化燥宜滋阴润燥。

2. 列及他脏病变施治

气血津液的病证虽有其共同性,但发病的脏腑不同,则症状表现的侧重点也就有所不同,应结合五脏病变的不同特点进行治疗。

3. 重视补益脾胃

因脾胃为后天之本,气血生化之源,尤其是对气血津液亏耗过多或生成不足所形成的病证,应充分重视补益脾胃,以助生化之源。

4. 重视气、血、津三者之间的关系

注意将气为血帅,气能行血、行津,气能摄血、摄津,血为气母,津能载气,津血同源等理论,用于指导气血津液有关病证的临床治疗。

5. 注意攻补之适宜

气血津液疾病大多虚实夹杂,除纯属虚证者外,当分清标本缓急,虚实兼顾,补虚勿忘实,祛邪勿忘虚。

6. 做好调摄护理工作

对气血津液病证的好转及治愈有重要作用。气机郁滞是本章病证的基本病机之一,故首先应保持心情舒畅,增强战胜疾病的信心,避免强烈的精神刺激;其次要注意饮食调养。有的病证需着重补益,如虚劳及血证出血停止之后。但对消渴则控制饮食具有重要的治疗意义。再则是注意劳逸结合。除病情重者需卧床外,一般患者可视情况适当工作及活动。

## 第一节 郁证

郁证是由于情志不舒、气机郁滞所致,以心情抑郁、情绪不宁、胸部满闷、胁肋胀痛,或易怒易哭,或咽中如有异物梗塞等症为主要临床表现的一类病证。

郁有积、滞、结等含义。郁证由精神因素所引起,以气机郁滞为基本病变,是内科病证中最为常见的一种。据统计,类属郁证的病例,约占综合性医院内科门诊人数的10%。据有的医院抽样统计,内科住院病例中,有肝郁证表现者约占21%。郁证的中医药疗效良好,尤其是结合精神治疗,更能收到显著的疗效。所以属于郁证范围的病证,求治于中医者甚多。

《金匮要略·妇人杂病脉证并治》记载了属于郁证的脏躁及梅核气两种病证,并观察到这两种病证多发于女性,所提出的治疗方药沿用至今。元代《丹溪心法·六郁》提出了气、血、火、食、湿、痰六郁之说,创立了六郁汤、越鞠丸等相应的治疗方剂。明代《医学正传》首先采用郁证这一病证名称。自明代之后,已逐渐把情志之郁作为郁证的主要内容。如《古今医统大全·郁证门》说:"郁为七情不舒,遂成郁结,既郁之久,变病多端。"《景岳全书·郁证》将情志之郁称为因郁而病,着重论述了怒郁、思郁、忧郁三种郁证的证治。《临证指南医案·郁》所载的病例,均属情志之郁,治则涉及疏肝理气、苦辛通降、平肝息风、清心泻火、健脾和胃、活血通络、化痰涤饮、益气养阴等法,用药清新灵活,颇多启发,并且充分注意到精神治疗对郁证具有重要的意义,认为"郁证全在病者能移情易性"。综上可知,郁有广义狭义之分。广义的郁,包括外邪、情志等因素所致的郁在内;狭义的郁,即单指情志不舒为病因的郁。明代以后的医籍中记载的郁证,多单指情志之郁而言。

根据郁证的临床表现及其以情志内伤为致病原因的特点,主要见于西医的神经衰弱、癔病及焦虑症等。另外,也见于更年期综合征及反应性精神病。当这些疾病出现郁证的临床表现时,可参考本节论治。

## 一、病因病机

**1. 愤懑郁怒**

肝气郁结厌恶憎恨、愤懑恼怒等精神因素,均可使肝失条达,气机不畅,以致肝气郁结而成气郁,这是郁证主要的病机。因气为血帅,气行则血行,气滞则血瘀,气郁日久,影响及血,使血液运行不畅而形成血郁。若气郁日久化火,则发生肝火上炎的病变,而形成火郁。津液运行不畅,停聚于脏腑、经络,凝聚成痰,则形成痰郁。郁火耗伤阴血,则可导致肝阴不足。

**2. 忧愁思虑**

脾失健运由于忧愁思虑,精神紧张,或长期伏案思索,使脾气郁结,或肝气郁结之后横逆侮脾,均可导致脾失健运,使脾的消磨水谷及运化水湿的功能受到影响。若脾不能消磨水谷,以致食积不消,则形成食郁;若不能运化水湿,水湿内停,则形成湿郁。水湿内聚,凝为痰浊,则形成痰郁。火热伤脾,饮食减少,气血生化乏源,则可导致心脾两虚。

**3. 情志过极**

心失所养由于所愿不遂,精神紧张,家庭不睦,遭遇不幸,忧愁悲哀等精神因素,损伤心脾,使心失所养而发生一系列病变。若损伤心气，以致心气不足，则心悸、短气、自汗；耗伤心阴以致心阴亏虚，心火亢盛，则心烦、低热、面色潮红、脉细数；心失所养，心神失守，以致精神惑乱，则悲伤哭泣，哭笑无常。心的病变还可进一步影响到其他脏腑。

情志内伤是郁证的致病原因。但情志因素是否造成郁证，除与精神刺激的强度及持续时间的长短有关之外，也与机体本身的状况有极为密切的关系。正如《杂病源流犀烛·诸郁源流》说："诸郁，脏气病也，其原本于思虑过深，更兼脏气弱，故六郁之病生焉。"说明机体的"脏气弱"是郁证发病的内在因素。

综上所述，郁证的病因是情志内伤。其病机主要为肝失疏泄，脾失健运，心失所养及脏腑阴阳气血失调。郁证初起，病变以气滞为主，常兼血瘀、化火、痰结、食滞等，多属实证。病久则易由实转虚，随其影响的脏腑及损耗气血阴阳的不同，而形成心、脾、肝、肾亏虚的不同病变。

## 二、临床表现

绝大多数郁证患者的发病缓慢，发病前均有一个情志不舒或思虑过度的过程。气机郁滞所引起的气郁症状，如精神抑郁、情绪不宁、胸胁胀满疼痛等，为郁证的各种证型所共有，是郁证的证候特征。郁证所表现的胸胁胀满疼痛，范围比较弥散，不易指明确切部位，一般多以胸胁部为主；以满闷发胀为多见，即或有疼痛一般也较轻，胀满的感觉持续存在。郁证表现的各种症状，其程度每随情绪的变化而增减。

在气郁的基础上继发其他郁滞，则出现相应的症状，如血郁兼见胸胁胀痛，或呈刺痛，部位固定，舌质有瘀点、瘀斑，或舌紫暗；火郁兼见性情急躁易怒，胸闷胁痛，嘈杂吞酸，口干而苦，便秘，舌质红，苔黄，脉弦数；食郁兼见胃脘胀满，嗳气酸腐，不思饮食；湿郁兼见身重，脘腹胀满，嗳气，口腻，便溏腹泻；痰郁兼见脘腹胀满，咽中如物梗塞，苔腻。

脏躁发作时出现的精神恍惚，悲哀哭泣，哭笑无常，以及梅核气所表现的咽中如有炙脔，吞之不下，吐之不出等症，是郁证中具有特征性的证候。郁证日久，则常出现心、脾、肝、肾亏损的虚证症状。

## 三、诊断

(1) 以忧郁不畅，情绪不宁，胸胁胀满疼痛，或易怒易哭，或咽中如有炙脔为主症。多发于青中年女性。

(2) 患者大多数有忧愁、焦虑、悲哀、恐惧、愤懑等情志内伤的病史，并且郁证病情的反复常与情志因素密切相关。

(3) 各系统检查和实验室检查正常或基本正常，除外器质性疾病。

## 四、鉴别诊断

### 1. 虚火喉痹

郁证中的梅核气应注意和虚火喉痹相鉴别。梅核气多见于青中年女性，因情志抑郁而起病，自觉咽中有物梗塞，但无咽痛及吞咽困难，咽中梗塞的感觉与情绪波动有关，在心情愉快、工作繁忙时,症状可减轻或消失,而当心情抑郁或注意力集中于咽部时,则梗塞感觉加重。虚火喉痹则以青中年男性发病较多,多因感冒,长期烟酒及嗜食辛辣食物而引发,咽部除有异物感外,尚觉咽干、灼热、咽痒。咽部症状与情绪无关,但过度辛劳或感受外邪则易加剧。

2. 噎膈

梅核气应当与噎膈相鉴别。梅核气的诊断要点如上所述,噎膈多见于中老年人,男性居多,梗塞的感觉主要在胸骨后的部位,吞咽困难的程度日渐加重,食管检查常有异常发现。

3. 癫病

郁证中的脏躁一证需与癫病相鉴别。脏躁多发于青中年妇女,在精神因素的刺激下呈间歇性发作,发作时症状轻重常受暗示影响,在不发作时可如常人。而癫病则多发于青壮年,男女发病率无显著差别,病程迁延,心神失常的症状极少自行缓解。

## 五、辨证论治

### (一)辨证要点

1. 辨明受病脏腑与六郁的关系

郁证的发生主要为肝失疏泄,脾失健运,心失所养,应依据临床症状,辨明其受病脏腑侧重之差异。郁证以气郁为主要病变,但在治疗时应辨清楚六郁,一般说来,气郁、血郁、火郁主要关系于肝;食郁、湿郁、痰郁主要关系于脾;而虚证型则与心的关系最为密切。

2. 辨别证候虚实

六郁证变即气郁、血郁、化火、食积、湿滞、痰结均属实,而心、脾、肝的气血或阴精亏虚所导致的证候则属虚。

### (二)治疗原则

理气开郁、调畅气机、怡情易性是治疗郁证的基本原则。正如《医方论·越鞠丸》方解中说:"凡郁病必先气病,气得疏通,郁之何有?"对于实证,首当理气开郁,并应根据是否兼有血瘀、痰结、湿滞、食积等而分别采用活血、降火、祛痰、化湿、消食等法。虚证则应根据损及的脏腑及气血阴精亏虚的不同情况而补之,或养心安神,或补益心脾,或滋养肝肾。对于虚实夹杂者,则又当视虚实的偏重而虚实兼顾。

郁证一般病程较长,用药不宜峻猛。在实证的治疗中,应注意理气而不耗气,活血而不破血,清热而不败胃,祛痰而不伤正;在虚证的治疗中,应注意补益心脾而不过燥,滋养肝肾而不过腻。正如《临证指南医案·郁》指出,治疗郁证"不重在攻补,而在乎用苦泄热而不损胃,用辛理气而不破气,用滑润濡燥涩而不滋腻气机,用宜通而不揠苗助长"。

除药物治疗外,精神治疗对郁证有极为重要的作用。解除致病原因,使患者正确认识和对待自己的疾病,增强治愈疾病的信心,可以促进郁证好转、痊愈。

### (三)分证论治

1. 肝气郁结

[证候]精神抑郁,情绪不宁,胸部满闷,胁肋胀痛,痛无定处,脘闷嗳气,不思饮食,大便不调;苔薄腻,脉弦。

[证候分析]肝主疏泄,性喜条达,其经脉布胁肋。肝气郁结,疏泄功能失常,经脉气机不舒,故见精神不畅,情绪不宁,胸部满闷,胁肋胀痛,痛无定处;肝郁乘脾犯胃,则见脘闷嗳气,不思饮食,腹痛腹泻;气滞血行不畅,则女子月经不调;肝气郁结,故见脉弦。

[治法]疏肝解郁,理气畅中。

[代表方]柴胡疏肝散。

本方由四逆散加川芎、香附、陈皮而成。方中柴胡、香附、枳壳、陈皮疏肝解郁,理气畅中;川芎、芍药、甘草活血定痛,柔肝缓急。胁肋胀满疼痛较甚者,可加郁金、青皮、佛手疏肝理气。肝气犯胃,胃失和降,而见嗳气频作,脘闷不舒者,可加旋覆花、代赭石、苏梗、法半夏和胃降逆。兼有食滞腹胀,可加神曲、麦芽、山楂、鸡内金消食化滞;肝气乘脾而见腹胀、腹痛、腹泻,可加苍术、茯苓、乌药、白豆蔻健脾除湿,温经止痛;兼有血瘀而见胸胁刺痛,舌质有瘀点、瘀斑,可加当归、丹参、郁金、红花活血化瘀。

2. 气郁化火

[证候]性情急躁易怒,胸胁胀满,口苦而干,或头痛、目赤、耳鸣,或嘈杂吞酸,大便秘结;舌质红,苔黄,脉弦数。

[证候分析]肝气郁结,疏泄不利,故见胸胁胀满疼痛;肝郁日久化火,故性情急躁易怒,口苦而干;肝火上炎,扰乱清空,则见头痛,目赤;肝火犯胃则见嘈杂吞酸;热盛伤阴,则大便秘结;舌质红,苔黄,脉弦数均为气郁化火之象。

[治法]疏肝解郁,清肝泻火。

[代表方]丹栀逍遥散。

该方以逍遥散疏肝调脾,加入丹皮、栀子清肝泻火。热势较甚,口苦、大便秘结者,可加龙胆草、大黄泻热通腑;肝火犯胃而见胁肋疼痛、口苦、嘈杂吞酸、嗳气、呕吐者,可加黄连、吴茱萸(即左金丸)清肝泻火,降逆止呕;肝火上炎而见头痛、目赤、耳鸣者,加菊花、钩藤、刺蒺藜清热平肝;热盛伤阴,而见舌红少苔、脉细数者,可去原方中当归、白术、生姜之温燥,酌加生地、麦冬、山药滋阴健脾。

3. 血行郁滞

[证候]精神抑郁,性情急躁,头痛,失眠,健忘,或胸胁疼痛,或身体某部有发冷或发热感;舌质紫暗,或有瘀点、瘀斑,脉弦或涩。

[治法]活血化瘀,理气解郁。

[代表方]血府逐瘀汤。

本方由四逆散合桃红四物汤加味而成。四逆散疏肝解郁,桃红四物汤活血化瘀而兼有养血作用,配伍桔梗、牛膝理气活血,调和升降。

4. 痰气郁结

[证候]精神抑郁,胸部闷塞,胁肋胀满,咽中如有物梗塞,吞之不下,咯之不出;苔白腻,脉弦滑。

[证候分析]肝郁脾虚,聚湿生痰,气带郁郁,故胸部闷塞,胁肋胀痛,咽中如物梗塞,吞之不下,吐之不出;阻碍肺气,则咳嗽有痰,或吐痰而不咳嗽;气滞则血瘀,故可见胸胁刺痛;苔腻,脉弦滑为痰气郁结之候。

本证亦即《金匮要略·妇人杂病脉证并治》所说的"妇人咽中如有炙脔,半夏厚朴汤主之"证。《医宗金鉴·诸气治法》将本证称为"梅核气"。

[治法]行气开郁,化痰散结。

[代表方]半夏厚朴汤。

本方用厚朴、紫苏理气宽胸,开郁畅中;半夏、茯苓、生姜化痰散结,和胃降逆,合用有辛香散结、行气开郁、降逆化痰的作用。湿郁气滞而兼胸痞闷、嗳气、苔腻者,加香附、佛手片、苍术理气除湿;痰郁化热而见烦躁、舌红、苔黄者,加竹茹、瓜蒌、黄芩、黄连清化痰热;病久入络而有瘀血征象,胸胁刺痛,舌质紫暗或有瘀点、瘀斑,脉涩者,加郁金、丹参、降香、姜黄活血化瘀。

5. 心神惑乱

[证候]精神恍惚,心神不宁,多疑易惊,悲忧善哭,喜怒无常,或时时欠伸,或手舞足蹈,骂詈喊叫;舌质淡,脉弦。

[证候分析]五志过极,心气耗伤,营血不足,以致心神失养,故见精神恍惚,心神不宁,多疑易惊,时时欠伸;心神惑乱,不能自主,则见悲忧善哭,喜怒无常,手舞足蹈或骂詈喊叫等脏躁之症;营血不足,心气亏虚,故见舌淡脉细。本证多见于女性,常因精神刺激而诱发。临床表现多种多样,但同一患者每次发作多为同样几种症状的重复。《金匮要略·妇人杂病脉证并治》将其称为"脏躁"。

[治法]甘润缓急,养心安神。

[代表方]甘麦大枣汤。

方中甘草甘润缓急;小麦味甘微寒,补益心气;大枣益脾养血。血虚生风而见手足蠕动或抽搐者,加当归、生地、珍珠母、钩藤养血息风;躁扰、失眠者,加酸枣仁、柏子仁、茯神、制首乌等养心安神;表现喘促气逆者,可合五磨饮子开郁散结,理气降逆。心神惑乱可出现多种多样的临床表现。在发作时,可根据具体病情选用适当的穴位进行针刺治疗,并结合语言暗示、诱导,对控制发作,解除症状,常能收到良好效果。一般病例可针刺内关、神门、后溪、三阴交等穴位;伴上肢抽动者,配曲池、合谷;伴下肢抽动者,配阳陵泉、昆仑;伴喘促气急者,配膻中。

6. 心脾两虚

[证候]多思善疑,头晕神疲,心悸胆怯,失眠,健忘,纳差,面色不华;舌质淡,苔薄白,脉细。

[证候分析]忧愁思虑,久则损伤心脾,致使气血生化不足。气血不足,心失所养,神明失主,则多思善虑,健忘失眠;不主血脉,则心悸不安;气血亏虚,故面色无华;不能上荣于脑,故头晕;脾失健运,则见纳内差,食后腹胀;舌质淡,脉细,均为心脾两虚,气血不足之象。

[治法]健脾养心,补益气血。

[代表方]归脾汤。

本方用党参、茯苓、白术、甘草、黄芪、当归、龙眼肉等益气健脾生血;酸枣仁、远志、茯苓养心安神;木香理气,使整个处方补而不滞。心胸郁闷,情志不舒者,加郁金、佛手片理气开郁;头痛加川芎、白芷活血祛风而止痛。

7. 心阴亏虚

[证候]情绪不宁,心悸,健忘,失眠,多梦,五心烦热,盗汗,口咽干燥;舌红少津,脉细数。

[证候分析]五志过极,或思虑太过,或久病体衰,均使心肾阴伤。心失所养,故心悸健忘;神不守舍,故情绪不宁;心阴亏虚,阴阳失交,则失眠、多梦;肝肾阴亏,虚火内生,故五心烦热、潮热盗汗;心火亢盛,肾阴亏虚,髓海失充,精关不固,则遗精、腰膝酸软、视物昏花;舌红少津,脉细数,为阴虚有热之象。

[治法]滋阴养血,补心安神。

[代表方]天王补心丹。

方中以地黄、天冬、麦冬、玄参滋补心阴,人参、茯苓、五味子、当归益气养血,柏子仁、酸枣仁、远志、丹参养心安神。心肾不交而见心烦失眠、多梦遗精者,可合交泰丸(黄连、肉桂)交通心肾;遗精较频者,可加芡实、莲须、金樱子补肾固涩。

8.肝阴亏虚

[证候]情绪不宁,急躁易怒,眩晕,耳鸣,目干畏光,视物不明,或头痛且胀,面红目赤;舌干红,脉弦细或数。

[治法]滋养阴精,补益肝肾。

[代表方]滋水清肝饮。

本方由六味地黄丸合丹栀逍遥散加减而成,以六味地黄丸补益肝肾之阴,而以丹栀逍遥散疏肝解郁、清热泻火。肝阴不足而肝阳偏亢,肝风上扰,以致头痛、眩晕、面时潮红,或筋惕肉眴者,加白蒺藜、草决明、钩藤、石决明平肝潜阳,柔润息风;虚火较甚,表现低热,手足心热者,可加银柴胡、白薇、麦冬以清虚热;月经不调者,可加香附、泽兰、益母草理气开郁,活血调经。

## 六、其他疗法

(1)法半夏 15 g,厚朴 10 g,陈皮 10 g,水煎服。用于痰气郁结之郁证。

(2)百合 30 g,生地黄 30 g,合欢皮 15 g,水煎服。用于阴虚火旺之郁证。

(3)太子参 15 g,麦冬 15 g,五味子 10 g,浮小麦 30 g,大枣 10 g,生甘草 6 g,水煎服。用于气阴两虚,心神失养之郁证。

## 七、验案举隅

**案 1**

张某,女,62 岁。

**初诊**(2023 年 4 月 10 日):自诉咽喉部经常梗阻,胸部闷塞,似有欲吐之感,饮食吞咽欠利,病历 10 多年,久治无效;脉沉滑。

辨证:痰气壅塞,肝气上逆犯胃。

治法:行气散结。

处方:①汤药。姜半夏 10 g,厚朴 10 g,茯苓 15 g,生姜 15 g,紫苏 10 g。7 剂。②配合针灸。右手劳宫,右手腕踝针 1 区、2 区,平刺,留针 30 分钟。劳宫:前 10 分钟强刺激,边刺激边嘱患者饮水;后 20 分钟平补平泻。

**二诊**(2023 年 4 月 20 日):呕恶之势已除,咽部梗阻之感减轻;舌淡,苔薄腻,脉沉。原方加木蝴蝶5 g、胆南星5 g。7剂。

**三诊**(2023年4月30日):诸症悉除,再予原法调理,以巩固疗效。

**案2**

李某,女,44岁。

**诊疗日期**:2023年11月20日。7日来自感怕冷,晨起口苦,偶胃胀、反酸,烦躁易怒,胸闷,眼睛干涩,后背发硬,双足冰凉,纳嗽可,夜休可,眠浅易醒,二便调;月经周期不规律,量少,色可,有血块;舌淡红、边有齿痕,苔白腻。查体:心肺腹未见明显异常,余查体阴性。

**辨证**:①郁证(肝郁气滞证);②感冒(表虚证)。

**治法**:健脾养心,开郁散结,疏风解表。

**治疗**:牡丹皮10 g,炒栀子10 g,麸炒枳实10 g,北柴胡14 g,白芍14 g,甘草9 g,厚朴10 g,瓜蒌14 g,佛手9 g,木香6 g,醋香附14 g,炒六神曲14 g,防风、荆芥、薄荷、金银花、甘草、地肤子各20 g。7剂。

**随访**:月经恢复规律,胃胀症状减轻。

## 八、转归预后

郁证的各种证候之间,存在着一定的联系。属于实证的肝气郁结、血行郁滞、痰气郁结等证候,病久之后,若损伤心脾,气血不足,则可转化为心脾两虚或心阴亏虚;若损及肝肾,阴精亏虚,则转化为肝肾阴虚的证候。实证中的气郁化火一证,由于火热伤阴而多转化为阴虚火旺。郁证中的虚证,可以由实证病久转化而来,也可以由于忧思郁怒,情志过极等精神因素耗伤脏腑的气血阴精,而在发病初期即出现比较明显的虚证。病程较长的患者,亦有虚实互见的情况。一方面正气不足,或表现为气血不足,或表现为阴精亏虚,同时又伴有气滞、血瘀、痰结、火郁等病变,而成为虚实夹杂之证。

郁证的预后一般良好。针对具体情况,解除情志致病的原因,对本病的预后有重要的作用。而在受到刺激后,病情常有反复或波动,易使病情延长。病程较短,而情志致病的原因又是可以解除的,通常都可以治愈;病程较长,而情志致病的原因未能解除者,往往需要较长时间的治疗,才能收到比较满意的效果。

## 九、预防与调摄

正确对待各种事物,避免忧思郁虑,防止情志内伤,是防治郁证的重要措施。医务人员深入了解病史,详细进行检查,用诚恳、关怀、同情、耐心的态度对待患者,取得患者的充分信任,在郁证的治疗及护理中具有重要作用。对郁证患者,应作好精神治疗的工作,使患者能正确认识和对待疾病,增强治愈疾病的信心,并解除情志致病的原因,以促进郁证的完全治愈。

## 十、结语

郁证的病因是情志内伤,其病理变化与心、肝、脾有密切关系。初病多实,以六郁见证为主,其中以气郁为病变的基础,病久则由实转虚,引起心、脾、肝气血阴精的亏损,而成为虚证类型。临床上虚实互见的类型亦较为多见。郁证的主要临床表现为心情抑郁,情绪不宁,胸胁胀满疼痛,或咽中如有异物梗塞,或时作悲伤哭泣。郁证可分为实证和虚证两类。实证以气机郁滞为基本病变,治疗以疏肝理气解郁为主,气郁化火者,理气解郁配合清肝泻火;气郁夹痰,痰气交阻者,理气解郁配合化痰散结;气病及血,气郁血瘀者,理气解郁配合活血化瘀;兼有湿滞者,配合健脾燥湿或芳香化湿;夹食积者,配合消食和胃。虚证宜补,针对病情分别采用养心安神、补益心脾、滋养肝肾等法。虚实互见者,则当虚实兼顾。郁证的各种证候之间有一定的内在联系,认识证候间的关系,对指导临床具有实际意义。郁证的预后一般良好。结合精神治疗及解除致病原因,对促进痊愈具有重要作用。

## 十一、文献摘要

《素问·六元正纪大论》:"木郁达之,火郁发之,土郁夺之,金郁泄之,水郁折之。"

《灵枢·口问》:"悲哀愁忧则心动,心动则五脏六腑皆摇。"

《金匮要略·妇人杂病脉证并治》:"妇人脏躁,喜悲伤欲哭,象如神灵所作,数欠伸,甘麦大枣汤主之。""妇人咽中如有炙脔,半夏厚朴汤主之。"

《丹溪心法·六郁》:"气血冲和,万病不生,一有怫郁,诸病生焉。故人身诸病,多生于郁。"

《景岳全书·郁证》:"凡五气之郁,则诸病皆有,此因病而郁也。至若情志之郁,则总由乎心,此因郁而病也。""初病而气结为气滞者,宜顺宜开。久病而损及中气者,宜修宜补。然以情病者非情不解。"

《证治汇补·郁证》:"郁病虽多,皆因气不周流,法当顺气为先,开提为次,至于降火、化痰、消积,犹当分多少治之。"

《医林改错·血府逐瘀汤所治之症目》:"瞀闷,即小事不能开展,即是血瘀。""急躁,平素和平,有病急躁,是血瘀。""俗言肝气病,无故爱生气,是血府血瘀。"

《类证治裁·郁症》:"七情内起之郁,始而伤气,继必及血,终乃成劳。主治宜苦辛凉润宜通。"

(田 浩)

# 第二节 血证

凡由多种原因引起火热熏灼或气虚不摄,致使血液不循常道,或上溢于口鼻诸窍,或下泄于前后二阴,或渗出于肌肤所形成的疾患,统称为血证。也就是说,非生理性的出血性疾患,称为血证。在古代医籍中,亦称为血病或失血。

血证是涉及多个脏腑组织,而临床又极为常见的一类病证。它既可以单独出现,又常伴见其他病证的过程中。中医学对血证具有系统而有特色的理论认识,积累了丰富的临床经验,形成了许多有效的治疗方药,对多种血证尤其是轻中度的出血,大多能获得良好的疗效。

早在《内经》即对血的生理及病理有较深入的认识。有关篇章对血溢、血泄、衄血、咳血、呕血、溺血、溲血、便血等病证作了记载,并对引起出血的原因及部分血证的预后有所论述。《金匮要略·惊悸吐衄下血胸满瘀血病脉证治》最早记载了泻心汤、柏叶汤、黄土汤等治疗吐血、便血的方剂,沿用至今。《诸病源候论·血病诸候》将血证称为血病,对各种血证的病因病机作了较详细的论述。《备急千金要方》收载了一些较好的治疗血证的方剂,至今仍广泛应用的犀角地黄汤即首载于该书。《济生方·失血论治》认为失血可由多种原因导致,"所致之由,因大虚损,或饮酒过度,或强食过饱,或饮啖辛热,或忧思恚怒",而对血证的病机,则强调因于热者多。《素问玄机原病式·热类》亦认为失血主要由热盛所致。《医学正传·血证》率先将各种出血病证归纳在一起,并以"血证"之名概之。自此之后,血证之名即为许多医家所采用。《先醒斋医学广笔记·吐血》提出了著名的治吐血三要法,强调了行血、补肝、降气在治疗吐血中的重要作用。《景岳全书·血证》对血证的内容作了比较系统的归纳,将引起出血的病机提纲挈领地概括为"火盛"及"气虚"两个方面。《血证论》是论述血证的专书,对各种血证的病因病机、辨证论治均有许多精辟论述,该书所提出的止血、消瘀、宁血、补血的治血四法,确实是通治血证之大纲。

血证的范围相当广泛,凡以出血为主要临床表现的内科病症,均属本证的范围。本节讨论内科常见的鼻衄、齿衄、咳血、吐血、便血、尿血、紫斑等血证。

西医学中多种急慢性疾病所引起的出血,包括呼吸、消化、泌尿系统疾病有出血症状者,以及造血系统病变所引起的出血性疾病,均可参考本节论治。

# 一、病因病机

1. 感受外邪

外邪侵袭、损伤脉络而引起出血,其中以感受热邪所致者为多。如风、热、燥邪损伤上部脉络,则引起衄血、咳血、吐血;热邪或湿热损伤下部脉络,则引起尿血、便血。

2. 情志过极

忧思恼怒过度,肝气郁结化火,肝火上逆犯肺则引起衄血、咳血;肝火横逆犯胃则引起吐血。

3. 饮食不节

饮酒过多及过食辛辣厚味,或滋生湿热,热伤脉络,引起衄血、吐血、便血;或损伤脾胃,脾胃虚衰,血失统摄,而引起吐血、便血。

4. 劳倦过度

心主神明,神劳伤心;脾主肌肉,体劳伤脾;肾主藏精,房劳伤肾。劳倦过度会导致心、脾、肾气阴的损伤。若损伤于气,则气虚不能摄血,以致血液外溢而形成衄血、吐血、便血、紫斑;若损伤于阴,则阴盛火旺,迫血妄行而致衄血、尿血、紫斑。

5. 久病或热病之后

久病或热病导致血证的机理主要有三个方面:久病或热病使阴精伤耗,以致阴虚火旺,迫血妄行而致出血;久病或热病使正气亏损,气虚不摄,血溢脉外而致出血;久患者络,使血脉瘀阻,血行不畅,血不循经而致出血。

当各种原因导致脉络损伤或血液妄行时,就会引起血液溢出脉外而形成血证。正如《三因极一病证方论·失血叙论》说:"夫血犹水也,水由地中行,百川皆理,则无壅决之虞。血之周流于人身荣、经、府、俞,外不为四气所伤,内不为七情所郁,自然顺适。万一微爽节宣,必致壅闭,故血不得循经流注,荣养百脉,或泣或散,或下而亡反,或逆而上溢,乃有吐、衄、便、利、汗、痰诸证生焉。"

上述各种原因之所以导致出血,其共同的病机可以归结为火热熏灼、迫血妄行及气虚不摄、血溢脉外两类。正如《景岳全书·血证》说:"血本阴精,不宜动也,而动则为病。血主荣气,不宜损也,而损则为病。盖动者多由于火,火盛则逼血妄行;损者多由于气,气伤则血无以存。"在火热之中,又有实火及虚火之分,外感风热燥火,湿热内蕴,肝郁化火等,均属实火;而阴虚火旺之火,则属虚火。气虚之中,又有仅见气虚和气损及阳、阳气亦虚之别。

从证候的虚实来说,由火热亢盛所致者属于实证;由阴虚火旺及气虚不摄所致者,则属于虚证。实证和虚证虽各有其不同的病因病机,但在疾病发展变化的过程中,又常发生实证向虚证的转化,如开始为火盛气逆,迫血妄行,但在反复出血之后,则会导致阴血亏损,虚火内生;或因出血过多,血去气伤,以致气虚阳衰,不能摄血。因此,在某些情况下,阴虚火旺及气虚不摄,既是引起出血的病理因素,又是出血所导致的结果。

此外,出血之后,已离经脉而未排出体外的血液,留积体内,蓄结而为瘀血,瘀血又会妨碍新血的生长及气血的正常运行。

## 二、临床表现

血证具有明显的证候特征,即表现血液或从口、鼻,或从尿道、肛门,或从肌肤而外溢。出血既是一个常见的症状,又是一个常见的体征,患者及家属一般均对此高度重视,常能做到快速求医诊治。

血证以出血为突出表现,随其病因、病位的不同,而表现为鼻衄、齿衄、咳血、吐血、便血、尿血、紫斑等。随病情轻重及原有疾病的不同,则有出血量或少或多、病程或短或长及伴随症状等的不同。与出血同时出现的症状及体征,以火热亢盛、阴虚火旺及正气亏虚证候为多见,所以掌握这三种证候的特征,对于血证的辨证论治具有重要意义。

热盛迫血证:多发生在血证的初期,大多起病较急,出血的同时,伴有发热、烦躁、口渴欲饮、便秘、尿黄、舌质红、苔黄而少津、脉弦数或滑数等症。

阴虚火旺证:一般起病较缓,或由热盛迫血证迁延转化而成。表现为反复出血,伴有口干咽燥、颧红、潮热、盗汗、头晕、耳鸣、腰膝酸软、舌质红、苔少、脉细数等症。

气虚不摄证:多见于病程较长,久病不愈的出血患者。表现为起病较缓,反复出血,伴有神情倦怠、心悸、气短懒言、头晕目眩、食欲不振、面色苍白或萎黄、舌质淡、脉弱等症。

## 三、诊断

### (一)鼻衄

凡血自鼻道外溢而非因外伤、倒经所致者,均可诊断为鼻衄。

### (二)齿衄

血自齿龈或齿缝外溢,且排除外伤所致者,即可诊断为齿衄。

### (三)咳血

(1)多有慢性咳嗽、痰喘、肺痨等肺系病证。

(2)血由肺、气道而来,经咳嗽而出,或觉喉痒胸闷一咳即出,血色鲜红,或夹泡沫;或痰血相兼、痰中带血。

(3)实验室检查,如血红细胞、血白细胞总数及分类、血沉、痰培养细菌、痰检查抗酸杆菌及脱落细胞,以及胸部 X 线检查、支气管镜检或造影、胸部 CT 等,有助于进一步明确咳血的病因。

### (四)吐血

(1)有胃痛、胁痛、黄疸、癥积等宿疾。

(2)发病急骤,吐血前多有恶心、胃脘不适、头晕等症。

(3)血随呕吐而出,常会有食物残渣等胃内容物,血色多为咖啡色或紫暗色,也可为鲜红色,大便色黑如漆,或呈暗红色。

(4)实验室检查,呕吐物及大便潜血试验,纤维胃镜、上消化道钡餐造影、B超声波等检查可进一步明确引起吐血的病因。

### (五)便血

(1)有胃肠道溃疡、炎症、息肉、憩室或肝硬化等病史。

(2)大便色鲜红、暗红或紫暗,或黑如柏油样,次数增多。

(3)实验室检查,如大便潜血试验阳性。

### (六)尿血

(1)小便中混有血液或夹有血丝,或如浓茶或呈洗肉水样,排尿时无疼痛。

(2)实验室检查,小便在显微镜下可见红细胞。

### (七)紫斑

(1)肌肤出现青紫斑点,小如针尖,大者融合成片,压之不褪色。

(2)紫斑好发于四肢,尤以下肢为甚,常反复发作。

(3)重者可伴有鼻衄、齿衄、尿血、便血或(及)崩漏。

(4)小儿及成人皆可患此病,但以女性为多见。

(5)辅助检查:血、尿常规,大便潜血试验,血小板计数,出凝血时间,血管收缩时间,凝血酶原时间,毛细血管脆性试验及骨髓穿刺,有助于明确出血的病因,帮助诊断。

## 四、鉴别诊断

### (一)鼻衄

1. 与外伤鼻衄鉴别

因碰伤、挖鼻等引起血管破裂而致鼻衄者,出血多在损伤的一侧,且经局部止血治疗不再出血,没有全身症状,与内科所论鼻衄有别。

2. 与经行衄血鉴别

经行衄血又名倒经、逆经,其发生与月经周期有密切关系,多于经行前期或经期出现,与内科所论鼻衄机理不同。

### (二)齿衄
与舌衄相鉴别齿衄为血自齿缝、牙龈溢出；舌衄为血出自舌面，舌面上常有如针眼样出血点，与齿衄不难鉴别。

### (三)咳血
1. 与吐血相鉴别

咳血与吐血血液均经口出，但两者截然不同。咳血是血由肺来，经气道随咳嗽而出，血色多为鲜红，常混有痰液，咳血之前多有咳嗽、胸闷、喉痒等症状，大量咳血后，可见痰中带血数天，大便一般不呈黑色；吐血是血自胃而来，经呕吐而出，血色紫暗，常夹有食物残渣，吐血之前多有胃脘不适或胃痛、恶心等症状，吐血之后无痰中带血，但大便多呈黑色。

2. 与肺痈相鉴别

肺痈患者的咳血多由风温转变而来，常为脓血相兼，气味腥臭。初期也可见风热袭于肺卫的证候，当演变到吐脓血阶段时，多伴壮热、烦渴、胸痛、舌质红、苔黄腻、脉滑数等热毒炽盛证候，以此可与咳血证相鉴别。

3. 与口腔出血相鉴别

鼻咽部、齿龈及口腔其他部位的出血，常为纯血或血随唾液而出，血量少，并有口腔、鼻咽部病变的相应症状可寻，可与咳血相区别。

### (四)吐血
(1)与咳血相鉴别见上文所述。

(2)排除鼻腔、口腔及咽喉出血这些部位出血，血色鲜红，不夹杂食物残渣，在耳鼻咽喉科作有关检查即可明确具体部位。

### (五)便血
1. 与痢疾相鉴别

痢疾初起有发热恶寒等症，其便血为脓血相兼，且有腹痛、里急后重、肛门灼热等症。便血无里急后重，无脓血相兼，与痢疾不同。

2. 与痔疮相区别

痔疮属外科疾病，其大便下血的特点为便时或便后出血，常伴有肛门异物感或疼痛，作肛门直肠检查时，可发现内痔或外痔，与内科所论之便血不难鉴别。

### (六)尿血
1. 与血淋相鉴别

血淋与尿血均可见血随尿出，以小便时痛与不痛为其鉴别要点，不痛者为尿血，痛(滴沥刺痛)者为血淋。

2. 与石淋相鉴别

两者均有血随尿出。但石淋尿中时有沙石夹杂，小便涩滞不畅，时有小便中断，或伴腰腹绞痛等症，若沙石从小便排出则痛止，此与尿血不同。

### (七)紫斑

**1. 与出疹相鉴别**

紫斑与出疹均有局部肤色的改变,紫斑呈点状者需与出疹的疹点区别。紫斑隐于皮内,压之不褪色,触之不碍手;疹高出于皮肤,压之褪色,摸之碍手。且二者成因、病位均有不同。

**2. 与温病发斑相鉴别**

紫斑与温病发斑在皮肤表现的斑块方面,区别不大。但两者病情病势预后迥然有别。温病发斑发病急骤,常伴有高热烦躁、头痛如劈、昏狂谵语、四肢抽搐、鼻衄、齿衄、便血、尿血、舌质红绛等,病情险恶多变;杂病发斑(紫斑)病势较缓,常有反复发作史,也有突然发生者,虽时有热毒亢盛表现,但一般舌不红绛,不具有温病传变急速之征。

**3. 与丹毒相鉴别**

丹毒属外科皮肤病,以皮肤色红如丹得名,轻者压之褪色,重者压之不褪色,但其局部皮肤灼热肿痛与紫斑有别。

## 五、辨证论治

### (一)辨证要点

**1. 辨病证的不同**

血证具有明确而突出的临床出现——出血,一般不易混淆。但由于引起出血的原因及出血部位的不同,应注意辨清不同的病证。例如:从口中吐出的血液,有吐血与咳血之分;小便出血有尿血与血淋之别;大便下血则有便血、痔疮、痢疾之异。应根据临床表现、病史等加以鉴别。

**2. 辨脏腑病变之异**

同一血证,可以由不同的脏腑病变而引起,应注意辨别。例如:同属鼻衄,但病变脏腑有在肺、在胃、在肝的不同;吐血有病在胃及病在肝之别;齿衄有病在胃及病在肾之分;尿血则有病在膀胱、肾或脾的不同。

**3. 辨证候之寒热虚实**

血证由火热熏灼,热迫血行引起者为多。但火热之中,有实火及虚火的区别。血证有实证及虚证的不同,一般初病多实,久病多虚;由实火所致者属实,由阴虚火旺、气虚不摄血甚至阳气虚衰所致者属虚。证候的寒热虚实不同,则治法各异,应注意辨明。

### (二)治疗原则

治疗血证,应针对各种血证的病因病机及损伤脏腑的不同,结合证候虚实及病情轻重而辨证论治。《景岳全书·血证》说:"凡治血证,须知其要,而血动之由,惟火惟气耳。故察火者但察其有火无火,察气者但察其气虚气实。知此四者而得其所以,则治血之法无余义矣。"概而言之,对血证的治疗可归纳为治火、治气、治血三个原则。

**1. 治火**

火热熏灼,损伤脉络,是血证最常见的病机,应根据证候虚实的不同,实火当清热泻火,虚火当滋阴降火。并应结合受病脏腑的不同,分别选用适当的方药。

### 2. 治气

气为血帅，气能统血，血与气密切相关，故《医贯·血症论》说："血随乎气，治血必先理气。"对实证当清气降气，虚证当补气益气。

### 3. 治血

《血证论·吐血》说："存得一分血，便保得一分命。"要达到治血的目的，最主要的是根据各种证候的病因病机进行辨证论治，其中包括适当地选用凉血止血、收敛止血或活血止血的方药。

## （三）分证论治

以下分别叙述鼻衄、齿衄、咳血、吐血、便血、尿血、紫斑等共七种类型的辨证论治。

### 1. 鼻衄

鼻腔出血，称为鼻衄。它是血证中最常见的一种。鼻衄多由火热迫血妄行所致，其中肺热、胃热、肝火为常见。另有少数患者，可由正气亏虚，血失统摄引起。

鼻衄可因鼻腔局部疾病及全身疾病而引起。内科范围的鼻衄主要见于某些传染病、发热性疾病、血液病、风湿热、高血压、维生素缺乏症、化学药品及药物中毒等引起的鼻出血。

至于鼻腔局部病变引起的鼻衄，一般属于耳鼻咽喉科的范畴。

#### 1）热邪犯肺

[证候]鼻燥衄血，口干咽燥，或兼有身热、咳嗽痰少等症；舌质红，苔薄，脉数。

[证候分析]热邪犯肺，热伤脉络，血热妄行故鼻燥衄血，口干咽燥，或兼有身热、咳嗽痰少等症；质红，苔薄，脉数系热邪犯肺之象。

[治法]清泄肺热，凉血止血。

[代表方]桑菊饮。

方中以桑叶、菊花、薄荷、连翘辛凉轻透，宣散风热；桔梗、杏仁、甘草宣降肺气，利咽止咳；芦根清热生津。可加丹皮、茅根、旱莲草、侧柏叶凉血止血。肺热盛而无表证者，去薄荷、桔梗，加黄芩、栀子清泄肺热；阴伤较甚，口、鼻、咽干燥显著者，加玄参、麦冬、生地养阴润肺。

#### 2）胃热炽盛

[证候]鼻衄，或兼齿衄，血色鲜红，口渴欲饮，鼻干，口干臭秽，烦躁，便秘；舌红，苔黄，脉数。

[证候分析]胃火上炎，破血妄行，故鼻衄，或兼齿衄，血色鲜红，口渴欲饮，鼻干，口干臭秽，烦躁，便秘；舌红，苔黄，脉数系热伤津液之象。

[治法]清胃泻火，凉血止血。

[代表方]玉女煎。

方中以石膏、知母清胃泻火，地黄、麦冬养阴清热，牛膝引血下行，共奏泻火养阴，凉血止血的功效。可加大蓟、小蓟、白茅根、藕节等凉血止血。热势甚者，加栀子、丹皮、黄芩清热泻火；大便秘结者，加生大黄通腑泻热；阴伤较甚，口渴、舌红苔少、脉细数者，加天花粉、石斛、玉竹养胃生津。

#### 3）肝火上炎

[证候]鼻衄，头痛，目眩，耳鸣，烦躁易怒，面目红赤，口苦；舌红，脉弦数。

[证候分析]肝火上炎,破血妄行,上溢清窍,故鼻衄,头痛,目眩,耳鸣,烦躁易怒,面目红赤,口苦;舌红,脉弦数系火热之象。

[治法]清肝胃火,凉血止血。

[代表方]龙胆泻肝汤。

方中以龙胆草、柴胡、栀子、黄芩清肝泻火;木通、泽泻、车前子清利湿热;生地、当归、甘草滋阴养血,使泻中有补、清中有养。可酌加白茅根、蒲黄、大蓟、小蓟、藕节等凉血止血。若阴液亏耗,口鼻干燥,舌红少津,脉细数者,可去车前子、泽泻、当归,酌加玄参、麦冬、女贞子、旱莲草养阴清热。

4)气血亏虚

[证候]鼻衄,或兼齿衄、肌衄,神疲乏力,面色苍白,头晕,耳鸣,心悸,夜寐不宁;舌质淡,脉细无力。

[证候分析]气虚不摄,血溢清窍,气血两虚,故鼻衄,或兼齿衄、肌衄,神疲乏力,面色苍白,头晕,耳鸣,心悸,夜寐不宁;舌质淡,脉细无力乃气血两虚之象。

[治法]补气摄血。

[代表方]归脾汤。

本方由四君子汤和当归补血汤加味而成。方中以四君子汤补气健脾;当归、黄芪益气生血;酸枣仁、远志、龙眼肉补心益脾,安神定志;木香理气醒脾,使之补而不滞。全方具有补养气血、健脾养心及益气摄血的作用。可加仙鹤草、阿胶、茜草等加强其止血.作用。

对以上各种证候的鼻衄,除内服汤药治疗外,鼻衄当时,应结合局部用药治疗,以期及时止血。可选用:①局部用云南白药止血;②用棉球蘸青黛粉塞入鼻腔止血;③用湿棉条蘸塞鼻散(百草霜15g,龙骨15 g,枯矾60 g,共研极细末)塞鼻等。

2.齿衄

齿龈出血称为齿衄,又称为牙衄、牙宣。以阳明经脉入于齿龈,齿为骨之余,故齿衄主要与胃肠及肾的病变有关。

齿衄可由齿龈局部病变或全身疾病所引起。内科范围的齿衄,多由血液病、维生素缺乏症及肝硬化等疾病所引起。至于齿龈局部病变引起的齿衄,一般属于口腔科范围。

1)胃火炽盛

[证候]齿衄血色鲜,齿龈红肿疼痛,头痛,口臭;舌红,苔黄,脉洪数。

[证候分析]胃火内盛,上犯齿龈,破血妄行,故齿衄血色鲜,齿龈红肿疼痛,头痛,口臭;舌红,苔黄,脉洪数系火热伤阴之象。

[治法]清胃泻火,凉血止血。

[代表方]加味清胃散合泻心汤。

加味清胃散以生地、丹皮、水牛角清热凉血,黄连、连翘清热泻火,当归、甘草养血和中。合用泻心汤以增强其清热泻火的作用。可酌加白茅根、大蓟、小蓟、藕节等凉血止血。烦热口渴者,加石膏、知母清热除烦。

2)阴虚火旺

[证候]齿衄,血色淡红,起病较缓,常因受热及烦劳而诱发,齿摇不坚;舌质红,苔少,脉

细数。

[证候分析]肾阴亏虚,阴不制阳,虚火上炎,火伤血络,故齿衄,血色淡红,起病较缓,常因受热及烦劳而诱发,齿摇不坚;舌质红,苔少,脉细数系阴虚火旺之象。

[治法]滋阴降火,凉血止血。

[代表方]六味地黄丸合茜根散。

六味地黄丸养阴补肾,滋阴降火;茜根散滋阴养血,凉血止血。二方合用,互为补充,适用于肾阴亏虚,虚火上炎之齿衄。可酌加白茅根、仙鹤草、藕节以凉血止血。虚火较甚而见低热、手足心热者,加地骨皮、白薇、知母清退虚热。

3. 咳血

血由肺及气管外溢,经口而咳出,表现为痰中带血,或痰血相兼,或纯血鲜红,间夹泡沫,均称为咳血,亦称为嗽血或咯血。

多种杂病及温热病都会引起咳血。内科范围的咳血,主要见于呼吸系统的疾病,如支气管扩张症,急性气管-支气管炎、慢性支气管炎、肺炎、肺结核、肺癌等。温热病中的风温、暑温都会导致咳血,详见温病学的有关部分。

1)燥热伤肺

[证候]喉痒咳嗽,痰中带血,口干鼻燥,或有身热;舌质红,少津,苔薄黄,脉数。

[证候分析]燥热伤肺,肺络受损,肺失宣肃,故喉痒咳嗽,痰中带血,口干鼻燥,或有身热,少津;舌质红,薄黄,脉数系肺热之象。

[治法]清热润肺,宁络止血。

[代表方]桑杏汤。

方中以桑叶、栀子、淡豆豉清宣肺热,沙参、梨皮养阴清热,贝母、杏仁肃肺止咳。可加白茅根、茜草、藕节、侧柏叶凉血止血。出血较多者,可再加用云南白药或三七粉冲服;兼见发热、头痛、咳嗽、咽痛等症,为风热犯肺,加金银花、连翘、牛蒡予以辛凉解表,清热利咽;津伤较甚,而见干咳无痰,或痰粘不易咯出,苔少舌红乏津者,可加麦冬、玄参、天冬、天花粉等养阴润燥;痰热壅肺,肺络受损,症见发热、面红、咳嗽、咳血、咯痰黄稠、舌红、苔黄、脉数者,可改用清金化痰汤去桔梗,加大蓟、小蓟、茜草等,以清肺化痰,凉血止血;热势较甚,咳血较多者,加金银花、连翘、黄芩、芦根,及三七粉冲服。

2)肝火犯肺

[证候]咳嗽阵作,痰中带血或纯血鲜红,胸胁胀痛,烦躁易怒;口苦,舌质红,苔薄黄,脉弦数。

[证候分析]木火邢金,肺失宣降,肺络受损,故咳嗽阵作,痰中带血或纯血鲜红,胸胁胀痛,烦躁易怒,口苦;舌质红,苔薄黄,脉弦数系肝火犯肺之象。

[治法]清肝泻火,凉血止血。

[代表方]泻白散合黛蛤散。

两方合用,以桑白皮、地骨皮清泻肺热,海蛤壳、甘草清肺化痰,青黛清肝凉血。可酌加生地、旱莲草、白茅根、大小蓟等凉血止血。肝火较甚,头晕自赤,心烦易怒者,加丹皮、栀子、黄芩清肝泻火;若咳血量较多,纯血鲜红,可用犀角地黄汤加三七粉冲服,以清热泻火,凉血止血。

3）阴虚肺热

[证候]咳嗽痰少,痰中带血或反复咳血,血色鲜红,口干咽燥,颧红,潮热盗汗;舌质红,脉细数。

[证候分析]阴虚火旺,虚火伤肺,脉络损伤,故咳嗽痰少,痰中带血或反复咳血,血色鲜红,口干咽燥,颧红,潮热盗汗;舌质红,脉细数阴虚之象。

[治法]滋阴润肺,宁络止血。

[代表方]百合固金汤。

本方以百合、麦冬、玄参、生地、熟地滋阴清热,养阴生津;当归、白芍柔润养血;贝母、甘草肃肺化痰止咳。方中之桔梗其性升提,于咳血不利,在此宜去。可加白及、藕节、白茅根、茜草等止血,或合十灰散凉血止血。反复咳血及咳血量多者,加阿胶、三七养血止血;潮热、颧红者,加青蒿、鳖甲、地骨皮、白薇等清退虚热;盗汗加糯稻根、浮小麦、五味子、牡蛎等收敛固涩。

4. 吐血

血由胃来,经呕吐而出,血色红或紫黯,常夹有食物残渣,称为吐血,亦称为呕血。

古代曾将吐血之有声者称为呕血,无声者称为吐血。但从临床实际情况看,两者不易严格区别,且在治疗上亦无区分的必要,正如《医碥·吐血》说:"吐血即呕血。旧分无声曰吐,有声曰呕,不必。"

吐血主要见于上消化道出血,其中以消化性溃疡出血及肝硬化所致的食管、胃底静脉曲张破裂最多见;其次见于食管炎,急慢性胃炎,胃黏膜脱垂症等,以及某些全身性疾病(如血液病、尿毒症、应激性溃疡)引起的出血。

1）胃热壅盛

[证候]脘腹胀闷,甚则作痛,吐血色红或紫黯,常夹有食物残渣,口臭,便秘,大便色黑;舌质红,苔黄腻,脉滑数。

[证候分析]胃热壅结,热伤胃络,故脘腹胀闷,甚则作痛,吐血色红或紫黯,常夹有食物残渣,口臭,便秘,大便色黑;舌质红,苔黄腻,脉滑数系胃热之象。

[治法]清胃泻火,化瘀止血。

[代表方]泻心汤合十灰散。

泻心汤由黄芩、黄连、大黄组成,具有苦寒泻火的作用。《血证论·吐血》说:"方名泻心,实则泻胃。"十灰散凉血止血,兼能化瘀。其中大蓟、小蓟、侧柏叶、茜草根、白茅根清热凉血止血,棕榈炭收敛止血,丹皮、栀子清热凉血,大黄通腑泻热,且大蓟、小蓟、茜草根、大黄、丹皮等药均兼有活血化瘀的作用,故全方具有止血而不留瘀的优点。胃气上逆而见恶心呕吐者,可加代赭石、竹茹、旋覆花和胃降逆;热伤胃阴而表现口渴、舌红而干、脉象细数者,加麦冬、石斛、天花粉养胃生津。

2）肝火犯胃

[证候]吐血色红或紫黯,口苦胁痛,心烦易怒,寐少梦多;舌质红绛,脉弦数。

[证候分析]肝火亢盛,横逆犯胃,故吐血色红或紫黯,口苦胁痛,心烦易怒,寐少梦多;舌质红绛,脉弦数系肝火犯胃之象。

[治法]泻肝清胃,凉血止血。

[代表方]龙胆泻肝汤。

本方具有清肝泻火的功效,可加白茅根、藕节、旱莲草、茜草,或合用十灰散,以加强凉血止血的作用。胁痛甚者,加郁金、制香附理气活络定痛。

3)气虚血溢

[证候]吐血缠绵不止,时轻时重,血色暗淡,神疲乏力,心悸气短,面色苍白;舌质淡,脉细弱。

[证候分析]素体虚弱,气不摄血,血溢脉外,故吐血缠绵不止,时轻时重,血色暗淡,神疲乏力,心悸气短,面色苍白;舌质淡,脉细弱系气虚血亏之象。

[治法]健脾养心,益气摄血。

[代表方]归脾汤。

本方为益气养血、补气摄血的常用方,可酌情选加仙鹤草、棕榈炭、地榆、蒲黄、茜草根、紫草等,以增强止血及化斑消瘀的作用。若兼肾气不足而见腰膝酸软者,可加山茱萸、菟丝子、续断补益肾气。可酌加仙鹤草、白及、乌贼骨、炮姜炭等以温经固涩止血。若气损及阳,脾胃虚寒,症见肢冷、畏寒、便溏者,治宜温经摄血,可改用柏叶汤。方中以侧柏叶凉血止血,艾叶、炮姜炭温经止血,童便化瘀止血,共奏温经止血之效。

上述三种证候的吐血,若出血过多,导致气随血脱,表现面色苍白、四肢厥冷、汗出、脉微等症者,亟当益气固脱,可用独参汤等积极救治。

5.便血

便血系胃肠脉络受损,出现血液随大便而下,或大便显柏油样为主要临床表现的病证。

便血均由胃肠之脉络受损所致。内科杂病的便血主要见于胃肠道的炎症、溃疡、肿瘤、息肉、憩室炎等。

1)肠道湿热

[证候]便血色红,大便不畅或稀溏,或有腹痛,口苦;舌质红,苔黄腻,脉濡数。

[证候分析]湿热壅结肠腑,脉络受损,血溢肠道,故便血色红,大便不畅或稀溏,或有腹痛,口苦;舌质红,苔黄腻,脉濡数系湿热壅结之象。

[治法]清化湿热,凉血止血。

[代表方]地榆散合槐角丸。

地榆散以地榆、茜草凉血止血;栀子、黄芩、黄连清热燥湿,泻火解毒;茯苓淡渗利湿。槐角丸以槐角、地榆凉血止血,黄芩清热燥湿,防风、枳壳、当归疏风理气活血。上述两方均能清热化湿、凉血止血,但两方比较,地榆散清化湿热之力较强,而槐角丸则兼能理气活血,可根据临床需要酌情选用。若便血日久,湿热未尽而营阴已亏,应清热除湿与补益阴血双管齐下,以虚实兼顾,扶正祛邪。可选用清脏汤或脏连丸。清脏汤以黄连、黄芩、栀子、黄柏清热燥湿,当归、川芎、地黄、芍药养血和血,地榆、槐角、阿胶、侧柏叶养血凉血止血。脏连丸以黄连、黄芩清热燥湿,当归、地黄、赤芍、猪大肠养血补脏,槐花、槐角、地榆凉血止血,荆芥、阿胶养血止血。两方比较,清脏汤的清热燥湿作用较强,而脏连丸的止血作用较强,可酌情选用。

2)气虚不摄

[证候]便血色红或紫黯,食少,体倦,面色萎黄,心悸,少寐;舌质淡,脉细。

[证候分析]中气虚弱,气不摄虚,血不循经,故血色红或紫黯,食少,体倦,面色萎黄,心悸,少寐;舌质淡,脉细系气虚血亏之象。

[治法]益气摄血。

[代表方]归脾汤。

可酌加槐花、地榆、白及、仙鹤草,以增强止血作用。

3)脾胃虚寒

[证候]便血紫黯,甚则黑色,腹部隐痛,喜热饮,面色不华,神倦懒言,便溏;舌质淡,脉细。

[证候分析]中焦虚寒,阳气不足,统摄无权,血溢肠腑,故便血紫黯,甚则黑色,腹部隐痛,喜热饮,面色不华,神倦懒言,便溏;舌质淡,脉细系脾胃虚寒之象。

[治法]健脾温中,养血止血。

[代表方]黄土汤。

方中以灶心土温中止血;白术、附子、甘草温中健脾;地黄、阿胶养血止血;黄芩苦寒坚阴,起反佐作用。可加白及、乌贼骨收敛止血,三七、花蕊石活血止血。阳虚较甚,畏寒肢冷者,可加鹿角霜、炮姜、艾叶等温阳止血。

轻症便血应注意休息,重症者则应卧床。可根据病情进食流质、半流质或无渣饮食。应注意观察便血的颜色、性状及次数。若出现头昏、心慌、烦躁不安、面色苍白、脉细数等症状,常为大出血的征象,应积极救治。

6.尿血

小便中混有血液,甚或伴有血块的病症,称为尿血。随出血量多少的不同,而使小便呈淡红色、鲜红色,或茶褐色。

以往所谓尿血,一般均指肉眼血尿而言。但随着检测手段的进步,出血量微小,用肉眼不易观察到而仅在显微镜下才能发现红细胞的"镜下血尿",现在也应包括在尿血之中。

尿血是一种比按常见的病症。西医学所称的肾小球肾炎、泌尿系肿瘤等泌尿系疾病,以及全身性疾病,如血液病、结缔组织疾病等出现的血尿,均可参考本证论治。

1)下焦湿热

[证候]小便黄赤灼热,尿血鲜红,心烦口渴,面赤口疮,夜寐不安;舌质红,脉数。

[证候分析]湿热下注膀胱,热伤血络,血渗膀胱,故小便黄赤灼热,尿血鲜红,心烦口渴,面赤口疮,夜寐不安;舌质红,脉数,乃下焦湿热之象。

[治法]清热泻火,凉血止血。

[代表方]小蓟饮子。

方中以小蓟、生地、藕节、蒲黄凉血止血;栀子、木通、竹叶清热泻火;滑石、甘草利水清热,导热下行;当归养血活血,共奏清热泻火,凉血止血之功。热盛而心烦口渴者,加黄芩、天花粉清热生津;尿血较甚者,加槐花、白茅根凉血止血;尿中夹有血块者,加桃仁、红花、牛膝活血化瘀。

2)肾虚火旺

[证候]小便短赤带血,头晕耳鸣,神疲,颧红潮热,腰膝酸软;舌质红,脉细数。

[证候分析]阴虚火旺,虚火灼络,血溢脉外,故小便短赤带血,头晕耳鸣,神疲,颧红潮热,

腰膝酸软;质红,脉细数乃阴虚火旺之象。

[治法]滋阴降火,凉血止血。

[代表方]知柏地黄丸。

方中以地黄丸滋补肾阴,"壮水之主,以制阳光";加入知母、黄柏滋阴降火。可酌加旱莲草、大蓟、小蓟、藕节、蒲黄等凉血止血。颧红潮热者,加地骨皮、白薇清退虚热。

3) 脾不统血

[证候]久病尿血,甚或兼见齿衄、肌衄,食少,体倦乏力,气短声低,面色不华;舌质淡,脉细弱。

[证候分析]久病伤中,脾气亏虚,气虚不摄,血溢脉外,故尿血,甚或兼见齿衄、肌衄,食少,体倦乏力,气短声低,面色不华;舌质淡,脉细弱乃气虚两虚之象。

[治法]补脾摄血。

[代表方]归脾汤。

可加熟地、阿胶、仙鹤草、槐花等养血止血,气虚下陷而且少腹坠胀者,可加升麻、柴胡,配合原方中的党参、黄芪、白术,以起到益气升阳的作用。

4) 肾气不固

[证候]久病尿血,血色淡红,头晕耳鸣,精神困惫,腰脊酸痛;舌质淡,脉沉弱。

[证候分析]肾虚不固,血失藏摄,故尿血,血色淡红,头晕耳鸣,精神困惫,腰脊酸痛;舌质淡,脉沉弱乃气虚之象。

[治法]补益肾气,固摄止血。

[代表方]无比山药丸。

方中以熟地、山药、山茱萸、怀牛膝补肾益精,肉苁蓉、菟丝子、杜仲、巴戟天温肾助阳,茯苓、泽泻健脾利水,五味子、赤石脂益气固涩。可加仙鹤草、蒲黄、槐花、紫珠草等止血。必要时再酌加牡蛎、金樱子、补骨脂等固涩止血。腰脊酸痛、畏寒神怯者,加鹿角片、狗脊温补督脉。

7. 紫斑

血液溢出于肌肤之间,皮肤表现青紫斑点或斑块的病症,称为紫斑。亦有称为肌衄及葡萄疫者。如《医宗金鉴·失血总括》说:"皮肤出血曰肌衄。"《医学入门·斑疹》说:"内伤发斑,轻如蚊迹疹子者,多在手足,初起无头痛身热,乃胃虚火游于外。"《外科正宗·葡萄疫》说:"感受四时不正之气,郁于皮肤不散,结成大小青紫斑点,色若葡萄,发在遍体头面……邪毒传胃,牙根出血,久则虚入,斑渐方退。"

多种外感及内伤的原因都会引起紫斑。外感温热病热入营血所出现的发斑,可参阅温热病学的有关内容。

内科杂病的紫斑,可见于西医的原发性血小板减少性紫癜及过敏性紫癜。此外,药物、化学和物理因素等引起的继发性血小板减少性紫癜,亦可参考本证论治。

1) 血热妄行

[证候]皮肤出现青紫斑点或斑块,或伴有鼻衄、齿衄、便血、尿血,或有发热,口渴,便秘;舌红,苔黄,脉眩数。

[证候分析]热为阳邪,易伤津动血,热伤血络,破血妄行,故皮肤出现青紫斑点或斑块,或

伴有鼻衄、齿衄、便血、尿血,或有发热,口渴,便秘;舌红,苔黄,脉眩数乃热盛之象。

[治法]清热解毒,凉血止血。

[代表方]十灰散。

方中以大蓟、小蓟、侧柏叶、茜草根、白茅根清热凉血止血,棕榈皮收敛止血,丹皮、栀子清热凉血,大黄通腑泻热。且大蓟、小蓟、茜草根、大黄、丹皮等药均兼有活血化瘀的作用,故全方具有止血而不留瘀的优点。热毒炽盛,发热,出血广泛者,加生石膏、龙胆草、紫草,冲服紫雪丹;热壅胃肠,气血郁滞,症见腹痛、便血者,加白芍、甘草、地榆、槐花,缓急止痛,凉血止血;邪热阻滞经络,兼见关节肿痛者,酌加秦艽、木瓜、桑枝等舒筋通络。

2)阴虚火旺

[证候]皮肤出现青紫斑点或斑块,时发时止,常伴鼻衄、齿衄或月经过多,颧红,心烦,口渴,手足心热,或有潮热,盗汗;舌质红,苔少,脉细数。

[证候分析]阴虚阳亢,虚火灼络,血溢脉外,故皮肤出现青紫斑点或斑块,时发时止,常伴鼻衄、齿衄或月经过多,颧红,心烦,口渴,手足心热,或有潮热,盗汗;舌质红,苔少,脉细数乃阴虚火旺之象。

[治法]滋阴降火,宁络止血。

[代表方]茜根散。

该方具有滋阴降火、凉血止血的功效,适用于有阴虚火旺表现的血证。方中以茜草根、黄芩、侧柏叶清热凉血止血,生地、阿胶滋阴养血止血,甘草和中解毒,临床应用时尚可根据阴虚、火旺的不同情况而适当化裁。阴虚较甚者,可加玄参、龟甲、女贞子、旱莲草养阴清热止血;潮热可加地骨皮、白薇、秦艽清退虚热;若表现肾阴亏虚而火热不甚,症见腰膝酸软、头晕乏力、手足心热、舌红少苔、脉细数,可改用六味地黄丸滋阴补肾,酌加茜草根、大蓟、槐花、紫草等凉血止血,化瘀消斑。

3)气不摄血

[证候]反复发生肌衄,久病不愈,神疲乏力,头晕目眩,面色苍白或萎黄,食欲不振;舌质淡,脉细弱。

[证候分析]中气亏虚,统血无权,血溢脉外,故反复发生肌衄,久病不愈,神疲乏力,头晕目眩,面色苍白或萎黄,食欲不振;舌质淡,脉细弱系中气亏虚之象。

[治法]补气摄血。

[代表方]归脾汤。

上述各种证候的紫斑,兼有齿衄且较甚者,可合用漱口药:生石膏30 g,黄柏15 g,五倍子15 g,儿茶6 g,浓煎漱口,每次5~10分钟。

## 六、其他疗法

(1)新鲜仙鹤草250 g,捣汁,加入藕汁1盅,炖热后等凉后服。具有凉血止血之功。用于血热妄行之咳血、咯血。

(2)白茅根30 g,芦根30 g,紫草10 g。水煎,凉服。具有清热泻火、凉血止血之功。用于血热妄行之咳血、咯血。

(3)乌贼骨30 g,炮姜炭9 g,地榆炭15 g,艾叶炭6 g。煎服。具有温经止血之功。用于吐血、便血属虚寒证候者。

(4)槐花15 g,防风10 g。水煎凉服。具有清热解毒、凉血止血之功。用于肠道热盛之便血。

(5)盐附子60 g,肉桂10 g,生地黄30 g,打烂,用热水洗足后,分贴两足涌泉穴。适用于人体上部出血。

## 七、验案举隅

赵某,男,17岁,学生。

**初诊**(2021年2月20日):9岁时曾患血小板减少性紫癜,去年9月突发血尿,下肢外发紫斑,住某市医院检查,被诊为紫癜性肾炎,应用激素等治疗后控制。刻诊:血尿又发,两下肢紫癜密集,腰部酸痛,小便红赤,口干,纳差,神疲,面色萎黄;苔黄舌红,脉细。今尿检红细胞(+++)、蛋白(++)。

**辨证**:肾虚阴伤,络热血瘀。

**治法**:滋肾养阴,凉血化瘀止血。

**处方**:六味阿胶饮合犀角地黄汤加减。生地黄15 g、牡丹皮、白芍、山萸肉、怀山药、墨旱莲、阿胶珠、茯苓、泽泻各10 g,炙龟甲(先煎)、水牛角片(先煎)各15 g,白茅根30 g。

**二诊**(2021年3月7日):药后两下肢紫癜基本消退,尿黄无赤,诸症改善。尿检蛋白(+)、红细胞少、脓细胞少。守原法继服。

**随访**:服上药后病情稳定,下肢紫癜不再新生。多次在当地医院尿检,基本结果为:晨起小便(—),劳累后蛋白(微量~+)、红细胞(少~+)。此后俱守原意,略事出入,如加入僵蚕10 g,蜈蚣1条。患者先后服药近5个月,告临床痊愈。

## 八、转归预后

血证的预后,主要与下述三个因素有关:一是引起血证的原因,一般来说,外感易治,内伤难治,新病易治,久病难治;二是与出血量的多少密切有关,出血量少者病轻,出血量多者病重,甚至形成气随血脱的危急重病;三是与兼见症状有关。出血而伴有发热、咳喘、脉数等症者,一般病情较重。正如《景岳全书·血证》说:"凡失血等证,身热脉大者难治,身凉脉静者易治,若喘咳急而上气逆,脉见弦紧细数,有热不得卧者死。"

## 九、预防与调摄

注意饮食有节,起居有常。劳逸适度,避免情志过极。对血证患者要注意精神调摄,消除其紧张、恐惧、忧虑等不良情绪。注意休息,病重者应卧床休息。严密观察病情的发展和变化,若出现头昏、心慌、汗出、面色苍白、四肢湿冷、脉芤或细数等,应及时救治,以防产生厥脱之证。宜进食清淡、易于消化、富有营养的食物,如新鲜蔬菜、水果、瘦肉、蛋等,忌食辛辣香燥、油腻炙娇之晶,戒除烟酒。吐血量大或频频吐血者,应暂予禁食,并应积极治疗引起血证的原发疾病。

## 十、结语

血证以血液不循常道,溢于脉外为共同特点。随出血部位的不同,常见的血证有鼻衄、齿衄、咳血、吐血、便血、尿血、紫斑等多种。外感内伤的多种病因均会导致血证。其基本病机可以归纳为火热熏灼及气虚不摄两大类。在火热之中有实火、虚火之分;在气虚之中有气虚和气损及阳之别。治疗血证主要应掌握治火、治气、治血三个基本原则。实火当清热泻火,虚火当滋阴降火;实证当清气降气,虚证当补气益气。各种血证均应酌情选用凉血止血、收敛止血或活血止血的药物。严密观察病情,做好调摄护理,对促进血证的治愈有重要意义。

## 十一、文献摘要

《灵枢·百病始生》:"阳络伤则血外溢,血外溢则衄血;阴络伤则血内溢,血内溢则后血。"

《素问·大奇论》:"脉至而搏,血衄身热者死。"

《金匮要略·惊悸吐衄下血胸满瘀血病脉证治》:"心气不足,吐血,衄血,泻心汤主之。"

《太平圣惠方·治尿血诸方》:"夫尿血者,是膀胱有客热,血渗于脬故也。血得热而妄行,故因热流散,渗于脬内而尿血也。"

《三因极一病证方论·失血叙论》:"夫血犹水也,水由地中行,百川皆理,则无壅决之虞。血之周流于人身荣、经、府、俞,外不为四气所伤,内不为七情所郁,自然顺适,万一微爽节宣,必至壅闭,故血不得循经流注,荣养百脉,或注或散,或下而亡返,或逆而上溢,乃有吐、衄、便、利、汗、痰诸证生焉。"

《济生方·血病门》:"夫血之妄行也,未有不因热之所发,盖血得热而淖溢,血气俱热,血随气上,乃吐衄也。"

《医学正传·血证》:"从胃而上溢于口者,曰呕血。""咳血嗽血者出于肺也。"

《寿世保元·衄血》:"衄血者,鼻中出血也。阳热怫郁,于足阳明而上热则血妄,故衄也,治宜凉血行血为主。"

《先醒斋医学广笔记·吐血》:"吐血三要法:宜行血不宜止血。血不行经络者,气逆上壅也,行血则血循经络,不止自止。止之则血凝,血凝则发热恶食,病日痼矣。宜补肝不宜伐肝。经曰:五脏者,藏精气而不泻者也。肝为将军之官,,主藏血。吐血者,肝失其职也。养肝则肝气平而血有所归,伐之肝虚不能藏血,血愈不止矣。宜降气不宜降火。气有余便是火,气降即火降,火降则气不上升,血随气行,无溢出上窍之虞矣。降火必用寒凉之剂,反伤胃气,胃气伤则脾不能统血,血愈不能归经矣。"

《景岳全书·血证》:"血从齿缝牙龈中出者为齿衄,此手足阳明二经及足少阴肾家之病。盖手阳明入下齿中,足阳明人上齿中,又肾主骨,齿者骨之所终也。此虽为齿病,然血出于经,则惟阳明为最。""便血之与肠澼,本非同类,盖便血者,大便多实而血自下也,肠澼者,因泻痢而见脓血,即痢疾也"。

(田 浩)

# 第三节 汗证

汗证是指由于阴阳失调,腠理不固,而致汗液外泄失常的病证。其中,不因外界环境因素的影响,而白昼时时汗出,动辄益甚者,称为自汗;寐中汗出,醒来自止者,称为盗汗,亦称为寝汗。

正常的出汗,是人体的生理现象,本节所论述的自汗、盗汗,均为汗液过度外泄的病理现象。《明医指掌·自汗盗汗心汗证》对自汗、盗汗的名称作了恰当的说明:"夫自汗者,朝夕汗自出也。盗汗者,睡而出,觉而收,如寇盗然,故以名之。"

自汗、盗汗是临床杂病中较为常见的一个病证,中医对其有比较系统、完整的认识,若辨证用药恰当,一般均有良好的疗效。

早在《内经》即对汗的生理及病理有了一定的认识。明确指出汗液为人体津液的一种,并与血液有密切关系,所谓血汗同源。故血液耗伤的人,不可再发其汗。并明确指出生理性的出汗与气温高低及衣着厚薄有密切关系。如《灵枢·五癃津液别》说:"天暑衣厚则腠理开,故汗出……天寒则腠理闭,气湿不行,水下留于膀胱,则为尿与气。"在出汗异常的病证方面,谈到了多汗、寝汗、灌汗、绝汗等。《金匮要略·水气病脉证并治》首先记载了盗汗的名称,并认为由虚劳所致者较多。《三因极一病证方论·自汗论治》对自汗、盗汗作了鉴别:"无论昏醒,浸浸自出者,名曰自汗;或睡著汗出,即名盗汗,或云寝汗。若其饮食劳役,负重涉远,登顿疾走,因动汗出,非自汗也。"并指出其他疾病中表现的自汗,应着重针对病源治疗:"历节、肠痈、脚气、产褥等病,皆有自汗,治之当推其所因为病源,无使混滥。"朱丹溪对自汗、盗汗的病理属性作了概括,认为自汗属气虚、血虚、湿、阳虚、痰;盗汗属血虚、阴虚。《景岳全书·汗证》对汗证作了系统的整理,认为一般情况下自汗属阳虚,盗汗属阴虚。但"自汗盗汗亦各有阴阳之证,不得谓自汗必属阳虚,盗汗必属阴虚也"。《临证指南医案·汗》谓:"阳虚自汗,治宜补气以卫外;阴虚盗汗,治当补阴以营内。"

《医林改错·血府逐瘀汤所治之症目》说:"竟有用补气、固表、滋阴、降火,服之不效,而反加重者,不知血瘀亦令人自汗、盗汗,用血府逐瘀汤。"补充了针对血瘀所致自汗、盗汗的治疗方药。

自汗、盗汗作为症状,既可单独出现,也常伴见于其他疾病过程中。本节着重讨论单独出现的自汗、盗汗。至于由其他疾病引起者,在治疗原发疾病的基础上,可参考本节论治。

西医学中的甲状腺机能亢进、植物神经功能紊乱、风湿热、结核病等所致的自汗、盗汗亦可参考本节论治。

又有少数人由于体质关系,平素易于出汗,而不伴有其他症状者,则不属本节范围。正如《笔花医镜·盗汗自汗》说:"盗汗为阴虚,自汗为阳虚,然亦有秉质如此,终岁习以为常,此不必治也。"

## 一、病因病机

出汗为人体的生理现象。在天气炎热、穿衣过厚、饮用热汤、情绪激动、劳动奔走等情况下,出汗量增加,此属正常现象。在感受表邪时,出汗又是驱邪的一个途径,外感病邪在表,需要发汗以解表。

汗为心之液,由精气所化,不可过泄。除了伴见于其他疾病过程中的出汗过多外,引起自汗、盗汗的病因病机主要有以下五个方面。

1. 肺气不足

素体薄弱,病后体虚,或久患咳喘,耗伤肺气,肺与皮毛相表里,肺气不足之人,肌表疏松,表虚不固,腠理开泄而致自汗。

2. 营卫不和

由于体内阴阳的偏盛偏衰,或表虚之人微受风邪,导致营卫不和,卫外失司,而致汗出。

3. 心血不足

思虑太过,损伤心脾,或血证之后,血虚失养,均可导致心血不足。因汗为心之液,血不养心,汗液外泄太过,引起自汗或盗汗。

4. 阴虚火旺

烦劳过度,亡血失精,或邪热耗阴,以致阴精亏虚,虚火内生,阴津被扰,不能自藏而外泄,导致盗汗或自汗。

5. 邪热郁蒸

由于情志不舒,肝气郁结,肝火偏旺,或嗜食辛辣厚味,或素体湿热偏盛,以致肝火或湿热内盛,邪热郁蒸,津液外泄而致汗出增多。

## 二、临床表现

本节汗证是指不因其他疾病(如发热等)的影响,而以汗出过度为主要表现的自汗、盗汗,其临床特征是:①自汗表现为白昼时时汗出,动则益甚,常伴有气虚不固的症状;盗汗表现为寐中汗出,醒后即止,常伴有阴虚内热的症状。②无其他疾病的症状及体征。

## 三、诊断

1. 临床特征

不因外界环境影响,在头面、颈胸,或四肢、全身出汗者,昼日汗出溱溱,动则益甚为自汗;睡眠中汗出津津,醒后汗止为盗汗。

2. 其他

除外其他疾病引起的自汗、盗汗。作为其他疾病过程中出现的自汗、盗汗,因疾病的不同,各具有该疾病的症状及体征,且出汗大多不居于突出地位。

3. 血常规

血沉、抗"O"、$T_3$、$T_4$、基础代谢、血糖、胸部 X 线摄片、痰涂片等检查,以排除风湿热、甲亢、糖尿病、肺痨等疾病。

## 四、鉴别诊断

自汗、盗汗应着重与脱汗、战汗、黄汗相鉴别。

1. 脱汗

脱汗表现为大汗淋漓,汗出如珠,常同时出现声低息微、精神疲惫、四肢厥冷、脉微欲绝或散大无力,多在疾病危重时出现,为病势危急的征象,故脱汗又称为绝汗。

2. 战汗

主要出现于急性热病过程中,表现为突然恶寒战栗、全身汗出、发热、口渴、烦躁不安,为邪正交争的征象。若汗出之后,热退脉静,气息调畅,为正气拒邪,病趋好转之象。

3. 黄汗

汗出色黄,染衣着色,常伴见口中黏苦,渴不欲饮、小便不利、苔黄腻、脉弦滑等湿热内郁之症。

## 五、辨证论治

### (一)辨证要点

应着重辨明阴阳虚实。一般来说,汗证以属虚者多。自汗多属气虚不固,盗汗多属阴虚内热。但因肝火、湿热等邪热郁蒸所致者,则属实证。病程久者或病变重者会出阴阳虚实错杂的情况。自汗久则可以伤阴,盗汗久则可以伤阳,出现气阴两虚或阴阳两虚之证。

### (二)治疗原则

虚证当根据证候的不同而治以益气、养阴、补血、调和营卫;实证当清肝泄热,化湿和营;虚实夹杂者,则根据虚实的主次而适当兼顾。此外,由于自汗、盗汗均以腠理不固、津液外泄为共同病变,故可酌加麻黄根、浮小麦、糯稻根、五味子、瘪桃干、牡蛎等固涩敛汗之品,以增强止汗的功能。

### (三)分证论治

1. 肺卫不固

[证候]汗出恶风,稍劳汗出尤甚,易于感冒,体倦乏力,面色少华;脉细弱,苔薄白。

[证候分析]气虚阳弱,腠理不密,表卫失固,故汗出恶风,易于感冒;肺气不足,动则气耗,故见气短,活动后汗出更甚;脾气亏虚,不主四肢,则倦怠乏力;气不上荣于面,其面色㿠白无华;舌淡苔白,脉细软,均为气阳不足之象。

[治法]益气固表。

[代表方]玉屏风散。

本方为益气固表止汗的常用方剂,方中以黄芪益气固表止汗;白术健脾益气,助黄芪益气固表;少佐防风走表散邪,且助黄芪固表。汗出多者,可加浮小麦、糯稻根、牡蛎固表敛汗;气虚甚者,加党参、黄精益气固摄;兼有阴盛而见舌红、脉细数,加麦冬、五味子养阴敛汗;气血不足,体质虚弱,而症见汗出、恶风、倦怠乏力、面色不华、舌质淡、脉弱者,可改用大补黄芪汤以补益气血,固表敛汗。本方除含有玉屏风散的药物外,尚有人参、山茱萸、茯苓、甘草、五味子等益气固摄,熟地、川芎、肉苁蓉等补益精血,补益之力远较玉屏风散为强,故宜用于自汗之气血不足及体虚甚者。

2. 营卫不和

[证候]汗出恶风,周身酸楚,时寒时热,或表现半身、某局部出汗;苔薄白,脉缓。

[证候分析]营卫不和,卫表不固,故汗出恶风,周身酸楚,时寒时热,或表现半身、某局部出汗;苔薄白,脉缓系营卫不和之象。

[治法]调和营卫。

[代表方]桂枝汤。

方中以桂枝温经解肌,白芍和营敛阴,两药合用,一散一收,调和营卫,配以生姜、大枣、甘草,助其调和营卫之功。汗出多者,酌加龙骨、牡蛎固涩敛汗;兼气虚者,加黄芪益气固表;兼阳虚者,加附子温阳敛汗;如半身或局部出汗,可配合甘麦大枣汤之甘润缓急进行治疗;营卫不和而又表现倦怠乏力、汗出多、少气懒言、舌淡、脉弱等气虚症状者,可改用黄芪建中汤益气建中,调和营卫;由瘀血阻滞导致者,兼见心胸不适,舌质紫暗或有瘀点、瘀斑,脉弦或涩等症者,可改用血府逐瘀汤理气活血,疏通经络营卫。

3.心血不足

[证候]自汗或盗汗,心悸少寐,神疲气短,面色不华;舌质淡,脉细。

[证候分析]劳心过度,心血耗伤,或久病血虚,血不养心,心神不宁,故心悸少寐;汗为心液,血不养心,神气浮越,心液不藏而外泄则睡中盗汗;气血不充,失于充养,故面色不华,气短神疲;脉细,舌淡,均为血虚之征。

[治法]补心养血。

[代表方]归脾汤。

方中以人参、黄芪、白术、茯苓益气健脾,当归、龙眼肉养血,酸枣仁、远志养心安神,木香、甘草、生姜、大枣理气调中,共奏益气补血、养心安神之功。汗出多者,加五味子、牡蛎、浮小麦收涩敛汗;血虚甚者,加制首乌、枸杞子、熟地补益精血。

4.阴虚火旺

[证候]夜寐盗汗或有自汗,五心烦热,或兼午后潮热,两颧色红,口渴;舌红少苔,脉细数。

[证候分析]阴虚内热,蒸迫津液外泄,则见夜寐盗汗,或有自汗;虚热内蕴,则见低热;扰及心神而为五心烦热;虚火上炎,热灼津伤,故面颧色红,口渴;舌红苔少,脉细数,皆属阴液耗伤,虚热内蕴所致。

[治法]滋阴降火。

[代表方]当归六黄汤。

方中用当归、生地黄、熟地黄滋阴养血,壮水之主以制阳光;黄连、黄芩、黄柏苦寒清热,泻火坚阴;黄芪益气固表。汗出多者,加牡蛎、浮小麦、糯稻根固涩敛汗;潮热甚者,加秦艽、银柴胡、白薇清退虚热;以阴虚为主,而火热不甚,潮热、脉数等不显著者,可改用麦味地黄丸补益肺肾,滋阴清热。

5.邪热郁蒸

[证候]蒸蒸汗出,汗液易使衣服黄染,面赤烘热,烦躁,口苦,小便色黄;舌苔薄黄,脉象弦数。

[证候分析]湿热郁蒸脾土,脾色外泄,则汗出而黏或衣服黄染;湿性下趋,故汗出以下肢为多;若湿热内蕴肝胆,上蒸于口,则口苦,纳差;手足心热,小便色黄,舌苔薄黄腻,脉濡数,皆湿热内郁于里之象。

[治法]清肝泄热,化湿和营。

[代表方]龙胆泻肝汤。

方中以龙胆草、黄芩、栀子、柴胡清肝泄热,泽泻、木通、车前子清利湿热,当归、生地滋阴养血和营,甘草调和诸药。郁热较甚,小便短赤者,加茵陈清解郁热;湿热内蕴而热势不盛,面赤烘热、口苦等症不显著者,可改用四妙丸清热除湿。方中以黄柏清热,苍术、薏苡仁除湿,牛膝通利经脉。

## 六、其他疗法

(1)黄芪、浮小麦、麻黄根各15 g,红枣5枚。水煎服。用于自汗、盗汗因气虚所致者。
(2)乌梅10个,浮小麦15 g,红枣10枚,桑叶10 g。水煎服。用于阴虚盗汗。
(3)仙鹤草30 g,红枣15 g。水煎服。用于盗汗气虚体弱自汗者。

## 七、验案举隅

**案1**

王某,男,29岁。

初诊(2023年11月22日):10日前明显诱因出现睡时汗出、醒后汗止,伴潮热、倦怠乏力、食纳欠佳、夜休差,二便尚可;舌质淡,苔白腻,脉沉濡。

辨证:气阴两虚。

治法:益气养阴。

处方:六君子汤加桂枝10 g、白芍15 g、炙黄芪30 g、地骨皮10 g、煅牡蛎(先煎)30 g、煅龙骨(先煎)30 g、大黄(后下)6 g。7剂。

二诊(2023年11月30日):盗汗情况好转,潮热,食纳尚可;舌质淡,苔白腻,脉沉濡。处方:原方加鳖甲(先煎)15 g。7剂。

三诊(2023年12月11日):盗汗、潮热改善;舌质淡,苔白腻,脉沉濡。处方:原方加浮小麦30 g、麻黄根15 g。7剂。

四诊(2023年12月18日):下半身盗汗,失眠多梦,大便干,日解1次;舌质淡,苔白腻,脉沉细。处方:炒苍术15 g,黄柏10 g,牛膝15 g,生薏苡仁30 g,浮小麦30 g,熟地14 g,山药15 g,山茱萸12 g,牡丹皮10 g,茯苓10 g,泽泻10 g,知母10 g,西洋参15 g。7剂。

五诊(2024年1月2日):下半身盗汗情况好转,大便干,便后不畅,反酸;舌质淡,苔白腻,脉沉细。处方:原方加海螵蛸30 g、浙贝母10 g、大腹皮15 g、槟榔10 g、杜仲10 g、川断续10 g、牛膝15 g。7剂。

随访:夜间出汗症状减轻,乏力症状减轻。

**案2**

武某某,男,33岁。

诊疗日期(2023年09月22日):3年来夜间睡眠时手足出汗,睡醒后汗止,畏寒肢冷,腰背酸困,失眠,饮食及二便尚可;舌质淡,苔白腻,脉沉细。

辨证:阳虚证。

治法:温阳止汗。

处方:右归丸加浮小麦 30 g、红参 10 g、牛膝 15 g、川断续 10 g。7 剂。

随访:经治夜间出汗症状减轻,食欲增强。

**案 3**

杨某某,男,22 岁。

**诊疗日期**(2023 年 1 月 11 日):1 个月来自感夜间睡眠时出汗,醒后汗止,口干口苦,倦怠乏力,食纳尚可,二便正常;舌质淡,苔白腻,脉沉细。

辨证:胆热郁蒸。

治法:利胆退热。

处方:黄连 4 g,枳实 10 g,陈皮 10 g,姜半夏 10 g,茯苓 15 g,生姜 15 g,竹茹 15 g,炙甘草 10 g,煅龙骨(先煎)30 g,煅牡蛎(先煎)30 g,西洋参 15 g,五味子 10 g。7 剂。

随访:夜间出汗症状减轻。

**案 4**

赵某,女,32 岁。

**诊疗日期**(2023 年 04 月 11 日):1 年来稍活动后即有汗出,疲乏无力,精神欠佳,晨起口干、口苦,眠浅多梦,晨起困乏,情绪稳定,纳可,二便正常;舌暗有齿痕,苔白腻,脉沉细。

辨证:自汗(气阴两虚)。

治法:益气养阴。

治疗:北柴胡 14 g,白芍 14 g,麸炒枳壳 10 g,川芎 10 g,醋香附 14 g,陈皮 10 g,甘草 9 g,党参片 15 g,麦冬 14 g,蜜南五味子 9 g,牡蛎(先煎)30 g,珍珠母(先煎)30 g,浮小麦 30 g,麻黄根 30 g。7 剂。

随访:疲乏无力症状消失。

## 八、转归预后

单纯出现的自汗、盗汗,一般预后良好,经过治疗大多可在短期内治愈或好转。伴见于其他疾病过程中的自汗,尤其是盗汗,则病情往往较重,治疗时应着重针对原发疾病,且常需待原发疾病好转、痊愈,自汗、盗汗才能减轻或消失。

## 九、预防与调摄

汗出之时,腠理空虚,易于感受外邪,故当避风寒,以防感冒。汗出之后,应及时用干毛巾将汗擦干。出汗多者,需经常更换内衣,并注意保持衣服、卧具干燥清洁。

## 十、结语

不因天暑、衣厚、劳作及其他疾病,而白昼时时汗出者,称为自汗;寐中汗出,醒来自止者,称为盗汗。自汗多由气虚不固,营卫不和;盗汗多因阴虚内热;由邪热郁蒸所致者,则属实证。

益气固表、调和营卫、滋阴降火、清化湿热,是治疗自汗、盗汗的主要治法,可在辨证方药的基础上酌加固涩敛汗之品,以提高疗效。

## 十一、文献摘要

《素问·宣明五气》:"五藏化液,心为汗。"

《灵枢·决气》:"腠理发泄,汗出溱溱,是谓津。"

《灵枢·营卫生会》:"夺血者无汗,夺汗者无血。"

《素问·藏气法时论》:"肾病者……寝汗出,憎风。"

《素问·脉要精微论》:"肺脉……其软而散者,当病灌汗。"

《金匮要略·血痹虚劳病脉证并治》:"男子平人,脉虚弱细微者,喜盗汗也。"

《济生方·诸汗门》:"人之气血,应乎阴阳,和则平,偏则病。阴虚阳必凑,故发热自汗;阳虚阴必乘,故发厥、自汗。又况伤风、中暑、伤湿、喜怒、惊悸、房室、虚劳、历节、肠痈、痰饮、产褥等病,皆能致之。"

《医学正传·汗证》:"若夫自汗与盗汗者,病似而实不同也。其自汗者,无时而濈濈然出,动则为甚,属阳虚,胃气之所司也;盗汗者,寝中而通身如浴,觉来方知,属阴虚,营血之所主也。大抵自汗宜补阳调卫,盗汗宜补阴降火。"

《医碥·汗》:"汗者,水也,肾之所主也。内藏则为液,上升则为津,下降则为尿,外泄则为汗。"

(田 浩)

# 第四节 消渴

消渴是由于先天禀赋不足,复因情志失调、饮食不节等原因所导致的以阴虚燥热为基本病机,以多尿、多饮、多食、乏力、消瘦,或尿有甜味为典型临床表现的一种病证。

消渴是一种发病率高、病程长、并发症多,严重危害人类健康的病证,近年来发病率更有增高的趋势。中医药在改善症状、防治并发症等方面均有较好的疗效。

在世界医学史中,中医学对本病的认识最早,且论述甚详。消渴之名,首见于《素问·奇病论》,根据病机及症状的不同,《内经》还有消瘅、膈消、肺消、消中等名称的记载。

《内经》认为五脏虚弱,过食肥甘,情志失调是引起消渴的原因,而内热是其主要病机。《金匮要略》立专篇讨论,并最早提出治疗方药。《诸病源候论·消渴候》论述其并发症说:"其病变多发痈疽。"《外台秘要·消中消暑肾消》引《古今录验》说:"渴而饮水多,小便数……甜者,皆是消渴病也。"又说,"每发即小便至甜""焦枯消瘦",对消渴的临床特点作了明确的论述。刘河间对其并发症作了进一步论述,《宣明论方·消渴总论》说,消渴一证"可变为雀目或内障",《儒门事亲·三消论》说:"夫消渴者,多变聋盲、疮癣、痤痱之类""或蒸热虚汗,肺痿劳嗽。"《证治准绳·消瘅》在前人论述的基础上,对三消的临床分类作了规范,"渴而多饮为上消(经谓膈消),消谷善饥为中消(经谓消中),渴而便数有膏为下消(经谓肾消)"。明清及其之后,对消渴的治疗原则及方药,有了更为广泛深入的研究。

本节之消渴与西医的糖尿病基本一致。西医的尿崩症，因具有多尿、烦渴的临床特点，与消渴有某些相似之处，可参考本节论治。

## 一、病因病机

### 1. 禀赋不足

早在春秋战国时代，即已认识到先天禀赋不足，是引起消渴的重要内在因素。《灵枢·五变》说，"五脏皆柔弱者，善病消瘅"，其中尤以阴虚体质最易罹患。

### 2. 饮食失节

长期过食肥甘，醇酒厚味，辛辣香燥，损伤脾胃，致脾胃运化失职，积热内蕴，化燥伤津，消谷耗液，发为消渴。《素问·奇病论》说："此肥美之所发也，此人必数食甘美而多肥也，肥者令人内热，甘者令人中满，故其气上溢，转为消渴。"

### 3. 情志失调

长期过度的精神刺激，如郁怒伤肝，肝气郁结，或劳心竭虑，营谋强思等，以致郁久化火，火热内燔，消灼肺胃阴津而发为消渴。正如《临证指南医案·三消》说："心境愁郁，内火自燃，乃消症大病。"

### 4. 劳欲过度

房室不节，劳欲过度，肾精亏损，虚火内生，则火因水竭益烈，水因火烈而益干，终致肾虚肺燥胃热俱现，发为消渴。如《外台秘要·消渴消中》说："房劳过度，致令肾气虚耗，下焦生热，热则肾燥，肾燥则渴。"

消渴的病机主要在于阴津亏损，燥热偏盛，而以阴虚为本，燥热为标，两者互为因果，阴愈虚则燥热愈盛，燥热愈盛则阴愈虚。消渴病变的脏腑主要在肺、胃、肾，尤以肾为关键。三脏之中，虽可有所偏重，但往往又互相影响。

肺主气为水之上源，敷布津液。肺受燥热所伤，则津液不能敷布而直趋下行。随小便排出体外，故小便频数量多；肺不布津则口渴多饮。正如《医学纲目·消瘅门》说："盖肺藏气，肺无病则气能管摄津液之精微，而津液之精微者收养筋骨血脉，余者为溲。肺病则津液无气管摄，而精微者亦随溲下。"

胃为水谷之海，主腐熟水谷，脾为后天之本，主运化，为胃行其津液。脾胃受燥热所伤，胃火炽盛，脾阴不足，则口渴多饮，多食善饥；脾气虚不能转输水谷精微，则水谷精微下流注入小便，故小便味甘；水谷精微不能濡养肌肉，故形体日渐消瘦。

肾为先天之本，主藏精而寓元阴元阳。肾阴亏虚则虚火内生，上燔心肺则烦渴多饮，中灼脾胃则胃热消谷，肾失濡养，开阖固摄失权，则水谷精微直趋下泄，随小便而排出体外，故尿多味甜。

消渴虽有在肺、胃、肾的不同，但常常互相影响，如肺燥津伤，津液失于敷布，则脾胃不得濡养，肾精不得滋助；脾胃燥热偏盛，上可灼伤肺津，下可耗伤肾阴；肾阴不足则阴虚火旺，亦可上灼肺胃，终至肺燥胃热肾虚，故"三多"之证常可相互并见。

消渴日久，则易发生以下两种病变：一是阴损及阳，阴阳俱虚。消渴虽以阴虚为本，燥热为标,但由于阴阳互根,阳生阴长,若病程日久,阴损及阳,则致阴阳俱虚。其中以肾阳虚及脾阳虚较为多见。二是病久入络,血脉瘀滞。消渴是一种病及多个脏腑的疾病,影响气血的正常运行,且阴虚内热,耗伤津液,亦使血行不畅而致血脉瘀滞。血瘀是消渴的重要病机之一,且消渴多种并发症的发生也与血瘀密切有关。

## 二、临床表现

消渴起病缓慢,病程漫长。本病以多尿、多饮、多食、倦怠乏力,形体消瘦,或尿有甜味为其证候特征。但患者"三多"症状的显著程度有较大的差别。消渴的多尿,表现为排尿次数增多,尿量增加。有的患者是因夜尿增多而发现本病。与多尿同时出现的是多饮,喝水量及次数明显增多。多食易饥,食量超出常人,但患者常感疲乏无力,日久则形体消瘦。但现代的消渴患者,有的则在较长时间内表现为形体肥胖。

## 三、诊断

(1)凡以口渴多饮、多食易饥、尿频量多、形体消瘦(即所谓"三多一少")或尿有甜味为临床特征者,即可诊断为消渴。本病多发于中年以后,以及嗜食膏粱厚味、醇酒炙博之人。若有青少年期即罹患本病者,一般病情较重。

(2)初起可"三多"症状不著,病久常并发眩晕、肺痨、胸痹心痛、中风、雀目、疮痈等。严重者可见烦渴、头痛、呕吐、腹痛、呼吸短促,甚或昏迷厥脱危象。由于本病的发生与禀赋不足有较为密切的关系,故消渴的家族史可供诊断参考。

(3)查空腹、餐后2小时血糖和尿糖、尿比重、葡萄糖耐量试验等,有助于确定诊断。必要时查尿酮体、血尿素氮、肌酐,二氧化碳结合力及血钾、钠、钙、氯化物等。

## 四、鉴别诊断

1. 口渴症

口渴症是指口渴饮水的一个临床症状,可出现于多种疾病过程中,尤以外感热病为多见。但这类口渴各随其所患病证的不同而出现相应的临床症状,不伴多食、多尿、尿甜、瘦削等消渴的特点。

2. 瘿病

瘿病中气郁化火、阴虚火旺的类型,以情绪激动,多食易饥,形体日渐消瘦,心悸,眼突,颈部一侧或两侧肿大为特征。其中的多食易饥、消瘦,类似消渴的中消,但眼球突出,颈前生长瘿肿则与消渴有别,且无消渴的多饮、多尿、尿甜等症。

## 五、辨证论治

### (一)辨证要点

1. 辨病位

消渴的"三多"症状,往往同时存在,但根据其表现程度的轻重不同,而有上、中、下三消之分,及肺燥、胃热、肾虚之别。通常把以肺燥为主,多饮症状较突出者,称为上消;以胃热为主,多食症状较为突出者,称为中消;以肾虚为主,多尿症状较为突出者,称为下消。

2.辨标本

本病以阴虚为主,燥热为标,两者互为因果,常因病程长短及病情轻重的不同,而阴虚和燥热之表现各有侧重。一般初病多以燥热为主,病程较长者则阴虚与燥热互见,日久则以阴虚为主。进而由于阴损及阳,可见气阴两虚,并可导致阴阳俱虚之证。

3.辨本证与并发症

多饮、多食、多尿和乏力、消瘦为消渴本证的基本临床表现,而易发生诸多并发症为本病的另一特点。本证与并发症的关系,一般以本证为主,并发症为次。多数患者,先见本证,随病情的发展而出现并发症。但亦有少数患者与此相反,如少数中老年患者,"三多"及消瘦的本证不明显,常因痈疽、眼疾、心脑病证等为线索,最后确诊为本病。

(二)治疗原则

本病的基本病机是阴虚为本,燥热为标,故清热润燥、养阴生津为本病的治疗大法。

《医学心悟·三消》说:"治上消者,宜润其肺,兼清其胃。""治中消者,宜清其胃,兼滋其肾。""治下消者,宜滋其肾,兼补其肺。"可谓深得治疗消渴之要旨。

由于本病常发生血脉瘀滞及阴损及阳的病变,以及易并发痈疽、眼疾、劳嗽等症,故还应针对具体病情,及时合理地选用活血化瘀、清热解毒、健脾益气、滋补肾阴、温补肾阳等治法。

(三)分证论治

1.上消

1)肺热津伤

[证候]烦渴多饮,口干舌燥,尿频量多;舌边尖红,苔薄黄,脉洪数。

[证候]此证为肺脏燥热,津液失布。肺热炽盛,耗液伤阴,故口干舌燥,烦渴多饮;肺主治节,燥热伤肺,治节失职,水不化津,直趋于下,故尿频量多;烦热多汗,舌边尖红,苔薄黄,脉洪数,是内热炽盛之象。

[治法]清热润肺,生津止渴。

[代表方]消渴方。

方中重用天花粉以生津清热,佐黄连清热降火,生地黄、藕汁等养阴增液,尚可酌加葛根、麦冬以加强生津止渴的作用。若烦渴不止,小便频数,而脉数乏力,为肺热津亏,气阴两伤,可选用玉泉丸或二冬汤。玉泉丸中,以人参、黄芪、茯苓益气,天花粉、葛根、麦冬、乌梅、甘草等清热生津止渴。二冬汤中,重用人参益气生津,天冬、麦冬、天花粉、黄芩、知母清热生津止渴。两方同中有异,前者益气作用较强,而后者清热作用较强,可根据临床需要加以选用。

2.中消

1)胃热炽盛

[证候]多食易饥,口渴,尿多,形体消瘦,大便干燥;苔黄,脉滑实有力。

[证候分析]此证为胃火内炽,胃热消谷,耗伤津液。胃火炽盛,腐熟水谷力强,故多食易饥;阳明热盛,耗伤津血,无以充养肌肉,故形体消瘦;胃津不足,大肠失其濡润,故大便干燥;舌

苔黄,脉滑实有力,是胃热炽盛之象。

[治法]清胃泻火,养阴增液。

[代表方]玉女煎。

方中以生石膏、知母清肺胃之热,生地黄、麦冬滋肺胃之阴,川牛膝活血化瘀,引热下行。可加黄连、栀子清热泻火。大便秘结不行,可用增液承气汤润燥通腑、"增水行舟",待大便通后,再转上方治疗。本证亦可选用白虎加人参汤。方中以生石膏、知母清肺胃、除烦热,人参益气扶正,甘草、粳米益胃护津,共奏益气养胃、清热生津之效。对于病程较久,以及过用寒凉而致脾胃气虚,表现口渴引饮,能食与便溏并见,或饮食减少,精神不振,四肢乏力,舌淡,苔白而干,脉弱者,治宜健脾益气、生津止渴,可用七味白术散。方中用四君子汤健脾益气,木香、藿香醒脾行气散津,葛根升清生津止渴。《医宗金鉴》等书将本方列为治消渴的常用方之一。

3. 下消

1)肾阴亏虚

[证候]尿频量多,混浊如脂膏,或尿甜,腰膝酸软,乏力,头晕耳鸣,口干唇燥,皮肤干燥、瘙痒;舌红苔,脉细数。

[证候分析]此证为肾阴亏虚,肾失固摄。肾虚无以约束小便,故尿频量多;肾失固摄,水谷精微下注,故小便混浊如脂膏,有甜味;阴虚火旺,消烁肺津,则口干舌燥;肾阴亏虚,水不涵木,则头晕目眩;虚火上炎而为烦热;肾虚精亏,不能充养肾府,故腰酸腿软无力;舌红苔少,脉细数,是肾阴亏虚,虚火妄动之象。

[治法]滋阴补肾,润燥止渴。

[代表方]六味地黄丸。

方中以熟地滋肾填精为主药;山萸肉固肾益精,山药滋补脾阴、固摄精微,该二药在治疗时用量可稍大;茯苓健脾渗湿,泽泻、丹皮清泄肝肾火热,共奏滋阴补肾,补而不腻之效。阴虚火旺而烦躁,五心烦热,盗汗,失眠,可加知母、黄柏滋阴泻火。尿量多而混浊者,加益智仁、桑螵蛸、五味子等益肾缩泉;气阴两虚而伴困倦,气短乏力,舌质淡红,可加党参、黄芪、黄精补益正气。

2)阴阳两虚

[证候]小便频数,混浊如膏,甚至饮一溲一,面容憔悴,耳轮干枯,腰膝酸软,四肢欠温,畏寒肢冷,阳痿或月经不调;舌苔淡白而干,脉沉细无力。

[证候分析]此证为阴损及阳,肾阳衰微,肾失固摄。肾失固藏,肾气独沉,故小便频数,混浊如膏;下元虚惫,约束无权,而饮一溲一;肾主骨,开窍于耳,腰为肾之府,肾精亏虚,故耳轮干枯,腰膝酸软;命门火衰,宗筋弛缓,故见四肢欠温,畏寒肢冷,阳痿不举,女性则见月经不调;舌淡苔白,脉沉细无力,是阴阳俱虚之象。

[治法]温阳滋阴,补肾固摄。

[代表方]金匮肾气丸。

方中以六味地黄丸滋阴补肾,并用附子、肉桂以温补肾阳。本方以温阳药和滋阴药并用,正如《景岳全书·新方八略》所说:"善补阳者,必于阴中求阳,则阳得阴助而生化无穷;善补阴者,必于阳中求阴,则阴得阳长而泉源不竭。"而《医贯·消渴论》更对本方在消渴中的应用作了较详细的阐述:"盖因命门火衰,不能蒸腐水谷,水谷之气,不能熏蒸上润乎肺,如釜底无薪,锅盖干燥,故渴。至于肺亦无所禀,不能四布水津,并行五经,其所饮之水,未经火化,直入膀胱,正谓饮一升溲一升,饮一斗溲一斗,试尝其味,甘而不咸可知矣。故用附子、肉桂之辛热,壮其少火,灶底加薪,枯笼蒸溽,稿禾得雨,生意维新。"

对消渴而症见阳虚畏寒的患者,可酌加鹿茸粉 0.5 g,以启动元阳,助全身阳气之气化。本证见阴阳气血俱虚者,则可选用鹿茸丸以温肾滋阴,补益气血。上述两方均可酌加覆盆子、桑螵蛸、金樱子等以补肾固摄。

消渴多伴有瘀血的病变,故对于上述各种证型,尤其是对于舌质紫暗,或有瘀点、瘀斑,脉涩或结或代,及兼见其他瘀血证候者,均可酌加活血化瘀的方药。如丹参、川芎、郁金、红花、山楂等,或配用降糖活血方。方中用丹参、川芎、益母草活血化瘀,当归、赤白芍养血活血,木香行气导滞,葛根生津止渴。

消渴容易发生多种并发症,应在治疗本病的同时,积极治疗并发症。白内障、雀盲、耳聋,主要病机为肝肾精血不足,不能上承耳目所致,宜滋补肝肾,益精补血,可用杞菊地黄,丸或明目地黄丸。对于并发疮毒痈疽者,则治宜清热解毒,消散痈肿,用五味消毒饮。在痈疽的恢复阶段,则治疗上要重视托毒生肌。并发肺痨、水肿、中风者,则可参考有关章节论治。

## 六、其他疗法

(1)黄连、肉桂各等份,研末,入猪肚内,蒸烂,捣如梧桐子大,随饭食下。有清热止渴之功效,用于消渴口渴多饮者。

(2)猪胰焙干,研粉,每次 5 g,每日 3 次,开水送下。用于糖尿病证属阴阳两虚者。

## 七、验案举隅

### 案 1

施某,男,48 岁。

**初诊**(2015 年 8 月 22 日):患者 2010 年 8 月出现尿频、尿急、小便不畅,经检查被诊为前列腺增生、尿潴留。有糖尿病史,服优降糖、二甲双胍等药控制血糖。今年 5 月开始使用胰岛素,检查尿蛋白阳性、尿素氮(BUN)偏高,空腹血糖(FBG)7.5 mmol/L。形体日渐消瘦,腿软乏力,"三多"(多饮、多食、多尿)症状不显,口干唇燥,咳嗽痰多,小便不畅,尿黄有沫,大便溏薄,每日 3 次;舌暗紫中有裂纹,苔黄腐腻,脉弦。

**辨证**:肾虚阴伤,湿热内郁,久病络瘀。

**治法**:滋肾养阴,化湿清热,活血通络。

**处方**:生地黄 24 g,山茱萸 12 g,山药 12 g,茯苓 10 g,泽泻 10 g,桑白皮 15 g,牡丹皮 10 g,玄参 10 g,炙僵蚕 10 g,天花粉 10 g,黄柏 10 g,知母 10 g,炒苍术 15 g。14 剂。

**二诊**(2015 年 9 月 12 日):药后小便通畅,大便溏薄,咽痛,背痛,咳嗽,痰多成块,色白,口干,胃脘嘈杂,腿软乏力;舌暗紫,苔黄薄腻,脉细弦。检查:空腹血糖 6.7 mmol/L,餐后 2 小时血糖 8.6 mmol/L,血尿素氮 8.1 mmol/L。前方加蒲公英 15 g、麦冬 15 g、桔梗 10 g、焦白术 15 g。14 剂。

**三诊**(2015 年 9 月 26 日):二便通畅,咳嗽痰多、胃嘈杂基本缓解,腰酸,腿软无力;舌暗红,苔薄黄腻,脉细滑。餐后 2 小时血糖 7.1 mmol/L,尿素氮 6.8 mmol/L。

**随访**:上方续服 4 周后,热减,气阴亏虚渐复,血糖基本控制。予 8 月 22 日方加丹参 30 g、鸡血藤 15 g、巴戟天 10 g,继续服用以善其后。

**案 2**

王某,男,52 岁。

**诊疗日期**(2022 年 10 月 14 日):1 年查 OGTT 后诊断为"2 型糖尿病",至今生活方式干预,近期测末梢空腹血糖 7~9 mmol/L,餐后 2 小时血糖 14 mmol/L。诊见:视物模糊,日晒后出现皮疹伴瘙痒 1 年、避开阳光后约 12 小时自行缓解,餐后思睡,纳可,夜休可,二便正常;舌红痕苔薄白,脉沉细。

**辨证**:消渴(肝郁气滞)。

**治法**:疏肝健脾。

**处方**:北柴胡 14 g,白芍 14 g,麸炒枳壳 10 g,川芎 10 g,醋香附 14 g,陈皮 10 g,甘草 9 g,麸炒苍术 14 g,厚朴 14 g,灵芝 14 g,酒女贞子 14 g,墨旱莲 14 g,炒蒺藜 14 g,天花粉 20 g。

**随访**:上方出入调治三个月后,瘙痒症状消失,视物模糊症状减轻。

## 八、转归预后

消渴常病及多个脏腑,病变影响广泛,未及时医治及病情严重的患者,常可并发多种病证,如肺失滋养,日久可并发肺痨;肾阴亏损,肝失濡养,肝肾精血不能上承于耳目,则可并发白内障、雀目、耳聋;燥热内结,营阴被灼,脉络瘀阻,蕴毒成脓,则发为疮疖痈疽;阴虚燥热,炼液成痰,以及血脉瘀滞,痰瘀阻络,蒙蔽心窍,则发为中风偏瘫;阴损及阳,脾肾衰败,水湿潴留,泛滥肌肤,则发为水肿。综观消渴的自然发病过程,常以阴虚燥热为始,病程日久,可导致阴损及阳,血行瘀滞,而形成阴阳两虚,或以阳虚为主,并伴血脉瘀阻的重证,且常出现各种严重的并发症。

消渴是现代社会中发病率甚高的一种疾病,尤以中老年发病较多。"三多"和消瘦的程度,是判断病情轻重的重要标志。早期发现、坚持长期治疗、生活规律、饮食控制的患者,其预后较好。儿童患本病者,大多病情较重。并发症是影响病情、损伤患者劳动力和危及患者生命的重要因素,故应十分注意及早防治各种并发症。

## 九、预防与调摄

本病除药物治疗外,注意生活调摄具有十分重要的意义。正如《儒门事亲·三消之说当从火断》说:"不减滋味,不戒嗜欲,不节喜怒,病已而复作。能从此三者,消渴亦不足忧矣。"其中,尤其是节制饮食,具有基础治疗的重要作用。在保证机体合理需要的情况下,应限制粮食、油脂的摄入,忌食糖类,饮食宜以适量米、麦、杂粮,配以蔬菜、豆类、瘦肉、鸡蛋等,定时定量进餐。戒烟酒、浓茶及咖啡等。保持情志平和,制订并实施有规律的生活起居制度。

## 十、结语

消渴是以多饮、多食、多尿及消瘦为临床特征的一种慢性内伤疾病。前三个症状,也是作为上消、中消、下消临床分类的侧重症状。其病位主要与肺、胃(脾)、肾有关,尤与肾的关系最为密切。在治疗上,以清热润燥、养阴生津为基本治则,对上、中、下消有侧重润肺、养胃(脾)、益肾之别。但上中下三消之间有着十分密切的内在联系,其病机性质是一致的,正如《圣济总录·消渴门》所说:"原其本则一,推其标有三。"由于消渴易发生血脉瘀滞、阴损及阳的病变,及发生多种并发症,故应注意及时发现、诊断和治疗。

## 十一、文献摘要

《素问·通评虚实论》:"凡治消瘅、仆击、偏枯、痿厥,气满发逆,肥贵人,则膏粱之疾也。"

《灵枢·五变》:"五脏皆柔弱者,善病消瘅。"

《景岳全书·三消干渴》:"凡治消之法,最当先辨虚实,若察其脉证,果为实火致耗津液者,但去其火则津液自生,而消渴自止。若由真水不足,则悉属阴虚,无论上、中、下,急宜治肾,必使阴气渐充,精血渐复,则病必自愈。若但知清火,则阴无以生,而日渐清败,益以困矣。"

《医学心悟·三消》:"三消之症,皆燥热结聚也。大法治上消者,宜润其肺,兼清其胃,二冬汤主之;治中消者,宜清其胃,兼滋其肾,生地八物汤主之;治下消者,宜滋其肾,兼补其肺,地黄汤、生脉散并主之。夫上消清胃者,使胃火不得伤肺也;中消滋肾者,使相火不得攻胃也;下消清肺者,滋上源以生水也。三消之法,不必专执本经,而滋其化源,则病易痊矣。"

《临证指南医案·三消》:"如病在中上者,膈膜之地,而成燎原之场,即用景岳之玉女煎,六味之加二冬、龟甲、旱莲,一以清阳明之热,以滋少阴;一以救心肺之阴,而下顾真液。如元阳变动而为消烁者,即用河间之甘露饮,生津清热,润燥养阴,甘缓和胃是也。至于壮水以制阳光,则有六味补三阴,而加车前、牛膝导引肝肾。斟酌变通,斯诚善矣。"

(田 浩)

## 第五节 内伤发热

内伤发热是指以内伤为病因,脏腑功能失调、气血水湿郁遏或气血阴阳亏虚为基本病机,以发热为主要临床表现的病证。一般起病较缓,病程较长。临床上多表现为低热,但有时可以是高热。

内伤发热是与外感发热相对应的一类发热,可见于多种疾病中,临床比较多见。中医对内伤发热有一套颇具特色的理论认识及治疗方药,且对大多数患者具有较好的疗效。

早在《内经》即有关于内伤发热的记载,其中对阴虚发热的论述较详。《金匮要略·血痹虚劳病脉证并治》以小建中汤治疗手足烦热,可谓是后世甘温除热治法的先声。《太平圣惠方·第二十九卷》治疗虚劳烦热的柴胡散、生地黄散、地骨皮散等方剂,在处方的配伍组成方面,为后世治疗阴虚发热提供了借鉴。《小儿药证直诀》在《内经》五脏热病学说的基础上,提出了五脏热证的用方,钱氏并将肾气丸化裁为六味地黄丸,为阴虚内热的治疗提供了一个重要的方剂。李东垣对气虚发热的辨证及治疗作出了重要的贡献,以其所拟定的补中益气汤作为治疗的主要方剂,使甘温除热的治法具体化。李氏在《内外伤辨惑论》里,对内伤发热与外感发热的鉴别作了详细的论述。朱丹溪对阴虚发热有较多的论述,强调保养阴精的重要性。《景岳全书·寒热》对内伤发热的病因作了比较详细的论述,张景岳对阳虚发热的;论述,足以补前人之所未及,其以右归饮、理中汤、大补元煎、六味回阳饮等作为治疗阳虚发热的主要方剂,值得参考。《症因脉治·内伤发热》最先明确提出"内伤发热"这一病证名称,新拟定的气虚柴胡汤及血虚柴胡汤,可供治疗气虚发热及血虚发热参考。《证治汇补·发热》将外感发热以外的发热分为郁火发热、阳郁发热、骨蒸发热、内伤发热(主要指气虚发·热)、阳虚发热、阴虚发热、血虚发热、痰证发热、伤食发热、瘀血发热、疮毒发热共11种,对发热的类型进行了详细的归纳。《医林改错》及《血证论》二书对瘀血发热的辨证及治疗作出了重要贡献。

凡是不因感受外邪所导致的发热,均属内伤发热的范畴。

西医学所称的功能性低热、肿瘤、血液病、结缔组织疾病、内分泌疾病,以及部分慢性感染性疾病所引起的发热,和某些原因不明的发热,在有内伤发热的临床表现时,均可参照本节论治。

## 一、病因病机

1. 肝经郁热

情志抑郁,肝气不能条达,气郁化火而发热;或因恼怒过度,肝火内盛,以致发热。其发病机理正如《丹溪心法·火》所概括的:"凡气有余便是火。"因此种发热与情志密发相关,故亦称"五志之火"。

2. 瘀血阻滞

由于情志、劳倦、外伤等原因导致瘀血阻滞经络,气血运行不畅,壅遏不通,因而引起发热,此为瘀血发热的主要病机。此外,瘀血发热也与血虚失养有关,如《医门法律·虚劳论》说:"血痹则新血不生,并素有之血,亦瘀积不行,血瘀则荣虚,荣虚则发热。"

3. 内湿停聚

由于饮食失调、忧思气结等使脾胃受损、运化失职,以致湿邪内生,郁而化热,进而引起内伤发热。

4. 中气不足

由于劳倦过度。饮食失调,或久病失于调理,以致中气不足,阴火内生而引起发热,亦即现今所称的气虚发热。

5. 血虚失养

由于久病心肝血虚,或脾虚不能生血,或长期慢性失血,以致血虚失于濡养。血本属阴,阴血不足,无以敛阳而引起发热。如《证治汇补·发热》说:"血虚发热,一切吐衄便血,产后崩漏,血虚不能配阳,阳亢发热者,治宜养血。"

6. 阴精亏虚

由于素体阴虚,或热病日久,耗伤阴液,或误用、过用温燥药物等,导致阴精亏虚,阴衰则阳盛,水不制火,阳气偏盛而引起发热。

7. 阳气虚衰

由于寒证日久,或久病气虚,气损及阳,或脾肾阳气亏虚,以致火不归原,盛阳外浮而引起发热。如《证治汇补·发热》说:"阳虚发热,有肾虚水冷,火不归经,游行于外而发热。"

上述七种内伤发热,大体可归纳为虚、实两类。由肝经郁热、瘀血阻滞及内湿停聚所致者属实,其基本病机为气、血、水等郁结壅遏化热而引起发热。由中气不足、血虚失养、阴精亏虚及阳气虚衰所致者属虚,因气属阳的范畴,血属阴的范畴,此类发热均由阴阳失衡所导致。或为阴血不足,阴不配阳,水不济火,阳气亢盛而发热;或因阳气虚衰,阴火内生,阳气外浮而发热。

本病病机比较复杂,可由一种也可由多种病因同时引起发热。如气郁血瘀、气阴两虚、气血两虚等。久病往往由实转虚,由轻转重,其中以瘀血病久,损及气、血、阴、阳,分别兼见气虚、血虚、阴虚或阳虚,而成为虚实兼夹之证的情况较为多见。其他如气郁发热日久,若热伤阴津,则转化为气郁阴虚之发热;气虚发热日久,病损及阳,阳气虚衰,则发展为阳虚发热。

## 二、临床表现

内伤发热一般起病较缓,病程较长,或有反复发热的病史。临床多表现为低热,但有时也可以是高热,亦有少数患者自觉发热或五心烦热,而体温并不升高。一般发热而不恶寒,或虽感怯冷但得衣被则冷感即减轻或消失。发热持续,或时作时止,或作有定时。发热的同时多伴有头晕、神疲、自汗盗汗、脉弱无力等症。因内伤发热主要由于气、血、水湿的郁滞壅遏或气、血、阴、阳的亏损失调所导致,故在发热的同时,分别伴有气郁、血瘀、湿郁或气虚、血虚、阴虚、阳虚的症状。

## 三、诊断

(1)内伤发热起病缓慢,病程较长,多为低热,或自觉发热,表现为高热者较少。不恶寒,或虽有怯冷,但得衣被则温。常兼见头晕、神疲、自汗、盗汗、脉弱等症。

(2)一般有气、血、水湿壅遏或气血阴阳亏虚的病史,或有反复发热的病史。

(3)必要时可作有关的实验室检查,以进一步协助诊断。

## 四、鉴别诊断

内伤发热主要应与外感发热相鉴别。内伤发热的诊断要点已如上述,而外感发热表现的特点是:因感受外邪而起,起病较急,病程较短,发热初期大多伴有恶寒,其恶寒得衣被而不减。发热的热度大多较高,发热的类型随病种的不同而有所差异。常兼有头身疼痛、鼻塞、流涕、咳嗽、脉浮等症。外感发热由感受外邪,正邪相争所致,属实证者居多。

## 五、辨证论治

### （一）辨证要点

#### 1. 辨证候之虚实

在确诊为内伤发热的前提下，应依据病史、症状、脉象等辨明证候的虚实，这对治疗原则的确定具有重要意义。由气郁、血瘀、湿停所致的内伤发热属实；由气虚、血虚、阴虚、阳虚所致的内伤发热属虚。邪实伤正及因虚致实者，则既有正虚，又有邪实的表现，而成为虚实夹杂的证候。

#### 2. 辨病情之轻重

病程长久，热势亢盛，持续发热或反复发作，经治不愈，胃气衰败，正气虚甚，兼夹病证多，均为病情较重的表现；轻症反之。

### （二）治疗原则

实火宜清，虚火宜补。并应根据证候、病机的不同而分别采用有针对性的治法。属实者，宜以解郁、活血、除湿为主，适当配伍清热；属虚者，则应益气、养血、滋阴、温阳，除阴虚发热可适当配伍清退虚热的药物外，其余均应以补为主。对虚实夹杂者，则宜兼顾之，正如《景岳全书·火证》所说："实火宜泻，虚火宜补，固其法也。然虚中有实者，治宜以补为主，而不得不兼乎清……若实中有虚者，治宜以清为主而酌兼乎补。"切不可一见发热，便用发散解表及苦寒泻火之剂。内伤发热，若发散易于耗气伤阴，苦寒则易伤败脾胃及化燥伤阴，而使病情缠绵或加重。

### （三）分证论治

#### 1. 气郁发热

[证候] 发热多为低热或潮热，热势常随情绪波动而起伏，精神抑郁，胁肋胀满，烦躁易怒，口干而苦，纳食减少；舌红，苔黄，脉弦数。

[证候分析] 此证为气郁日久，化生火热。肝主疏泄，性喜条达，其经脉布胁肋贯膈。肝郁化火，则发热烦躁易怒，口苦而干；情绪激动，气火益盛，故热势也随之增高；肝气郁结，疏泄功能失常，经脉气机不畅，故见精神抑郁，胸胁胀满，或月经不调，痛经，乳房发胀等；舌苔黄，脉弦数为气郁化火之象。

[治法] 疏肝理气，解郁泻热。

[代表方] 丹栀逍遥散。

本方疏肝理脾，清肝泻热。方中以丹皮、栀子清肝泻热，柴胡、薄荷疏肝解热，当归、白芍养血柔肝，白术、茯苓、甘草培补脾土。气郁较甚，可加郁金、香附、青皮理气解郁；热象较甚，舌红口干便秘者，可去白术，加龙胆草、黄芩清肝泻火；妇女若兼月经不调，可加泽兰、益母草活血调经。

#### 2. 血瘀发热

[证候] 午后或夜晚发热，或自觉身体某些部位发热，口燥咽下，但不多饮，肢体或躯干有固定痛处或肿块，面色萎黄或晦暗；舌质青紫或有瘀点、瘀斑，脉弦或涩。

[证候分析]此证属瘀血阻滞,气血壅遏而发热。瘀血病由血分,属阴,故发热多在下午或晚间;瘀血停着之处,气血运行受阻,故表现为疼痛不移或有肿块;瘀血内阻,新血不生,血气不能濡养头面肌肤,以致面色萎黄或暗黑,肌肤甲错;舌质紫暗或有瘀点、瘀斑,脉涩,是血行不畅,瘀血内着的重要征象。

[治法]活血化瘀。

[代表方]血府逐瘀汤。

本方有较好的活血理气功效,为临床常用的活血化瘀方剂。方中以当归、川芎、赤芍药、地黄养血活血,桃仁、红花、牛膝活血祛瘀,柴胡、枳壳、桔梗理气行气,甘草调和诸药。发热较甚者,可加秦艽、白薇、丹皮清热凉血;肢体肿痛者,可加丹参、郁金、延胡索活血散肿定痛。

3. 湿郁发热

[证候]低热,午后热甚,胸闷脘痞,全身重着,不思饮食,渴不欲饮,呕恶,大便稀薄或黏腻不爽;舌苔白腻或黄腻,脉濡数。

[证候分析]此证为痰湿内蕴,壅遏化热。脾主健运,喜燥恶湿,为后天之本,生痰之源。脾失健运,痰湿内蕴,故见胸闷脘痞,大便稀薄或黏滞不爽;痰湿壅遏,久而化热,故见低热,午后热甚;舌苔白腻或黄腻,脉濡数为痰湿郁热之象。

[治法]利湿清热。

[代表方]三仁汤。

本方具有清利湿热,宣畅气机的功效。方中以杏仁宣降肺气,善开上焦;白蔻仁芳化湿浊,和畅中焦;薏苡仁益脾渗湿,疏导下焦;配以半夏、厚朴理气燥湿,通草、滑石、竹叶清热利湿,共奏宣化畅中,利湿清热之效。呕恶加竹茹、藿香、陈皮和胃降逆;胸闷、苔腻加郁金、佩兰芳化湿邪;湿热阻滞少阳枢机,症见寒热如疟、寒轻热重、口苦呕逆者,加青蒿、黄芩清解少阳。

4. 气虚发热

[证候]发热,热势或低或高,常在劳累后发作或加剧,倦怠乏力,气短懒言,自汗,易于感冒,食少便溏;舌质淡,苔白薄,脉细弱。

[证候分析]此证属中气不足,阴火内生。脾胃气衰,中气下陷,虚火内生,故致发热;本有气虚,劳则耗气,故发热多在劳累后发生或加重;脾胃虚衰,气血生化不足,脏腑经络无以充养,以致头晕乏力,气短懒言;气虚表卫不固,则自汗,易于感冒;脾虚失于健运则食少便溏;舌质淡,舌边有齿印,苔薄白,脉细弱均为脾胃气虚之征。

[治法]益气健脾,甘温除热。

[代表方]补中益气汤。

本方既能益气升陷,又是甘温除热的代表方剂。方中以黄芪、党参、白术、甘草益气健脾;当归养血活血;陈皮理气和胃;升麻、柴胡既能升举清阳,又能透泄热邪。自汗较多者,加牡蛎、浮小麦、糯稻根固表敛汗;时冷时热,汗出恶风者,加桂枝、芍药调和营卫;脾虚挟湿,而见胸闷脘痞、舌苔白腻者,加苍术、茯苓、厚朴健脾燥湿。

5. 血虚发热

[证候]发热,热势多为低热,头晕眼花,身倦乏力,心悸不宁,面白少华,唇甲色淡;舌质淡,脉细弱。

[证候分析]血虚失于濡养,阴不敛阳。血本属阴,阴血不足则无以敛阳,因而引起发热;血虚不能上滋头目,外濡肢体,故见头晕眼花,身倦乏力;血不养心则心悸不宁;血虚不能上荣于面及充盈血脉,故见面白少华,唇甲色淡;舌质淡,脉细弱,皆由血虚所致。

[治法]益气养血。

[代表方]归脾汤。

本方补益心脾,益气生血,为常用的补血方剂,方中以黄芪、党参、茯苓、白术、甘草益气健脾,当归、龙眼肉补血养血;酸枣仁、远志养心安神;木香健脾理气,使全方补而不滞。血虚较甚者,加熟地、枸杞子、制首乌补益精血;发热较甚者,可加银柴胡、白薇清退虚热;由慢性失血所致的血虚,若仍有少许出血,可酌加三七粉、仙鹤草、茜草、棕榈皮等止血。

6.阴虚发热

[证候]午后潮热,或夜间发热,不欲近衣,手足心热,烦躁,少寐多梦,盗汗,口干咽燥;舌质红,或有裂纹,苔少甚至无苔,脉细数。

[证候分析]此证属阴虚阳胜,水不制火阳热亢盛。阴虚阳胜,虚火内炽,故见午后或夜间发热,手足心热,骨蒸潮热;虚火上炎,扰乱心神,则致心烦,少寐,多梦;内热逼津液外泄则盗汗;阴虚火旺,津亏失润,故口干咽燥,便干尿少;舌干红少苔甚至无苔,脉细数,为阴虚火旺之象。

[治法]滋阴清热。

[代表方]清骨散。

本方具有养阴清热,退热除蒸的功效。方中以银柴胡、知母、胡黄连、地骨皮、青蒿、秦艽清退虚热,鳖甲滋阴潜阳,甘草调和诸药。盗汗较甚者,可去青蒿,加牡蛎、浮小麦、糯稻根固表敛汗;阴虚较甚者,加玄参、生地、制首乌滋养阴精;失眠者,加酸枣仁、柏子仁、夜交藤养心安神;兼有气虚而见头晕气短、体倦乏力者,加北沙参、麦冬、五味子益气养阴。

7.阳虚发热

[证候]发热而欲近衣,形寒怯冷,四肢不温,少气懒言,头晕嗜卧,腰膝酸软,纳少便溏,面色㿠白;舌质淡胖,或有齿痕,苔白润,脉沉细无力。

[证候分析]肾阳亏虚,火不归原。久病气虚,气损及阳,脾肾阳气亏虚,虚阳外浮,故见发热而欲近衣;肾阳亏虚,不能温煦肢体,故见形寒怯冷,四肢不温,腰膝酸软;脾阳亏虚,运化无力,故见少气懒言,头晕晕嗜卧,纳少便溏,面色㿠白;舌淡胖,或有齿痕,苔白润,脉沉细无力,为阳虚之象。

[治法]温补阳气,引火归元。

[代表方]金匮肾气丸。

本方为温补肾阴的常用方剂,虽为温阳方剂,但方中却配伍了养阴的方药,其意义在于阴阳相济。正如《景岳全书·新方八略》说"善补阳者,必于阴中求阳,则阳得阴助而生化无穷。"方中以附子、肉桂温补阳气,山茱萸、地黄补养肝肾,山药、茯苓补肾健脾,丹皮、泽泻清泄肝肾以为佐。短气甚者,加人参补益元气,便溏腹泻者,加白术、炮干姜温运中焦。

## 六、其他疗法

黄柏(盐酒拌炒褐色)、生甘草、青黛各15 g。上为细末,每服6 g。治阴虚火盛,五心烦热。

## 七、验案举隅

刘某,女,45岁。

初诊(2021年10月21日):患者于2003年曾患渗出性胸膜炎,去年因月经紊乱取子宫节育环,后发现盆腔炎,经用抗生素,月经一度正常,后又复紊乱。近旬低热持续,体温37.8 ℃左右,午后明显,咳嗽有痰不多,性情急躁,腰酸,小腹胀痛,带下量多;苔薄黄腻,质暗红,脉弦。

辨证:肝经郁热兼肺虚阴伤。

治法:疏肝清热,养阴润肺。

处方:银柴胡10 g,前胡10 g,炙桑白皮10 g,南、北沙参各10 g,地骨皮10 g,炙百部15 g,麦冬15 g,红藤20 g,土茯苓20 g,制香附10 g,乌贼骨15 g,白芍15 g,浙贝母10 g,醋鳖甲(先煎)15 g。7剂。

二诊(2021年10月29日):低热已平,体温正常,咳减,痰少,腹痛好转,大便偏烂,白带减少;苔薄黄舌红,脉小弦。上方加旋覆花(包煎)6 g,降香3 g。7剂。

三诊(2021年11月11日):低热已退,咳嗽减而未已,胸膺仍胀闷不适,腹痛,带下量多已好转,口干减,大便正常;苔淡黄,质暗,脉弦。处方:地骨皮12 g,北沙参10 g,麦冬15 g,炙百部12 g,旋覆花(包煎)10 g,瓜蒌皮10 g,炙桑白皮10 g,前胡10 g。7剂。

四诊(2021年12月21日):低热虽平,未见反复,但咳嗽迟迟不愈,胸闷胸痛,有痰不多,口不干,月经先期,量少;苔薄黄腻,质偏红,脉小弦数。处方:南、北沙参各12 g,麦冬15 g,地骨皮12 g,丹皮10 g,知母10 g,百合12 g,炙桑白皮10 g,炙百部12 g,炙乌贼骨15 g,旋覆花(包煎)10 g,瓜蒌皮10 g,广郁金10 g,浙贝母10 g,枳壳10 g。7剂。

随访:随访半年,病情平稳。

## 八、转归预后

在内伤发热的病程中,由于病机的发展变化,或治疗用药等影响,内伤发热的一些证候可以转化或兼夹出现。对兼夹两种证候者,应分清主次,适当兼顾。

内伤发热的预后,与起病的原因、患者的身体状况有密切关系。据临床观察,大部分内伤发热,经过适当的治疗及护理,均可治愈。少数患者病情缠绵,病程较长,需经一定时间的治疗方能获得明显疗效。而兼夹多种病证,病情复杂,以及体质极度亏虚的患者,则疗效及预后均较差。

## 九、预防与调摄

恰当的调摄护理对促进内伤发热的好转、治愈具有积极意义。内伤发热患者应注意休息,发热体温高者应卧床。部分长期低热的患者,在体力许可的情况下,可作适当户外活动。要保持乐观情绪,饮食宜进清淡、富于营养而又易于消化之品。由于内伤发热的患者常卫表不固而有自汗、盗汗,故应注意保暖、避风,防止感受外邪。

## 十、结 语

由情志不舒、饮食失调、劳倦过度、久病伤正等引起的发热称为内伤发热,临床多表现为低热。气滞、血瘀、湿停,郁结壅遏化热,以及气、血、阴、阳亏虚,阴阳失衡发热,是内伤发热的两类病机。前者属实,后者属虚。在治疗上,实热宜泻,虚热宜补,并应根据证候的不同而采用解郁泻热、活血化瘀、利湿清热、甘温除热、益气养血、滋阴清热、引火归元等治法,对兼夹出现者,当分清主次,适当兼顾。

## 十一、文献摘要

《金匮要略·血痹虚劳病脉证并治》:"虚劳里急,悸,衄,腹中痛,梦失精,四肢酸疼,手足烦热,咽干口燥,小建中汤主之。"

《诸病源候论·虚劳热候》:"虚劳而热者,是阴气不足,阳气有余,故内外生于热,非邪气从外来乘也。"。

《医学入门·发热》:"内伤劳役发热,脉虚而弱,倦怠无力,不恶寒,乃胃中真阳下陷,内生虚热,宜补中益气汤。"

《景岳全书·寒热》:"阴虚之热者,宜壮水以平之;无根之热者,宜益火以培之。"

《医学心悟·火字解》:"外火,风寒暑湿燥火及伤热饮食,贼火也,贼可驱而不可留。内火,七情色欲,劳役耗神,子火也,子可养而不可害。""养子火有四法:一曰达……所谓木郁则达之,如逍遥散之类是也;此以一方治木郁而诸郁皆解也。二曰滋。虚火上炎,必滋其水;所谓壮水之主,以镇阳光。如六味汤之类是电。三曰温……经曰劳者温之,又曰甘温能除大热,如补中益气之类是也;四曰引……以辛热杂于壮水药中,;导之下行,所谓导龙人海,引火归元,如八味汤之类是也。"

《医林改错·血府逐瘀汤所治之症目》:"身外凉,心里热,故名灯笼病,内有瘀血。认为虚热,愈补愈瘀;认为实火,愈凉愈凝。""晚发一阵热,每晚内热,兼皮肤热一时。"

《医林改错·气血合脉说》:"后半日发烧,前半夜更甚,后半夜轻,前半日不烧,此是血府血瘀。血瘀之轻者,不分四段,惟日落前后烧两时;再轻者,或烧一时。此内烧兼身热而言。"

(田 浩)

# 第九章

# 经络肢体病证

## 一、主要证候及特征

经络是机体内的一种体系,由经脉和络脉共同组成,它们相互交织,纵横交错,具有通行气血,协调阴阳,沟通表里内外的作用,是维持肢体之间、肢体与脏腑之间等机体功能活动协调统一的结构保证。肢体即四肢和外在躯体之谓,由肌肉、筋骨等组成,经络贯穿其间,四肢的协调活动保障了人们正常的生活和工作;躯体具有支撑身体、保护内脏、抵御外邪的作用。故经络肢体病证以肢体疼痛、麻木、活动受限或机能活动失调、不能正常生活和工作为临床特征,其证候必然与经络相关,因经络广泛联系于表里内外,参与其生理、病理活动,病理状态下,经络或因病邪侵犯,或因经络失养,或经络不畅而出现经络肢体病证。

其基本证候如下。

### (一)邪犯经络

1. 主要证候

肢体关节疼痛,酸楚,或肿胀,或麻木不仁,或挛急抽搐,或弛缓、痿软;舌苔薄或黄或白或腻,脉多浮、弦细、数。

2. 证候特征

本证除有经络为邪气所犯的肢体病变外,常伴有寒热证候。与邪犯卫表证的区别是:本证为邪壅经络,气血不畅,表现为肌肉筋骨绌急痿废的症状,如疼痛、肿胀、麻木、挛急、抽搐、弛缓、痿软等。邪犯卫表证则为正邪交争于肌表,表现为卫表不和的症状,如恶寒、发热、有汗或无汗等,而无明显麻木、肿胀,更无痿废、抽搐等表现。

### (二)经络空虚

1. 主要证候

肢体麻木不仁,隐隐疼痛,绵绵不休,汗出,神疲,抽搐,肌肉萎缩,痿软不用,面浮;舌淡或红,苔薄或少,脉沉细数。

2. 证候特征

本证除有经络空虚、筋脉失养之见症外,又有督脉挛急与失用之见症;与虚损劳伤证的鉴别是:本证仅限于经络空虚之见证;虚损则为气血津精亏耗,渐加重,甚至大肉陷下,大骨枯槁之虚劳见症。

### (三)血瘀阻络

1. 主要证候

抽掣疼痛如刺,固定不移,肿胀变形,拘挛,抽搐,痿瘫;舌质紫暗或有瘀斑、瘀点,脉沉细而涩。

2. 证候特征

本证除有气滞血瘀之见症外,又有血瘀阻络、督脉拘急与失用之见症。与一般瘀血所致积聚等病的鉴别是:本证为经络肢体病,血瘀表现为肢体的疼痛、肿胀、麻木、挛急、抽搐、痿弱等;血瘀致积则表现为某部位的肿块、拒按、寒热、肌肤甲错等。

### (四)血虚筋急

1. 主要证候

起病缓慢,头摇肢颤,甚则不能持物,继则肢体不灵,行动迟缓,表情淡漠,神情呆滞,口角流涎;舌红或淡红,或舌体肿大,苔黄或白,脉沉弦而紧或沉弦有力,或沉虚或沉滑而濡。

2. 证候特征

本证除有筋脉拘急、失用之肢体震颤之见症外,还有神机受累之症。与痴呆的鉴别是:本证以筋脉拘急失用、肢体震颤为主症,或见神情呆滞;痴呆则以痴呆为主,精神、言行反常等症明显。

## 二、病机述要

1. 邪犯经络

多因感受外邪,直犯经络,或内伤因素,内生风痰瘀血阻滞经络,使经脉痹阻不通,气血不畅,故发生肢体关节疼痛、酸楚等症;邪聚之处可见肿胀;瘀血留经,经脉失养,故麻木不仁,或弛缓、痿软;风痰内动,则经脉挛急、抽搐。

2. 经络空虚

多因内伤所致,或因亡血失津,或气血生化不足,或疾病耗损阴精等症致经络空虚。气血不足,肢体经脉失养,故肢体麻木不仁,绵绵而痛;气不固津,血不养神,故汗出神疲;阴血亏耗,经血筋脉失营失养,血虚生风,故肢体强急、抽搐,久之可见肌萎、痿软不用等症。

3. 血瘀阻络

外感之邪蕴结血络或外伤血络瘀阻,或情怀抑郁气不行血,或气虚血滞,亦可因痰浊阻滞经络而碍血行。血瘀经络,气血不畅,故肢体疼痛如刺,固定不移;气血壅滞,故局部肿胀等;瘀血不去则新血不生,经脉失养,则肢体麻木、挛急,甚则抽搐,久之可致痿弱。

4. 血虚筋急

禀赋不足或因年迈,肝肾日衰,阴血渐虚,筋脉失养,故拘急不柔;血虚生风,肢体失用,故震颤不能持物;血不养神,神机受损,故神情呆滞,行动迟缓。

## 三、治疗要点

经络肢体病证,总以经络病变为核心,而影响肌肉筋骨等,故在治疗上,必以通经活络为大法,即所谓"通"法。然治通之法,各有不同。虚则补其不足,助之使通;实则去其阻滞,泻之使通,亦通法也。虚证宜益气养血,培补肝肾,根据虚之所在,或健脾益气,或气血双补,或滋阴清热,或补益肝肾;实证宜祛邪通络,根据感邪的不同,分别予以祛风散寒,疏风清热,清热除湿,或化痰行瘀,活血通络;虚实夹杂,当权衡主次,攻补兼施。

另外,慎起居,适寒温,据病情适当活动和采用外治法,不仅是护理的重要措施,也为防病治病及康复所必须。

# 第一节 头痛

头痛病是指由于外感与内伤,致使脉络拘急或失养,清窍不利所引起的以头部疼痛为主要临床特征的病证。头痛既是一种常见病证,也是一个常见症状,可以发生于多种急慢性疾病过程中,有时亦是某些相关疾病加重或恶化的先兆。

本病近年来发病率呈上升趋势,尤其偏头痛,一般人群发病率达5%,流行病学调查表明,我国患病率为约985.2/10万,30岁以下发病者逐年增长,男女患病率之比约为1:4。相当数量的患者,尤其久治不愈者,往往求治于中医。

我国对头痛病认识很早,在殷商甲骨文就有"疾首"的记载,《内经》称本病为"脑风""首风",《素问·风论》认为其病因乃外在风邪寒气犯于头脑而致。《素问·五脏生成》还提出"是以头痛巅疾,下虚上实"的病机。汉代《伤寒论》在太阳病、阳明病、少阳病、厥阴病篇章中较详细地论述了外感头痛病的辨证论治。隋代《诸病源候论》已认识到"风痰相结,上冲于头"可致头痛。宋代《三因极一病证方论》对内伤头痛已有较充分的认识,认为"有气血食厥而疼者,有五脏气郁厥而疼者"。金元以后,对头痛病的认识日臻完善。《东垣十书》指出外感与内伤均可引起头痛,据病因和症状不同而有伤寒头痛、湿热头痛、偏头痛、真头痛、气虚头痛、血虚头痛、气血俱虚头痛、厥逆头痛等,还补充了太阴头痛和少阴头痛,从而为头痛分经用药创造了条件。《丹溪心法》认为头痛多因痰与火。《普济方》认为:"气血俱虚,风邪伤于阳经,人于脑中,则令人头痛。"明代《古今医统大全·头痛大法分内外之因》对头痛病进行总结说:"头痛自内而致者,气血痰饮、五脏气郁之病,东垣论气虚、血虚、痰厥头痛之类是也;自外而致者,风寒暑湿之病,仲景伤寒、东垣六经之类是也。"另外,文献有头风之名,实际仍属头痛。正如《证治准绳·头痛》所说:"医书多分头痛、头风为二门,然一病也,但有新久去留之分耳。浅而近者名头痛,其痛卒然而至,易于解散速安也;深而远者为头风,其痛作止不常,愈后遇触复发也。皆当验其邪所从来而治之。"

西医的偏头痛,还有国际上新分类的周期性偏头痛、紧张性头痛、丛集性头痛及慢性阵发性偏头痛等,凡符合头痛证候特征者均可参考本节论治。

## 一、病因病机

1.感受外邪

多因起居不慎,坐卧当风,感受风寒湿热等外邪上犯于头,清阳之气受阻,气血不畅,阻遏络道而发为头痛。外邪中以风邪为主,因风为阳邪,"伤于风者,上先受之","巅高之上,唯风可到"。但"风为百病之长"、六淫之首,常挟寒、湿、热邪上袭。

若风挟寒,寒为阴邪伤阳,清阳受阻,寒凝血滞,络脉绌急而痛;若挟热邪,风热上炎,侵扰清空,气血逆乱而痛;若挟湿邪,湿性黏腻,湿蒙清阳,头为"清阳之府",清阳不布,气血不畅而疼痛。外邪所致头痛,其病机如《医碥·头痛》所说:"六淫外邪,惟风寒湿三者最能郁遏阳气,火暑燥三者皆属热,受其热则汗泄,非有风寒湿袭之,不为害也。然热甚亦气壅脉满,而为痛矣。"

2.情志郁怒

长期精神紧张忧郁,肝气郁结,肝失疏泄,络脉失于条达拘急而头痛;或平素性情暴逆,恼怒太过,气郁化火,日久肝阴被耗,肝阳失敛而上亢,气壅脉满,清阳受扰而头痛。

3.饮食不节

素嗜肥甘厚味,暴饮暴食,或劳伤脾胃,以致脾阳不振,脾不能运化转输水津,聚而痰湿内生,以致清阳不升,浊阴下降,清窍为痰湿所蒙;或痰阻脑脉,痰瘀痹阻,气血不畅,均可致脑失清阳、精血之充,脉络失养而痛。如丹溪所言"头痛多主于痰"。饮食伤脾,气血化生不足,气血不足以充营脑海,亦为头痛之病因病机。

4.内伤不足

先天禀赋不足,或劳欲伤肾,阴精耗损,或年老气血衰败,或久病不愈,产后、失血之后,营血亏损,气血不能上营于脑,髓海不充则可致头痛。此外,外伤跌扑,或久患者络则络行不畅,血瘀气滞,脉络失养而易致头痛。头为神明之府,"诸阳之会","脑为髓海",五脏精华之血,六腑清阳之气皆能上注于头,即头与五脏六腑之阴精、阳气密切相关,凡能影响脏腑之精血、阳气的因素皆可成为头痛的病因,归纳起来不外外感与内伤两类。病位虽在头,但与肝脾肾密切相关。风、火、痰、瘀、虚为致病之主要因素。邪阻脉络,清窍不利;精血不足,脑失所养,为头痛之基本病机。

## 二、临床表现

患者自觉头部包括前额、额颞、顶枕等部位疼痛,为本病的证候特征。按部位中医有在太阳、阳明、少阳,或在太阴、厥阴、少阴,或痛及全头的不同,但以偏头痛者居多。按头痛的性质有掣痛、跳痛、灼痛、胀痛、重痛、头痛如裂或空痛、隐痛、昏痛等。按头痛发病方式,有突然发作,有缓慢而病。疼痛时间有持续疼痛,痛无休止,有痛势绵绵,时作时止。根据病因,还有相应的伴发症状。

## 三、诊断

(1)以头痛为主症,表现为前额、额颞、巅顶、顶枕部甚至全头部疼痛,头痛性质或为跳痛、刺痛、胀痛、昏痛、隐痛、空痛。可以突然发作,可以反复发作。疼痛持续时间可以数分钟、数小时、数天或数周不等。

(2)有外感、内伤引起头痛的因素,或有反复发作的病史。

(3)检查血常规、测血压,必要时做脑脊液、脑血流图、脑电图检查,有条件时做经颅多普勒、颅脑CT和MRI检查,有助于排除器质性疾病,明确诊断。

## 四、鉴别诊断

1. 类中风

类中风病多见于45岁以上,眩晕反复发作,头痛突然加重时,常兼半身肢体活动不灵,或舌謇语涩。

2. 真头痛

真头痛多呈突然剧烈头痛,常表现为持续痛而阵发加重,甚至伴喷射样呕吐、肢厥、抽搐等。

## 五、辨证论治

### (一)辨证要点

1. 辨外感内伤

可根据起病方式、病程长短、疼痛性质等特点进行辨证。外感头痛,一般发病较急,病势较剧,多表现掣痛、跳痛、胀痛、重痛、痛无休止,每因外邪所致;内伤头痛,一般起病缓慢,痛势较缓,多表现隐痛、空痛、昏痛、痛势悠悠,遇劳则剧,时作时止。

2. 辨疼痛性质

辨疼痛性质有助于分析病因。掣痛、跳痛多为阳亢、火热所致;重痛多为痰湿;冷感而刺痛,为寒厥;刺痛固定,常为瘀血;痛而胀者,多为阳亢;隐痛绵绵或空痛者,多精血亏虚;痛而昏晕者,多气血不足。

3. 辨疼痛部位

辨疼痛部位有助于分析病因及脏腑经络。一般气血、肝肾阴虚者,多以全头作痛;阳亢者痛在枕部,多连颈肌;寒厥者痛在巅顶;肝火者痛在两颞。就经络而言,前部为阳明经,后部为太阳经,两侧为少阳经,巅顶为厥阴经。

4. 辨诱发因素

因劳倦而发,多为内伤,气血阴精不足;因气候变化而发,常为寒湿所致;因情志波动而加重,与肝火有关;因饮酒或暴食而加重,多为阳亢;外伤之后而痛,应属瘀血。

### (二)治疗原则

头痛的治疗"须分内外虚实"(《医碥·头痛》),外感所致属实,治疗当以祛邪活络为主,视其邪气性质之不同,分别采用祛风、散寒、化湿、清热等法,外感以风为主,故强调风药的使用。内伤所致多虚,治疗以补虚为要,视其所虚,分别采用益气升清、滋阴养血、益肾填精,若因风阳上亢则治以息风潜阳,因痰瘀阻络又当化痰活血为法。

### (三)分证论治

1. 外感头痛

1)风寒证

[证候]头痛起病较急,其痛如破,痛连项背,恶风畏寒,口不渴;苔薄白,脉多浮紧。

[证候分析]头为诸阳之会,风寒邪侵,循经上犯巅顶,阻遏清阳之气,其病乃作。因风性善动,其气刚劲,寒性收引,故痛有收紧之感;太阳主一身之表,其经脉上引巅顶,循颈下及项背,故其痛往往连及项背;风寒束表,卫阳被遏,不得宣达,则恶风畏寒;遇风寒则卫阳更遏,故疼痛增剧;若肺窍不利,还可见鼻塞流清涕;寒属阴邪,得温易散,其痛可减,故常喜棉巾裹头以缓其痛;无热热则口不渴;苔薄白,脉浮或浮紧为风寒在表之征。

[治法]疏风散寒。

[代表方]川芎茶调散。

方中川芎、羌活、白芷、细辛发散风寒,通络止痛,其中川芎可行血中之气,祛血中之风,上行头目,为外感头痛要药;薄荷、荆芥、防风上行升散,助羌、芷、辛疏风止痛;茶水调服,取其苦寒之性,协调诸风药温燥之性,共成疏风散寒,通络止痛之功。若鼻塞流清涕,加苍耳、辛夷散寒通窍;项背强痛,加葛根疏风解肌;呕恶苔腻,加藿香、半夏和胃降逆;巅顶痛加藁本祛风止痛,若巅顶痛甚,干呕,吐涎,甚则四肢厥冷,苔白,脉弦,为寒犯厥阴,治当温散厥阴寒邪。方用吴茱萸汤加半夏、藁本、川芎之类,以吴茱萸暖肝温胃,人参、姜、枣助阳补土,使阴寒不得上干,全方协同以收温散降逆之功。

2)风热证

[证候]起病急,头呈胀痛,甚则头痛如裂,发热或恶风,口渴欲饮,面红目赤,便秘溲黄;舌红苔黄,脉浮数。

[证候分析]风热俱为阳邪,其性属火,火性炎上,风热上扰,壅塞经脉,清空失旷,故头痛如灼如裂,面红目赤;风热伤表,古故兼有发热恶风;热盛伤津则口渴欲饮;风热上犯肺窍,则鼻流浊涕;便秘溲黄,舌红苔薄黄,脉浮数均为风热邪甚之征。

[治法]疏风清热。

[代表方]芎芷石膏汤。

方中以川芎、白芷、菊花、石膏为主药,以疏风清热。川芎、白芷、羌活、藁本善止头痛。但偏于辛温,故伍以菊花、石膏校正其温性,变辛温为辛凉,疏风清热而止头痛。

应用时若风热较甚,可去羌活、藁本,改用黄芩、栀子、薄荷辛凉清解;发热甚,加金银花、连翘清热解毒。若热盛津伤,症见舌红少津,可加知母、石斛、花粉清热生津;大便秘结、口鼻生疮、腑气不通,可合用黄连上清丸,苦寒降火,通腑泄热。

3)风湿证

[证候]头痛如裹,肢体困重,胸闷纳呆,小便不利,大便或溏;苔白腻,脉濡。

[证候分析]长夏季节,感受雾露之湿,或水上作业,涉水淋雨,或汗出入水,居处潮湿,风夹湿邪,上犯巅顶,清空为邪阻遏,故头痛如裹;脾司运化而主四肢,湿浊中阻,脾阳为湿所困,故见四肢困重,纳食呆滞;湿邪内蕴,胸阳失宣,故见胸闷;湿邪流注下焦,故小便不利,大便或溏;舌苔白腻,脉濡均为湿邪偏胜之象。

[治法]祛风胜湿。

[代表方]羌活胜湿汤。

该方治湿气在表,真头痛头重证。因湿邪在表,故以羌活、独活、防风、川芎、藁本、蔓荆子等祛风以胜湿,湿去表解,清阳之气得布,则头痛身困可解;甘草助诸药辛甘发散,并调和诸药若湿浊中阻,症见胸闷纳呆、便溏,可加苍术、厚朴、陈皮等燥湿宽中;若见恶心呕吐,可加生姜、半夏、藿香等芳香化浊,降逆止呕;若见身热汗出不畅、胸闷口渴,为暑湿所致,宜清暑化湿,用黄连香薷饮加藿香、佩兰等。

2. 内伤头痛

1) 肝阳证

[证候]头胀痛而眩,心烦易怒,面赤口苦,或兼耳鸣胁痛,夜眠不宁;舌红苔薄黄,脉弦有力。

[证候分析]"诸风掉眩,皆属于肝。"肝体不足,肝用有余,情志恼怒,肝失条达,怒则气上,引动肝阳上扰清窍巅顶,故头痛而眩,目赤;肝阳扰动心神,则心烦易怒,夜寐不安;胁为肝之分野,肝体失柔,肝气郁滞,故见胁痛;苔黄舌红,脉弦有力均为肝阳上亢之象。

[治法]平肝潜阳。

[代表方]天麻钩藤饮。

本方重在平肝潜阳息风,对肝阳上亢,甚至肝风内动所致的头痛证均可获效。方用天麻、钩藤、石决明以平肝潜阳;黄芩、栀子清肝火;牛膝、杜仲、桑寄生补肝肾;夜交藤、茯神养心安神,临床应用时可再加龙骨、牡蛎以增强重镇潜阳之力。若见肝肾阴虚,症见朝轻暮重,或遇劳加重,脉弦细,舌红苔薄少津者,酌加生地、何首乌、女贞子、枸杞子、旱莲草等滋养肝肾。若头痛甚,口苦、胁痛,肝火偏旺者,加郁金、龙胆草、夏枯草以清肝泻火;火热较甚,亦可用龙胆泻肝汤清降肝火。

2) 肾虚证

[证候]头痛而空,每兼眩晕耳鸣,腰膝酸软,遗精或带下,少寐健忘;舌红少苔,脉沉细无力。

[证候分析]脑为髓海,其主在肾,肾虚髓不上充,脑海空虚,故头脑空痛,眩晕耳鸣;腰为肾之府,肾虚腰府失养则腰酸腰痛;肾虚精关不固而遗精,女子则带脉不束而带下;心肾不交则少寐;舌红少苔,脉细无力是肾阴不足,心神不交之象。

[治法]滋阴补肾。

[代表方]大补元煎。

本方重在滋补肾阴,以熟地、山茱萸、山药、枸杞子滋补肝肾之阴;人参、当归气血双补;杜仲益肾强腰。腰膝酸软,可加续断、怀牛膝以壮腰膝。遗精、带下,加莲须、芡实、金樱子收敛固涩。待病情好转,可常服杞菊地黄丸或六味地黄丸补肾阴、潜肝阳以巩固疗效。若头痛畏寒,面白,四肢不温,舌淡,脉沉细而缓,证属肾阳不足,可用右归丸温补肾阳,填精补髓;若兼见外感寒邪者,可投麻黄附子细辛汤散寒温里,表里兼治。

3) 气血虚证

[证候]头痛而晕,遇劳加重,面色少华,心悸不宁,自汗,气短,畏风,神疲乏力;舌淡苔薄白,脉沉细而弱。

[证候分析]病后产后,脾胃虚弱,生化不足,或失血之后,营血亏虚不能上荣于脑,故头痛且晕。如《金匮翼》云:"血虚头痛者,血脉空虚,自鱼尾上攻头痛者是也。产后多有此症。"血不荣于面,故面色少华;血虚心失所养,故心悸怔忡,夜寐不安;舌质淡,苔薄,脉细弱均为血虚之象。

[治法]气血双补。

[代表方]八珍汤。

方中以四君健脾补中而益气,又以四物补肾而养血。当加菊花、蔓荆子入肝经,清头明目以治标,标本俱治,可提高疗效。

4)痰浊证

[证候]头痛昏蒙,胸脘满闷,呕恶痰涎;苔白腻,或舌胖大有齿痕,脉滑或弦滑。

[证候分析]饮食不节,脾失健运,聚湿生痰,痰浊上蒙清窍,经络阻塞,清阳之气不得舒展,故头痛昏蒙,时有目眩。如《金匮翼》云:"痰厥头痛者,病从脾而胃之也。夫脾主为胃行其津液,脾病则胃中津液不得宣行,积而为痰,随阳明之经,上攻头脑而作痛也。"痰阻胸膈,肺脾气机不利,则胸脘痞闷;痰浊上逆,胃失和降,故泛泛恶心,甚则呕吐痰涎;纳呆为脾失健运之象;舌苔白腻,脉滑为痰浊内停之征。

[治法]健脾化痰,降逆止痛。

[代表方]半夏白术天麻汤。

本方具有健脾化痰,降逆止呕,平肝息风之功。以半夏、生白术、茯苓、陈皮、生姜健脾化痰、降逆止呕,令痰浊去则清阳升而头痛减;天麻平肝息风,为治头痛、眩晕之要药。并可加厚朴、蔓荆子、白蒺藜运脾燥湿,祛风止痛。若痰郁化热显著者,可加竹茹、枳实、黄芩清热燥湿。

5)瘀血证

[证候]头痛经久不愈,其痛如刺,入夜尤甚,固定不移,或头部有外伤史;舌紫或有瘀斑、瘀点,苔薄白,脉沉细或细涩。

[证候分析]头痛经久不愈,久痛入络,气滞血瘀;或头部撞伤,脑髓震荡,瘀血内停,阻塞脉络,故见头痛经久不愈,痛有定处,疼痛如刺。如《灵枢·厥病》云:"头痛不可取于前者,有所击堕,恶血在于内。"舌质紫,脉细涩,为瘀血内阻之征。

[治法]活血通窍止痛。

[代表方]通窍活血汤。

方药麝香、生姜、葱白温通窍络;桃仁、红花、川芎、赤芍活血化瘀;大枣一味甘缓扶正,防化瘀伤正。可酌加郁金、菖蒲、细辛、白芷以理气宣窍,温经通络。头痛甚者,可加全蝎、蜈蚣、地鳖虫等虫类药以收逐风邪,活络止痛;久病气血不足,可加黄芪、当归以助活络化瘀之力。

治疗上述各证,均可根据经络循行在相应的方药中加入引经药,能显著地提高疗效。一般太阳头痛选加羌活、防风,阳明头痛选加白芷、葛根;少阳头痛选用川芎、柴胡,太阴头痛选用苍术,少阴头痛选用细辛,厥阴头痛选用吴茱萸、藁本等。

此外,临床可见头痛如雷鸣,头面起核或憎寒壮热,名曰"雷头风",多为湿热毒邪上冲,扰乱清窍所致,可用清震汤加薄荷、黄芩、黄连、板蓝根、僵蚕等以清宣升散、除湿解毒治之。还有偏头风,又称偏头痛,其病暴发,痛势甚剧,或左或右,或连及眼、齿,痛止如常人,不定期地反复发作,此多肝经风火所致,治宜平肝息风为主,可用天麻钩藤饮或羚角钩藤汤治之。

## 六、其他疗法

1. 单方验方

(1) 川芎、蔓荆子、荆芥各10 g,水煎服。用于外感风邪头痛。

(2) 全蝎、地龙、僵蚕甘草各等份,研粉,每次3 g,每日2次。用于顽固性头痛,偏于肝风入络者。

(3) 制川乌、制草乌各6 g,白芷、僵蚕各18 g,全蝎5 g,生甘草10 g,研细,分成6包,每日1包,分3次,水煎服。用于顽固性头痛,偏于风寒者。

2. 针灸治疗

(1) 主穴:神庭、太阳、印堂、头维。

(2) 配穴:外感风寒者加风池、风府;外感风热者加曲池、大椎;外感风湿者加风池、列缺;肝阳上亢者加太冲、太溪;中气虚弱者加中脘、足三里;血虚阴亏者加膈俞、三阴交;瘀血阻络者加血海、内关;痰浊上蒙者加丰隆、脾俞。

(3) 操作:穴位常规消毒,神庭平刺0.5~0.8寸,行提插捻转平补平泻法;太阳直刺0.3~0.5寸,行提插捻转平补平泻法;印堂提捏局部皮肤,平刺0.3~0.5寸,行提插捻转泻法;头维平刺0.5~1寸。行提插捻转平补平泻法。配穴根据"虚者补之,实者泻之"的原则,采用提插捻转补泻的方法。针刺得气后,留针30分钟。外感风寒和虚证头痛,可针灸并用,每次灸30分钟。

## 七、验案举隅

**案1**

李某某,女,52岁,

**诊疗日期**(2023年10月21日):患者15日前无明显诱因,而感头痛、头晕,伴恶心、呕吐,烦躁易怒,口干、口苦,食纳及小便可,大便干结,三四日一解;舌质淡,苔腻,脉沉弦。

辨证:肝阳上亢。

治法:平肝潜阳。

处方:柴胡15 g,酒大黄6 g,枳实14 g,黄芩15 g,姜半夏10 g,白芍15 g,生姜15 g,竹茹15 g,焦神曲15 g,焦麦芽15 g,焦山楂15 g,炒鸡内金15 g,党参15 g。7剂。

随访:药后头晕恶心症状减轻,排便正常。

**案2**

刘某,男,37岁,

**诊疗日期**(2018年10月21日):头痛、头闷5日、不思饮食、倦怠乏力、夜休及二便尚可;舌质淡、苔白腻、脉滑。

辨证:痰瘀阻窍。

治法:健脾化痰、活血化瘀。

处方:姜半夏10 g、白术15 g、天麻15 g、茯苓20 g、炙甘草10 g、陈皮10 g、大枣4枚、桂枝

10 g、龙骨(先煎)30 g、牡蛎(先煎)30 g、黄连 4 g、枳实 14 g、竹茹 20 g、丹参 30 g、川芎 14 g。7 剂。

随访:经治头痛、头闷感消失。

## 八、转归预后

转归有证候间的转归和疾病间的转归。证候间的转归,如外感头痛未及时根治,日久耗伤正气可转为内伤头痛;内伤头痛之人再次感邪,也可并发外感头痛。风寒证或风湿证,邪气郁遏化热,也可成为风热证;肾虚证水不涵木,可转化肝阳证;肝阳证化火伤阴可转化为肾虚证;痰浊证因痰阻血脉,可转化为痰瘀阻痹证。疾病间的转归,如肝阳头痛日久,可转归或并发为眩晕、目盲、中风等病。

头痛的预后有较大差异,外感头痛,治疗较易,预后良好。内伤头痛,虚实夹杂,治疗较难,只要辨证准确,精心治疗,也可以使病情得到缓解,甚至治愈。若并发中风、心痛、呕吐等则预后较差。

## 九、预防与调摄

头痛的预防在于针对病因,如避免感受外邪,勿情志过激,慎劳倦、过食肥甘等以免引发头痛。头痛的急性发作期,应适当休息,不宜食用炸烤辛辣的厚味食品,以防生热助火,有碍治疗,同时限制烟酒。若患者精神紧张,情绪波动,可疏导劝慰以稳定情绪,适当保证环境安静,有助缓解头痛。

## 十、结语

头痛的病因虽多,总不外外感与内伤两类。外感以风邪为主,挟寒、挟热、挟湿,其证属实。内伤头痛有虚有实,肾虚、气虚、血虚头痛属虚,肝阳、痰浊、瘀血头痛属实,或虚实兼挟。故头痛应辨内外虚实,治疗亦相应采用补虚泻实。外感头痛以祛邪活络为主,分辨兼挟之邪而分别祛风、散寒、化湿、清热治之。内伤头痛补虚为要,视其虚实性质,分别治以补肾、益气、养血、化痰、祛瘀为治。在辨证基础上,根据病变的脏腑经络,选加引经药效果较好,除服药外还可配合针灸及外治法等,常可提高疗效。

## 十一、文献摘要

《素问·五脏生成》:"头痛巅疾,下虚上实,过在足少阴、巨阳,甚则入肾。"

《素问·风论》:"风气循风府而上,则为脑风。""新沐中风,则为首风。"

《素问·方盛衰论》:"气上不下,头痛巅疾。"

《伤寒论·辨厥阴病脉证并治》:"干呕,吐涎沫,头痛者,吴茱萸汤主之。"

《济生方·头痛论治》:"夫头者上配于天,诸阳脉之所聚。凡头痛者,气血俱虚,风寒暑湿之邪,伤于阳经,伏留不去者,名曰厥头痛。盖厥者逆也,逆壅而冲于头也。痛引脑巅,甚而手足冷者,名曰真头痛,非药之能愈。又有风热痰厥,气虚肾厥,新沐之后,露卧当风,皆令人头痛,治法当推其所由而调之,无不切中者矣。"

《丹溪心法·头痛》:"头痛多主于痰,痛甚者火多,有可吐者,可下者。""头痛须用川芎,如不愈各加引经药。太阳川芎,阳明白芷,少阳柴胡,太阴苍术,少阴细辛,厥阴吴茱萸。如肥人头痛,是湿痰,宜半夏、苍术。如瘦人,是热,宜酒制黄芩、防风。"

《景岳全书·头痛》:"凡诊头痛者,当先审久暂,次辨表里。盖暂痛者,必因邪气,久病者,必兼元气。以暂病言之,则有表邪者,此风寒外袭于经也,治宜疏散,最忌清降;有里邪者,此三阳之火炽于内也,治宜清降,最忌升散,此治邪之法也。其有久病者,则或发或愈,或以表虚者,微感则发……所以暂病者,当重邪气,久病者,当重元气,此固其大纲也。然亦有暂病而虚者,久病而实者,又当因脉因证而详辨之,不可执也。"

《冷庐医话·头痛》:"头痛属太阳者,自脑后上至巅顶,其痛连项;属阳明者,上连目珠,痛在额前;属少阳者,上至两角,痛在头角。以太阳经行身之后,阳明经行身之前,少阳经行身之侧。厥阴之脉,会于巅顶,故头痛在巅顶;太阴少阴二经,虽不上头,然痰与气逆壅于膈,头上气不得畅而亦痛。"

《临证指南医案·头痛》:"如阳虚浊邪阻塞,气血瘀痹而为头痛者,用虫蚁搜逐血络,宣通阳气为主。如火风变动,与暑风邪气上郁而为头痛者,用鲜荷叶、苦丁茶、蔓荆子、山栀等辛散轻清为主;如阴虚阳越而为头痛者,有仲景复脉汤、甘麦大枣法,加胶芍牡蛎镇摄益虚,和阴熄风为主。如厥阴风木上触,兼内风而为头痛者,有首乌、柏仁、橹豆、甘菊、生芍、杞子辈熄肝风滋肾液为主。"

(蒋　山)

## 第二节　痹病

痹病指正气不足,风、寒、湿、热等外邪侵袭人体,痹阻经络,气血运行不畅所导致的,以肌肉、筋骨、关节发生疼痛、麻木、重着、屈伸不利,甚至关节肿大灼热为主要临床表现的病证。

痹病的含义有广义、狭义之分。痹者闭也,广义的痹病,泛指机体正气不足,卫外不固,邪气乘虚而入,脏腑经络气血为之痹阻而引起的疾病统称为痹病,包括《内经》所含肺痹、心痹等脏腑痹及肉痹、筋痹等肢体经络痹。狭义的痹病,即指其中的肢体经络痹,本节主要讨论肢体经络痹病。

肢体经络痹病,为常见病,发病率甚高,有些甚为难治,求治于中医者多,疗效亦佳。

痹病在文献上有许多名称,或以病因,或以症状,或病因与症状结合命名,如风痹、寒痹、风湿、行痹、痛痹、着痹、历节、白虎历节、痛风等。《内经》最早提出了痹病名,并专辟"痹论"篇,对其病因、发病、证候分类及演变均有记载,为后世认识痹病奠定了基础。如论病因说:"所谓痹者,各以其时,重感于风寒湿之气也。"论证候分类说:"其风气甚者为行痹;寒气甚者为痛痹;湿气甚者为着痹也。"仲景在《伤寒论》里对太阳风湿,在《金匮要略》里对湿痹、历节风讲述了辨证论治,所创立的桂枝附子汤、桂枝芍药知母汤、乌头汤等至今仍为治痹的常用效方。隋代《诸病源候论》不仅对痹病的多种临床表现进行了描述,而且在病因学上提出了"由血气虚,则受风湿,而成此病"。唐代《千金要方》已认识到有些痹病后期可引起骨节变形,收集了许多治痹方剂,而且有药酒、膏摩等治法。金元时期,《儒门事亲》对相似的风、痹、痿、厥、脚气等证进行了鉴别。《丹溪心法》提出了"风湿与痰饮流注经络而痛"的观点,丰富了痹病的病机理论。明清时期,痹病的理论有较大发展和日臻完善。《医门法律》对痹病日久,主张治疗应"先养血气"。清代温病学的形成,对热痹的病因、症状和治疗有更充分的论述。痹病久患者络在这一时期受到重视。《医宗必读》对痹病治疗原则作了很好的概括,主张分清主次,采用祛风、除湿、散寒治疗,行痹应参以补血,痛痹应参以补火,着痹应参以补脾补气。《医学心悟》《类证治裁》等医籍也赞同这一观点。

西医的风湿性关节炎、类风湿关节炎、强直性脊柱炎、骨性关节炎、坐骨神经痛等疾病,凡以肢体痹病为临床特征者,可参照本节论治。

## 一、病因病机

1. 正气不足

正气不足是痹病的内在因素和病变的基础。体虚腠理空疏,营卫不固,为感邪创造了条件,故《诸病源候论·风病·风湿痹候》说:"由血气虚,则受风湿。"《济生方·痹》也说:"皆因体虚,腠理空疏,受风寒湿气而成痹也。"正气不足,无力驱邪外出,病邪稽留而病势缠绵。

2. 外邪入侵

外邪有风寒湿邪和风湿热邪两大类。外感风寒湿邪,多因居处潮湿,涉水冒雨,或睡卧当风,或冒雾露,气候变化,冷热交错等原因,以致风寒湿邪乘虚侵袭人体所致。正如《素问·痹论》说:"风寒湿三气杂至,合而为痹也。"感受风湿热邪,可因工作于湿热环境所致,如农田作业,野外施工,处于天暑地蒸之中,或处于较高湿度、温度的作坊、车间、实验室里,风湿热之邪乘虚而入。亦可因阳热之体、阴虚之躯,素有内热,复感风寒湿邪,邪从热化,或因风寒湿郁久化热,而为风湿热之邪。

风、寒、湿、热之邪往往相互为虐,方能成病。风为阳邪开发腠理,又具穿透之力,寒借此力内犯,风又借寒凝之积,使邪附病位,而成伤人致病之基。湿邪借风邪的疏泄之力,寒邪的收引之能,而入侵筋骨肌肉,风寒又借湿邪之性,粘着、胶固于肢体而不去。风、热均为阳邪,风胜则化热,热胜则生风,狼狈相因,开泄腠理而让湿入,又因湿而胶固不解。

风、寒、湿、热病邪留注肌肉、筋骨、关节,造成经络壅塞,气血运行不畅,肢体筋脉拘急、失养为本病的基本病机。但风寒湿热病邪为患,各有侧重,风邪甚者,病邪流窜,病变游走不定;寒邪甚者,肃杀阳气,疼痛剧烈;湿邪甚者,粘着凝固,病变沉着不移;热邪甚者,煎灼阴液,热痛而红肿。

痹病日久不愈,气血津液运行不畅之病变日甚,血脉瘀阻,津液凝聚,痰瘀互结,闭阻经络,深入骨骱,出现皮肤瘀斑、关节肿胀畸形等症,甚至深入脏腑,出现脏腑痹的证候。

初病属实,久病必耗伤正气而虚实夹杂,伴见气血亏虚,肝肾不足的证候。

## 二、临床表现

肌肉、筋骨、关节疼痛为本病的主要证候特征。但疼痛的性质有酸痛、胀痛、隐痛、刺痛、冷痛、热痛或重着疼痛等各异。疼痛的部位，或以上肢为主或以下肢为甚，可对称发作亦可非对称发生，或累及单个关节或多关节同病，可为游走不定或为固定不移。或局部红肿灼热，或单纯肿胀疼痛，皮色不变。或喜热熨，或乐冷敷。多为慢性久病，病势缠绵，亦可急性起病，病程较短。病重者，关节屈伸不利，甚者关节僵硬、变形，生活困难。

## 三、诊断

1. 发病特点

本病不分年龄、性别，但青壮年和体力劳动者、运动员及体育爱好者易于罹患。同时，发病的轻重与寒冷、潮湿、劳累及天气变化、节气等有关。

2. 临床表现

突然或缓慢地自觉肢体关节肌肉疼痛、屈伸不利为本病的症状学特征。或游走不定，恶风寒；或痛剧，遇寒则甚，得热则缓；或重着而痛，手足笨重，活动不灵，肌肉麻木不仁；或肢体关节疼痛，痛处欣红灼热，筋脉拘急；或关节剧痛，肿大变形，也有绵绵而痛，麻木尤甚，伴心悸、乏力者。

3. 舌苔脉象

舌质红，苔多白滑，脉象多见沉紧、沉弦、沉缓、涩。

4. 辅助检查

实验室和X线等检查常有助于痹病诊断。

## 四、鉴别诊断

痿病肢体痹病久治不愈，肢体关节或因痛剧，或因屈伸不利，或因变形而活动减少，肌肉废用而渐萎瘦，而与痿病相似。其鉴别的要点是看有无疼痛：痿病以肌肉软弱无力或萎缩为临床特征，并无疼痛，因肌肉软弱无力而行动艰难，甚至瘫软于床榻；痹病以肢体肌肉关节疼痛、酸楚、麻木为临床特征，因疼痛或关节变形而行动艰难，因行动艰难肌肉少用而渐瘦，但不至瘫痪。临床上也有既有肢体肌肉萎弱无力，又伴有肌肉关节疼痛者，是为痿痹并病，可按其病因病机特点，辨其孰轻孰重进行辨证论治。

## 五、辨证论治

### （一）辨证要点

1. 辨病邪胜

偏风寒湿热为病各有偏胜，根据临床主症特征，分辨主导病邪。如游走不定而痛者为风邪胜；疼痛剧烈，遇冷加重，得热则减者，寒邪为胜；重着固定，麻木不仁者湿邪为胜；病变处掀红灼热，疼痛剧烈者热邪为胜；病变处有结节、肿胀、瘀斑或肢节变形者，为痰瘀阻痹。

2. 辨别虚实

根据病程长短及全身状况辨别虚实。一般突然发病，或发病虽缓，但病程短者多为实证。反复发作，经久不愈者多虚实夹杂。疲乏少动者多气虚；面色㿠白、心悸者多血虚；肌肉麻木，肢节屈伸不利者多肝虚筋失所养；骨节变形，腰膝酸软，多肾虚骨痹不已。

### (二)治疗原则

本病为邪气痹阻经络，气血运行不畅所致，故祛邪活络、缓急止痛为本病的治疗原则。

因邪气杂至，祛风、散寒、除湿、清热、祛痰、化瘀通络等治法应相互兼顾，因邪气有偏胜，祛邪通络又各有重点。正气不足是本病的重要病因，久病耗伤正气而虚实夹杂者，应扶正祛邪，且扶正有助祛邪。风邪胜者或久患者络者，应佐养血之品，正所谓"治风先治血，血行风自灭"也；寒邪胜者，应佐助阳之品，使其阳气旺盛，则寒散络通；湿邪胜者，佐以健脾益气之品，使其脾旺能胜湿；热邪胜者，佐以凉血养阴之品，以防热灼营阴而病深难解。益气养血、滋补肝肾是虚证、顽痹的重要治法。

### (三)分证论治

1. 行痹

[证候]肢体关节、肌肉酸痛，上下左右关节游走不定，但以上肢为多见，以寒痛为多，亦可轻微热痛，或见恶风寒；舌苔薄白或薄腻，脉多浮或浮紧。

[证候分析]风善行、数变，寒邪凝滞，风携寒湿，留滞筋脉，痹阻气血，筋脉失养，故肢体关节、肌肉酸痛，上下左右关节游走不定，但以上肢为多见，以寒痛为多，或见恶风寒；舌苔薄白或薄腻，脉多浮或浮紧乃风寒湿之象。

[治法]祛风通络，散寒除湿。

[代表方]宣痹达经汤。

方以蜂房、乌梢蛇、土鳖虫、螳螂通经活络以宣痹；威灵仙、羌活、防风、秦艽、稀莶草、青风藤疏风祛邪；当归养血活血；穿山甲搜剔络脉瘀滞。若以肩肘等上肢关节为主者，为风胜于上，可选加羌活、白芷、桑枝、威灵仙、姜黄、川芎祛风通络止痛；以下肢关节为主者，为湿胜于下，选加独活、牛膝、防己、萆薢、松节等祛湿止痛；以腰背关节为主者，多与肾气不足有关，酌加杜仲、桑寄生、淫羊藿、巴戟天、续断等温补肾气。若见关节肿大、苔薄黄为邪有化热之象，宜寒热并用，投桂枝芍药知母汤加减。或以防风汤加减，方以防风、麻黄、秦艽、葛根祛风除湿；肉桂、当归温经活血；茯苓健脾渗湿，姜、枣、甘草和中调营。

2. 痛痹

[证候]肢体关节疼痛较剧，甚至关节不可屈伸，遇冷痛甚，得热则减，痛处多固定，亦可游走，皮色不红，触之不热；苔薄白，脉弦紧。

[证候分析]寒夹风湿，留滞肢体筋脉，不通则痛，故肢体关节疼痛较剧，甚至关节不可屈伸，遇冷痛甚，得热则减，痛处多固定，亦可游走，皮色不红，触之不热；苔薄白，脉弦紧系寒邪袭体之象。

[治法]温经散寒，祛风除湿。

[代表方]乌头汤。

方中以制川乌、麻黄温经散寒，宣痹止痛；芍药、甘草缓急止痛；黄芪益气固表，并能利血通痹；蜂蜜甘缓，益血养筋，制乌头燥热之毒。可选加羌活、独活、防风、秦艽、威灵仙等祛风除湿。加姜黄、当归活血通络。寒甚者可加制附片、桂枝、细辛温经散寒。或予验方温经通痹汤，方以附子、干姜、炒川椒温阳以祛寒；乌梢蛇、蜂房、土鳖虫活络通经；当归、丹参入血和营，活血通络;豨莶草、羌活祛风除湿,共奏散寒通络,宜痹止痛之功。

3. 着痹

[证候]肢体关节疼痛重着、酸楚,或有肿胀,痛有定处,肌肤麻木,手足困重,活动不便;苔白腻,脉濡缓。

[证候分析]湿性重浊,湿夹风寒,留滞肢体筋脉,故肢体关节疼痛重着、酸楚,或有肿胀,痛有定处,肌肤麻木,手足困重,活动不便;苔白腻,脉濡缓系湿困筋脉之象。

[治法]除湿通络,祛风散寒。

[代表方]薏苡仁汤加减。

方以薏苡仁、苍术健脾渗湿;羌活、独活、防风祛风胜湿;川乌、麻黄、桂枝温经散寒;当归、川芎养血活血;生姜、甘草健脾和中。关节肿胀者,加秦艽、萆薢、防己、木通、姜黄除湿通络。肌肤不仁,加海桐皮、豨莶草祛风通络,或加黄芪、红花益气通痹。若痛甚者,可用《医学心悟》蠲痹汤治之。

4. 热痹

[证候]肢体关节疼痛,痛处掀红灼热,肿胀疼痛剧烈,得冷则舒,筋脉拘急,日轻夜重,多兼有发热,口渴,烦闷不安;舌质红,苔黄腻或黄燥,脉滑数。

[证候分析]风湿热壅结于肢体、筋脉、关节,故肢体关节疼痛,痛处掀红灼热,肿胀疼痛剧烈,得冷则舒,筋脉拘急,日轻夜重,多兼有发热,口渴,烦闷不安;舌质红,苔黄腻或黄燥,脉滑数湿热伤阴之象。

[治法]清热通络,祛风除湿。

[代表方]白虎加桂枝汤。

方以白虎汤清热除烦,桂枝疏风通络。可加银花藤、连翘、黄柏清热解毒;海桐皮、姜黄、木防己、威灵仙等活血通络,祛风除湿。若皮肤有瘀斑者,酌加丹皮、生地、地肤子清热凉血散瘀;湿热胜者亦可选用《温病条辨·中焦》宣痹汤加减治疗;热痹化火伤津,症见关节红肿、疼痛剧烈入夜尤甚、壮热烦渴、舌红少津、脉弦数,治以清热解毒、凉血止痛,可用犀角散加减。

5. 尪痹

[证候]肢体关节疼痛,屈伸不利,关节肿大、僵硬、变形,甚则肌肉萎缩,筋脉拘急,肘膝不得伸,或尻以代踵、脊以代头而成残疾;舌质暗红,脉细涩。

[证候分析]痹病日久,伤津耗气,筋脉失养,骨伤肢损。故肢体关节疼痛,屈伸不利,关节肿大、僵硬、变形,甚则肌肉萎缩,筋脉拘急,肘膝不得伸,或尻以代踵、脊以代头而成残疾;舌质暗红,脉细涩乃虚瘀之象。

[治法]补肾祛寒,活血通络。

[代表方]补肾祛寒治尪汤。

方以川续断、补骨脂、骨碎补、淫羊藿补肾壮筋骨;制附片补肾阳除寒邪;熟地填精补血滋养肝肾;桂枝、独活、威灵仙祛风散寒除湿;白芍养血缓急舒筋。肢体关节刺痛,屈伸不利,多个关节漫肿,重则关节肿大,顽麻顽痛,久而不除,舌质红赤,两侧有瘀斑,治以化瘀涤痰、通络止痛为主,方以宣痹化瘀涤痰汤。方中蜂房、乌梢蛇、䗪虫、羌活、伸筋草、豨莶草活血祛风,通络宣痹;当归养血和营;制南星、白芥子豁痰;生姜、片姜黄舒筋散结止痛。瘀血征明显者加血竭、皂刺、乳香、没药活血化瘀;骨节变形严重者,可加透骨草、寻骨风、自然铜、骨碎补、补骨脂搜风壮骨;兼有低热,或自觉关节发热,去淫羊藿,加黄柏、地骨皮退虚热;脊柱僵化变形者,可加金毛狗脊、鹿角胶、羌活补肾壮筋骨。

## 六、验案举隅

**案1**

李某,女,57岁,教师。

**初诊**(2018年7月21日):四肢关节反复肿痛1年,曾住本市某医院被诊为类风湿关节炎,经中西药治疗效果不佳,长期服用地塞米松0.75 mg,每日2～3片。刻诊:四肢关节疼痛不已,上肢为著,腕、指小关节尤甚,红肿灼热,手指梭形肿胀,口干苦;舌苔黄厚腻,舌质暗,脉弦滑。近查类风湿因子阳性,血沉140 mm/h。

**辨证**:风湿热痹,痰瘀互结。

**治法**:清热通络,祛风除湿止痛。

**处方**:石膏20 g,知母10 g,桂枝10 g,炙甘草10 g,粳米30 g,桑枝15 g,鸡血藤15 g,全蝎(冲服)4 g,乌蛇10 g,防己10 g,炒苍术15 g,滑石(包煎)30 g,延胡索5 g。7剂。

**二诊**(2018年8月1日):疼痛好转,近日脘腹胀满,食纳差;舌红,苔黄腻,脉滑数。原方加藿香14 g、炒麦芽30 g。7剂。

**三诊**(2018年8月22日):疼痛明显改善,食纳可,失眠;舌红,苔黄腻,脉滑数。原方加合欢皮、合欢花各15 g。继续服用2周后症状消失。

**案2**

李某,男,56岁。

**诊疗日期**(2021年6月21日):2年前因左脚大趾疼痛,于外院就诊行相关检查,被诊断为"痛风性关节炎"。先予口服非布司他片治疗,后间断口服中药治疗,效果不甚理想。诊见:口干、口苦,双手干燥,偶有双脚发凉,眠浅,入睡困难,纳可,吃水果后排稀便,日行二三次,小便可。

**辨证**:肾阳虚证兼湿。

**治法**:补肾祛寒,祛湿通络。

**处方**:北柴胡10 g,白芍10 g,麸炒枳实10 g,炙甘草9 g,海螵蛸20 g,桂枝9 g,泽泻10 g,土茯苓30 g,麸炒白术14 g,猪苓15 g,山药30 g,白茅根30 g。7剂。

**随访**:经治入睡困难程度减轻、无口干口苦症状。

## 七、转归预后

痹病因体质差异,病因有别,治疗调摄是否得当等因素,有不同的预后转归。其转归规律一般是风寒湿痹日久化热转化为风湿热痹;风、寒、湿、热痹日久不愈,转为虚实夹杂的尪痹及痰瘀相结、气血亏虚证;久痹不已,内舍其合,转成五脏痹。一般病程短,全身状况好者,预后良好;痹病反复不已,全身状况差者,治疗较难;若关节变形,肌肉萎缩,或伴见心悸、浮肿等脏腑痹症状者,多预后不良。《温病条辨·中焦》说:"寒痹势重而治反易,热痹势缓而治反难,实者单病躯壳易治,虚者兼病脏腑夹痰饮腹满等证,则难治矣。"

## 八、预防与调摄

本病是因正气不足,感受外在的风寒湿热之邪而成。因此,平时注意调摄,增强体质和加强病后调摄护理,便显得格外重要。预防方面,锻炼身体,增强机体御邪能力;创造条件,改善阴冷潮湿等不良的工作、生活环境,避免外邪入侵;一旦受寒、冒雨等应及时治疗,如服用姜汤、午时茶等以祛邪等措施都有助于预防痹病的发生。病后调摄护理方面,更需做好防寒保暖等预防工作;应保护病变肢体,提防跌扑等以免受伤;视病情适当对患处进行热熨、冷敷等,可配合针灸、推拿等进行治疗;鼓励和帮助患者对病变肢体进行功能锻炼,有助痹病康复。

## 九、结语

痹病是正气不足,感受风寒湿热外邪,阻滞经络,痹阻气血,引起肌肉、筋骨、关节等部位酸痛、麻木、重着、肿胀、屈伸不利或关节肿大、变形为临床表现的病证,随着病程的发展,可形成痰瘀痹阻,气血耗伤,甚至内传脏腑。辨证应分清虚实及病邪的偏胜。其病机是邪气阻滞,故祛邪活络、缓急止痛为治疗大法,但祛风、散寒、除湿、清热应互相配合,又有主次,并视病情佐以养血祛风、温阳散寒、健脾化湿及凉血清热之法,以增强祛邪活络之力;病程日久应辅以补益气血、补养肝肾、祛痰、化瘀等治法,虚实兼顾,标本并治。痹病的预防与调摄,应从加强锻炼、避免受邪等着手,提高机体的防御能力和促进痹病的康复。

## 十、文献摘要

《素问·痹论》:"风寒湿三气杂至,合而为痹。""所谓痹者,各以其时,重感于风寒湿之气也。"

《素问·痹论》:"五脏皆有合,病久而不去者,内舍于其合也。故骨痹不已,复感于邪,内舍于肾;筋痹不已,复感于邪,内舍于肝;脉痹不已,复感于邪,内舍于心;肌痹不已,复感于邪,内舍于脾;皮痹不已,复感于邪,内舍于肺。"

《中藏经·论痹》:"痹者,风寒暑湿之气,中亏脏腑之为也……而有风痹、寒痹、湿痹、热痹、气痹,又有筋、骨、血、肉、气之五痹也……痹者闭也,五脏六腑感于邪气,乱于真气,闭而不仁,故曰痹也。"

《三因极一病证方论·痹叙论》:"夫风寒湿三气杂至,合而为痹,虽曰合痹,其用各殊。风胜为行痹,寒胜为痛痹,湿胜为着痹。三气袭入经络,人于经脉、皮肉、肌肤,不已则入五脏……大抵痹之为病,寒多则痛,风多则行,湿多则着。在骨则重而不举,在脉则血凝不流,在筋则屈而不伸,在肉则不仁,在皮则寒,逢寒则急,逢热则纵。"

《症因脉治·热痹》:"热痹之因,阴血不足,阳气偏旺,偶因热极见寒,风寒外束。内经云:炅气相薄,;则脉满而痛。此热痹之所由生也。"

《医宗必读·痹》:"治外者,散邪为急,治脏者,养脏为先。治行痹者,散风为主,御寒利湿仍不可废,大抵参以补血之剂,盖治风先治血,血行风自灭也。治痛痹者,散寒为主,疏风燥湿仍不可缺,大抵参以补火之剂,非大辛大温,不能释其凝寒之害也。治着痹者,利湿为主,祛风解寒亦不可换,大抵参以补脾补气之剂,盖土强可以胜湿,而气足自无顽麻也。"

(蒋　山)

## 第三节　痉病

痉病系指由于筋脉失养所引起的以项背强急,四肢抽搐,甚至角弓反张为主要特征的临床常见病。

中医药对痉病有系统的理论和丰富的临床经验。

历代医家对痉病发病原因的认识,经历了从外感致痉到内伤亦可致痉的过程。《内经》对痉病的病因是以外邪立论为主,认为系风寒湿邪,侵犯人体,壅阻经络而成。如《素问·至真要大论》说:"诸痉项强,皆属于湿。""诸暴强直,皆属于风。"《灵枢·经筋》也说:"经筋之病,寒则反折筋急。"《灵枢·热病》说:"热而痉者死。"汉代《金匮要略》在继承《内经》理论的基础上,不仅以表实无汗和表虚有汗分为刚痉、柔痉,并提出了误治致痉的理论,即表证过汗、风病误下、疮家误汗及产后血虚、汗出中风等,致使外邪侵袭,津液受伤,筋脉失养而引发本病。《金匮要略》有关伤津致痉的认识,不仅对《内经》理论有所发挥,同时也为后世医家提出内伤致痉的理论奠定了基础。宋代《三因极一病证方论·痉叙论》明确痉病的病位在筋,病机是"筋无所营"。明代对"阴虚血少"导致痉病有较充分的认识。《景岳全书·痉证》说:"凡属阴虚血少之辈,不能养营筋脉,以致搐挛僵仆者,皆是此证。如中风之有此者,必以年力衰残,阴之败也;产妇之有此者,必以去血过多,冲任竭也;疮家之有此者,必以血随脓出,营气涸也……凡此之类,总属阴虚之证。"而温病学说的发展和成熟,更进一步丰富了痉病的病因病机理论,其热盛伤津,肝风内动,引发本病的论述,使痉病的病因学说渐臻完备。如《温热经纬·薛生白湿热病》说:"木旺由于水亏,故得引火生风,反焚其木,以致痉厥。"同时,在外邪致痉中也补充了"湿热侵入经络脉隧中"的认识。

痉病古代亦称瘛疭、抽搦、抽风、反折。《张氏医通·瘛疭》说:"瘛者,筋脉拘急也;疭者,筋脉弛纵也,俗谓之抽。"《温病条辨·痉病瘛病总论》又说:"痉者,强直之谓,后人所谓角弓反张,古人所谓痉也。瘛者,蠕动引缩之谓,后人所谓抽掣、搐搦,古人所谓瘛也。"可见,本节痉病讨论的是全身或局部肌肉强直性或阵发性抽搐发作的病证。至于如金疮破伤,创口不洁,感受风毒病邪引发的发痉,名为"破伤风",因与一般内科痉病不尽相同,不属本节讨论范围,故在外科加以讨论。

西医的锥体外系疾病、高肌张力综合征和引起脑膜刺激征的有关疾病,凡符合本病临床特征者,均可参考本节论治。

## 一、病因病机

1. 邪壅经络

风寒暑湿燥火"六气皆能致痉"(《温病条辨·痉因质疑》),若感受外邪,留滞壅塞于经络,气血不能运行,筋肉失养而拘急发痉。如《金匮要略方论本义·痉病总论》所说:"脉者人之正气正血所行之道路也,杂错乎邪风、邪湿、邪寒,则脉行之道路必阻塞壅滞,而拘急蜷挛之证见矣。"

2. 热甚发痉或外感火热之邪

情志过激,内生肝火等,若火热炽盛,必耗灼阴津,筋脉失濡而挛急发痉。如《温热经纬·薛生白湿热症篇》说:"火动则风生而筋挛脉急。"亦即"木火同气,热盛生风"。

3. 阴血亏损

多由误治或它病所致。误治者,即汗、吐、下太过,阴精耗散;它病所致者,即产后失血或汗证、血证、呕吐、泄泻、久病体虚等,伤精损液,导致津伤液脱,亡血失精,筋脉失养而成。如《景岳全书·痉证》说:"凡属阴虚血少之辈,不能养营筋脉,以致搐挛僵仆者。"《温病条辨·湿痉或问》说:"以久病致痉而论,其强直背反瘛疭之状,皆肝风内动之为也。"此即阴虚生风、血虚生风之谓。

4. 瘀血内阻

多因病久入络,络血不畅而瘀,或外伤瘀血内阻,新血不生,进而闭阻脉络,血不养筋而病痉。

此外,临床上亦可见因阳衰寒化所致者,即阳衰不能化精生血,筋脉失荣,渐生痉病。综上所述,痉病为筋脉之病,"筋脉拘急所以反张"(《景岳全书·痉证》)。肝主筋,脾土可营肝木,肾水可滋养肝木,且《素问·骨空论》说,"督脉为病,脊强反折",因督脉其络"合少阴……贯脊属肾",故本病与肝、脾(胃)、肾及督脉密切相关。引起筋脉拘急之由,有外邪壅塞经络,气血不畅;有火热炽盛,耗灼阴津;有久病或误治,肝精肾血亏损;或饮食劳倦,脾土虚衰,气血阴阳生化不足;或久患者络,或外伤瘀血内阻,血脉不畅。总之,或虚或实,筋脉失养而挛急,此为基本病机之所在。

## 二、临床表现

肢体项背强急,四肢抽搐,甚至角弓反张为痉病的证候特征。男女老幼均可发病,发病多数较急,也有慢性久病者。临床表现多样,轻者仅轻微项背强几几,或仅限于某脏腑经络出现一定范围的拘挛、强急。邪壅经络,以发热胸闷,龂齿,腹胀便秘为主;温热致痉以喷射性呕吐,自汗,口渴喜饮,两目上视,昏厥,谵语,牙关紧急为主;阴血亏虚是因禀赋素虚或失血失液、病后而发,伴神疲,气短,自汗等症。

## 三、诊断

(1) 多突然起病,以项背强急,四肢抽搐,甚至角弓反张为其证候特征。

(2) 发病前多有外感或内伤,或他病之后发病的病史。

(3) 必要时做脑脊液等检查,有助于痉病的诊断。

## 四、鉴别诊断

本病在临床上,应与下列疾病相鉴别。

1. 痫病

痫病每发四肢抽搐,两目上视,昏不识人,与痉病相似,但痫病多有反复发作史,发作前常无明显诱因,发病突然,伴口吐涎沫,或有怪叫声,或有遗尿,移时苏醒,一如常人。痉病发作多有外感、内伤等病因,发时伴高热、呕吐等症,且多无自然恢复者。

2. 厥证

痉病可伴有神识昏迷,与厥证相似,伴发神昏时也有称为痉厥者,实为痉与厥并见。痉病是以肢体抽搐、强急为主症,神昏为其或有的伴发症;而厥证是以突然昏倒,不省人事,四肢厥冷为主症,甚至也有一厥不复而毙者,一般无四肢抽搐和项背强直等表现。

3. 中风病

该病以突然昏仆,不省人事,或不经昏仆而渐进加重,即以半身不遂、口舌㖞斜为主症,而痉病却无半身不遂、口舌㖞斜症,可资鉴别。

## 五、辨证论治

### (一)辨证要点

1. 辨别外感内伤

外感所致者,多有恶寒发热,脉浮等表证,即使热邪直中,虽无恶寒,但必有发热、肢体疼痛等表证。内伤所致者则无表证。

2. 辨别虚实

寒热痉病有寒热虚实,一般外邪壅滞经络、热盛发痉、瘀血内阻属实证,抽搐频繁有力而幅度大;产后失血、汗吐下后、久病体虚属虚证,手足蠕动而无力。外感风温、暑热、湿热、阳明胃热等属热证,见身热、烦渴、舌红脉数等症;风寒、风湿致痉,阳衰寒燥属寒证,见畏寒、舌淡脉紧等症。

### (二)治疗原则

痉病属急症范围,因此,急则舒筋解痉以治其标,缓则扶正益损以治其本。故祛邪扶正是其治疗大法。具体治疗时,治实宜祛风、散寒、除湿、清热;治虚当滋阴养血。虚实错杂者,当标本并治,用泄热存阴、益气化瘀等法治疗。

### (三)分证论治

1. 邪壅经络

[证候]头痛,项背强直,恶寒发热,无汗或有汗,肢体酸重,甚至口噤不语,四肢抽搐;舌苔白,脉浮紧。

[证候分析]本证为风寒湿邪侵于肌表,壅滞经络。风寒湿邪壅阻经络,上扰清窍,故项背强直,甚则口噤不能语,四肢抽搐;湿阻经隧,故肢体酸重;外邪客表,营卫不和,则恶寒发热,无汗或汗出;舌苔薄白,脉浮紧均为感受外邪之象。

[治法]祛风散寒,燥湿和营。

[代表方]羌活胜湿汤。

方以羌活、独活、防风、藁本祛风胜湿;川芎、蔓荆子祛风止痛,则邪祛络畅,营和痉解而愈。项背强直,加葛根解肌。肢体拘急,加白芍柔筋缓急。口噤不语,加石菖蒲、远志开窍。若寒甚无汗,宜解肌发汗,用葛根汤治之。方中葛根味甘,生津滋养筋脉,以解项背肌肉之强急;麻黄、桂枝解表散寒;芍药、甘草酸甘化阴,助葛根缓急止痉;姜、枣调和营卫。风邪甚,发热不恶寒,汗出,头痛者,治宜和营养津,方用瓜蒌桂枝汤。以桂枝汤调和营卫,解表散邪;瓜蒌根清热生津,和络柔筋。若身热,筋脉拘急,胸脘痞闷,渴不欲饮,溲短赤,苔黄腻,脉滑数,此湿热入络,宜清热化湿,通络和营,方用三仁汤清热化湿,再加地龙、丝瓜络、威灵仙以增强活络通经之力。

2. 热甚发痉

[证候]发热胸闷,心烦,急躁,口噤,齘齿,项背强急,甚则角弓反张,手足挛急,腹胀便秘;苔黄腻,脉弦数。

[证候分析]本证为邪热炽盛,伤津动风,筋脉失和。邪热炽盛,热扰清窍,故见高热头痛;热盛扰动肝风,肝风内动,则可见中风口噤,手足躁动;肝主筋脉,热邪消灼津液,筋脉失养则项背强急,四肢抽搐,角弓反张;舌质红绛,舌苔薄黄或少苔,脉弦细而数皆为热盛伤津损液之象。

[治法]泄热存阴,增液柔筋。

[代表方]增液承气汤。

方中大黄、芒硝荡涤积热,泄热以存阴;玄参、生地、麦冬养阴清热,增液柔筋。全方合用则热去津生,筋柔而痉解。若腹胀便秘,加厚朴、枳实理气导滞。若热伤津而无腑实证,可用白虎加人参汤,以清热救津;若抽搐甚,酌加地龙、全蝎、菊花、钩藤等息风止痉;急躁心烦者,加栀子、淡竹叶以清心除烦。

3. 温热致痉

[证候]壮热头痛,呕吐,自汗,口噤,抽搐,角弓反张,甚则神昏,谵语,口渴喜饮;舌质红绛,苔黄燥,脉弦数或洪数。

[证候分析]阳明热盛,腑气壅结,邪热伤津,筋脉失养,故壮热头痛,呕吐,自汗,口噤,抽搐,角弓反张,甚则神昏,谵语,口渴喜饮;舌质红绛,苔黄燥,脉弦数或洪数系阳明热盛之象。

[治法]清热透络,镇痉止抽。

[代表方]羚麻白虎汤。

方以白虎汤清热生津;羚羊角清热解毒而镇痉;天麻缓急止抽。方中可加银花藤、钩藤、丝瓜络、木瓜透络缓痉。角弓反张,抽搐甚者,可加全蝎、蜈蚣息风止痉。热势盛者,加生地、玄参养阴清热;呕吐者,加竹茹、枇杷叶、代赭石降逆止吐;神昏谵语者,送服成药安宫牛黄丸或局方至宝丹,清心开窍,醒神镇痉,若用水煎剂,方中犀角应易以水牛角。

4. 瘀血内阻

[证候]头痛如刺,项背强直,形瘦神疲,四肢抽搐;舌质紫暗,边有瘀斑,脉沉细而涩。

[证候分析]瘀滞脉络,血道不通,血不荣筋,筋脉失养,故头痛如刺,项背强直,形瘦神疲,四肢抽搐;质紫暗,边有瘀斑,脉沉细而涩系血瘀之象。

[治法]益气化瘀,活络止痉。

[代表方]通窍活血汤。

方中麝香、老葱活络通窍；桃仁、红花、川芎、赤芍活血化瘀。可加四君子汤健脾益气，以助活血化瘀之力。若胸膈血瘀甚者，用血府逐瘀汤加味。两方都可加全蝎、蜈蚣、僵蚕、钩藤通络息风止痉。若苔腻脉弦者，加半夏、白芥子、天麻化痰通络止痉。

5.气血亏虚

[证候]素体虚弱，或失血，或汗下太过，症见项背强急，四肢抽搐，头晕目眩，自汗，神疲，气短；舌淡红，苔薄而少津，脉沉细。

[证候分析]气血不足，血不养筋，清窍亏虚，故见项背强急，四肢抽搐，头晕目眩，自汗，神疲，气短；舌淡红，苔薄而少津，脉沉细系气血亏虚之象。

[治法]益气补血，缓急止痉。

[代表方]圣愈汤。

方中以人参、黄芪大补元气，益气以生血；四物汤养血活血，全方合用，气血双补，能温煦经络、濡养筋脉而止痉。宜加天麻、钩藤、葛根缓急平肝而止痉。若吐泻后而抽搐者，可重用白芍，加乌梅、木瓜、甘草，酸甘化阴，柔筋缓痉。若高热后阴伤，手足蠕动者，可用大定风珠、三甲复脉汤滋阴潜阳而止痉。

## 六、其他疗法

(1)地龙、僵蚕各5～10条，洗净捣烂，白糖浸泡，取糖水内服，有退热止痉之功。

(2)蜈蚣(或全蝎)3～5条，煎服，宜于止痉。

(3)荆芥穗、防风不拘多少，微炒为末，每次9～15 g，以大豆黄卷炒，以热酒汰之，去黄，用汁调下。治新产血虚发痉，汗后中风。

## 七、转归预后

感受风寒湿邪或热邪炽盛而引起的痉证，为外感发痉，多属实证。此时正气未虚，只要治疗得当，可以较快好转。反之，寒湿郁久可以化热，亦可以转化为瘀血、痰浊，此时则属病情进一步发展。由于热盛所致的痉证，若治疗不当，热毒内陷，则痉厥并见，病情凶险，危及生命。又热盛伤阴，肝肾之阴精衰竭，此时则转为虚证。由于气血亏虚所致的痉证，来势一般不似实证之迅捷，可缓调治本。但在气血亏虚的基础上，每易感受外邪，此时则又属虚中有实，本虚标实，需医者明察。至于因瘀血内阻或痰浊阻滞而致的痉证，一般在久病后发生。瘀血痰浊虽为实邪，但多本虚标实。总之，痉病的转归较为复杂，内伤痉证可以感受外邪而变为外感发痉，外感发痉久治不愈，最后亦能导致内伤发痉。

痉病的预后一般较差。外感发痉若能迅速驱散外邪，痉病得以控制，则预后良好。内伤发痉，大多属虚中夹实，治疗较为困难，应细察病机，审慎调治。古代医家根据临床经验，认为痉病如见口张目瞪、昏昧无知，为肝脾精竭；若见戴眼反折、遗尿，为肝肾精液耗损；若见手足瘛疭、汗出如油如珠，为热毒内耗心营，心液外脱；若见角弓反张、离席一掌，为肝之精血亏耗，筋脉失养，均属预后不良的征象。

## 八、预防与调摄

痉病的预防十分重要。若能有效地预防其发病,对减少病残率、降低病死率具有重要意义。关键在于对易引起痉病的原发病进行积极有效的治疗。如外感病初起,宜积极疏散外邪,避免其壅塞经络;热盛于里,应及时清解并注意护津;见到亡血失津等病证时,应及时养血滋阴以濡筋。痉病发作前往往有先兆表现,应密切观察,及时处理。如发现双目不瞬、口角肌肉抽动当立即在辨证论治基础上酌加羚羊角、钩藤、全蝎等止痉药物急煎顿服,或用针刺治疗,防止发痉。

调摄方面首先强调患者居室要安静,减少噪音刺激,减少探视;避免过凉或过热,以免因冷热刺激引起发作;床要平整松软,应设床栏,以免跌落;发作时要保护舌头,避免舌头咬伤和后坠,去掉义齿,避免痰液和其他异物堵塞气道;于发作阶段宜给高热量流质饮食,必要时采用鼻饲,病情稳定后可给半流质及软食物。在发作停止后要保证患者安静休息,护理与治疗的时间要合理,不要随便打扰患者。

## 九、结语

痉病是以项背强急,四肢抽搐,甚至角弓反张为主要临床特征的病证,其基本病机为筋脉失养所致,与肝、脾(胃)、肾及督脉密切相关,但病因有外感、内伤之分。外感或因风寒湿邪壅阻于经,或湿热之邪留滞于络,或火热之邪直趋肝胃,内热炽盛而阴伤,均致筋脉失濡;内伤多由久病、亡血或误汗吐下而致伤津脱液,亡血失精,也有因久病而痰瘀内阻者。故应先辨清外感内伤,虚实寒热而后施治,外邪壅滞经络,治宜祛风散寒除湿或清利湿热以通络脉;热甚发痉、温热致痉宜泄热存阴,增液柔筋镇痉;痰瘀内阻者,宜益气活血,祛痰通络,通窍止痉;而气血亏虚则应益气补血,缓急止痉。痉病属危急病证,危及生命,故治疗应积极有效,并做好调摄护理工作,而预防则十分重要,见到高热、失血、亡津等病证时,要及时清热、滋阴、养液、补益气血等,以防止痉病的发生。

## 十、文献摘要

《灵枢·经筋》:"经筋之病,寒则反折筋急。"

《灵枢·热病》:"风痉身反折。"

《素问·骨空论》:"督脉为病,脊强反折。"

《金匮要略·痉湿暍病脉证并治》:"太阳病,发热无汗,反恶寒者,名曰刚痉。""太阳病,发热汗出,而不恶寒者,名曰柔痉。""太阳病,其证备,身体强几几然,脉反沉迟,此为痉,栝蒌桂枝汤主之。""太阳病,无汗而小便反少,气上冲胸,口噤不得语,欲作刚痉,葛根汤主之。""痉为病,胸满口噤,卧不着席,脚挛急,必齘齿,可与大承气汤。"

《景岳全书·痉证》:"痉之为病,强直反张病也。其病在筋脉,筋脉拘急,所以反张。其病在血液,血液枯燥,所以伤筋。""痉之为病,即《内经》之痓病也,以痉作痓,盖传写之误耳。其证脊背反张,头摇口噤,戴眼项强,四肢拘急,或见身热足寒,恶寒面赤之类皆是也。"

《温热经纬·薛生白湿热症篇》:"湿热证,三四日即口噤,四肢牵引拘急,甚则角弓反张,此湿热侵入经络脉隧中,宜鲜地龙、秦艽、威灵仙、滑石、苍耳子、丝瓜藤、海风藤、酒炒黄连等味。"

《温病条辨·湿痉或问》:"俗名痉为惊风,原有急慢二条。所谓急者,一感即痉,先痉而后病。所谓慢者,病久而致痉者也。""以卒得痉病而论,风为百病之长,六淫之邪皆得风而入。以久病致痉而论,其强直背反瘛疭之状,皆肝风内动为之也。似风之一字,可以包得诸痉。要知痉者筋病也,知痉之为筋病,思过半也。"

《温病条辨·痉有寒热虚实四大纲论》:"六淫致痉,实证也;产妇亡血,病久致痉,风家误下,温病误汗,疮家发汗者,虚痉也。风寒、风湿致痉者,寒证也;风温、风热、风暑、燥火致痉者,热痉也。"

(蒋  山)

## 第四节  痿病

痿病系指外感或内伤,使精血受损,肌肉筋脉失养以致肢体弛缓、软弱无力,甚至日久不用,引起肌肉萎缩或瘫痪的一种病证。痿者萎也,枯萎之义,即指肢体痿弱,肌肉萎缩。凡手足或其他部位的肌肉痿弱无力,弛缓不收者均属痿病范畴。因多发生在下肢,故又有"痿躄"之称。

《内经》有多篇对痿病进行了讨论,《素问·痿论》还作了专门论述。病因病机方面,主张"肺热叶焦",筋脉失润;"湿热不攘",筋脉弛缓。病证分类方面,根据五脏与五体的关系,提出了"痿躄""脉痿""筋痿""肉痿""骨痿"的分类方法。治疗方面,提出了"治痿者独取阳明"和"各补其荥而通其俞,调其虚实,和其逆顺"的针灸治痿原则。

《内经》丰富的论述,为后世认识痿病奠定了理论基础。隋唐时期,将痿病列入风门,较少进行专题讨论。宋代《三因极一病证方论·五痿叙论》指出,情志、劳逸致"内脏精血虚耗,荣卫失度……故致痿痹","痿躄证属内脏气不足之所为也"。金元时期,张子和对"风、痹、痿、厥"予以鉴别,《儒门事亲·指风痹痿厥近世差玄说》指出:"夫四末之疾,动而或痉者,为风;不仁或痛者,为痹;弱而不用者,为痿;逆而寒热者,为厥;此其状未尝同也。故其本源,又复大异。"《丹溪治法心要·痿》不但立专篇论述痿病,而且指出病因"有热、湿痰、血虚、气虚",明确提出痿证"不可作风治",从而与张子和一起纠正了"风痿混同"之弊,还通过对脏腑生克补泻之阐述,说明了"泻南方、补北方"的治痿法则。明代《景岳全书·痿证》强调"非尽为火证……而败伤元气者亦有之",并强调精血亏虚致痿:"元气败伤,则精虚不能灌溉,血虚不能营养者亦不少。"清代《临证指南医案·痿》指出本病为"肝肾肺胃四经之病"。

西医的感染性多发性神经炎、运动神经元病、重症肌无力、肌营养不良等病,凡符合本证证候特征者,均可参考本节论治。

### 一、病因病机

痿病的病因很广泛,外感、内伤均可导致痿病。正如《证治准绳·痿》所说:"五劳五志六淫尽得成五脏之热以为痿也。"痿病的发生有如下病机：

### 1. 肺热津伤

津液不布感受温热毒邪，高热不退，或病后余热燔灼，伤津耗气，皆令"肺热叶焦"，不能布送津液以润泽五脏，遂成四肢肌肉筋脉失养，痿弱不用。此即《素问·痿论》"五脏因肺热叶焦，发为痿躄"之谓也。

### 2. 湿热浸淫

气血不运外感湿热之邪，或久居湿地，冒受雨露，感受寒湿之邪郁遏化热，或饮食不节，生冷肥甘太过，损伤脾胃，脾不能运化水湿而内生湿热，若湿热未及清除，濡滞肌肉，浸淫经脉，气血不运，肌肉筋脉失养而发为痿病。此即《素问·生气通天论》所谓"湿热不攘，大筋软短，小筋弛长，软短为拘，弛长为痿"之义。

### 3. 脾胃受损

精血不足脾胃为后天之本，气血生化之源，五脏六腑，四肢百骸赖以温煦滋养。若素体虚弱，久病成虚，或饮食不节，脾胃受损，脾胃既不能运化水谷以化生气血而精血不足，也不能转输精微，五脏失其润养，筋脉失其滋煦，故发为痿病。正如《医宗必读·痿》所云："阳明者胃也，主纳水谷，化精微以滋养表里，故为五脏六腑之海，而下润宗筋……主束骨而利机关。""阳明虚则血气少，不能润养宗筋，故弛纵，宗筋纵则带脉不能收引，故足痿不用。"

### 4. 肝肾亏损

髓枯筋痿素体肝肾亏虚；或因房色太过，乘醉入房，精损难复；或因劳役太过而致肝肾亏损；或五志失调，火起于内，耗灼精血，均可致肝肾亏损。肝血不足，肾精亏虚，肝不主筋，肾不主骨，髓枯筋痿，肌肉也随之不用，发为痿病。另外，也有因实致虚者，如湿热留滞不化，下注于肝肾，久则亦能损伤，导致筋骨失养。《脾胃论·脾胃虚弱随时为病随病制方》的"夫痿者，湿热乘肾肝也，当急去之，不然则下焦元气竭尽而成软瘫"，即指这种情况。

由上可知，痿病的病因有外感、内伤。病位虽在肌肉筋脉，但关乎五脏，尤以肝肾肺胃最为密切，因肝藏血主筋，肾藏精生髓，津生于胃，肺通调布散津液，故《临证指南医案·痿》强调本病为"肝肾肺胃四经之病"。其病机则为热伤肺津，津液不布；湿热浸淫经络，气血不运；脾胃受损，气血精微生化不足；肝肾亏损，髓枯筋痿。而且这些病机常可互相传变，如肺热叶焦，津失敷布，则五脏失濡，内热互起；肾水不亏，水不制火，则火灼肺金，导致肺热津伤；脾虚与湿热更是互为因果，湿热亦能下注于肝肾，伤及肝肾之阴。归根结底，痿病是由五脏内伤，精血受损，肌肉筋脉失于滋养所致。故其病理性质有虚有实，一般是热证、虚证居多，虚实夹杂者亦不少见。热证以虚热为多，湿热为患则属实；虚证为精血亏虚，亦有气虚者；因虚不运，痰湿、死血、湿热、湿邪、积滞等，都可兼夹发生。故《证治汇补·痿躄》说："内热成痿，此论病之本也，若有感发，必因所挟而致。"

## 二、临床表现

本病以筋脉弛缓，肢体肌肉软弱无力，不能随意活动，甚至肌肉萎缩或瘫痪为主要证候特征。但因证不同，临床表现各异。有急性起病，进行性加重者；有缓慢发病者；也有时轻时重，周期性发作者；有疲劳后发病者，有睡卧后发作者。有以女性多见，有以男性为主者。一般以下肢发病多见，也有见于上肢、肩背者，有影响窍隧，难于张口、睁目者，甚至瘫痪于床者。有以肢体近端肌肉弱于远端者，或以肢体远端肌肉弱于近端者。初则仅为肌肉软弱无力，久则肌肉萎缩不用。

## 三、诊断

（1）以下肢或上肢、一侧或双侧肢体筋脉弛缓，痿软无力，甚至肌肉萎缩、瘫痪为主症。
（2）缓慢起病，或急性发作者。
（3）具有感受外邪与内伤积损的病因，或有反复发作史者。
（4）西医的神经系统检查肌力降低，肌萎缩，或肌电图、肌活检与酶学检查，符合神经、肌肉系统相关疾病诊断者。

## 四、鉴别诊断

1. 痹病

久病痹病，也有肌肉消瘦者，与本病相似，但均有关节、肢体疼痛，与本病力弱不痛有根本的区别。

2. 风痱

风痱以步履不正，手足笨拙，动作不准，废而不用为主症，常伴有舌体病变，言语不利；而痿病则以力弱，肌肉萎缩为主症，两者有所区别。两者均可隐袭起病，病久也可痿、痱并病。

## 五、辨证论治

### （一）辨证要点

1. 辨虚实

凡起病急，发展较快，肢体力弱，或拘急麻木，肌肉萎缩尚不明显，属实证；而起病缓慢，渐进加重，病程长，肢体弛缓，肌肉萎缩明显者，多属虚证。

2. 辨脏腑

发生于热病过程中，或热病之后，伴咽干咳嗽者，病变在肺；若面色萎黄不华，食少便溏者，病变在脾胃；起病缓慢，腰脊酸软，遗精耳鸣，月经不调，病变在肝肾。

### （二）治疗原则

1. 独取阳明

即指治痿病应重视调理脾胃，因脾胃为后天之本，肺之津液来源于脾胃，肝肾的精血来源于脾胃的生化，只有脾胃健运，津液精血之源生化，才能充养肢体筋脉，有助于痿病的康复。所谓调理不尽属于补益，脾胃虚弱者固当健脾益胃，而脾胃为湿热所困者，又当清胃火去湿热，皆属治阳明调理之法。所谓"独取"，乃重视之意，不应理解为"唯独"之法。

2. 泻南补北

南方属火，北方属水，即指治痿病应重视滋阴清热，因肝肾精血不足，不独不能濡养筋脉，且阴虚则火旺，火旺则阴更亏，故滋阴可充养精血以润养筋骨，且滋阴有助降火；外感热毒，当清热解毒，火清热去则不再灼阴耗精，有存阴保津之效。若属虚火当滋阴以降火。若湿热当清热化湿而不伤阴。

3. 治兼夹证

在调理脾胃、滋阴清热的基础上，对痿病的兼夹证要予以兼顾治疗，视其所夹湿热、痰湿、瘀血、积滞等，分别治以清湿热、化痰浊、祛瘀血、消积滞或清郁热等，辨证论治，才能收效。

4. 慎用风药

因治风之剂，皆发散风邪，开通腠理之药，若误用之，阴血愈燥酿成坏病。至于因七情六欲太过而成痿者，必以调理气机为法，盖气化改善，百脉皆通，其病可愈。即吴师机所谓"气血流通即是补"之理。

(三)分证论治

1. 肺热津伤

[证候]病起发热之时，或热退后突然肢体软弱无力，皮肤枯燥，心烦口渴，咽干咳呛少痰，小便短少，大便秘结；舌红苔黄，脉细数。

[证候分析]本证为燥热伤肺，肺不布津，筋脉失养。温热燥邪，侵犯肺卫，肺失宣肃，故发热，头痛，咳嗽；热淫肌腠，则全身肌肉疼痛；邪热虽已减退，但因肺津胃液耗伤，津液不能敷布以濡养筋脉肌肤，故肢体痿软，皮肤干燥；津不上承，则口燥，咽干呛咳；小便黄赤，大便干结，舌质红，苔黄，脉细，均为邪热伤津耗液之征。

[治法]清热润肺，濡养筋脉。

[代表方]清燥救肺汤。

方中以人参、麦冬、生甘草甘润生津，益气养阴；生石膏、桑叶、苦杏仁、火麻仁宣肺清热，润燥降逆；蜜炙枇杷叶、阿胶、炒胡麻仁润肺滋阴清燥。若壮热，口渴，汗多，则重用生石膏，还可加金银花、连翘以清热解毒，养阴生津；若咳呛少痰，加炙瓜蒌、桑白皮、川贝、知母润肺止咳化痰；咽干不利者，加花粉、玉竹、百合养阴生津；若身热退净，食欲减退，口燥咽干较甚，则属肺胃阴伤，宜用益胃汤加薏苡仁、山药、生谷芽之类，益胃生津。本证肺热而津已伤，勿滥用苦寒、香燥、辛温之品重亡津液，可佐养胃清火之药，如沙参、玉竹、山药之类，胃火清则肺金肃，也是"治痿独取阳明"之法。

2. 湿热浸淫

[证候]四肢痿软，肢体困重，或微肿麻木，尤多见于下肢，或足胫热蒸，或发热，胸脘痞闷，小便赤涩；舌红苔黄腻，脉细数而濡。

[证候分析]本证为湿热浸淫，壅遏经脉，气血阻滞，营卫受阻。湿热浸淫肌肤，留注经脉，气血阻滞，故见肢体痿软无力；湿性趋下，故以下肢不用为多；湿热壅滞筋脉，则局部有热感，喜凉，或有发热；湿热中阻，则见胸脘痞闷；湿热下注，则小便短赤灼热；舌苔黄腻，脉滑数，皆为湿热之征。

[治法]清热燥湿，通利筋脉。

[代表方]加味二妙散。

方中黄柏苦寒清热燥湿；苍术健脾燥湿；萆薢导湿热从小便而出；当归、牛膝活血通络；龟甲滋阴潜阳，养肾壮骨。全方合用，有清化下焦湿热，而又不伤阴之效。若湿盛，伴胸脘痞闷、肢重且肿，可加厚朴、薏苡仁、茯苓、泽泻理气化湿；若长夏雨季，酌加藿香、佩兰芳香化浊；若形体消瘦，自觉足胫热气上腾、心烦、舌红或苔中剥，脉细数，为热甚伤阴，上方去苍术加生地、麦冬以养阴清热；如肢体麻木、关节运动不利、舌质紫、脉细涩，为夹瘀之证，加赤芍、丹参、红花活血通络。本证重在清热燥湿，不可急于填补，以免助湿恋邪，或热已伤阴，则应清养，仍需注意养阴而不得碍湿。

3. 脾胃亏虚

[证候] 肢体痿软无力日重，食少纳呆，腹胀便溏，面浮不华，神疲乏力，舌淡，舌体胖大，苔薄白，脉沉细或沉弱。

[证候分析] 本证为脾虚不健，生化乏源，气血亏虚，筋脉失养。脾胃虚弱，气血化源不足，不能充养肢体、筋脉，故肢体痿软，肌肉痿瘦逐渐加重；脾虚气弱，健运失司，则神倦气短，纳少便溏；气虚不能运化水湿则面浮；面色萎黄无华，舌淡，苔薄白，脉细为脾气虚弱之征。

[治法] 健脾益气。

[代表方] 参苓白术散。

方中人参、白术、山药、扁豆、莲子肉甘温健脾益气；茯苓、薏苡仁健脾渗湿；陈皮、砂仁和胃醒脾。若肥人多痰，可用六君子汤补脾化痰；中气不足，可用补中益气汤；心悸气短者，加黄芪、当归益气生血；如肌肉麻木不仁、苔白腻，加橘络、白芥子化痰通络；消瘦，舌质紫暗，可用圣愈汤益气养血，再加桃仁、红花、牛膝活血化瘀。

4. 肝肾亏损

[证候] 起病缓慢，四肢痿弱无力，腰脊酸软，不能久立，或伴眩晕、耳鸣、遗精早泄，或月经不调，甚至步履全废，腿胫大肉渐脱；舌红少苔，脉沉细数。

[证候分析] 本证为肝肾亏损，阴精不足，筋脉失养。肝肾亏虚，精血不能濡养筋骨筋脉，渐致成痿；腰为肾之府，肾主骨，精髓不足，则腰脊酸软，两膝无力，肌肉消瘦，胫骨显露；精血亏虚，不能上注耳目，则耳鸣，目眩；肾虚固摄无权，而见遗精、遗尿；肝肾亏虚，冲任失调，故月经不调；舌红，脉细数均为肝肾亏虚之象。

[治法] 补益肝肾，滋阴清热。

[代表方] 虎潜丸。

方中虎骨（用狗骨代）、牛膝壮筋骨利关节；锁阳温肾益精；当归、白芍养血柔肝荣筋；黄柏、知母、熟地、龟甲滋阴补肾清热；少佐陈皮以利气，干姜以通阳。本方治肝肾阴亏有热的痿病，为肝肾亏损证的基本方。热甚者去锁阳、干姜，或用六味地黄丸加牛骨髓、猪骨髓、鹿角胶、枸杞子、砂仁治之；若兼见面色萎黄不华、心悸、舌淡红、脉细弱，加黄芪、党参、当归、鸡血藤以补养气血；若久病阴损及阳，症见怕冷、阳痿、小便清长、舌淡、脉沉细无力，不可用凉药以伐生气，虎潜丸去黄柏、知母，酌加鹿角片、补骨脂、肉桂、附子等补肾壮阳。此外，也可加紫河车粉，或用牛骨髓、猪骨髓煮熟，捣烂和入米粉，再用白糖或红糖调服。本证以阴虚挟热者为多，但应分清有热无热，虚火当滋肾，无火当填精，若阳虚者则又当温煦为治。

各证都可结合针灸、推拿、气功等综合治疗，有助于提高痿病的治疗效果。

## 六、其他疗法

(1)石斛、怀牛膝、桑白皮各30 g,麦冬15 g,甘草6 g。水煎服,每日2次,用于肺热伤津痿证。

(2)大麦(去皮)60 g,薏苡仁60 g,土茯苓90 g,苍术50 g,黄柏30 g。同煮为粥,煮熟后去土茯苓,常食,治湿热浸淫痿证。

(3)鹿角片(酒浸1夜)300 g,熟地120 g,附片45 g。用大麦蒸熟,焙干为末,大麦粥和为丸,每日3次,每次7 g,米饭送服,治肝肾不足痿证。

## 七、验案举隅

邵某,女,28岁。

**初诊**(2022年7月16日):患者2月下旬出现两目睁眼费力,咀嚼困难,肢软无力,被上海某医院确诊为"重症肌无力"。用新斯的明治疗,病情一度稳定,但停药后病情复作,右目斜视时有复视现象,有时肌肉跳动;舌质红,苔黄,脉细滑。

**辨证**:脾肾两虚,虚风内动。

**治法**:益气养血,息风通络。

**处方**:党参15 g,生黄芪30 g,当归12 g,生白术15 g,炙甘草5 g,炙黄精10 g,枸杞子10 g,川石斛12 g,川断10 g,炒杜仲10 g,大熟地20 g,淫羊藿10 g,炙僵蚕10 g,乌梢蛇10 g,炒白芍15 g,葛根15 g,煅龙骨(先煎)30 g,煅牡蛎(先煎)30 g,鸡血藤15 g。

**二诊**(2022年9月9日):连续服上药40余剂,自觉症状稍有改善,但仍见四肢无力,肌肉经常跳动,颈软,抬头困难;舌质偏红,苔黄,脉细。

**处方**:党参20 g,生黄芪30 g,当归10 g,生白术15 g,制黄精10 g,大生地10 g,大熟地20 g,鸡血藤20 g,淫羊藿10 g,巴戟天10 g,川断10 g,炙蜈蚣3条,炙全蝎5 g,乌梢蛇10 g,煅龙骨(先煎)30 g,煅牡蛎(先煎)30 g,葛根15 g,红花10 g,怀牛膝12 g。

**三诊**(2022年11月11日):服用上药2个月,行路已有力,临晚腹胀多气,劳累后肌肉跳动,部位不定;舌质暗红隐紫、中裂,苔黄薄腻,脉细。上方加南、北沙参各12 g,土鳖虫5 g,炙僵蚕10 g。

**四诊**(2023年1月20日):服上方3个月余,肌肉跳动不显,四肢活动较难,腹胀矢气稍多,尿赤较频,腰不酸;舌质红,苔黄,脉细。9月9日方加土鳖虫10 g,炙僵蚕10 g,大腹皮10 g。

**五诊**(2023年3月24日):肌痿,经治四肢逐渐有力;舌质暗红,苔黄,脉细弦。9月9日方加土鳖虫10 g、大腹皮10 g。21剂。

## 八、转归预后

本病的各证候间常相互转化,如外感湿热,热盛伤津,可转化为肺胃阴虚;若湿热浸淫,迁延日久,下注肝肾,则致肝肾亏损;如肝肾阴虚,日久不复,阴损及阳则出现阳虚证候,或为阴阳两虚之证;痿病日久,影响气血运行,则常挟瘀滞。

本病的预后决定于发病原因、起病经过、病情轻重及治疗当否等。一般外感所致,起病虽急,若治疗及时,诊治无误,部分病例可获痊愈,预后亦佳;若外感致痿,失治误治,以及内伤成痿,缓慢起病,但渐至于大肉脱削,百节缓纵不收,脏气损伤已可概见,虽经多年治疗,效果多欠佳,预后也差。若出现呼吸困难,吞咽困难,为肺脾脏气极虚的表现,预后较差。

## 九、预防与调摄

针对病因预防,如锻炼身体,增强体质,防潮湿,适寒温,避免感受外邪;饮食有节,起居有时,不妄作劳及根据体质服用一些药物,如易感冒者服用玉屏风散,脾胃虚弱者服用六君子丸,老年人常服六味地黄丸等,可起到一定的预防作用。

突然发病或发热的患者,应卧床休息。对高热患者应注意病室通风和降温处理。对神志昏迷、呼吸困难、吞咽困难者,应特别护理,密切观察病情,及时作出应急处理。对痿废的肢体要进行按摩、理疗、锻炼以免肌肉进一步萎缩;长期卧床者,要按时帮助翻身,避免褥疮发生,同时做好防寒保暖,避免冻伤和烫伤。饮食上宜清淡而富于营养,少食辛辣肥甘、醇酒,以免助热生痰。

## 十、结语

痿病是以肢体痿弱,不能随意运动,甚至肌肉萎缩为临床特征的病证,是由外感六淫,内伤七情,房劳过度,饮食不节等因素,导致热邪灼津,脏腑亏损或湿热阻滞,气血津液阴精亏虚或不运,肌肉筋脉失养所致,但涉及肺胃肝肾,其病变虚多实少,热多寒少。治疗上采用调理脾胃、滋肾清热即"治痿独取阳明"和"泻南方、补北方"两大治则,以实现益气养血,滋液填精,温煦濡养肌肉筋脉的目的。因湿热、痰浊、瘀血阻滞所致者,又当采用化湿、清热、活血等治法,以畅其气血津精的运行。虚实夹杂者,补虚祛邪兼顾治疗。加强肢体活动和按摩,防止肌肉萎缩,预防褥疮等调护措施对痿病的康复十分重要。

## 十一、文献摘要

《素问·痿论》:"肺主身之皮毛,心主身之血脉,肝主身之筋膜,脾主身之肌肉,肾主身之骨髓。故肺热叶焦,则皮毛虚弱急薄,甚则生痿躄也;心气热,则下脉厥而上,上则下脉虚,虚则生脉痿,枢折挈胫纵而不任地也;肝气热,则胆热口苦,筋膜干,筋膜干则筋急而挛,发为筋痿;脾气热,则胃干而渴,肌肉不仁,发为肉痿;肾气热,则腰脊不举,骨枯而髓减,发为骨痿。""帝曰:……论言治痿者独取阳明何也?岐伯曰:阳明者,五脏六腑之海,主润宗筋,宗筋主束骨而利机关也。冲脉者,经脉之海也,主渗灌溪谷,与阳明合于宗筋,阴阳揔宗筋之会,会于气街,而阳明为之长,皆属于带脉而络于督脉,故阳明虚则宗筋纵,带脉不引,故足痿不用也。"

《局方发挥·局方总论》:"诸痿皆起于肺热,传入五脏,散为诸证,大抵只宜补养,若作外感风邪治之,宁免实实虚虚之祸乎?""诸痿生于肺热,只此一句便见治法大意,经曰:'东方实,西方虚,泻南方,补北方。'此固是就生克言补泻。而大经大法不外于此……五行之中,唯火有二,肾虽有二，水居其一，阳常有余，阴常不足，故经曰一水不胜二火……若嗜欲无节，则水失所养，火寡于畏而侮所胜，肺得火邪而热矣……肺受热则金失所养，木寡于畏而侮所胜，脾得木邪而伤矣。肺热则不能管摄一身，脾伤则四肢不能为用而诸痿之病作。泻南方则肺金清而东方不实，何脾伤之有？补北方则心火降而西方不虚，何肺热之有？故阳明实则宗筋润，能束骨而利机关矣。治痿之法，无出于此。"

《儒门事亲·指风痹痿厥近世差玄说》："大抵痿之为病，皆因客热而成……总因肺受火热叶焦之故，相传于四脏，痿病成矣。""痿病无寒。""若痿作寒治，是不刃而杀之。"

《景岳全书·痿证》："痿证之义，《内经》言之详矣。观所列五脏之证，皆言为热，而五脏之证，又总于肺热叶焦，以致金燥水亏，乃成痿证；如丹溪之论治，诚得之矣。然细察经文，又曰：悲哀太甚则胞络绝，传为脉痿；思想无穷，所愿不得，发为筋痿；有渐于湿，以水为事，发为肉痿之类，则又非尽为火证，此其有余不尽之意，犹有可知。故因此而生火者有之，因此而败伤元气者亦有之……若概从火论；则恐真阳亏败及土衰水涸者，有不能堪。故当酌寒热之浅深，审虚实之缓急，以施治疗，庶得治痿之全矣。"

《临证指南医案·痿》："经云，肺热叶焦，则生痿躄，又云治痿独取阳明，以及脉痿、筋痿、肉痿、骨痿之论，《内经》于痿证一门，可谓详审精密矣。奈后贤不解病情，以诸痿一症，或附录于虚劳，或散见于风湿，大失经旨，赖丹溪先生特表而出之，惜乎其言之未备也。夫痿证之旨，不外乎肝肾肺胃四经之病。"

《罗氏会约医镜·论痿证》："火邪伏于胃中，但能杀谷，而不能长养气血。""治者，使阳明火邪毋干于气血之中，则湿热清而筋骨自强，此经不言补而言取者，取去阳明之热邪耳。"

（蒋　山）

# 第五节　颤证

颤证是指由内伤积损或其他慢性病证致筋脉失荣失控，以头身肢体不自主地摇动、颤抖为主要临床表现的一种病证。古代亦称"颤振"或"振掉"。

本病老年人发病较多，男性多于女性，多呈进行性加重。随着我国进入老龄化社会，颤证患者也在增多，中医治疗本病取得了一定效果。

《内经》称本病为"掉""振掉"。《素问·五常政大论》描述了其临床表现，如"其病动摇""掉眩巅疾""掉振鼓栗"。《素问·至真要大论》之"诸风掉眩，皆属于肝"，指出病变在肝，《素问·脉要精微论》之"骨者髓之府，不能久立，行则振掉，骨将惫矣"，明确了病变与"髓"有关，《内经》的论述为后世阐述本病奠定了基础。至明代，对本病的认识进一步深化，许多医家对病名、病因病机、辨证论治等方面均有较系统地论述。《证治准绳·杂病·颤振》说："颤，摇也；振，动也。筋脉约束不住而莫能任持，风之象也……亦有头动而手足不动者……手足动而头不动者，皆木气太过而兼火之化也。"不仅指出了本病的临床特征，而且概括了本病的病机为"筋脉约束不住"，病与肝木风火有关。《医学纲目·颤振》说："颤，摇也；振，动也。风火相乘，动摇之象，比之瘛疭，其势为缓。《内经》云：诸风掉眩，皆属于肝。掉即颤振之谓。"这里指出了与瘛疭区别，还与诸禁鼓栗有别，曰："诸禁鼓栗，如丧神守，皆属于热。

鼓栗亦动摇之意也。"还指出病因："此症多由风相合,亦有风寒所中者,亦有风挟湿痰者。"《赤水玄珠·颤振》认为颤证的病因病机是"木火上盛,肾阴不充,下虚上实,实为痰火,虚则肾亏",属本虚标实,虚实夹杂之病,治疗应"清上补下",体现扶正祛邪、标本兼顾的治疗原则。清代,《医宗己任编·颤振》强调气血亏虚是本病的重要原因,并创造大补气血法治疗颤证。《张氏医通·颤振》较系统地总结了本病的病因病机,并列举出13个证候和主治方药,还以脉象判断预后,丰富了本病的理论和临床经验。

西医学中的某些锥体外系疾病所致的不随意运动,如震颤麻痹、舞蹈病、手足徐动症等,均可参照本节论治。

## 一、病因病机

本病的病因较多,以内伤为主,尤以年老体衰多见,正如《证治准绳·杂病·颤振》所说："壮年鲜有,中年以后乃有之,老年尤多。"劳欲太过,醇酒厚味,药物所伤,情志郁怒等为颤证的重要病因,但也有外感成为病因者,如《医学纲目·颤振》所说："此症多由风相合,亦有风寒所中者,亦有风挟湿痰者。"

1. 风阳内动

中年以后,肾精渐亏,若加之劳欲太过,或药物所伤,致使肾气不足,肾精亏耗,肾水不能滋养肝木,筋脉失濡,木燥而生风,肾水不能上济心火,心神失主则筋不能自收持而生颤证。也有因情志郁怒伤肝,气机不畅,阳气内郁化热生风而成。

2. 髓海不足

久病或年迈肾亏精少,或年少禀赋不足,或七情内伤,凡应事太烦则伤神。精生气,气生神,神伤则精损气耗,脑髓不足,神机失养,筋脉肢体失主而成。

3. 气血亏虚

饮酒无度,或嗜食生冷肥甘,或思虑伤脾,或药物所伤,致脾胃受损,中焦失于运化,水谷不能化生气血,则气虚血少,阳弱阴亏。头为诸阳之会,脑为髓海,今阳弱阴亏,阳气不能上煦于头,阴精不能充养于脑,神机受累,筋脉肢体失司失控而生颤证。

4. 痰热动风

多因脾肾亏虚,水津运化失常而生痰,痰湿郁久而化热生风;也有因外感风湿热毒,邪留于心,伤及肺脾,心不主五脏,肺失通调,脾失转输,痰饮内生,积久生热,热极生风。风火痰热流窜于经络,困扰于神机,筋脉失司失控而成。或有痰湿之体,积年累月,阻滞气机,气不行血而瘀滞,痰瘀阻痹经脉,气血不运,肌肉筋脉失养而不能自主者为颤证。

综上所述,本病为脑髓及肝、脾、肾等脏腑受损,而引起筋脉肌肉失养和(或)失控而发生的病证,这是本病的主要病位和根本病机所在。因脑为元神之府,与心并主神机,神机出入控制四肢百骸的协调运动;肾主骨生髓,充养脑海,伎巧出焉,即肢体的精细、协调运动由肾精充养髓海而成;脾主肌肉、四肢,为气血阴阳化生之源,肾精的充养,肝筋的滋润,肌肉的温煦,均靠脾之健运,化生之气血阴阳的源源供养;肝主筋,筋系于肉,支配肌肉肢体的伸缩收持。故脑髓、肝脾肾等脏腑的共同生理,保证了头身肢体的协调运动,若病及其中的任一脏腑或多个脏腑,筋脉肌肉失养和(或)失控,则发生头身肢体不协调、不自主地运动而为颤证病。病理性质,虚多实少。病理因素为虚、风、痰、火、瘀。虚,以阴精亏虚为主,也有气虚、血虚甚至阳虚者,虚则不能充养脏腑,润养筋脉;风,以阴虚生风为主,也有阳亢风动或痰热化风者,风性善动,使筋脉肌肉变动不拘;痰,以禀赋痰湿之体为主,或因肺脾肾虚不能运化水湿而成,痰之为病,或阻滞肌肉筋脉,或化热而生风;火,以阴虚生内热为主,或有五志过极化火,或外感热毒所致,火热则耗灼阴津,肝肾失养,或热极风动而筋脉不宁;瘀,多因久病气血不运而继发,常痰瘀并病,阻滞经脉运行气血,筋脉肌肉失养而病。

## 二、临床表现

本病以头部及肢体摇动、颤抖,甚至不能持物为其临床特征。发病缓慢,渐进加重。初病仅有头摇或手足微颤,尚能坚持工作和生活自理,随着病程的延长,头摇手足颤证频繁,幅度加大,甚至不能持物,食则令人代哺,或兼有项强、四肢拘急,继而肢体不灵、行动缓慢、表情淡漠、呆滞;终则口角流涎,甚或卧床不起。

## 三、诊断

(1)具有头部及肢体摇动、颤抖的特定临床特征。轻者头摇肢颤,重者头部震摇大动,肢体震颤不已,不能持物,食则令人代哺;继则肢体不灵,行动迟缓,表情淡漠,呆滞,口角流涎等症。

(2)多发于中老年人;男性多于女性。

(3)起病隐袭,渐进发展加重,不能自行缓解。

(4)测血压、查眼底,必要时做颅脑 CT、MRI 等检查,具有西医学某些锥体外系疾病,如震颤麻痹等诊断依据者,有助于本病的诊断。

## 四、鉴别诊断

颤证须与瘛疭相鉴别。

瘛疭多见于急性热病或某些慢性疾病急性发作,其症见手足屈伸牵引,常伴发热、神昏、两目窜视,头、手颤动;颤证为一慢性疾患,以头部、肢体不自主地摇动、颤抖为主要临床表现,一般无发热、神昏及其他特殊神志改变症状,手足颤抖而无抽搐牵引。再结合病史的分析,辅以实验室及颅脑 CT、MRI 等检查,两者不难鉴别。

## 五、辨证论治

### (一)辨证要点

1. 辨标本

以病象而言,头摇肢颤为标,脑髓与肝脾肾脏气受损为本;从病因病机而言,精气血亏虚为病之本,内风、痰热、瘀血为标。

2. 察虚实

本病为本虚标实之病,即机体脏气虚损的见症属正虚,痰热动风的见症属邪实。

## (二)治疗原则

扶正补虚、标本兼顾是本病的治疗原则。根据标本虚实,以填精补髓,益肾调肝,健脾益气养血以扶正治本,清化痰热,息风止痉,活血化瘀以祛邪治标为其治疗大法。

## (三)分证论治

### 1. 风阳内动

[证候]眩晕头胀,面红,口干舌燥,易怒,腰膝酸软,睡有鼾声,渐见头摇肢颤,不能自主;舌红,苔薄黄。

[证候分析]本证为郁怒伤肝,肝郁化生风,风阳侵扰筋脉。情志失调,郁怒忧思太过,气机郁滞不畅,气滞而血瘀,筋脉失养;或肝郁化火生风,风阳暴涨,风动痰升,上冲头部,侵扰四肢,窜经入络,扰动筋脉则出现肢体颤动,麻木;风阳上扰头面清窍则出现眩晕耳鸣,面赤烦躁等;尿赤,大便干,舌质红,苔黄,脉弦均为肝阳上亢之象。

[治法]滋阴潜阳。

[代表方]滋生青阳汤。

方中生地、白芍、石斛、麦冬养阴以潜阳;石决明、磁石镇逆以潜阳;桑叶、甘菊、薄荷、柴胡清肝以解郁热;天麻平肝息风,滋燥缓急。诸药配伍,则滋阴与潜阳,相得益彰,尤适于阳亢较甚者。本证亦可选用滋荣养液膏,药用女贞子、陈皮、干桑叶、熟地、白芍、黑芝麻、旱莲草、枸杞子、当归身、鲜菊花、黑橹豆、南竹叶、玉竹、白茯苓、沙蒺藜、炙甘草治之。本方长于养阴,尤适于虚风内动者。

### 2. 髓海不足

[证候]头晕目眩,耳鸣,记忆力差或善忘,头摇肢颤,溲便不利,寤寐颠倒,重则神呆,啼笑反常,言语失序;舌质淡红体胖大,苔薄白,脉多沉弦无力或弦细而紧。

[证候分析]髓海不足,神机失养,肢体筋脉失于润泽,故头晕目眩,耳鸣,记忆力差或善忘,头摇肢颤,溲便不利,寤寐颠倒,重则神呆,啼笑反常,言语失序;舌质淡红体胖大,苔薄白,脉多沉弦无力或弦细而紧乃髓海亏虚之象。

[治法]填精益髓。

[代表方]龟鹿二仙丹。

方中以鹿角通督脉,龟甲通任脉,一善温养阳气,一善滋养阴精,均为血肉有情之晶,善补人之真气;人参大补中气,则气之源头得助,气化改善,气血调畅;枸杞子滋补肝肾。四味相合,填精益髓,达到补养精、气、神三宝之功。方中尚可加熟地、鳖甲、丹参、赤芍以滋阴活血。有热象者,加知母、黄柏清相火;畏寒肢冷者,加淫羊藿、肉苁蓉温养肾阳。本证亦可用益脑强神丸:鹿角胶50 g,麝香4 g,海马50 g,龟甲胶50 g,燕菜50 g,西红花50 g,玳瑁100 g,枸杞子100 g,石菖蒲50 g,山茱肉75 g,桃仁25 g,何首乌100 g,熟地75 g,黄精100 g,稀莶草100 g,生槐米100 g,五味子50 g。上药共为细面,制大蜜丸,每服1丸,日3次,淡盐水送服。本方具益气养血,滋阴潜阳,活血化瘀,通络开窍之功。

### 3. 气血亏虚

[证候]眩晕,心悸而烦,动则气短懒言,头摇肢颤,纳呆,乏力,畏寒肢冷,汗出,溲便失常;舌体胖大,苔薄白滑,脉沉濡无力或沉细。

［证候分析］本证为气血两虚，筋脉失养，虚风内动。气主煦之，血主濡之，若因思虑太过、饮食不节、饥饱无常，损伤脾胃，则令气血不足，肢体筋脉失于濡养而见手足振掉，肢体无力；气血不足，脑神失养，故见表情呆滞淡漠；气虚津液外泄，则少气自汗；血不养心，心神失宁则心悸健忘；脾胃气虚则纳呆便溏；面色㿠白，头晕眼花，脉细弱等均为气血不足之象。

［治法］补中益气。

［代表方］补中益气汤或四君子汤送服天王补心丹。

补中益气汤调补脾胃，益气升清；四君子汤健脾益气；天王补心丹滋阴养血，宁心安神。临证可加枸杞子、鸡血藤、丹参、天麻、钩藤以增强其养血息风之效。挟痰者，加半夏、贝母、瓜蒌、橘络祛痰通络。本证亦可用心脾双补丸，药用人参、玄参、五味子、远志肉、麦冬、神曲、酸枣仁、柏子仁、白术、川贝母、生甘草、丹参、苦桔梗、生地、川黄连、香附、朱砂，共为细末，以桂圆肉熬膏代蜜，捣丸如弹子大，每晨嚼服1丸，开水送服。

4. 痰热动风

［证候］头晕目眩，头摇，肢体震颤，手不能持物，甚至四肢不知痛痒，胸闷泛恶，甚则呕吐痰涎，咳嗽，痰涎如缕如丝，吹拂不断；舌体胖大有齿痕，舌质红，苔厚腻或白或黄，脉沉滑或沉濡。

［证候分析］本证为痰热内蕴，热极生风，筋脉失约。饮食不节，恣食膏粱厚味，聚湿生痰，滋生痰热，风动痰升，上冲头部，侵扰四肢，窜经入络，扰动筋脉，则头摇不止，肢麻震颤；痰热蕴结，脾胃运化失健，气机阻滞，故胸脘痞闷，口苦，口黏；舌体胖大有齿痕，舌质红，舌苔黄腻，脉弦滑数为痰热蕴结之象。

［治法］豁痰息风。

［代表方］导痰汤。

本方以半夏燥湿降逆，茯苓健脾燥湿，湿去痰无以生，陈皮利气，甘草益脾，脾旺能胜湿，利气则痰无滞留，此二陈汤意；制南星以治风痰，枳壳理气降逆宽中。全方合用具有燥湿豁痰、理气开郁之功；应用时，再加皂荚宣壅去垢，导滞以通窍，硼砂除热痰散结，生白芍、生石决明滋养阴血、平肝潜阳，则可增豁痰息风之效。肝阳亢者，加天麻、羚羊角粉、珍珠粉以平肝潜阳。肝火甚者，加夏枯草、龙胆草清肝泻火；大便秘结者，加大黄通腑泻热；本证亦可用化痰透脑丸，药用：九制南星25 g，天竺黄100 g，煨皂角5 g，麝香4 g，琥珀50 g，郁金50 g，半夏50 g，蛇胆陈皮50 g，远志肉100 g，珍珠10 g，沉香50 g，石花菜100 g，海胆50 g。上药共为细面，制大蜜丸，每服1丸，1日3次，白开水送服。本方有理气解郁、豁痰开窍之功效。

# 六、其他疗法

(1) 止痉散：全蝎、蜈蚣等量，研细末。每次3 g，每日3次，温开水送下，用于震颤及肢体僵硬者。

(2) 皂香汤：牙皂、木香各10 g，水煎服，每日2次，用于痰气较盛者。

(3) 豁痰汤：天麻15 g，姜半夏、石菖蒲各10 g，茯苓15 g，全蝎3 g。水煎服，每日2次，用于风痰较盛者。

## 七、验案举隅

张某,男,73岁。

**初诊**(2015年8月15日):右手震颤2年余,伴反应迟钝半年。有高血压病、高脂血症、糖尿病、腰椎病病史多年。患者来诊时右手不停颤抖,平时不能持筷、拿物,经常打碎碗碟,行走不稳,起步维艰,2年来逐渐加重,精神不振,反应迟钝,近事过目即忘;兼有腰软足麻,小便淋沥,夜尿频多,面色暗红而枯槁;舌质暗红,苔薄黄,脉细滑。脑CT提示:脑萎缩,腔隙性脑梗死;脑血流图示:两侧供血不平衡,左侧血流速度及流量下降,脑血管外周阻力增大。

**辨证**:肝肾亏虚,风痰瘀阻。

**治法**:补益肝肾,息风止颤。

**药用**:炙鳖甲(先煎)15 g,生石决明(先煎)30 g,生牡蛎(先煎)30 g,炮山甲(先煎)10 g,炙水蛭5 g,赤、白芍各15 g,炙僵蚕10 g,广地龙10 g,制首乌12 g,大生地12 g,制黄精12 g,川石斛10 g,怀牛膝12 g,丹参30 g,川芎14 g。

**二诊**(2015年12月23日):上药服药4月来,精神良好,反应灵敏,舌色改善,面容亦稍丰泽,右手颤动明显减轻,有时已可不抖,生活也已自理,有时下肢麻木,二便正常;苔薄,舌淡红,脉细滑。处方:生地20 g,制首乌10 g,制黄精10 g,枸杞子10 g,赤、白芍各15 g,潼、白蒺藜各10 g,黄芪30 g,炙鳖甲(先煎)15 g,生石决明(先煎)30 g,制南星5 g,水蛭5 g,川芎10 g,丹参30 g。

**三诊**(2016年3月1日):服上药2月,右手震颤基本消失,唯激动或紧张时仍有抖动,遂以本方稍事加减,予以巩固。

**随访**:连续服药近5年,震颤已不发,其他自觉症状也均消失,血压平稳,糖尿病等兼病也得到控制。

## 八、转归预后

本病多为原发性的,亦可继发于湿热病、中风、中毒、颅脑外伤等疾病。临床多呈缓慢进展加重,有时病情可暂时停止进展,也有在数年内迅速发展至完全残废者,一般不能自动缓解,治疗较难,预后欠佳。

体质强盛,正气尚充,病程较短的患者,运用中医治疗,部分患者可痊愈,部分病例在一定程度上病情可得到控制。少数气血亏虚,肾阴亏损,虚风内动患者,经益气养血、育阴息风治疗,也有一定好转。但若失治或调摄治疗不当,以致气血大亏,脏器虚损,则逐年加重,可转为痴呆,每多并发它证而不治。

## 九、预防与调摄

增强人体正气,避免和消除导致颤证的各种致病因素,如尽量保持安定情绪,切忌忧思郁怒等不良的精神刺激;环境应保持安静舒适,避免受风、受热、受潮,生活要有规律,劳逸适度,节制房事;饮食清淡,进食尽可能定时定量;勿暴饮暴食及嗜食肥甘厚味,戒除烟酒,忌过咸伤肾之品；防止中毒及颅脑损伤等，对预防颤证的发生都有作用。调摄护理方面，尚应加强功能锻炼，做适量被动运动，按摩肢体，行走等活动要注意安全，做好帮助喂哺等生活护理工作。

## 十、结语

本病是因内伤或其他慢性病证致脑髓及肝脾肾受损，肌肉筋脉失养失控，发生头身肢体不自主地摇动、颤抖为主要临床特征的病证。病理性质虚多实少，病理因素为虚、风、痰、火、瘀，治疗则根据标本虚实，以扶正祛邪，标本兼顾为治疗原则，常采用填精补髓、益肾调肝、补气养血以扶正治本、清化痰热、息风止痉、活血通络以祛邪为其大法。对风阳内动者，治宜滋阴潜阳；髓海不足者，宜填精益髓；气血亏虚者，宜补中益气；痰热动风者，宜豁痰息风。若治疗得当，部分病例可以缓解症状。但多数逐年加重，预后不良。所以除药物治疗外，重视调摄与预防是不可忽视的问题。

## 十一、文献摘要

《素问·五常政大论》："其脏肝……其病摇动注恐。""阳和布化，阴气乃随，生气淳化，万物以荣，其化生，其气美，其政散，其令条舒，春动掉眩巅疾。""阳明司天，燥气下临，肝气上从，苍起木而用立，土乃眚，凄沧数至，木伐草萎，胁痛目赤，掉振鼓栗，筋痿不能久立。"

《素问·六元正纪大论》："欲通天之纪，从地之理，和其运，调其化，使上下合德，无相夺伦，天地升降不失其宜，五运宣行勿乖其政……此天地之纲纪，变化之渊源……原夫子推而次之，从其类序，分其部主，别其宗司，昭其气数，明其正化……太阳之政……其病眩掉。"

《素问·至真要大论》："筋骨掉眩清厥甚则入脾……头顶痛重而掉瘛尤甚，呕而密默，唾吐清液，甚则入肾，窍泻无度。""客胜则耳鸣掉眩，甚则咳；主胜则胸胁痛，舌难以言。""诸风掉眩，皆属于肝。"

《张氏医通·颤振》："颤振之脉，小弱缓滑者可治。虚大急疾者不治，间有沉伏涩难者，必痰湿结滞于中之象。凡久病脉虚，宜于温补。暴病脉实，宜于峻攻。若久病而脉反实大，暴病而脉反虚弱，决无收功之理也。"

《医碥·颤振》："颤，摇也；振，战动也，亦风火摇撼之象，由水虚而然，风木盛则脾土虚，脾为四肢之本，四肢乃脾之末，故曰风淫末疾。风火盛而脾虚，则不能行其津液，而痰湿易停聚，当兼去痰……风火交盛者，摧肝丸。气虚者，参术汤。心血虚，补心丸。夹痰，导痰汤加竹沥。老人战振，定振丸。"

（蒋 山）

## 第六节 腰 痛

腰痛是指腰部感受外邪，或因劳伤，或由肾虚而引起气血运行失调，脉络绌急，腰府失养所致的以腰部一侧或两侧疼痛为主要症状的一类病证。

腰痛一年四季都可发生，其发病率较高，国外有报告认为世界人口的80%患过腰背痛，本病为中医内科门诊较为常见的病种之一，中医有较好的疗效。

腰痛一病,古代文献早有论述,《素问·脉要精微论》指出:"腰者,肾之府,转摇不能,肾将惫矣。"说明了肾虚腰痛的特点。《素问·刺腰痛》认为腰痛主要属于足六经之病,并分别阐述了足三阳、足三阴及奇经八脉经络病变时发生腰痛的特征和相应的针灸治疗。《内经》在其他篇章还分别叙述了腰痛的性质、部位与范围,并提出病因以虚、寒、湿为主。《金匮要略》已开始对腰痛进行辨证论治,创肾虚腰痛用肾气丸、寒湿腰痛用干姜苓术汤治疗,两方一直为后世所重视。隋代《诸病源候论》在病因学上,充实了"坠堕伤腰""劳损于肾"等病因,分类上分为卒腰痛与久腰痛。唐代《千金要方》《外台秘要》增加了按摩、宣导疗法和护理等内容。金元时期,对腰痛的认识已经比较充分,如《丹溪心法·腰痛》指出腰痛病因有"湿热、肾虚、瘀血、挫闪、痰积",并强调肾虚的重要作用。清代,对腰痛病因病机和证治规律已有系统的认识和丰富的临床经验。《七松岩集·腰痛》指出:"然痛有虚实之分,所谓虚者,是两肾之精神气血虚也,凡言虚证,皆两肾自病耳。所谓实者,非肾家自实,是两腰经络血脉之中,为风寒湿之所侵,闪朒挫气之所碍,腰内空腔之中,为湿痰瘀血凝滞不通而为痛,当依据脉证辩论而分治之。"对腰痛常见病因和分型作了概括。《证治汇补·腰痛》指出:"唯补肾为先,而后随邪之所见者以施治,标急则治标,本急则治本,初痛宜疏邪滞,理经隧,久痛宜补真元,养血气。"这种分清标本先后缓急的治疗原则,对临床很有意义。

西医的风湿性腰痛、腰肌劳损、脊柱病变之腰痛等,可参照本节论治。

## 一、病因病机

1. 外邪侵袭

多由居处潮湿,或劳作汗出当风,衣裹冷湿,或冒雨着凉,或长夏之季,劳作于湿热交蒸之处,寒湿、湿热、暑热等六淫邪毒乘劳作之虚,侵袭腰府,造成腰部经脉受阻,气血不畅而发生腰痛。若寒邪为病,寒伤阳,主收引,腰府阳气既虚,络脉又壅遏拘急故生腰痛。若湿邪为病,湿性重着、黏腻、下趋,滞碍气机,可使腰府经气郁而不行,血络瘀而不畅,以致肌肉筋脉拘急而发腰痛。感受湿热之邪,热伤阴,湿伤阳,且湿热黏腻,壅遏经脉,气血郁而不行而腰痛。

2. 气滞血瘀

腰部持续用力,劳作太过,或长期体位不正,或腰部用力不当,摒气闪挫,跌仆外伤,劳损腰府筋脉气血,或久患者络,气血运行不畅,均可使腰部气机壅滞,血络瘀阻而生腰痛。

3. 肾亏体虚

先天禀赋不足,加之劳累太过,或久病体虚,或年老体衰,或房室不节,以致肾精亏损,无以濡养腰府筋脉而发生腰痛。历代医家都重视肾亏体虚是腰痛的重要病机。例如《灵枢·五癃津液别》说:"虚,故腰背痛而胫酸。"《景岳全书·腰痛》也认为:"腰痛之虚证十居八九。"

腰为肾之府,乃肾之精气所溉之域。肾与膀胱相表里,足太阳经过之。此外,任、督、冲、带诸脉,亦布其间,故内伤则不外肾虚。而外感风寒湿热诸邪,以湿性黏腻,湿流下,最易痹着腰部,所以外感总离不开湿邪为患。内外二因,相互影响,如《杂病源流犀烛·腰痛病源流》指出:"腰痛,精气虚而邪客病也……肾虚其本也,风寒湿热痰饮,气滞血瘀闪挫其标也,或从标,或从本,贵无失其宜而已。"说明肾虚是发病关键所在,风寒湿热的痹阻不行,常因肾虚而客,否则虽感外邪,亦不致出现腰痛。至于劳力扭伤,则和瘀血有关,临床上亦不少见。

## 二、临床表现

腰部一侧或两侧疼痛为本病的基本临床特征。因病理性质的不同，而有种种表现。发病多缓慢发病，病程较久，或急性起病，病程较短。疼痛性质有隐痛、胀痛、酸痛、濡痛、绵绵作痛、刺痛、腰痛如折；腰痛喜按，腰痛拒按；冷痛，得热则解，热痛，遇热更甚。腰痛与气候变化有关，腰痛与气候变化无关。腰痛劳累加重，休息缓解。腰痛影响功能活动，腰"转摇不能""不可以俯仰"。腰痛固定，腰痛放射其他部位，引起腰脊强、腰背痛、腰股痛、腰尻痛、腰痛引少腹等。

## 三、诊断

(1)自觉一侧或两测腰痛为主症，或痛势绵绵，时作时止，遇劳则剧，得逸则缓，按之则减；或痛处固定，胀痛不适；或如锥刺，按之痛甚。

(2)具有腰部感受外邪、外伤、劳损等病史。

(3)有关实验室检查或腰部X线片，提示西医学类风湿腰痛、腰肌劳损、强直性脊柱炎、腰椎骨质增生等诊断者，有助于本病的诊断。

## 四、鉴别诊断

### 1. 肾病

虽有腰部沉重冷痛，与腰痛相似，但多有身体沉重，腰以下冷，腹重下坠等，为一个独立性疾病，需作鉴别。

### 2. 腰软虚证

腰痛可伴有腰软，但腰软是以腰部软弱无力为特征，少有腰痛，多伴见发育迟缓，而表现为头项软弱、手软、足软、鸡胸等，多发生在青少年。

### 3. 淋证

淋证中的热淋、石淋常伴有腰痛，但必伴有小便频急、短涩量少或小便中带血等症状，可与本病鉴别。

## 五、辨证论治

### (一)辨证要点

#### 1. 辨外感内伤

有久居冷湿，劳汗当风，冒受湿热，或腰部过度劳累，跌扑伤损病史，起病急骤，或腰痛不能转侧，表现为气滞血瘀征象者，为外感腰痛；年老体虚，或具烦劳过度，七情内伤，气血亏虚病史，起病缓慢，腰痛绵绵，时作时止，表现为肾虚证候者，属内伤腰痛。

#### 2. 辨标本虚实

肾精不足，气血亏虚为本；邪气内阻，经络壅滞为标。《景岳全书·腰痛》说："既无表邪，又无湿热，或以年衰，或以劳苦，或以酒色斫丧，或以七情忧郁，则悉属真阴虚证。"

### (二)治疗原则

腰痛分虚实论治,虚者以补肾壮腰为主,兼调养气血;实者祛邪活络为要,针对病因,施之以活血化瘀,散寒除湿,清泻湿热等法。虚实兼夹者,分清主次,标本兼顾治疗。

### (三)分证论治

#### 1. 寒湿腰痛

[证候]腰部冷痛重着,转侧不利,逐渐加重,每遇阴雨天或腰部感寒后加剧,痛处喜温,得热则减;苔白腻而润,脉沉紧或沉迟。

[证候分析]本证为寒湿痹阻,滞碍气血,经脉不利。寒湿留着腰部,痹阻经络,寒主收引,湿性凝滞,两邪相合,故冷痛重着,转侧不利;寒湿为阴邪,得阳始化,静卧则寒湿停滞,故痛不减轻;阴雨气候,水湿偏盛,内外相合,则腰痛加剧;苔白腻,脉沉迟或缓,均为寒湿留滞之象。

[治法]散寒除湿,温经通络。

[代表方]渗湿汤。

方中干姜、甘草、丁香散寒温中,以壮脾阳;苍术、白术、橘红健脾燥湿;茯苓健脾渗湿。诸药合用,温运脾阳以散寒,健运脾气以化湿利湿,故寒去湿除,诸症可解。寒甚痛剧,拘急不适,肢冷面白者,加附子、肉桂、白芷以温阳散寒;湿盛阳微,腰身重滞,加独活、五加皮除湿通络;兼有风象,痛走不定,加防风、羌活疏风散邪;病久不愈,累伤正气者,改用独活寄生汤扶正祛邪。寒湿之邪,易伤阳气,若年高体弱或久病不愈,势必伤及肾阳,兼见腰膝酸软、脉沉无力等症,治当散寒除湿为主,兼补肾阳,酌加菟丝子、补骨脂、金毛狗脊,以助温阳散寒。

本证配合温熨疗法效果较好。以食盐炒热,纱布包裹温熨痛处,冷则炒热再熨,每日4次左右;或以坎离砂温熨患处,药用:当归38 g,川芎50 g,透骨草50 g,防风50 g,铁屑10 kg,上五味,除铁屑外,余药加醋煎煮2次,先将铁屑烧红,以上煎煮液粹之,晾干,粉碎成粗末,用时加醋适量拌之,外以纱布包裹敷患处。

#### 2. 湿热腰痛

[证候]腰髋弛痛,牵掣拘急,痛处伴有热感,每于夏季或腰部着热后痛剧,遇冷痛减,口渴不欲饮,尿色黄赤,或午后身热,微汗出;舌红苔黄腻,脉濡数或弦数。

[证候分析]本证为湿热壅遏,经气不畅,筋脉失舒。湿热壅阻腰部经脉,则腰痛有灼热感;湿热当令之际,内外之邪相引,故其痛加重;湿热蕴中,则口苦烦热;湿热下注,故小便短赤;苔黄腻,脉濡数均为湿热之象。

[治法]清热利湿,舒筋活络。

[代表方]加味二妙散。

方中以黄柏、苍术辛开苦燥以清化湿热,绝其病源;防己、萆薢利湿活络,畅达气机;当归、牛膝养血活血,引药下行直达病所;龟甲补肾滋肾,既防苦燥伤阴,又寓已病防变。诸药合用,寓攻于补,攻补兼施,使湿热去而不伤正。临证多加土茯苓、木瓜以渗湿舒筋,加强药效。热重烦痛,口渴尿赤者,加栀子、生石膏、银花藤、滑石以清热除烦;湿偏重,伴身重痛、纳呆者,加防己、萆薢、蚕砂、木通等除湿通络;兼有风象而见咽喉肿痛、脉浮数者,加柴胡、黄芩、僵蚕发散风邪;湿热日久兼有伤阴之象者,加二至丸以滋阴补肾。

### 3. 瘀血腰痛

[证候]痛处固定,或胀痛不适,或痛如锥刺,日轻夜重,或持续不解,活动不利,甚则不能转侧,痛处拒按,面晦唇暗;舌质隐青或有瘀斑,脉多弦涩或细数。病程迁延,常有外伤、劳损史。

[证候分析]本证为瘀血阻滞,经脉痹阻,不通则痛。瘀血阻滞经脉,气血不通,故腰痛如锥如刺如折;瘀阻部位固定,则痛有定处,俯仰转侧不利;入夜阴盛,愈致瘀凝气滞,故痛甚;瘀血内阻属实,故痛处拒按;若外伤及络,络损血溢,则伴血尿;舌紫暗,脉涩均为瘀血之征。

[治法]活血化瘀,理气止痛。

[代表方]身痛逐瘀汤。

方中以当归、川芎、桃仁、红花活血化瘀,以疏达经络;配以没药、五灵脂、地龙化瘀消肿止痛;香附理气行血;牛膝强腰补肾,活血化瘀,又能引药下行直达病所。诸药合用,可使瘀去壅解,经络气血畅达而止腰痛。因无周身疼痛,故可去原方中之秦艽、羌活,若兼风湿痹痛,仍可保留应用,甚至再加入独活、威灵仙等以兼祛风除湿。若疼痛剧烈,日轻夜重,瘀血痼结,可酌加广虫、地鳖虫、山甲珠协同方中地龙起虫类搜剔、通络祛瘀作用;由闪挫扭伤,或体位不正而引起者,加乳香配方中之没药以活络止痛,加青皮配方中香附以行气通络之力,若为新伤也可配服七厘散;有肾虚之象而出现腰膝酸软者,加杜仲、川续断、桑寄生以强壮腰肾。

本证也可配合膏药敷贴。例如阿魏膏外敷腰部,方由阿魏、羌活、独活、玄参、官桂、赤芍、穿山甲、苏合香油、生地、猥鼠矢、大黄、白芷、天麻、红花、麝香、土木鳖、黄丹、芒硝、乳香、没药组成,或外用成药红花油、速效跌打膏等。配合推拿与理疗,也会取得较好的疗效。

### 4. 肾虚腰痛

[证候]腰痛以酸软为主,喜按喜揉,腿膝无力,遇劳则甚,卧则减轻,常反复发作。偏阳虚者,则少腹拘急,面色㿠白,手足不温,少气乏力,舌淡脉沉细;偏阴虚者,则心烦失眠,口燥咽干,面色潮红,手足心热,舌红少苔,脉弦细数。

[证候分析]本证为肾精不足,不能需养腰脊。腰为肾之府,肾主骨髓,充养腰部,若肾之精气亏虚,骨髓不充,腰脊失养,则腰膝酸软而腿膝无力;病性属虚,故喜按喜揉;劳则气耗,故遇劳更甚,卧则减轻;肾阳不振,阳失温煦,故面色㿠白,怕冷,四肢不温,舌淡,脉沉细;肾阴亏虚,虚火上炎,每见口咽干燥,心烦失眠,手足心热,舌红,脉细数等症。腰痛病初多表现为寒湿阻络证;寒湿郁而化热,则可出现湿热阻络证;寒湿阻络证、湿热阻络证日久,既可与瘀血阻络证并见,亦可与肾精亏虚证并见;老年体虚者,病初即可呈现肾精亏虚证。

[治法]偏阳虚者,宜温补肾阳;偏阴虚者,宜滋补肾阴。

[代表方]偏阳虚者以右归丸为主方温养命门之火,偏阴虚者以左归丸为主方以滋补肾阴。

右归丸用熟地、山药、山茱萸、枸杞子培补肾精,是为阴中求阳之用;杜仲强腰益精,菟丝子补益肝肾;当归补血行血。诸药合用,共奏温肾壮腰之功。左归丸用熟地、枸杞子、山茱萸、龟甲胶填补肾阴;配菟丝子、鹿角胶、牛膝以温肾壮腰,肾得滋养则虚痛可除。若虚火甚者,可酌加大补阴丸送服;如腰痛日久不愈,无明显的阴阳偏虚者,可服用青娥丸补肾以治腰痛。

肾为先天,脾为后天,二脏相济,温运周身。若肾虚日久,不能温煦脾土,或久行久立,劳力太过,腰肌劳损,常致脾气亏虚,甚则下陷,临床除有肾虚见证外,可兼见气短乏力,语声低弱,食少便溏或肾脏下垂等。治当补肾为主,佐以健脾益气,升举清阳,酌加党参、黄芪、升麻、柴胡、白术等补气升提之药,以助肾升举。

## 六、其他疗法

1.单方验方

(1)猪腰子2只,杜仲15 g,巴戟天10 g,加盐少许,煮烂,喝汤吃腰子。治肾虚腰痛。

(2)炮山甲、桂枝、三七等份,研细末,每服1.5 g,每日2次,用黄酒送服。治外伤血瘀腰痛。

(3)地鳖虫焙黄,研粉,每次3 g,每日2次,黄酒送服,治外伤腰痛。

2.外治疗法

(1)白酒、生姜、葱白各适量,捣烂外敷局部,用于寒湿、外伤瘀血腰痛。

(2)川乌、草乌各10 g,去皮,生用,为散,醋调,涂在纸帛上,敷痛处,须臾痛止,治腰脚冷痹疼痛。

(3)肉桂30 g,吴茱萸90 g,生姜120 g,葱头30 g,花椒60 g,烘炒热,以绢帕包裹,熨痛处,冷则再炒熨,治肾虚腰痛。

## 七、验案举隅

王某,男,40岁。

**初诊**(2020年8月15日):患者因夏季炎热,夜卧竹床,次日即感两腰酸痛沉重,活动转侧不利,起卧不能自主,大便十多日未通;舌苔薄白,脉细弦。

**辨证**:寒湿痹阻。

**治法**:散寒祛湿,温经通络。

**处方**:①汤药。甘草10 g,茯苓30 g,干姜15 g,白术15 g,独活10 g,川芎15 g,桂枝10 g,全瓜蒌30 g。7剂。②配合针灸。针刺肾俞、腰阳关、委中、命门、太溪、承山穴,得气后平补平泻。

**二诊**(2020年8月22日):经治一周,腰痛已有减轻,能扶着行走,大便亦得通畅;苔脉如前。原方去全瓜蒌,加桑寄生15 g、细辛3 g、生薏苡仁30 g。续服3剂,巩固疗效。

**随访**:腰痛渐缓,仍守原法,调理善后。

## 八、转归预后

腰痛患者若能得到及时正确的治疗,一般预后良好。但若失治误治,病延日久,痛久入络,气郁血阻于络脉,邪气益痼,营血益虚,腰部筋肉骨节失荣,可能转归,合并腰部强直、痿弱(痿病),瘫痪于床榻,则预后不良。

## 九、预防与调摄

(1)避免寒湿、湿热侵袭改善阴冷潮湿的生活、工作环境,勿坐卧湿地,勿冒雨涉水,劳作汗出后及时擦拭身体,更换衣服,或饮姜汤水驱散风寒。

(2)注重劳动卫生腰部用力应适当,不可强力举重,不可负重久行,坐、卧、行走保持正确姿势,若需作腰部用力或弯曲的工作时,应定时做松弛腰部肌肉的体操。

(3)注意避免跌、仆、闪、挫。

(4)劳逸适度,节制房事,勿使肾精亏损,肾阳虚败。

(5)体虚者,可适当食用、服用具有补肾的食品和药物。

已患腰痛的患者,除继续注意上述事项外,腰部用力更应小心,必要时休息或戴腰托,以减轻腰部的受力负荷。根据腰痛的寒热情况,可局部进行热熨、冷敷等,慢性腰痛宜配合按摩、理疗促进其康复。湿热腰痛慎食辛辣醇酒,寒湿腰痛慎食生冷寒凉食品。

## 十、结语

腰痛一病,外感内伤均可发生,病机为风寒湿热、气滞血瘀壅滞于经络,或肾精亏损、筋脉失养所致。因腰为肾府,但以肾虚为本,风寒湿热、气滞血瘀为标,虚者补肾壮腰为治,实者祛邪活络为法,临证分清标本缓急,分别选用散寒、除湿、清热、理气、化瘀、益精、补肾等法,若虚实夹杂,又当攻中兼补,或补中兼攻,权衡施治。配合膏贴、针灸、按摩、理疗等法可收到较好的效果。注意劳逸结合,保护肾精,注重劳动卫生,避免外伤、感受外邪等,有助于预防腰痛的发生。

## 十一、文献研究

《素问·脉要精微论》:"腰者,肾之府,转摇不能,肾将惫矣。"

《金匮要略·五脏风寒积聚病脉证并治》:"肾着之病,其人身体重,腰中冷,如坐水中,形如水状,反不渴,小便自利,饮食如故,病属下焦,身劳汗出,衣里冷湿,久久得之,腰以下冷痛,腹重如带五千钱,甘姜苓术汤主之。"

《诸病源候论·腰背痛诸候》:"劳损于肾,动伤经络,又为风冷所侵,血气击搏,故腰痛也。"

《三因极一病证方论·腰痛病论》:"夫腰痛属肾虚,亦涉三因所致;在外则脏腑经络受邪,在内则忧思郁怒,以至房劳堕坠,皆能使痛。"

《丹溪心法·腰痛》:"凡诸痛皆属火,寒凉药不可峻用,必用温散之药;诸痛不可用参,补气则疼愈甚。"

《证治准绳·腰痛》:"有风、有湿、有寒、有热、有挫闪、有瘀血、有滞气、有痰积,皆标也,肾虚其本也。"

《景岳全书·腰痛》:"腰痛证凡悠悠戚戚,屡发不已者,肾之虚也;遇阴雨或久坐痛而重者,湿也;遇诸寒而痛,或喜暖而恶寒者,寒也;遇诸热而痛,及喜寒而恶热者,热也;郁怒而痛者,气之滞也;忧愁思虑而痛者,气之虚也;劳动即痛者,肝肾之衰也。当辨其所因而治之。"

(蒋 山)

# 中医内科常用方剂

## 一画
一贯煎(《柳州医话》):北沙参、麦冬、当归身、生地黄、枸杞子、川楝子。

## 二画
二至丸(《医便》):女贞子、墨旱莲。

二阴煎(《景岳全书》):生地黄、麦冬、酸枣仁、生甘草、玄参、茯苓、黄连、木通、灯心草、竹叶。

二陈汤(《太平惠民和剂局方》):半夏、橘红、茯苓、甘草、生姜、乌梅。

二妙散(《丹溪心法》):黄柏、苍术。

丁香散(《古今医统》):丁香、柿蒂、高良姜、炙甘草。

十灰散(《十药神书》):大蓟、小蓟、侧柏叶、荷叶、茜草根、山栀、茅根、大黄、牡丹皮、棕榈皮。

十全大补汤(《太平惠民和剂局方》):熟地黄、白芍、当归、川芎、人参、白术、茯苓、炙甘草、黄芪、肉桂、生姜、大枣。

七味都气丸(《医宗己任篇》):地黄、山茱萸、山药、茯苓、泽泻、牡丹皮、五味子。

七福饮(《景岳全书》):人参、熟地黄、当归、炒白术、炙甘草、酸枣仁、远志。

人参养营汤(《太平惠民和剂局方》):人参、当归、白芍、白术、茯苓、炙甘草、黄芪、陈皮、五味子、肉桂、炒远志、生姜、大枣。

八正散(《太平惠民和剂局方》):车前子、瞿麦、萹蓄、滑石、山栀子、炙甘草、木通、大黄、灯心草。

八珍汤(《正体类要》):人参、白术、白茯苓、当归、白芍、川芎、熟地黄、炙甘草。

## 三画
三才封髓丹(《卫生宝鉴》):天冬、熟地黄、人参、黄柏、砂仁、甘草。

三子养亲汤(《韩氏医通》):紫苏子、白芥子、莱菔子。

三仁汤(《温病条辨》):杏仁、白蔻仁、薏苡仁、厚朴、半夏、通草、滑石、竹叶。

三拗汤(《太平惠民和剂局方》):麻黄、杏仁、甘草、生姜。

大补元煎(《景岳全书》):人参、炒山药、熟地黄、杜仲、枸杞子、当归、山茱萸、炙甘草。

大补阴丸(《丹溪心法》):知母、黄柏、熟地黄、龟甲、猪脊髓。

大承气汤(《伤寒论》):大黄、枳实、厚朴、芒硝。

大柴胡汤(《伤寒论》):柴胡、黄芩、大黄、枳实、半夏、白芍、大枣、生姜。

大黄黄连泻心汤(《伤寒论》)：大黄、黄连。

大黄附子汤(《金匮要略》)：大黄、附子、细辛。

小半夏汤(《金匮要略》)：半夏、生姜。

小青龙汤(《伤寒杂病论》)：麻黄、芍药、细辛、炙甘草、干姜、桂枝、五味子、法半夏。

小建中汤(《伤寒论》)：桂枝、芍药、饴糖、炙甘草、生姜、大枣。

小蓟饮子(《济生方》)：生地黄、小蓟、滑石、木通、炒蒲黄、藕节、淡竹叶、当归、山栀子、炙甘草。

千金苇茎汤(《备急千金要方》)：苇茎(锉)、薏苡仁、桃仁(去尖、皮、双仁者)、瓜瓣。

千金犀角散(《备急千金要方》)：犀角、羚羊角、前胡、栀子、黄芩、射干、大黄、升麻、豆豉。

川芎茶调散(《太平惠民和剂局方》)：川芎、荆芥、薄荷、羌活、细辛、白芷、防风、甘草。

## 四画

天王补心丹(《摄生秘剖》)：人参、玄参、丹参、茯苓、五味子、远志、桔梗、当归身、天冬、麦冬、柏子仁、酸枣仁、生地黄、辰砂。

天麻钩藤饮(《杂病证治新义》)：天麻、钩藤、石决明、川牛膝、桑寄生、杜仲、山栀、黄芩、益母草、朱茯神、夜交藤。

无比山药丸(《太平惠民和剂局方》)：山药、肉苁蓉、熟地黄、山茱萸、茯神、菟丝子、五味子、赤石脂、巴戟天、泽泻、杜仲、牛膝。

木香顺气散(《沈氏尊生书》)：木香、青皮、橘皮、甘草、枳壳、川朴、乌药、香附、苍术、砂仁、桂心、川芎。

五生饮(《世医得效方》)：生南星、生半夏、生白附子、川乌、黑豆。

五皮饮(《华氏中藏经》)：桑白皮、陈皮、生姜皮、大腹皮、茯苓皮。

五苓散(《伤寒论》)：泽泻、白术、茯苓、猪苓、桂枝。

五味消毒饮(《医宗金鉴》)：金银花、野菊花、蒲公英、紫花地丁、紫背天葵。

五磨饮子(《医方考》)：木香、沉香、槟榔、枳实、乌药。

不换金正气散(《太平惠民和剂局方》)：厚朴、藿香、甘草、半夏、苍术、陈皮、生姜、大枣。

止嗽散(《医学心悟》)：荆芥、桔梗、甘草、白前、陈皮、百部、紫菀。

少腹逐瘀汤(《医林改错》)：小茴香、干姜、延胡索、当归、川芎、肉桂、赤芍、蒲黄、五灵脂、没药。

中满分消丸(《兰室秘藏》)：白术、人参、炙甘草、猪苓、姜黄、茯苓、干姜、砂仁、泽泻、陈皮、知母、黄芩、黄连、半夏、枳实、厚朴。

水陆二仙丹(《洪氏集验方》)：金樱子、芡实。

化虫丸(《太平惠民和剂局方》)：胡粉、鹤虱、槟榔、苦楝根、白矾。

化积丸(《类证治裁》)：三棱、莪术、阿魏、海浮石、香附、雄黄、槟榔、苏木、瓦楞子、五灵脂。

月华丸(《医学心悟》)：天冬、麦冬、生地黄、熟地黄、山药、百部、沙参、川贝母、茯苓、阿胶、三七、獭肝、菊花、桑叶。

丹参饮(《时方歌括》)：丹参、檀香、砂仁。

丹栀逍遥散(《内科摘要》)：牡丹皮、栀子、当归、白药、茯苓、白术、柴胡、甘草、生姜、薄荷。

乌头汤(《金匮要略》):麻黄、芍药、黄芪、甘草、川乌。

乌梅丸(《伤寒论》):乌梅、黄连、黄柏、附子、干姜、桂枝、细辛、蜀椒、人参、当归。

六君子汤(《校注妇人良方》):人参、炙甘草、茯苓、白术、陈皮、制半夏。

六味地黄丸(《小儿药证直诀》):熟地黄、山药、茯苓、丹皮、泽泻、山茱萸。

六磨汤(《证治准绳》):沉香、木香、槟榔、乌药、枳实、大黄。

## 五画

玉女煎(《景岳全书》):石膏、熟地黄、麦冬、知母、牛膝。

玉屏风散(《丹溪心法》):防风、黄芪、白术。

正气天香散(《证治准绳》引刘河间方):乌药、香附、陈皮、紫苏、干姜。

甘麦大枣汤(《金匮要略》):甘草、小麦、大枣。

甘露消毒丹(《温热经纬》):滑石、茵陈、黄芩、石菖蒲、川贝母、木通、藿香、射干、连翘、薄荷、白蔻仁。

左归丸(《景岳全书》):熟地黄、山药、枸杞子、山茱萸、川牛膝、菟丝子、鹿角胶、龟甲胶。

左归饮(《景岳全书》):熟地黄、山药、枸杞子、山茱萸、甘草、肉桂、杜仲、制附子。

左金丸(《丹溪心法》):黄连、吴茱萸。

右归丸(《景岳全书》):熟地黄、山药、山茱萸、枸杞子、菟丝子、鹿角胶、杜仲、肉桂、当归、制附子。

右归饮(《景岳全书》):熟地黄、山药、枸杞子、山茱萸、甘草、肉桂、杜仲、制附子。

石韦散(《证治记补》):石韦、冬葵子、瞿麦、滑石、车前子。

龙马自来丹(《医林改错》):马钱子、地龙、朱砂。

龙胆泻肝汤(《医方集解》):龙胆草、黄芩、栀子、泽泻、木通、车前子、当归、生地黄、柴胡、生甘草。

平胃散(《太平惠民和剂局方》):苍术、厚朴、陈皮、甘草、生姜、大枣。

归脾汤(《济生方》):白术、茯神、黄芪、龙眼肉、酸枣仁、人参、木香、炙甘草、当归、远志、生姜、大枣。

四君子汤(《太平惠民和剂局方》):人参、白术、茯苓、炙甘草。

四味回阳饮(《景岳全书》):人参、制附子、炮姜、炙甘草。

四物汤(《太平惠民和剂局方》):当归、白芍药、川芎、熟地黄。

四逆散(《伤寒论》):柴胡、芍药、枳实、炙甘草。

四神丸《证治准绳》:肉豆蔻、补骨脂、五味子、吴茱萸、大枣、生姜。

四海舒郁丸(《疡医大全》):海蛤粉、海带、海藻、海螵蛸、昆布、陈皮、青木香。

失笑散(《太平惠民和剂局方》):蒲黄、五灵脂。

代抵当丸(《证治准绳》):大黄、当归尾、生地、穿山甲、芒硝、桃仁、肉桂。

白头翁汤(《伤寒论》):白头翁、黄柏、黄连、秦皮。

白虎加人参汤(《伤寒论》):知母、石膏、甘草、粳米、人参。

白虎加桂枝汤(《金匮要略》):知母、石膏、甘草、粳米、桂枝。

白虎汤(《伤寒论》):知母、石膏、甘草、粳米。

瓜蒌薤白半夏汤(《金匮要略》):瓜蒌、薤白、半夏、白酒。

半夏白术天麻汤(《医学心悟》):天麻、半夏、茯苓、橘红、甘草、白术、生姜、大枣。

半夏厚朴汤(《金匮要略》):半夏、厚朴、茯苓、生姜、紫苏。

加味桔梗汤(《医学心悟》):桔梗、甘草、贝母、橘红、金银花、薏苡仁、葶苈子、白及。

加味清胃散(《张氏医通》):生地黄、牡丹皮、当归、黄连、连翘、犀角(用水牛角代)、升麻、生甘草。

加减葳蕤汤(《重订通俗伤寒论》):玉竹、葱白、桔梗、白薇、淡豆豉、薄荷、炙甘草、大枣。

圣愈汤(《兰室秘藏》):熟地、白芍、川芎、人参(亦可用党参)、当归、黄芪。

## 六画

地黄饮子(《黄帝素问宣明论方》):熟地黄、巴戟天、山茱萸、肉苁蓉、石斛、炮附子、五味子、官桂、白茯苓、麦门冬、石菖蒲、远志、生姜、大枣、薄荷。

地榆散(《太平圣惠方》):地榆、黄芩、黄连、栀子、犀角屑(用水牛角代)、茜根。

芍药甘草汤(《伤寒论》):芍药、甘草。

芍药汤(《素问病机气宜保命集》):芍药、槟榔、大黄、黄芩、黄连、当归、官桂、甘草、木香。

芎芷石膏汤(《医宗金鉴》):川芎、白芷、石膏、菊花、藁本、羌活。

百合固金汤(《医方集解》引赵蕺庵方):生地黄、熟地黄、麦冬、贝母、百合、当归、白芍、生甘草、玄参、桔梗。

至宝丹(《太平惠民和剂局方》):朱砂、麝香、安息香、金银箔、犀角(用水牛角代)、牛黄、琥珀、雄黄、玳瑁、龙脑。

当归六黄汤(《兰室秘藏》):当归、生地黄、熟地黄、黄芩、黄柏、黄连、黄芪。

当归四逆汤(《伤寒论》):当归、桂枝、芍药、细辛、炙甘草、通草、大枣。

朱砂安神丸(《医学发明》):朱砂、黄连、生地黄、炙甘草、当归。

竹叶石膏汤(《伤寒论》):竹叶、石膏、半夏、麦冬、人参、炙甘草、粳米。

血府逐瘀汤(《医林改错》):当归、生地黄、桃仁、红花、枳壳、赤芍药、柴胡、甘草、桔梗、川芎、牛膝。

交泰丸(《韩氏医通》):黄连、肉桂。

舟车丸(《太平圣惠方》):牵牛子、甘遂、芫花、大戟、大黄、青皮、陈皮、木香、槟榔、轻粉。

安宫牛黄丸(《温病条辨》):牛黄、郁金、犀角(用水牛角代)、黄连、朱砂、冰片、珍珠、山栀、雄黄、黄芩、麝香、金箔衣。

安神定志丸(《医学心悟》):人参、茯苓、茯神、石菖蒲、姜远志、龙齿。

导痰汤(《校注妇人良方》):半夏、胆南星、枳实、茯苓、橘红、甘草、生姜。

如金解毒散(《景岳全书》):桔梗、甘草、黄芩、黄连、黄柏、栀子。

## 七画

麦门冬汤(《金匮要略》):麦冬、半夏、人参、甘草、粳米、大枣。

麦味地黄丸(《医级》):熟地黄、山茱萸、干山药、泽泻、茯苓、丹皮、麦冬、五味子。

运脾汤(《证治准绳》):党参、黄芪、白术、茯苓、香附、白及、枳壳、半夏、砂仁、厚朴、乌贼骨、生牡蛎。

苏子降气汤(《太平圣惠和剂局方》):苏子、半夏、当归、前胡、厚朴、肉桂、甘草、生姜、大枣、苏叶。

苏合香丸(《太平惠民和剂局方》):白术、青木香、犀角(用水牛角代)、香附、朱砂、诃子、檀香、安息香、沉香、麝香、丁香、荜茇、苏和香油、乳香、冰片。

杏苏散(《温病条辨》):苦杏仁、紫苏叶、橘皮、半夏、生姜、枳壳、桔梗、前胡、茯苓、甘草、大枣。

杞菊地黄丸(《医级》):熟地黄、山茱萸、茯苓、山药、丹皮、泽泻、枸杞子、菊花。

还少丹(《外科大成》):熟地黄、山药、山茱萸、白茯苓、枸杞子、巴戟天、牛膝、五味子、肉苁蓉、杜仲、远志、楮实子、石菖蒲、小茴香、续断、菟丝子。

连理汤(《张氏医通》):人参、白术、炙甘草、干姜、茯苓、黄连。

吴茱萸汤(《伤寒论》):吴茱萸、生姜、人参、大枣。

何人饮(《景岳全书》):何首乌、人参、当归、陈皮、煨姜。

身痛逐瘀汤(《医林改错》):秦艽、川芎、桃仁、红花、甘草、羌活、没药、当归、五灵脂、香附、牛膝、地龙。

龟鹿二仙丹(《医便》):鹿角、龟甲、人参、枸杞子。

羌活胜湿汤(《内外伤辨惑论》):羌活、独活、川芎、蔓荆子、甘草、防风、藁本。

沙参麦冬汤(《温病条辨》):沙参、麦冬、玉竹、桑叶、甘草、天花粉、生扁豆。

沙参清肺汤(验方):北沙参、黄芪、太子参、合欢皮、白及、桔梗、薏苡仁、甘草、冬瓜子。

沉香散(《金匮翼》):沉香、石韦、滑石、当归、橘皮、白芍、冬葵子、甘草、王不留行。

良附丸(《良方集腋》):高良姜、香附。

启膈散(《医学心悟》):沙参、茯苓、丹参、川贝、郁金、砂仁壳、荷叶蒂、杵头糠。

补天大造丸(《医学心悟》):人参、白术、当归、酸枣仁、黄芪、远志、白芍、山药、茯苓、枸杞子、紫河车、龟甲胶、鹿角胶、熟地黄。

补中益气汤(《脾胃论》):黄芪、人参、白术、炙甘草、当归、橘皮、升麻、柴胡。

补阳还五汤(《医林改错》):黄芪、当归尾、赤芍、地龙、川芎、红花、桃仁。

补肝汤(《医宗金鉴》):当归、熟地黄、白芍、川芎、酸枣仁、木瓜、炙甘草。

补肺汤(《永类钤方》):人参、黄芪、熟地黄、五味子、紫菀、桑白皮。

补肾祛寒治尪汤(《验方》):补骨脂、熟地黄、川断、淫羊藿、制附片、骨碎补、桂枝、芍药、知母、羌活、独活、防风、麻黄、苍术、威灵仙、伸筋草、牛膝、松节、炙山甲、地鳖虫、炙虎骨。

补虚汤(《圣济总录》):半夏、干姜、茯苓、甘草、厚朴、五味子、黄芪、陈皮。

附子理中汤(《太平惠民和剂局方》):炮附子、人参、白术、炮姜、炙甘草。

妙香散(《太平惠民和剂局方》):人参、黄芪、山药、甘草、茯神、茯苓、远志、辰砂、木香、桔梗、麝香。

## 八画

青蒿鳖甲汤(《温病条辨》):青蒿、鳖甲、细生地、知母、牡丹皮。

苓桂术甘汤:(《金匮要略》):茯苓、桂枝、白术、甘草。

虎潜丸(《丹溪心法》):黄柏、龟甲、知母、熟地黄、陈皮、白芍、锁阳、虎骨、干姜。

知柏地黄丸(《医宗金鉴》)：知母、熟地黄、黄柏、山茱萸、山药、牡丹皮、茯苓、泽泻。

金匮肾气丸(《金匮要略》)：桂枝、附子、干地黄、山茱萸、山药、茯苓、牡丹皮、泽泻。

金锁固精丸(《医方集解》)：沙苑子、芡实、莲子、莲须、煅龙骨、煅牡蛎。

泻心汤(《金匮要略》)：大黄、黄连、黄芩。

泻白散(《小儿药证直诀》)：桑白皮、地骨皮、炙甘草、粳米。

定喘汤(《摄生众妙方》)：白果、麻黄、桑白皮、款冬花、半夏、杏仁、苏子、黄芩、甘草。

定痫丸(《医学心悟》)：天麻、川贝母、半夏、茯苓、茯神、胆南星、石菖蒲、全蝎、甘草、僵蚕、真琥珀、陈皮、远志、丹参、麦冬、辰砂、生姜、竹沥。

实脾饮(《济生方》)：厚朴、木香、大腹子、草果、白术、附子、生姜、木瓜、甘草、茯苓。

参苏饮(《太平惠民和剂局方》)：人数、紫苏叶、陈皮、半夏、葛根、木香、前胡、茯苓、桔梗、枳壳、甘草、大枣、生姜。

参附汤(《济生方》)：人参、炮附子、生姜。

参苓白术散(《太平惠民和剂局方》)：莲子肉、薏苡仁、砂仁、桔梗、白扁豆、茯苓、人参、甘草、白术、山药、大枣。

参蛤散(《济生方》)：人参、蛤蚧。

### 九画

春泽汤(《医方集解》)：白术、桂枝、猪苓、泽泻、茯苓、人参。

荆防败毒散(《摄生众妙方》)：荆芥、防风、茯苓、独活、柴胡、前胡、川芎、枳壳、羌活、桔梗、甘草。

茜根散(《济生方》)：茜根、黄芩、阿胶、侧柏叶、生地黄、炙甘草。

茵陈术附汤(《医学心悟》)：茵陈蒿、白术、附子、干姜、炙甘草、肉桂。

茵陈四苓汤(《杏苑生春》)：茵陈蒿、茯苓、白术、泽泻、猪苓、栀子。

茵陈蒿汤(《伤寒论》)：茵陈蒿、栀子、大黄。

枳实导滞丸(《内外伤辨惑论》)：大黄、枳实、神曲、茯苓、黄芩、黄连、白术、泽泻。

栀子清肝汤(《类证治裁》)：栀子、丹皮、柴胡、当归、白芍、茯苓、川芎、牛蒡子。

胃苓汤(《丹溪心法》)：茯苓、猪苓、泽泻、白术、桂枝、苍术、陈皮、厚朴、甘草、生姜、大枣。

香砂六君子汤(《医方集解》)：香附、砂仁、陈皮、半夏、人参、白术、茯苓、炙甘草。

复元活血汤(《医学发明》)：柴胡、瓜蒌根、当归、红花、甘草、穿山甲、大黄、桃仁。

保元汤(《博爱心鉴》)：人参、黄芪、肉桂、甘草、生姜。

保和丸(《丹溪心法》)：山楂、神曲、半夏、茯苓、陈皮、连翘、莱菔子。

保真汤(《十药神书》)：人参、黄芪、白术、甘草、赤茯苓、白茯苓、五味子、当归、生地黄、熟地黄、天冬、麦冬、赤芍、白芍、柴胡、厚朴、地骨皮、黄柏、知母、莲心、陈皮、生姜、大枣。

胆道驱蛔汤(《新急腹症学》)：槟榔、使君子、苦楝皮、延胡索、大黄、厚朴、木香。

独参汤(《景岳全书》)：人参。

独活寄生汤(《备急千金要方》)：独活、桑寄生、秦艽、防风、细辛、当归、芍药、川芎、干地黄、杜仲、牛膝、人参、茯苓、甘草、桂心。

养心汤(《证治准绳》)：黄芪、茯苓、茯神、当归、川芎、炙甘草、半夏曲、柏子仁、酸枣仁、远志、五味子、人参、肉桂。

洗心汤(《辨证录》)：人参、甘草、半夏、陈皮、石菖蒲、附子、茯神、枣仁、神曲。

济川煎(《景岳全书》)：当归、牛膝、肉苁蓉、泽泻、升麻、枳壳。

济生肾气丸(《济生方》)：熟地黄、山茱萸、牡丹皮、山药、茯苓、泽泻、官桂、附子、川牛膝、车前子。

宣痹达经汤(《岐黄之术》)：蜂房、乌梢蛇、土鳖虫、螳螂、威灵仙、羌活、防风、秦艽、豨莶草、清风藤、当归、穿山甲。

神犀丹(《温热经纬》)：犀角(用水牛角代)、石菖蒲、黄芩、生地黄、金银花、金汁、连翘、板蓝根、香豉、玄参、花粉、紫草。

十画

真人养脏汤(《太平惠民和剂局方》)：人参、当归、白术、肉豆蔻、肉桂、炙甘草、白芍、诃子、罂粟壳。

真武汤(《伤寒论》)：茯苓、芍药、生姜、炮附子、白术。

桂枝甘草龙骨牡蛎汤(《伤寒论》)：桂枝、炙甘草、龙骨、牡蛎。

桂枝甘草汤(《伤寒论》)：桂枝、甘草。

桂枝汤(《伤寒论》)：桂枝、芍药、甘草、生姜、大枣。

桂枝茯苓丸(《金匮要略》)：桂枝、茯苓、芍药、丹皮、桃仁。

桃仁红花煎(《陈素庵妇科补解》)：桃仁、红花、川芎、当归、生地黄、赤芍、丹参、青皮、香附、乳香、延胡索。

桃叶泄毒汤(《伤寒论》)：桃叶、辣蓼草、连根葱、荆芥、苏叶、苦参。

桃红四物汤(《医宗金鉴》)：桃仁、红花、当归、川芎、熟地黄、白芍。

桃花汤(《伤寒论》)：赤石脂、干姜、粳米。

柴胡桂枝干姜汤(《伤寒论》)：柴胡、桂枝、干姜、栝蒌根、黄芩、牡蛎、炙甘草。

柴胡疏肝散(《景岳全书》)：陈皮、柴胡、川芎、香附、枳壳、芍药、炙甘草。

柴胡截疟饮(《医宗金鉴》)：柴胡、黄芩、人参、甘草、半夏、常山、乌梅、槟榔、桃仁、生姜、大枣。

逍遥散(《太平惠民和剂局方》)：柴胡、白术、白芍、当归、茯苓、炙甘草、薄荷、煨姜。

射干麻黄汤(《金匮要略》)：射干、麻黄、细辛、紫菀、款冬花、半夏、五味子、生姜、大枣。

益胃汤(《温病条辨》)：沙参、麦冬、冰糖、生地黄、玉竹。

消渴方(《丹溪心法》)：黄连末、天花粉末、生地汁、藕汁、人乳汁、姜汁、蜂蜜。

海藻玉壶汤(《外科正宗》)：海藻、昆布、海带、半夏、陈皮、青皮、连翘、贝母、当归、川芎、独活、甘草。

涤痰汤(《奇效良方》)：制半夏、制南星、橘红、枳实、茯苓、人参、石菖蒲、竹茹、生姜、甘草、大枣。

润肠丸(《丹溪心法》)：当归、生地黄、麻仁、桃仁、枳壳。

调营饮(《证治准绳》)：莪术、川芎、当归、延胡索、赤芍、瞿麦、大黄、槟榔、陈皮、大腹皮、葶苈子、赤茯苓、桑白皮、细辛、官桂、炙甘草、白芷、生姜、大枣。

通关散(《中国药典》):猪牙皂、细辛、鹅不食草。

通幽汤(《兰室秘藏》):生地黄、熟地黄、桃仁泥、红花、当归、炙甘草、升麻。

通窍活血汤(《医林改错》):赤芍、桃仁、川芎、红花、麝香、老葱、鲜姜、大枣、黄酒。

通瘀煎(《景岳全书》):归尾、山楂、香附、红花、乌药、青皮、泽泻、木香。

桑白皮汤(《景岳全书》):桑白皮、半夏、苏子、杏仁、贝母、黄芩、黄连、栀子。

桑杏汤(《温病条辨》):桑叶、杏仁、象贝、沙参、栀子、香豉、梨皮。

桑菊饮(《温病条辨》):桑叶、菊花、桔梗、连翘、杏仁、芦根、甘草、薄荷。

## 十一画

理中汤(《伤寒论》):人参、白术、干姜、甘草。

黄土汤(《金匮要略》):灶心黄土、黄芩、阿胶、附子、白术、地黄、甘草。

黄芩泻白散(《症因脉治》):黄芩、桑白皮、地骨皮、甘草、粳米。

黄芪汤(《金匮翼》):黄芪、陈皮、火麻仁、白蜜。

黄芪赤风汤(《医林改错》):黄芪、赤芍、防风。

黄芪建中汤(《金匮要略》):黄芪、芍药、桂枝、炙甘草、生姜、大枣、饴糖。

黄连阿胶汤(《伤寒论》):黄连、黄芩、阿胶、白芍、鸡子黄。

黄连清心饮(《内经拾遗》):黄连、生地黄、当归、酸枣仁、茯神、远志、人参、莲子肉、甘草。

黄连温胆汤(《六因条辨》):半夏、陈皮、茯苓、甘草、枳实、竹茹、黄连、大枣、生姜。

黄连解毒汤(《外台秘要》):黄连、黄柏、黄芩、栀子。

黄病绛矾丸(《丸散膏丹集成》):绛矾、厚朴、白术、茯苓、枳壳、茅术、陈皮。

银翘散(《温病条辨》):金银花、连翘、竹叶、芦根、桔梗、甘草、牛蒡子、荆芥、豆豉、薄荷。

麻子仁丸(《伤寒论》):麻子仁、芍药、枳实、大黄、厚朴、杏仁。

麻杏石甘汤(《伤寒论》):麻黄、杏仁、石膏、炙甘草。

麻黄汤(《伤寒论》):麻黄、桂枝、杏仁、炙甘草。

麻黄连翘赤小豆汤(《伤寒论》):麻黄、连翘、杏仁、赤小豆、桑白皮、生姜、甘草、大枣。

鹿茸补涩丸(《杂病源流犀烛》):人参、黄芪、菟丝子、桑螵蛸、莲肉、茯苓、肉桂、附子、鹿茸、桑皮、龙骨、补骨脂、五味子。

羚角钩藤汤(《通俗伤寒论》):羚羊角(水牛角代)、桑叶、川贝、鲜生地黄、钩藤、菊花、白芍药、生甘草、鲜竹茹、茯神。

羚麻白虎汤(《伤寒论》):知母、石膏、甘草、粳米、羚羊角、天麻、栝蒌仁、川贝母。

清中汤(《证治准绳》):黄连、栀子、半夏、茯苓、陈皮、草豆蔻、甘草。

清金化痰汤(《医学统旨》):黄芩、栀子、桔梗、麦冬、桑白皮、贝母、知母、瓜蒌仁、橘红、茯苓、甘草。

清肺饮(《证治汇补》):茯苓、黄芩、桑白皮、麦冬、车前子、栀子、木通、泽泻。

清骨散(《证治准绳》):银柴胡、胡黄连、秦艽、鳖甲、地骨皮、青蒿、知母、甘草。

清胆汤(《伤寒大白》):栀子、黄连、柴胡、白芍、蒲公英、金钱草、瓜蒌、郁金、延胡索、川楝子、大黄。

清瘟败毒饮(《疫疹一得》):生石膏、生地黄、玄参、犀牛角(水牛角代替)、黄连、栀子、桔梗、知母、连翘、丹皮、鲜竹叶、黄芩、甘草。

清瘴汤(验方)：青蒿、柴胡、茯苓、知母、陈皮、半夏、黄芩、黄连、枳实、常山、竹茹、益元散。

清燥救肺汤(《医门法律》)：桑叶、石膏、杏仁、甘草、麦冬、人参、阿胶、胡麻仁、枇杷叶。

渗湿汤(《丹溪心法》)：苍术、白术、炙甘草、茯苓、干姜、橘红、丁香。

## 十二画

琥珀养心丹(《证治汇补》)：琥珀、龙齿、远志、石菖蒲、茯神、人参、酸枣仁、生地黄、当归身、黄连、柏子仁、朱砂、牛黄、金箔。

越婢加术汤(《金匮要略》)：麻黄、石膏、生姜、炙甘草、白术、大枣。

越婢加半夏汤(《金匮要略》)：麻黄、石膏、生姜、大枣、炙甘草、半夏。

越鞠丸(《丹溪心法》)：川芎、苍术、香附、神曲、栀子。

葛根芩连汤(《伤寒论》)：葛根、黄芩、黄连、炙甘草。

葶苈大枣泻肺汤(《金匮要略》)：葶苈子、大枣。

黑锡丹(《太平惠民和剂局方》)：黑锡、生硫黄、川楝子、胡芦巴、木香、制附子、肉豆蔻、阳起石、沉香、小茴香(盐水炒)、肉桂、补骨脂(盐水炒)。

程氏生铁落饮(《医学心悟》)：天冬、麦冬、胆南星、贝母、橘红、远志、石菖蒲、连翘、茯苓、茯神、玄参、钩藤、丹参、辰砂、生铁落。

程氏萆薢分清饮(《医学心悟》)：萆薢、黄柏、石菖蒲、茯苓、白术、莲子心、丹参、车前子。

痛泻要方(《景岳全书》引刘草窗方)：白术、白芍、陈皮、防风。

温胆汤(《备急用千金要方》)：陈皮、半夏、茯苓、甘草、竹茹、枳实、生姜。

温脾汤(《备急千金要方》)：附子、干姜、人参、大黄、甘草。

滋水清肝饮(《医宗己任编》)：熟地黄、当归身、白芍、枣仁、山萸肉、茯苓、山药、柴胡、栀子、丹皮、泽泻。

滋生青阳汤(《医醇賸义》)：生地、白芍、丹皮、麦冬、石斛、天麻、菊花、石决明、柴胡、桑叶、薄荷、灵磁石。

疏凿饮子(《济生方》)：泽泻、赤小豆、商陆、羌活、大腹皮、椒目、木通、秦艽、槟榔、茯苓皮、生姜。

## 十三画

槐角丸(《丹溪心法》)：槐角、地榆、黄芩、当归、防风、枳壳。

新加香薷饮(《温病条辨》)：香薷、金银花、鲜扁豆花、厚朴、连翘。

## 十四画

酸枣仁汤(《金匮要略》)：酸枣仁、知母、茯苓、川芎、甘草。

膈下逐瘀汤(《医林改错》)：五灵脂、当归、川芎、桃仁、丹皮、赤芍、乌药、延胡索、甘草、香附、红花、枳壳。

膏淋汤(《医学衷中参西录》)：山药、芡实、龙骨、牡蛎、生地黄、党参、白芍。

## 十五画

增液汤(《温病条辨》)：玄参、麦冬、生地黄。

增液承气汤(《温病条辨》)：玄参、麦冬、生地黄、大黄、芒硝。

镇肝熄风汤(《医学衷中参西录》):怀牛膝、生赭石、生龙骨、生牡蛎、生龟甲、生杭芍、玄参、天冬、川楝子、生麦芽、茵陈、甘草。

### 十六画

薏苡仁汤(《类证治裁》):薏苡仁、川芎、当归、麻黄、桂枝、羌活、防风、川乌、独活、苍术、生姜、甘草。

赞育丹(《景岳全书》):熟地黄、当归、杜仲、巴戟天、肉苁蓉、淫羊藿、蛇床子、肉桂、白术、枸杞子、仙茅、山茱萸、韭菜子、附子,或加人参、鹿茸。

### 十七画及以上

黛蛤散(《医说》):青黛、海蛤壳。

藿香正气散(《太平惠民和剂局方》):大腹皮、白芷、紫苏、茯苓、半夏曲、白术、陈皮、厚朴、苦桔梗、藿香、甘草、生姜、大枣。

藻药散(《证治准绳》):海藻、黄药子。

鳖甲煎丸(《金匮要略》):鳖甲、乌扇(射干)、黄芩、鼠妇、干姜、大黄、桂枝、石韦、厚朴、瞿麦、紫葳(凌霄花)、阿胶、柴胡、蜣螂、芍药、䗪虫、蜂房、赤硝、桃仁、人参、半夏、葶苈子、丹皮。

癫狂梦醒汤(《医林改错》):桃仁、柴胡、香附、木通、赤芍、半夏、陈皮、大腹皮、青皮、桑白皮、苏子、甘草。

# 参考书目

[1] 吴勉华,石岩.中医内科学[M].北京:中国中医药出版社,2021.6.
[2] 王永炎,鲁兆麟.中医内科学[M].北京:人民卫生出版社,2011.1.
[3] 周仲英.中医内科学[M].北京:中国中医药出版社,2017.3.
[4] 周仲英,薛博瑜.周仲英实用中医内科学[M].北京:中国中医药出版社,2012.12.
[5] 张伯礼,吴勉华.中医内科学[M].北京:中国中医药出版社,2017.8.